U0100681

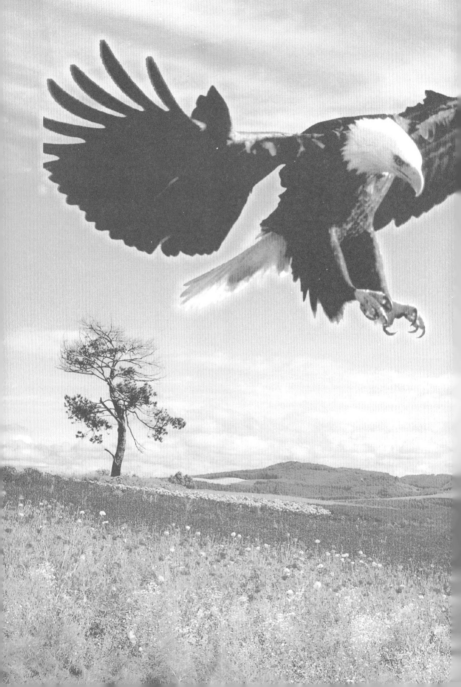

大展好書　好書大展
品嘗好書　冠群可期

大展好書　好書大展

品嘗好書・冠群可期

養生保健：57

氣功
養生法解析

林書立　著

大展出版社有限公司

養生有道　惠澤於民

——《氣功養生法解析》序｜周瑞金

　　我的恩師林書立先生，積一生研究我國傳統養生學之心得，以及實踐養生法尤其氣功法之體驗，撰寫了數十篇有創見、有品位、有價值的文章，在他進入耄耋之年，結集出版，奉獻社會。這部文集的出版，必定大有益於中華傳統養生法的社會傳播，大有益於廣大民眾學習我國傳統養生法以延年益壽。

　　養生者，保養生命也。按照人類生命生老病死的發展規律，主動調節身心，理順氣脈，養護神明，保元寧泰，從而達到延緩衰老、減少病患、增進智慧、延年益壽的功效，這就是我國傳統養生學、養生法的奧妙所在。它是中華傳統文化的奇葩，歷經兩千多年而不衰，對中華民族的繁衍昌盛、生生不息做出了重要貢獻。

　　自莊子《內篇》提出「養生」之說，早在先秦時期，諸子名家就把養生學作為其哲學思想的組成部分加以探討，觀點五彩紛呈，為我國養生學發展奠定堅實的基礎。

　　魏晉時期開始融合儒釋道三大家的養生思想和方法，提出「清虛靜泰」與「呼吸吐納」相結合的養生法，葛洪主張「藉眾術之共成」以「內修形神」「外攘邪惡」。於是，氣功修練養生法得以盛行。

　　至隋唐時期，儒、釋、道、醫諸養生法進一步呈現合

流狀態，《千金要方》提出「老子按摩法」，將吐納導引與按摩相結合，司馬承禎編練的「養生操」更糅合了梳髮、叩齒、行氣、按摩、導引各種養生法。

到了宋元明清時期，前代養生資料得以系統彙集整理，養生專著大量編寫出版，養生法不斷創新拓展，標誌著中華傳統養生學、養生法進入成熟繁榮階段。

傳統養生學具有兩個顯著特點：

其一，追求天人合一、和諧養生。大自然的成住壞空與人類生命的生老病死，是相通相融的。人在大自然環境中生活，無時無刻不受日月星辰運行的影響，寒暑更迭，氣候變化，早晚交替，宇宙地球的活動，無不影響到人的生命活動。所以，養生第一要義在於順應自然、適應環境，傚法自然、適性調諧。

其二，注重心性修養，養生必養心。心是慾望之源。慾望過多，七情六慾必定煎迫糾結，引起心氣不順，有損健康。所以，養生第二要義是安心寧神，自得愉悅。

傳統養生法特別是氣功修練法，體現了養生學的兩大特點，符合保養生命的兩大要義，它是勞動人民幾千年來由生活實踐和養生實踐摸索，總結出來的一種健身祛疾的有效手段。在中國「上工治未病」的各種方法中，氣功便是一種簡便有效且廣受大眾歡迎的身心鍛鍊方法。它是由調動先天的自然能量，順勢而為，以打通經絡為鍛鍊宗旨，以身心合一為最終目的，被西方稱之為神奇的「東方健身術」。它與現代科學的預防醫學、心身醫學、運動醫學、自然醫學都有一定的聯繫。

近現代以來，隨著西方科學文明的輸入與傳播，一些

留學美日歐歸來的學者，以西學的觀點張冠李戴地批判中國歷史文化，對中華傳統文化貶損過度。由此，中華傳統養生學、養生法也難免在「愚昧、封建、落後」的標籤下，遭到批判歪曲。直至改革開放以後，傳統文化得以重視發揚，養生學、養生法也重逢生機。

由於古代典籍記述的養生法特別是氣功修練法種類繁多、蕪雜，且文字簡約，常使人望而興嘆，有無從入手之感。因此，如何從現代科學觀點出發，對一些千百年來廣受歡迎、推崇且功效確切的功法，進行詮釋、解讀，讓現代的讀者能充分理解、掌握其要領和具體的修習途徑，進而從中獲益，便成為一項很有意義和很有必要的工作。書立先生的文集就從這方面作了可貴的嘗試和努力。

縱觀這本文集，有幾個鮮明特點：

一是實效性。《氣功養生法解析》注重選擇傳統氣功中一些廣受歡迎並有確切功效的優秀功法，進行解說，比如「胎息法」「六字訣」「京黑先生行氣法」「孫思邈禪觀法」「枕上三字訣」等等。透過這些解說，讀者可以實實在在地領會到這些功法的修習要領，可以實實在在地感受到功法的良好效應。

此外，對一些具有實踐意義的氣功術語，像「意雙則和，和則增壽」，「翕氣之道，必致之末」，「鑽窈冥」，「虛心實腹」等等，本書亦對其內涵作了具體分析和解讀。這可讓讀者加深對傳統氣功精髓的理解。

二是科學性。《氣功養生法解析》力圖運用現代科學的觀點，並結合中醫學對傳統功法進行詮釋、解讀。氣功修練過程，既是一種心理現象，也是一種生理運動，它會

引起一系列的身心反應。因此它和現代科學的心理學、生理學關係密切。像《意守態的心理結構》《淺議莊子靜修三法》《論元神》《論意守和注意的區別》等等，均較多地接觸到心理學和生理學的問題。

三是原創性。《氣功養生法解析》力圖運用現代科學觀點，對古典氣功諸多問題提出自己的見解。比如對《行氣玉珮銘》記述的行氣過程，書立先生大膽提出與郭沫若等專家不同的看法。又如「閉氣法」，從古至今有人竭力推崇它，也有人竭力否定它，書立先生則提出了不同上述二者的個人見解。再如有人認為氣功修習中的「意守」，就是心理學上的「注意」，書立先生便從多方面論證兩者的區別。《論意守和注意的區別》一文在《東方氣功》發表後，頗獲好評，後來還被收入經濟出版社出版的《中國新時期社會科學成果薈萃》（摘要）和《中國新時期社會科學論文選粹》（全文）兩書。《〈張三豐全集合校〉序言》作者楊立志，充分肯定書立先生的《張三豐煉功八字訣解說》一文「對張三豐有獨到的見解」。

四是通俗性。《氣功養生法解析》力圖用通俗的語言對傳統優秀功法進行具體的解說，特別是對功法的修習過程和步驟，儘可能予以詳盡的說明。這樣，就可以彌補古代典籍記述過於簡略的缺陷，並使這些功法成為讀者容易接受，具有可操作性的功法。

恩師林書立先生，原是浙江省溫州市溫州中學的高級教師。1954 年夏我考入溫州中學高中部，書立先生恰好擔任我們班級的語文老師，從高一到高三，連任三年。由於他富有學識素養，教學認真引人，為人質樸忠直，待學

生熱情誠懇，贏得任教兩個班級全體學生的尊敬和愛戴。在他教育指導下，我們兩個班級學生愛好文學的特別多，1957年夏同時考進復旦大學新聞系的就有三人之多，創全國之最（而且日後三人在新聞事業上都有成就），當時被復旦新聞系師生傳為美談。

書立先生任教三年，對我特別關照，嚴格要求，精心培育，指明我的人生道路，生活上又像父兄般無微不至地關心照顧。可以說，在我人生觀、價值觀形成時期，書立先生是對我指導幫助最多、對我一生影響最大的一位恩師，令我終生感恩難忘！

更值得感佩的是，50年代後期，在那以階級鬥爭為綱的可怕年代，作為高中畢業班班主任，他還甘冒政治風險，採取特殊方法保護了好幾個優秀學生，讓他們順利考入大學。這幾個同學日後都成為各領域的出色人才，不負先生期望。書立先生教書育人，師德人品之高尚，由此可見一斑。而今，進入耄耋之年，他又把畢生鑽研的成果《氣功養生法解析》奉獻給社會，以了卻他「養生有道、惠澤於民」的宏願，實在難能可貴，值得讚許。

當今社會，人們為追逐物質財富而奔忙，為積攢金錢而迷失心靈。在物質生活富裕起來以後，漸漸面臨著大量難以平衡和排解的精神問題。競爭的激烈，貧富的差距，訊息的爆炸，衝突的增加，職業與家庭的不穩定，社會上升通道的板結不暢，等等，給現代人帶來太多的無形心理壓力。人的價值觀、道德觀衰變，發財慾望不斷膨脹，攀比心理日趨嚴重，導致人文精神失落，人與人關係疏離，人與自然疏離，人與自我疏離，善良人性被逐漸窒息。人

們越來越被空虛、焦慮、煩躁、寂寞、孤獨和絕望所煎熬。當舉國上下關心重建人文精神，重塑社會價值之際，書立先生的《氣功養生法解析》出版問世，必定像和煦春風，喚醒人們修練心靈，完善自我，擺脫金錢物慾拜物教，切實構建人類美麗的精神家園。

周瑞金

寫於上海

周瑞金，原《人民日報》副總編，我國著名政論家，中國社科院研究生院博士生導師。1991年以「皇甫平」的筆名，主持撰寫《改革開放要有新思路》等四篇評論文章，在全國率先提出從事社會主義市場經濟的改革新思路，引起海內外廣泛回響。

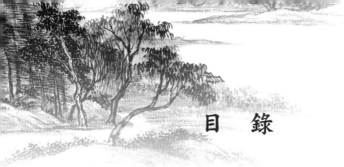

目　錄

1. 《內經》中「真人」的養生法

《內經‧素問‧上古天真論》說:「上古有真人者,提挈天地,把握陰陽,呼吸精氣,獨立守神,肌肉若一,故能壽敝天地,無有終時,此其道生。」這段文字十分簡要地揭示了上古真人的養生訣要,值得仔細玩味。下文試作探析。

✵深諳養生法則

《內經》指出,上古真人之所以能夠「壽敝天地,無有終時」,首先在於他們能夠「提挈天地,把握陰陽」。這實際上是在揭示:上古真人不但十分熟悉養生的基本法則,而且能在實踐中很好地運用這些法則。

所謂「提挈天地」,是指真人能夠熟練地掌握大自然的變化規律,從而恰當地處理人同大自然的關係。這是一個人健康長壽的關鍵性因素,也是養生的一大法則。

《內經‧素問‧四氣調神大論》說:「故陰陽四時者,萬物之始終也,死生之本也,逆之則災害生,從之則苛疾不起,是謂得道。」《呂氏春秋》也明確指出,養生要善於順應四時氣候的變化,要遵循自然規律,而不能違背這些規律,這叫「順生」。

孫思邈在《備急千金要方‧養性》篇中說，「天有四時五行」，「人有五臟」，如果「喜怒不節，寒暑失度，生乃不固」，所以一定要「依時攝養」。因為人的生命現象是自然現象的一部分，人與自然息息相通，生命的形成和生存根源於一年四時的陰陽消長變化，所以古人一直十分重視天人的和諧關係。

上述「提挈天地」還包含這樣一層意思，即上古真人在處理人和大自然的關係方面，已經得心應手，順適和美，就像把天地提舉在手裏一樣。他們能夠將天道與人道、自然與人為和諧地統一起來，達到「天人合一」的境界。這與同文提到的「中古至人」的「調於四時」，「聖人」的「處天地之和」，「賢人」的「法則天地」相比，顯然有水準高低之別，所以唐代著名醫家王冰在註解《素問》時，對上古真人大加誇讚：「夫真人之身，隱見莫測，其為小也，入於無間，其為大也，遍於空境。其變化也，出入天地，內外莫見，跡順至真，以表道成之證。凡如此者，故能提挈天地，把握陰陽也。」

所謂「把握陰陽」是指上古真人能夠熟練地掌握人體自身的變化規律，從而使機體出現「陰平陽秘」的最佳功能態。這同樣是一個人健康長壽的關鍵性因素，也是養生的又一重要法則。

《周易》早就提出：「一陰一陽之謂道。」陰陽二氣的變化，是大自然的一條基本規律，也是人體生理活動的一條基本規律。為了健康長壽，必須用陰陽變化的規律來指導養生實踐，所以《內經》一再強調：「陰陽四時者，萬物之終始也，死生之本也」，「從陰陽則生，逆之則死」

（《素問・四氣調神大論》）；「人生有形，不離陰陽」（《素問・寶命全形論》）；「陰平陽秘，精神乃治；陰陽離決，精氣乃絕」（《素問・生氣通天論》）。

上述「把握陰陽」應包含這幾個方面的意思：

(1) 在日常生活中要始終保持平靜、平和的心態，不急不忿，守住中道，讓恬淡的心靈同靜謐的大自然保持同一，像老子說的：「多言數窮，不如守中。」

(2) 在養生修練中要根據人體臟腑功能的特點，採取相應的方法如乾坤交合、水火既濟等，來促使機體內部的各個系統之間保持高度的協調和平衡。

(3) 在養生修練中還要遵循對立面之間互相依賴、互相制約、互相激盪的規律。如動靜相交，動中有靜，靜中有動；如「寂中照，照中寂」；如升降相承，升中有降，降中有升等等。

總之，上古真人正是在「提挈天地，把握陰陽」這兩條養生基本法則的指導下進行修練，並取得良好效果的。

❈堅持深呼吸鍛鍊

上古真人在養生基本法則的指導下，從兩個方面進行修練：一方面是「呼吸精氣」；另一方面是「獨立守神」。所謂「呼吸精氣」，便是堅持深呼吸鍛鍊，亦即進行以膈肌活動為主要動力，腹壁運動明顯的腹式呼吸。

古人很早便重視深呼吸鍛鍊。《莊子・大宗師》說：「古之真人……其息深深，真人之息以踵，眾人之息以喉。」這「踵息」便是深呼吸。現存最早記述氣功修練過

程的史料——戰國時期的《行氣玉珮銘》，便是記述古人如何透過深呼吸鍛鍊來激發真氣的。

長沙馬王堆漢墓出土的竹木醫簡《十問》，其中黃帝同容成有關吐納術的問答，曾有「翕氣之道，必致之未」的論述。意思是說，行呼吸的原則，一定要將氣引導致軀體四肢的末端。這便是深呼吸鍛鍊的表現。《內經·素問遺篇·刺法論》裏有閉息治病的記載，閉息也是在深吸氣基礎上進行的。這說明古人早就發覺經常進行深呼吸鍛鍊，可以強身祛病，益壽延年。

說上古真人「呼吸精氣」，意謂上古真人由深呼吸鍛鍊，激發、調動了體內的真氣。這裏的「精氣」與《內經》同文中「恬淡虛無，真氣從之」的「真氣」，含義相同，均指維持人體生長發育及各種功能的物質基礎。

《內經·素問·金匱真言論》所謂「夫精者，生之本也」，《內經·素問·通評虛實論》所謂「精氣奪則虛」，所指亦同。因為柔緩的深呼吸強化了膈肌活動和腹壁運動，它能不斷給臟腑經絡以良性激惹，從而引發體內真氣的集聚和循經運行，特別是氣通任督以後，會全面提高人體的生理機能。

明代著名醫家李中梓輯注《內經知要》，他解釋「呼吸精氣」說：「全真之人，呼接天根，吸接地脈，精化為氣也。」清代著名醫家黃玉路在《素問懸解卷一》中對「呼吸精氣」作這樣解釋：「（上古真人）呼水中之氣以交陽，吸火中之精以交陰。」他們都在強調深呼吸運動能激發、培育體內的真氣。《道鄉集》說得好：「先天氣（即真氣）非後天氣（即呼吸之氣）溫暖不生，亦非後天氣相戀不

住，故先天氣之行也，唯聽命於後天氣。」古人在煉功實踐中深切體證到，深呼吸運動能激發、充實體內的精氣。

✳努力修練元神

上古真人在養生基本法則的指導下進行的另一個修練，便是「獨立守神」。實際上，這是在努力進行元神的修練。

首先強調要「獨立」。所謂「獨立」，意謂不為世俗塵務所擾，不為名利所惑，超凡脫俗，特立獨行，始終保持恬淡、空淨的心態。這與《內經》同文提到的「恬淡虛無，真氣從之，精神內守，病從安來」中的「恬淡虛無」意思相近。因為只有在「恬淡虛無」的心理基礎上進行「精神內守」，才能調動體內的真氣。所以「獨立」是「守神」的前提條件。

這裏的「守神」，守的是精神，亦即元神。古人這樣解釋元神：「內念不萌，外想不入，獨我自主，謂之元神」（《脈望》）；「元神者，乃先天以來一點靈光也」（《青華秘文》）；「元神者，無思無慮，自然虛靈也」（《醫學衷中參西錄》）。

從現代科學觀點看，元神應是指自覺但又沒有顯在思想活動的心理狀態。一個人處於虛靜絕念之時，心中既保留著最低閾限的自我感知功能，又充滿高度的空靈、恬適、和諧之感，這種心態古人稱之為元神，而思想意識活動則稱為識神。

元神是對生命體的活動起主宰作用的精神。元神的活

動是一種高度有序化的活動，它能使生命體的各個生理系統，達到高度的平衡與協調，它能使生命體的經驗具有統一性和連續性，它能使機體的生理活動同自然界的活動規律保持一致。正是由於後天識神的干擾和抑制，元神常不能充分發揮其主事的功能，因此，古代養生家便十分重視對元神的煉養。

修練元神最重要的方法就是「內守」。所謂「內守」，即在恬淡虛無的心理基礎上，將正念輕輕地引導到機體內部，並以一念代萬念，然後又漸漸地並最大限度地弱化這個「一念」，達到似守非守、不守之守的境界。古人說的「守一」、「抱元」、「抱神」，指的都是這種境界。

透過不斷的「內守」，能使元神徹底排除識神的干擾和抑制，從而充分發揮其主事的功能。《性命圭旨》云：「一念動時皆是火，萬緣寂處即生春。」正形象地說明了這個道理。從現代科學觀點看，一個人如果出現「恬淡虛無」、「精神內守」的心態，大腦活動的有序度會明顯提高，相關性會明顯上升，全身會出現高度的平衡與協調，這不但調整了中樞神經的功能，強化了生命體的本能，還能解除顯意識對潛意識的壓制，乃至可以使原來無序的潛意識有序化，從而發揮潛意識的功能。

✸實現形神統一

上古真人以養生法則為指導，透過「呼吸精氣」和「獨立守神」的不斷修練，全面改善和提高了人體的生理機能，並從根本上改變了一個人的體質。因此，從外觀上

便表現出「肌肉若一」了。所謂「肌肉若一」，就是指全身筋骨肌肉達到高度的協調統一，並且神光煥發，光彩照人。王冰在《內經·素問》注中，將此解釋為「肌膚若冰雪，綽約如處子」，便是強調真人的形體俊俏亮麗，充滿青春活力。明代著名醫家張介賓說得好：「神守於中，形全於外，身心皆合於道，故云肌肉若一。」(《景岳全書》)實際上這正是形神高度統一的體現。

人之一身，神為身主，形為神舍，形神相依，始能生存。上古真人以「呼吸精氣」來強形，以「獨立守神」來養神，達到形神統一，所以精力旺盛，青春永駐，「肌肉若一」。正如《內經》同文中所說的：「上古之人，其知道者，法於陰陽，和於術數⋯⋯故能形與神俱。」《呂氏春秋》更明確指出：「故精神安乎形，而年壽得長焉。」

實現形神統一，一直貫穿在上古真人的整個修練過程中。當「呼吸精氣」的時候，雖然是進行深呼吸運動，是在煉形，但因為這是在恬淡虛無心態上的深呼吸，實際上這也是在煉神。當「獨立守神」的時候，雖然守的是精神，但因為這是「內守」，是將注意力引導致機體的內部，會激發體內的真氣，實際上這也是在煉形。

據此看來，上古真人的「呼吸精氣」和「獨立守神」是緊緊相扣在一起的。

總之，實現形神統一，是上古真人養生實踐追求的目標，也是他們養生實踐取得卓越功效的結果。正因為這樣，他們才能「壽敝天地，無有終時」。

（原載《現代養生》2009 年第 12 期）

2. 《內經》中「至人」的養生法

《內經‧素問‧上古天真論》曰：「中古之時，有至人者，淳德全道，和於陰陽，調於四時，去世離俗，積精全神，遊行天地之間，視聽八達之外，此蓋益其壽命而強者也，亦歸於真人。」這段話特別是其中「遊行天地之間，視聽八達之外」這兩句話，提出了一種獨特的養生方法，它和同文所說的「上古有真人者」那種「提挈天地，把握陰陽，呼吸精氣，獨立守神，肌肉若一」的養生內煉方法有著明顯的不同。現試作詮釋如下。

❋意識自控和意識超脫

傳統的內功修練，強調「獨立守神」，強調「致虛極，守靜篤」，要求「鎖心猿，收意馬」，要求「耳目口三寶，閉塞勿發通」。總之，它要讓意識儘量處於一種被約束、被壓制，受到嚴格調控的狀態。這種狀態開始時是勉強的，但以後能逐漸變成為一種自然的心態。傳統內功曾經設計了一系列的運演方法，諸如意守法、內視法、內聽法、數息法、隨息法等等，來實現這種心態的變化。實現這種心態變化是傳統內功修練的基本功。

傳統內功修練對意識的調控，一般經歷如下幾個階

段：首先是收心斂神，以正念排除雜念，以一念代替萬念。繼之是將意識內導，把意識活動引向自身，讓它同紛繁的社會、雜亂的人生分離開來，並使它同自身的內臟器官和生理活動聯繫起來。這就徹底排除了意識活動的社會性和思維性內涵。

最後透過物我同化、物我兩忘而達到一種高度的入定態。這種入定態正是意識受到長期、嚴格調控後形成的一種沒有約束感的、高度淨化的心態。

但中古「至人」的那種「遊行天地之間，視聽八達之外」的養生方法，卻與傳統內功迥然不同。這種方法的最大特點就是意識超脫。

它強調心境的曠達、高遠，強調思想的自在、開放。為此要儘量讓意識處於一種沒有約束、不受抑制的天然本能狀態。這種狀態開始時難免受到一些塵事的干擾，但隨著功夫的增進，便能自動地衝破塵世的干擾，自然而然地養成一種離塵出世的超脫心態。

中古「至人」的這種意識超脫，也經歷了一段修持過程：首先是以高尚的德性來涵養自己，以合乎天道來要求自己，使自己達到「淳德全道」，以此擺脫世俗的包圍和塵事的干擾。

其次是將意識外導，即把意識引向社會，讓「淳德全道」的正念去看破、化解塵世的種種俗務。

再次是將意識引向曠遠，引向虛空，引向渺茫的宇宙，親證體知「遊行天地之間，視聽八達之外」的獨特境界。出現並保持這樣的心態，可說是進入了「天人合一」的最高境界。

✸有為之想和無為之想

傳統內功在意識自控的總體要求之下，常常透過假借的手段進行種種設想，以此激發內部氣機，如道家氣功中的「存想」，佛家氣功中的「假想觀」，均屬此種情況。傳統內功的假借存想係「有為之想」。

就是說，這種設想是根據功法的特定要求而設計的，針對性、實用性強，有嚴格的心理操作要求，受到功法條條框框的制約。這種「有為之想」，如設計合理、運用純熟，在煉功者體內建立了條件反射，形成氣功態的特殊心理定勢，是能夠取得良好煉功效應的。

但是中古「至人」的那種「遊行天地之間，視聽八達之外」，則是一種「無為之想」。這種想像是一種順乎本能、返歸自然的「冥想」、「超想」。它沒有具體的要求，它不受任何約束，它以高尚的德性、曠達的胸懷、超脫的心態，神遊於天地之間，翱翔於八方之外。經常進行這種「無為之想」，能解除後天意識對人腦本能的抑制，有利於發展智慧，發揮潛能，乃至引發異能。

西方曾經流行一種稱為「超越冥想」的訓練，這種訓練由老師提出一些短而沒有意義的詞，讓學生海闊天空地想像，據說對開發潛在智能具有明顯作用。此法與「至人」的無為之想有些近似。

✸內視、內聽和超視、超聽

傳統內功經常運用內視、內聽來誘導主體入靜，並協

同其他煉功手段來激發主體的臟腑氣機。這是因為眼、耳是人體接收外界訊息的兩個最重要的感覺器官，因之也就成為干擾主體進入氣功態的主要障礙。

有意識地切斷電磁波對眼的刺激，並逆用視覺感受器來感受人身內部的臟腑經脈；有意識地切斷聲波對耳膜的刺激，並逆用聽覺感受器來感受人體內部的生理器官和生理功能，這就能大大提高內功修練的功效。而且，這也是對視覺和聽覺功能的巧妙運用。

但是中古「至人」在視覺和聽覺的運用上卻與此大不相同。所謂「視聽八達之外」，這已不是一般的外視、外聽，而是一種特殊的超視、超聽。他不但把視覺、聽覺引向外部，而且是超越喧囂的塵世，超越雜亂的人寰，把視覺和聽覺引向曠遠的天際，引向渺茫的虛空。他是在聽，但聽不到塵世的喧囂，而是讓聽覺去感受八達之外的空靈和美妙；他是在看，但看不到人寰的雜亂，而是讓視覺去體證八達之外的靜謐和祥和。

對於塵世的一切，他確是視而不見，聽而不聞；但對於渺茫的曠遠，他又是似有所見，似有所聞。這是一種放心天地、返歸自然的超脫感受。這種順乎天性、非同尋常的感受，能產生良好的心理和生理效應。

❋「有相」修練和「無相」修練

傳統內功修練十分重視三調，即調身、調息和調心；同時還對煉功的時間、地點和方位，提出了具體要求，並且還要進行種種心理運演。這是「有相」修練。這種「有

相」修練能在特定的時限內調整人的心理活動和生理功能，對激發真氣、旺盛血行，能產生良好作用。

至於中古「至人」那種「遊行天地之間，視聽八達之外」，卻並無固定的修練方式，也沒有條條框框的限制。這是一種行坐住臥隨時隨處可行的、不拘形式的隨意修練。他把修練融化於生活中，或者說在日常生活中隨時都保持著這種超然物外的心態。這是「無相」修練。

這種「無相」修練不但可以改變主體的身心功能，而且可以改變和完善修練者的品格和德性。

❋閉鎖系統和開放系統

傳統內功是把人體作為一個閉鎖系統來修練，而中古「至人」則是把人體作為一個開放系統來修練。

傳統內功認為，人長大以後由於世事困惑，便形成元神受擾退位、識神占位的狀態。這種狀態破壞了人的生理本能，壓抑了人的潛能，使人的健康、智慧均受其害。因此內功修練強調息心絕慮，要求建立起一種相對穩定的、不受外界影響的內環境，形成一個元神用事、識神退位的，能自我調節、自我完善的閉鎖系統。在這個封閉系統裏，採取所謂「逆行」的方法，進行煉精化氣、煉氣化神、煉神還虛、煉虛合道的修練。

即是說，經過這個閉鎖系統的持續修練，最終實現「後天返先天」，以恢復人的天然本能和發揮人的巨大潛能。實現這種境界，內功養生術語叫「脫胎神化」，道叫「羽化」，佛叫「涅槃」。

而中古「至人」那種開放性的養生方法，則大別於此。它把人體這個小系統同宇宙這個超巨系統有機地聯繫起來，讓人體與宇宙直接進行訊息交換，力求人體這個小系統徹底開放，使它能順利地融入大自然的超巨系統之中，真正實現「天人合一」。因此它強調意識的超脫，強調崇高德性的直接化解識神，強調想像的自由飛越，強調視聽感覺的直接感受宇宙，強調修練方式方法的「無相」「無為」和順應自然。

總之，它要透過天人感應、天人合一的渠道，解除後天識神對元神的困擾，解除世俗雜務對人類先天本能的壓抑，從而恢復人類那種童稚無邪的純真本性，發揮人體固有的種種潛能。

✸「至人」開放性修練方法的良好效應

傳統內功採用封閉系統的修練方式，以固定的時空、固定的方法，進行強化的身心修練，經過幾千年來的養生實踐，證明它是一種行之有效的保健方法。但中古「至人」那種開放性的修練方法，也有它明顯的特點。

概述如下：

第一，保持開放性的超脫心態，能夠消除和化解來自個體周圍的物質環境和社會環境的刺激，消除和化解平常影響個人對周圍事物看法的穩定的參照體系，從而形成一種特殊的高層次的自我同一的心理結構。這就能夠長久保持心境的曠達、情緒的恬適和心理的平衡。

我們知道，常人心理的自我獨特結構，是由一組限定

與他的物質環境和社會環境的穩定性有關的成分組成的。個人的自我同一的穩定性，取決於構成自我同一的聯繫、作用、信念和取向是否穩定。這一些內容向個體提供了各種參照論點，他可以借此來測定自己的安危成敗。這樣，常人就無法擺脫日常生活中來自各方面的刺激。而開放性的身心修練，卻把自我同「八達之外」的廣袤天宇，同浩瀚的大自然，同奧妙的虛空結合起來，形成一種超塵出世的天人同一的高層次心態。這樣，就能徹底擺脫周圍環境的刺激，就能始終保持曠達安泰的思想情緒。這樣的心態不但完善了個體的品格，而且使大腦經常處於最佳活動態，從而保證體內各器官系統活動的協同一致。同時，它還能使整個機體的免疫系統和體內的化學物質處於平衡狀態，從而提高抗病能力。

第二，開放性的修練，有利於調動人腦的自動化功能和開發人腦的潛能。

心理學家們早已發現，人腦除了能動性的功能之外，還有類似計算機作用的自動化功能。這種自動化功能在通常情況下，特別是在緊張、煩亂的心態下，容易受到壓抑；而鬆靜的心態，超脫的胸懷，坦蕩的性格，則可解除這種壓抑，有利於人腦從記憶庫裏提取各種深藏的訊息，乃至微弱的訊息，並予以迅速的整合和昇華。

同理，常人的思維往往拘泥於固定的思路和習慣的方式，這容易阻礙思維的靈活性和創造性；而開放性的修練，重視直覺感受，重視海闊天空地冥思冥想，這就意味著後天抑制的解除，從而對發揮潛意識裏的自然創造力，產生導向開啟的作用。

另外，在超脫心態下，由於打破了通常的習慣性思路，這時人腦的神經系統內部，平常較少發生聯繫的兩組或兩組以上的神經元，便可能突然間建立起聯繫，平時被分割隔絕的訊息資料，也可能突然間溝通起來，建立起內在聯繫，進而誘發出種種潛能。

　　第三，開放性的修練，能夠使人體內部經常處於氣機活躍、血行旺盛、各系統運作協調的高度有序狀態。

　　根據協同學理論，一個由大量子系統構成的系統，如果控制參數量達到一定的值時，它的子系統之間透過非線性的相互作用，就能夠產生協同現象和相干現象。

　　「遊行天地之間，視聽八達之外」這種高度平衡和諧的心態，能使中樞神經出現高度有序化，進而使全身各生理系統產生協同現象和相干現象。這樣便會相應引起血液循環的變化和細胞的物質能量等供應的變化。一個人經常處於這種開放性的養生狀態，就能長期保持旺盛的生命力，使生命之樹常青。

　　當然，「真人」的閉鎖性修練和「至人」的開放性修練，雖然在修練的指導原則和方式方法上截然不同，但彼此間並非不相容，而是存在著共通的地方。對於修練有素者來說，兩者尚可兼而行之，互相促進。

（原載《氣功》2000 年第 3 期）

3. 《內經》中「聖人」的養生法

　　《內經・素問・上古天真論》中，曾談到上古真人、中古至人、聖人、賢人的不同養生法，有人認為，真人、至人、聖人、賢人，這是煉功的不同層次，從賢人到真人，顯示功夫層次的不斷提高。這是很大的誤解。

　　實際上，這是三個不同的養生類型：上古真人那種「呼吸精氣，獨立守神」的刻苦修練，可以說是屬於「慎修型」；中古至人那種「遊行天地之間，視聽八達之外」的養生法，可以說是屬於「超脫型」；而聖人的「適嗜欲於世人之間」，「以恬愉為務，以自得為功」，則可以說是屬於「世俗型」。

　　至於賢人，他們是「將從上古合同於道」，他們只是學習上古真人的養生法而功夫還未達到上古真人的境界，他們沒有自己獨特的修練特點。

　　聖人這種「世俗型」養生法的最大特點，就在於他們把養生方法同日常生活緊扣一起，從日常生活的方方面面進行身心養護。他們既沒有像上古真人那樣進行系統的、刻苦的修練，也沒有像至人那樣去世離俗、瀟灑自在以積精全神。

　　《內經・素問・上古天真論》是這樣記述聖人養生法的：「其次有聖人者，處天地之和，從八風之理，適嗜欲於世俗之間，無恚嗔之心，行不欲離於世，被服章，舉不

欲觀於俗，外不勞形於事，內無思想之患，以恬愉為務，以自得為功，形體不敝，精神不散，亦可以百數。」下文試從四個方面來詮釋聖人養生法的特點。

✳ 順應自然，與大自然保持和諧關係

健康的本質就是和諧，人與自然的和諧，人與社會的和諧，形與神的和諧，臟腑氣血陰陽的和諧，這就是健康。可以說，人們的養生實踐，就是為了調整和維護這種和諧。

上述聖人的養生實踐，首先就是強調要處理好人同大自然的關係，要做到「處天地之和，從八風之理」。所謂「處天地之和」是指要選擇、爭取最好的自然生態環境來生活，讓個人的身心跟大自然保持最融洽的關係。比如優美的綠野，清澈的溪流，肥沃的土壤，宜人的氣候等等，不但能給人帶來清新舒暢的感覺，而且還會對生命的運動過程產生重要作用。

人作為宇宙萬物之一，其生命活動與自然界陰陽消長盛衰相適應，有同步變化的規律。所以聖人養生，十分重視對生態環境的選擇和安排。

所謂「從八風之理」是指要順從自然的變化法則。八風原指東、南、西、北和東南、西南、西北、東北八個方向之風。唐代醫家王冰在《內經・素問》注中說：「所以處天地之醇和，順八風之理者，欲其養正，避彼虛邪。」這裏包括兩個方面的意思：

其一，要儘量順從、適應自然界的變化，包括一年四季節候的變化和每天的氣候變化。因為人氣與天地氣相通，「應則順，否則逆，逆則變生，變則病。」（《內經·素問·六微旨大論》）

《內經》根據自然界「春生」、「夏長」、「秋收」、「冬藏」的變化規律，提出了「四氣調神」的具體措施，倡導春養生發之氣，夏保長養之氣，秋養收斂之氣，冬護閉藏之氣。（《內經·素問·四氣調神大論》）這正是強調順從自然變化的重要性。

其二，不要與大自然頂抗，要儘量避免大自然對人們不利的方面。「人作為自然的、肉體的、感性的、對象性的存在物，和動物一樣，是受動的、受制約和受限制的存在物。」（《馬克思·恩格斯選集第三卷》）

人如果忽視適應大自然，甚至與大自然頂抗，那便會受到大自然的報復。所以《內經》強調「虛邪賊風避之有時」。（《內經·素問·上古天真論》）

❉融入人群，與社會保持和諧關係

人與社會保持和諧關係，這是又一個重要的養生法則。人際關係融洽，可以使人感受到親情、友情的溫暖，感受到生活的快樂和幸福，這對人的生命運動過程將會產生良好的影響。如果人際關係緊張，它便會成為心理壓力的壓力源，由此產生的苦惱、焦慮、憤怒、悲傷等不良情緒，會對身體造成嚴重的傷害。正如《內經》所說：「夫百病之始生也，皆生於風雨寒暑，陰陽喜怒，飲食居處，

大驚卒恐。」（《內經・靈樞・口問》）

上述聖人在日常養生實踐中便十分重視融入人群，同社會保持和諧的關係。具體說，有如下三個方面的表現：

(1) **少私寡慾，善於自我克制。**

人總難免有種種私心和慾望，但這種私心和慾望絕不能影響乃至損害他人的利益，否則衝突和糾紛便難以避免，從而會造成人際關係的緊張。

所以老子提倡「見素抱樸，少私寡慾」。說聖人「適嗜欲於世俗之間」，就是指他們能夠做到少私寡慾，善於自我克制，能夠尊重他人的利益，這樣，便會帶來融洽的人際關係。

(2) **隨和、理智，樂於和他人相處。**

在人際交往中，態度隨和，處事理智，不傲慢粗暴，不感情用事，這對建立和諧的人際關係是十分重要的。上述聖人在待人接物中，便能做到「無恚瞋之心」，即不但從不發脾氣，而且壓根兒就沒有產生惱怒、責怪他人的思想活動。他們從心底裏尊重他人，敬愛他人，於是也得到他人的尊重和敬愛。

正如孟子所說：「愛人者，人恆愛之；敬人者，人恆敬之。」他們能與他人友好相處，並從相互關懷、相互支持中獲得安全感、舒適感和滿意感。說聖人「行不欲離於世」，表示他們不願離世脫俗，讓自己處於孤立閉鎖的生活狀態。

(3) **舉止低調、踏實，既不炫耀於人，也不受世俗牽制。**

一個人生活在熙熙攘攘的人群中，如果做事張揚，作

風浮誇，好自我表現，那就容易招惹是非，甚至會引起人際關係的緊張。上述聖人在日常生活中，「被華章，舉不欲觀於眾」，就是舉止低調、踏實的表現。

這裏的「觀」是顯示給人看的意思。聖人的舉止不想顯示給眾人看，意味著既不想在眾人面前自我炫耀，也不想受世俗的牽制。他們始終保持著低調、踏實的為人風格。這樣，便容易得到別人的尊重、支持和歡迎，從而有利於建立起和諧的人際關係。

❋勞作適度，重視形神保養

正常、適度地勞作與活動，可以使人體氣血和暢，筋骨強健；正常、適度地用腦，可防止大腦衰退，可以調節機體的功能，使其保持旺盛的精力。但是，如果勞累過度包括形勞和神勞，都會使形體、精神感到疲倦，使臟腑的運化功能受到損害，甚至積勞成疾。

上述聖人在日常養生實踐中，既「外不勞形於事」，又「內無思想之患」，他們十分重視形神的保養。

(1) 外不勞形於事

就是說，在日常生活中要做到勞作適度，勞逸結合。不論是勞作或活動，均應有一個符合健康的「度」，絕不能過勞。《內經‧素問‧經脈別論》就指出：「生病起於過用。」由於人體臟腑、經脈、氣血的功能活動和調節能力有一定的限度，如果「過用」，超過了機體自身的功能活動範圍和調節能力，就會導致機體功能活動失常，陰陽失調，氣血失和，正氣虛衰，進而引發各種疾病。《內經》

一再強調要「形勞而不倦」，要「不妄作勞」（《內經・素問・上古天真論》）。

所謂不要過勞，包括勞作強度、時間的控制，勞作內容的合理安排，以及適當的、及時的休息。休息，有利於機體功能的恢復。

(2) 內無思想之患

就是說，在日常生活中能善於保養精神。中醫學認為，精神與形體協調一致，是人體健康長壽的根本保證。形體與神志，生理現象與心理現象，是不可分割的統一體，它們是互相聯繫、相互影響的。健康和疾病都是生理現象與心理現象共同作用的結果。一個人在日常生活中，如果成天心事重重，瞻前顧後，患得患失，那將會對生理功能造成極大的傷害。

《內經》說：「得神者昌，失神者亡。」（《內經・素問・移情變氣論》）因為「心不擾則神不疲，神不疲則氣不亂，氣不亂則身泰壽延矣。」（《養生論》）

孫思邈提出的「十二少」攝生原則中，前三少就是「少思」、「少念」和「少慾」。要想做到「內無思想之患」，就要志向淡泊，胸襟開闊，一切都能放得下；就要正常、適度地用腦，正常適度地休息，任何時候都不能讓大腦過度疲勞。此外，還要經常讓內心保持一片清靜。只有這樣，才能形神兼養，形健神旺。

❋樂觀知足，擁有良好心態

「以恬愉為務，以自得為功」，這是聖人養生的一個

非常顯著的特點。所謂「以恬愉為務」，就是說，要把保持愉快的情緒當作一件重要的事情來看待；所謂「以自得為功」，就是說要把擁有知足自得的心態當作一種功業來看待。他們高度重視樂觀知足在養生中的重要作用。

(1) 要始終保持愉快的情緒

愉快的情緒不但能提高工作、勞動效率，能使生活過得有滋有味，而且還能激發體內多種有益激素的分泌，從而提高機體的運化能力；而不良情緒則能極大地損害健康。《內經》指出：「百病生於氣。」（《內經‧素問‧舉痛論》）張介賓在《類經‧疾病類》中對此作了進一步說明：「氣之在人，和則為正氣，不和則為邪氣。凡表裏虛實，逆順緩急，無不因氣而生。故百病皆生於氣。」

事實證明，現有 50%～80% 的疾病與精神因素有關。因為任何惡劣情緒的刺激超過一定限度時，就有可能引起中樞神經系統功能的紊亂，主要是交感神經的過度興奮，從而引起兒茶酚胺釋放增多，腎上腺皮質和垂體前葉激素分泌增加，胰島素分泌減少，使體內出現一系列的功能失調，包括心血管系統、呼吸系統、消化系統、內分泌系統、植物神經系統等方面異常現象的發生。

所以，每天都保持一副好心情，把愉快情緒融入到生活的方方面面之中，不管遇到多大的困難挫折，都能保持一種淡定、愉悅之情，正是健康長壽的重要法寶。

(2) 要擁有知足自得的心態

常言道：知足者常樂。老子說：「禍莫大於不知足，咎莫大於欲得，知足之足，常足矣。」著名作家冰心 94 歲時寫了這樣一副妙聯：事因知足心常樂，人到無求品自

高。這是作家一生經驗的總結。

在人生旅途中，每一個人都有自己的位置，每個人都應對自己所處的位置有充分的滿足感。這樣，我們就能做到不奢求，不攀比，不心浮氣躁，不好高騖遠。「知足常樂」，就是要讓這種滿足感由自我內心世界的調節，使之達到最高值。上述聖人正是把知足自得作為一種思想境界，一種人格修養來看待的。

因為聖人能夠做到與大自然、與社會保持和諧關係，能夠勞作適度，注意形神保養，特別是能夠樂觀知足，擁有良好的心態，所以雖然沒有像上古真人那樣進行特定方式的氣功鍛鍊，但也能形體不敝，精神不散，「亦可以百數」。

（原載《現代養生》2010 年第 7 期）

4. 《內經》「恬淡虛無」句淺釋

《內經·素問·上古天真論》有一句廣為人知的名言：「恬淡虛無，真氣從之，精神內守，病安從來？」這「恬淡虛無」四個字，實際上很好地概括了氣功修練的心理歷程。下面略加詮釋。

什麼叫恬淡虛無？明代著名醫家李中梓在《內經知要·道生》注中說：「恬者，內無所營；淡者，外無所逐。虛無者，虛極靜篤。」其實，恬淡虛無是一個並列詞組，而恬淡和虛無又分別由兩個並列的詞所組成。這四個字都各有其特殊的內涵。

恬，恬適，內心平和，既無不好的營謀，也無非分的要求。這是從意識活動的主動性這個角度來說的。

淡，淡泊名利，對社會上的功名利祿、榮華富貴，淡然待之，不為所動。這是從意識活動的被動性角度來說的。

虛，虛靜。《性命圭旨》云：「心中無物為虛，念頭不起為靜。」《至遊子·坐忘論》云：「有聞如不聞焉，有見如不見焉，毀譽善惡不入於心，其名曰虛。」虛是指靜功修練進入意守、止念階段出現的一種獨特心態。這個階段強調意識自控，努力排除內外刺激，做到六根清淨，一念不生。這就是虛。

無，空無，無有，也即無為，無極。這是虛靜心態的深層表現。致虛而至於極，守靜而至於篤，於是「觀空亦

空，空無所空，所空既無，無無亦無」（《常清淨妙經》），便進入「恍兮惚兮」的空無境界。這便是老子所說的「無狀之狀，無象之象」的無極境界，也是《壇經》所說的「無念為宗，無相為體，無住為根」的境界。這是高層次的氣功態。

「恬淡虛無」和「精神內守」是相對應的。「精神內守」，它包含了修練的具體操作要求和心理的發展過程。所謂「內守」，就是指在恬淡的心理基礎上，做到凝神止念，神不外馳，讓自己處於恍兮惚兮的虛無境界。這和《內經》同文所說的「獨立守神」，其涵義一樣。

為什麼實現恬淡虛無的心態，便會「真氣從之」呢？

《聽心齋客問》說：「心歸虛靜，身入無為，動靜兩忘，到這地位，三宮自然升降，百脈自然流通，精自化氣，氣自化神，神自還虛。」

《性命圭旨》說：「致虛而至於極，守靜而至於篤，陰陽自然交媾。陰陽交媾而陽精產矣。」

《金仙證論》說：「恍惚之時，不覺真機啟動，陽物勃然而舉，即此先天之氣也。」

這也就是古人所常說的「心機無為，天機自轉」，「身心無為而神氣自然有為」。全身氣機活躍，經絡暢通，精自化氣，真氣由是而生矣。

「真氣從之」和「病安從來」，也是相對應的。真氣產生以後便循經運行，促進血液循環，特別是能使微細循環大量開放，這就大大活躍了全身氣機，使各生理系統出現穩態平衡，並產生協同效應，從而不但恢復了機體的生理本能，還會激發出生理潛能。這樣，機體的健康品質提

高了，抗病能力當然就增強了。

又，恬淡虛無的心態，能改善和提高中樞神經的調節功能，而中樞神經調節功能的改善和提高，可促進內分泌腺的正常活動，並有效地調動機體內部的免疫力量，增強機體的抗病能力。

臨床研究發現，神經系統可由去甲腎上腺素、5-羥色胺和多巴胺等神經遞質，對免疫器官產生激惹和支配作用，從而使抗體增多。

這樣看來，「真氣從之」，自然是「病安從來」了。

（原載《中華氣功》2000 年第 8 期）

5. 試談老子靜功二法

老子不但是我國古代的一位偉大的思想家、哲學家，而且也是一位偉大的養生家。《史記》說：「老子百有六十餘歲或二百餘歲，以自修道而益壽也。」司馬遷認為，老子的長壽得益於他的「修道」。《列仙傳》也說，「老子好養精氣」。在《道德經》中，老子不但提出了「道法自然」、「少私寡慾」、「清靜無為」、「歸根復命」等重要養生思想，而且還多處述及特定方式的氣功修練。本文擬對老子的具體養生方法作些探討。

《道德經》中比較明顯涉及具體煉功方法的是第3章、第6章和第10章、第16章。第10章和第6章涉及的是一種利用呼吸引導入靜的靜功，第16章和第3章則是一種利用意識自控誘導入靜的靜功。下面分述之。

❈用呼吸引導入靜的靜功

第10章和第6章均涉及用呼吸引導入靜的靜功，第10章記述得更明確一些。

第10章一開始便說：「載營魄抱一能無離乎？」這是用反問的句式表達肯定的內容，意為一定要將神（營）和形（魄）統一起來，使之不分離。這是老子提出的修練

目的和要求。形神統一是道家修練的最高境界。因為「形恃神以立，神須形以存」（《養生論》）；「人之所以生者，神也，神之所托，形也」（《養性延命錄》）。如果形神分離，將會導致生命的衰竭和死亡，而形神統一，則可保持旺盛的生命力。

那麼，應如何實現形神統一呢？本章第 2 句「專氣致柔能嬰兒乎」便是對這個問題的回答。它告訴我們，實現這個要求的途徑和方法，就是利用特定的呼吸來不斷引導主體入靜。

將意識活動集中起來專注到自己的呼吸運動，做到神息相依，神息相住，這不但能斬斷主體與外界的聯繫，而且也能使主體的呼吸運動變得均勻柔緩，正如古人所說的：「神不依息必外馳，息不依神難自伏，是以神依息而定，息依神而安，互相依附，始歸大定。」（《道鄉集》）

從現代醫學觀點看，呼吸中樞是中樞神經系統中最大的節律發生器，呼吸節律的興奮幾乎擴散到神經系統的各個部位，特別是對自主神經的影響尤為明顯。柔緩均勻的呼吸節律，能明顯提高大腦的有序化，進而提高中樞神經對機體的全面控制與協調能力。

第 10 章第 2 句「專氣致柔能嬰兒乎」便是利用呼吸運動引導入靜的表述。它意思是說，專心一致地納氣、吐氣，儘量讓呼吸變得柔緩、柔和、柔順，最終能像嬰兒那樣無知無慾，寧靜柔順，陰陽調和，精力充沛。《道德經》第 55 章曾對嬰兒的狀態作過描述：「骨弱筋柔而握固，未知牝牡而朘作，精之至也；終日號而不嗄，和之至也。」這正是形神統一、精力充沛的表現。

《靈源大道歌》說得好：「但看嬰兒胎處時，豈解將心潛算計。專氣致柔神久留，往來真息自悠悠。」老子正是透過呼吸鍛鍊，來達到像嬰兒那樣的形神統一的境界。

那麼，如何做到「專氣致柔」呢？《道德經》對此沒有加以具體闡述，但從氣功修練的角度看，肯定要經過這麼幾個階段：

(1) 初步清除雜念，讓自我意識不斷地跟隨呼吸一入一出。古人稱此為「神息相隨」。

(2) 功夫有了積累，每次呼吸，自我意識都跟隨氣息下達腹臍，古人稱此為「氣沉丹田」。

(3) 功夫繼續增進，神息均能自然地停留在腹臍部位，即「入從臍入，出從臍出」，古人稱此為「丹田呼吸」。修練到此地步，呼吸之息自然細微柔長，精神世界自然也虛靜無為，而神息自然也相戀相住而融為一體了。

(4) 功夫的進一步提高，便是神息兩忘，進入嬰兒那樣寧靜柔順的狀態。

對「專氣致柔」歷來有不同理解。漢河上公解釋是「專守精氣使之不亂，則形體應之而柔順」；晉王弼解釋是「言任自然之氣，致至柔之和」；還有人認為是「集聚元氣歸於柔順」等等。

從養生修練的角度看，這些解釋值得商榷。因為「專守精氣」、「任自然之氣」和「集聚元氣」，均必須在一定的入靜態上進行，而將意念專注自己的呼吸，正是引導入靜的一個好方法。如果不先讓心態靜下來，怎麼能守住精氣或集聚元氣呢？所以將「專氣」理解為專注一入一出的氣息，將「致柔」理解為讓呼吸達到柔緩、柔和的狀態，

是同意識由雜亂轉到專一、由動態變為靜態這樣的過程相符合的。

到了像嬰兒那樣高度寧靜、柔順、協調的狀態，此時大腦雜念已被徹底清除，內觀全身會感到通體透明，沒有一點瑕疵，這是煉功進入高層次的一種內心體驗。第 10 章第 3 句「滌除玄覽能無疵乎？」正是這種體驗的表述。

第 10 章第 5 句和第 6 句，老子又回到養生的論題：「天門開闔，能無雌乎？明白四達，能無知乎？」這是說，進入高層次的氣功態後，一吸一呼始終保持住柔緩的狀態，而這時大腦已停止心智活動，並出現大徹大悟大智慧。這顯然也是「無為」的結果。

《道德經》第 6 章：「谷神不死，是謂玄牝。玄牝之門，是謂天地根。綿綿若存，用之不勤。」這裏的關鍵詞「玄牝」，以及由此推出的此章的內容，歷來說法不一。漢河上公解「玄牝」為鼻口，東漢程普撰的《太上老君養生訣》承此說，也認為「玄牝之門，天地根，綿綿若存，用之不勤，言口鼻天地之門，以吐納生死之氣」。明羅洪生的《萬壽仙書》同樣解「玄牝」為「鼻氣一出一入」。近人蔣錫昌在《老子校詁》中也贊同此說，認為「此章言胎息導引之法」，並說，「谷神不死，是謂玄牝，言有道之人善引腹中元氣便能長生康健」。

根據這樣的理解，這一章應該是有關呼吸靜功的表述。其意思是說，虛靈的元神常在，有賴於鼻口的呼吸，鼻口呼吸是人體元氣同天地清氣往來相通的地方。人們呼吸應該做到柔緩、細微，不可急疾勤勞。這實際是在說明，要由持續不斷的呼吸鍛鍊，使氣息由粗短逐漸變為柔

緩、柔和，最終達到神息相融、陰陽和諧的狀態。這樣的狀態就是形神統一的狀態，也是元神常在的狀態。這種狀態正是道在生命體上的體現。

老子這種利用呼吸運動來引導入靜的修練方法，在後來《莊子》的「心齋法」中，有了更明確的表述。《莊子》說：「無聽之以耳而聽之以心，無聽之以心而聽之以氣。」其意思就是讓主體將意識集中到氣息的出入上來。經由持續的修練，最後便可出現高度虛靜的心態。

❋用意識自控誘導入靜的靜功

第 16 章和第 3 章均涉及用意識自控誘導入靜的靜功，但第 16 章說得更明確一些。

第 16 章開頭兩句「致虛極，守靜篤」，實際上表述的，是一種利用意識自控來誘導入靜的修練方法。這兩句話的意思是說，達到極度的虛無，守住極度的清靜。「致」「守」，這是一個持續修練的過程，而「虛極」「靜篤」，則是經過長期修練達到的一種高層次氣功態。不經過長期的修練，是根本達不到「虛極」、「靜篤」這樣的境界的。

那麼怎樣才能達到「虛極」、「靜篤」這樣的境界呢？《道德經》對此沒有具體闡述，但從氣功修練角度看，它要經過不斷的心理運演來實現。

一般說，先要進行「忘形」的心理運演，如覺得自己的感官功能喪失了（聽不見了，看不見了），然後覺得自己的形體也消失了，感覺不到自己的肢體臟腑了。

接下來還要進行「忘神」的心理運演，如覺得這個

「自我」也消失了，已融入大自然，同大自然渾然一體了，此時只保留一點靈覺（即降至覺醒態的最低閾限）。

司馬承禎《坐忘論》裏有這樣一段話：「內不覺其身，外不知乎宇宙，與道冥合，萬慮皆遣。」說的正是這種境界。從心理學角度看，這正是自我意識對意識不斷進行誘導、調控和馴服的過程。這是一個耐心的、持續的靜功修練過程。

第 16 章在陳述了「致虛極，守靜篤」之後，這樣寫道：「萬物並作，吾以觀復。夫物芸芸，各復歸其根，歸根曰靜，是謂復命。」這是從更大的視野，即從大自然運動規律的角度，來說明「靜」的重要性，指出「靜」既是事物的本源狀態，也是事物運動變化的最後結局。一切都來於「靜」，一切最後又都歸於「靜」。這個「靜」就是虛無，就是道。

從養生角度說，人身小宇宙有著體外大宇宙造化的玄機，人體內在的運化模式，只不過是天地運行的縮影。《道德經》第 39 章曾說，「天得一以清，地得一以寧，神得一以靈」，這個「得一」便是「歸根復命」。氣功修練中的心腎相交、乾坤交媾等，就是要人從後天返回先天，回到太極狀態，即是從「道生一，一生二」的「二」，再回到「一」。生命若能回到這個起點，就能「沒身不殆」，與天地長久。這個起點就是「靜」。《道德經》就是從這樣的高度來評價「靜」的重要意義。第 16 章在闡述了「靜」的重要性之後，又從養生的論題轉到待人處事的論題，認為人人都應瞭解「道」的運作規律，能虛能靜，無私無慾，順其自然，這樣就能終身免於危險。

《道德經》第 3 章在談論問題時，曾提到「虛其心，實其腹，弱其志，強其骨」，這其實就是用意識自控來誘導入靜的靜功修練法。所謂「虛其心」，意思是說，要斷絕一切雜念，實現虛無的心態；所謂「弱其志」，意思是說，要不斷弱化乃至完全停止神志活動。心態虛無，腹部便會萌發真氣，即《內經》所謂「恬淡虛無，真氣從之」。真氣萌發之後還會不斷擴大、壯實，充滿整個腹部乃至循經運行全身，所以說「實其腹」。弱化乃至停止神志活動，全身真氣充盈，臟腑機能活躍，精力充沛，當然是「強其骨」了。這都是靜功修練的良好效應。

此外，像第 52 章的「塞其兌，閉其門，終身不勤；開其兌，濟其事，終身不救」；第 56 章的「塞其兌，閉其門，挫其銳，解其紛，和其光，同其塵」，也均是這種意識自控誘導入靜的修練方法。

而第 21 章關於「道之為物，唯恍唯惚」的描述，則是靜功修練深層次出現明顯效應的體驗。

老子這種利用意識自控來誘導入靜的修練方法，在《莊子》的《大宗師》和《在宥》兩文中有更明確的表述。《大宗師》云：「墮肢體，黜聰明，離形去知，同於大通，是謂坐忘。」《在宥》云：「墮爾形體，吐爾聰明，倫與物忘，大同乎涬溟。解心釋神，莫然無魂，萬物云云，各復其根。」這其實就是「致虛極，守靜篤」、「虛其心」「弱其志」心理操作方法的進一步表述。

（原載《武當》2011 年第 12 期）

6. 淺議莊子靜修三法

　　《莊子》一書為莊子及其門人所著。該書上承《老子》，下啟《淮南子》，是道家的一部主要經典著作。莊子繼老子之後，提出了清靜無為的養生思想，強調養生必須「依乎天理」，順乎自然。他把靜則恬淡無為，動則順乎自然，作為精神調養的根本原則。他曾說：「純粹而不雜，靜一而不變，淡而無為，動而以天行，此養神之道也。」（《莊子‧刻意》）

　　《莊子》一書不但包含了豐富的養生思想和哲理，而且還涉及具體的氣功修練方法。「心齋」法、「守一」法和「坐忘」法，是莊子倡導的三種靜修方法，它們的目的都是為了實現清靜無為的心境，但其運演手段和心理發展過程卻各具特色，很不相同。

✤運用的心理手段不同

　　《莊子‧人間世》關於「心齋」的一段文字說：「若一志，無聽之以耳，而聽之以心；無聽之以心，而聽之以氣。聽止於耳，心止於符。氣也者，虛而待物也。唯道集虛。虛者，心齋也。」

　　顯然，「心齋」法運用的心理手段，是逆用主體的聽

覺功能，讓內聽呼吸之息來轉移主體的興奮點，從而弱化主體的意識活動，直至它降至覺醒態的最低水準。人處大千世界，平時心猿意馬，思緒紛紜，很難安靜下來。如果將心理活動的注意點，從外部世界轉移到機體內部的生理運動上，這就能使主體的神經中樞出現新的興奮灶，而這個新的興奮灶，因為不具有社會性的思想內涵，故其興奮不會引起擴散，並且由於負誘導的作用，還會使原來的興奮灶受到抑制，這樣就容易令主體過渡到虛靜的心態。「心齋」法將心理活動的注意點轉移到呼吸氣息上，讓耳朵內聽並無聲音的呼吸運動，這就很好地轉移了主體的注意點和興奮點。持續的內聽，會使主體很快安靜下來。

《莊子・在宥》一文記述的「守一」法，其主要內容為：「目無所見，耳無所聞，心無所知，女神將守形，形乃長生。慎女內，閉女外，多知為敗。」「慎守女身，物將自壯。我守其一，以處其和。」「守一」法運用的心理手段有別於聽息法，它是利用自我意識和機體的特定生理部位相結合，在中樞神經建立起新的優勢興奮中心，讓不具有思想內涵的特定生理部位（如腹臍部位）來吸引主體的注意，來轉移主體的興奮點，從而不斷弱化主體的自我意識，直至它降到覺醒態的最低水準。

所謂「女神將守形」、「慎女內」、「慎守女身」，均指要守住機體特定的生理部位。其誘導入靜的機制，也是由中樞神經的負誘導作用，使原來的興奮灶受到抑制，從而讓主體逐漸進入虛靜的心態。

《莊子・大宗師》一文中提到的「坐忘」法，為：「墮肢體，黜聰明，離形去知，同於大通，此謂坐忘。」《莊

子‧在宥》也有類似記述：「墮爾形體，吐爾聰明，倫與物忘，大同乎涬溟。解心釋神，莫然無魂。萬物云云，各復其根。」「坐忘」法運用的心理手段又有不同。它是單純的心理運演，是由主體的自我意識對意識活動的不斷暗示、誘導來實現虛無心態的。煉功一開始，主體便把自我統一體分化為意識主客體，自我意識作為主體，不但調控著自我的機體狀態和行為，而且還調控著自我的心理狀態，即意識狀態。

「坐忘」法的「墮肢體，黜聰明，離形去知，同於大通」，實際上是主體的自我意識透過暗示和誘導來進行「忘我」的心理運演。其作用機制是由「忘形」、「忘我」這些陰性的刺激信號，不斷刺激中樞神經，從而引發中樞神經出現抑制過程，並且這種抑制過程還會不斷向周圍擴散，最終使大腦中樞出現廣泛的抑制態。

心理學告訴我們，刺激物（包括刺激信號）引起的中樞神經過程的性質，是同刺激物的性質相適應的，陰性條件刺激物一般會引起抑制過程。「坐忘」法就是由陰性條件刺激信號而讓主體進入虛靜態的。

莊子「心齋」法、「守一」法和「坐忘」法，分別用了三種不同的心理手段。它們正是氣功修持入靜的三種主要方法。

✵心理的發展過程不同

靜修的心理發展過程，實際上是主體的自我意識對意識活動不斷調控、誘導和訓練的過程。莊子靜修三法在實

現清靜無為的心理過程中也各具特色，很不相同。

「心齋」法的心理發展過程是沿著心息相依這一線索進行的。它經歷了這麼三個層次：

(1) **內聽鼻咽部的氣息出入**。初始時，因為主體中樞神經原來的興奮度比較強，興奮範圍也比較廣，為了制服雜念，便逆用聽覺功能來促使意識同呼吸運動結合，讓主體內聽其實沒有聲音的氣息，以此轉移原來的注意，所以說「無聽之以耳，而聽之以心」。此時注意點主要在鼻咽部的呼吸動覺。

(2) **內聽膈肌、腹肌做功時產生的呼吸動覺移動線**。經過一段時間修持之後，呼吸會變得柔長，此時主體的自我意識會隨著呼吸之息進入下腹部。實際上是吸氣時自我意識隨膈肌收縮下降而進入下腹部，呼氣時自我意識隨肋間內肌和腹肌收縮而進入下腹部，空氣依然進入肺部而不可能進入下腹部。這時注意點已移至膈肌、腹肌等做功時形成的從鼻咽部到腹臍的呼吸動覺移動線。

此層次神息緊密相依，自我意識的調控已大為減弱，它只是似聽非聽地跟蹤呼吸動覺移動線，所以說「無聽之以心，而聽之以氣」。

(3) **內聽停止，氣息停在腹臍部位**。功夫進一步深入，自我意識作用更加不明顯了，這時便不再跟蹤呼吸動覺移動線，而是停留在下腹部，並隱入潛態調控，氣息也停在下腹部，即此時只模糊地感受到腹部隨吸氣呼氣而伸縮的動覺。此即所謂「聽止於耳，心止於符」。隨著功夫的不斷增進，主體便逐漸進入神息兩忘的境界，進入顯現先天本元之性的虛無狀態。

「守一」法的心理發展過程，是沿著自我意識同意守對象的關係進行的。它經歷了這麼三個層次：

(1) **守形**。它先要求「目無所見，耳無所聞，心無所知」，然後「女神將守形」。就是說，開始修練先要斬斷感覺器官同外部世界的聯繫，還要停止心智活動。接下來將自我意識的注意力集中到自身的形體上，默默地守住不具有思想內涵的形體，讓自我意識同形體結合起來，讓模糊化的形體成為自我感知的唯一對象。這樣便可進入初步的虛靜態。

(2) **守內**。隨著功夫的積累，自我意識的注意對象便轉移到機體內部的特定生理部位上（腹臍部位），即所謂「慎女內，閉女外」。穩定地守住腹臍部位，完全隔斷同外部世界的聯繫，這將使大腦皮質出現廣泛的抑制態。

(3) **守一**。功夫繼續增進，自我意識同意守點的條件反射關係已牢固地建立了起來，這樣，自我意識便逐漸隱入潛態調控。

此時主體似守非守，勿忘勿助，開始進入恍兮惚兮的清靜虛無心態，於是這一階段便不再是固守腹臍部位，而是模模糊糊地守住純一不雜的虛無狀態，默默感受清靜無為帶來的和諧，即所謂「我守其一，以處其和」。

「坐忘」法的心理髮展過程，是沿著自我意識對意識的調控這一線索進行的。它經歷了這麼三個層次：

(1) **進行忘形的心理運演，即先要「墮肢體，黜聰明」**，讓自我意識作出暗示：手不見了，腳不見了，整個形體消失了；耳朵已聽不到任何聲音了，眼睛也看不見任何東西了。反覆進行這樣的自我暗示，心態便會很快安靜

下來，大腦皮質會出現廣泛的抑制態。

⑵ 進行「忘我」的心理運演，即做到「**離形去知，同於大通**」。「忘我」，即忘去自我。所謂自我，此指自我意識活動，「忘我」就是要將自我意識降至覺醒態的最低水準。如何進行「忘我」的心理運演呢？那就是自我暗示：我的形體已經消失了，我的心智活動也完全停止了，我已融入虛無的境界中而不再感到我的存在了，即讓心態徹底虛空化。這樣，就將靜修的心理境界推向較高的層次。

⑶ 讓「忘我」的心理運演也自然地忘掉。功夫有了積累，入靜度也已相當深，就要連「忘我」也忘去，讓心理達到高度虛靜的境界，即如莊子所說的「解心釋神，莫然無魂」，「萬物云云，各復其根」，回到人的本性的境界。這是形神雙捨的境界，是自我意識降至恍惚杳冥的原始意蘊狀態。這就是丹經上說的「元神用事，識神退位」的狀態。

莊子靜修三法對後代氣功發展有很大影響，值得我們認真探究。

（原載《武當》2012 年第 2 期）

7. 莊子「心齋」法探析

《莊子·人間世》有一段關於「心齋」的文字，透過孔子對顏回的答問，記述了早期內功守靜的一個重要功法，歷來受到重視。但對其運作過程，卻一直有不同的理解。本文擬對此作些探討。

《莊子》有關「心齋」的這段文字，包括五層意思。

✸第一層：「若一志。」

這一層意思是說，你先要把雜念清除，讓心念專一。即把心念引導到當前的修練中來，以一念代萬念。這樣，才能進入正式的修練。這是功前的準備階段。

✸第二層：「無聽之以耳，而聽之以心。」

這一層意思是說，開始修練不要用耳朵來聽（外部世界的聲音），而要用心來聽（鼻腔、喉嚨出入的氣息）。這是逆用聽覺功能來幫助實現虛靜的心態。它可以發揮如下作用：

(1) 可以有效地阻斷外界聲波對耳的刺激，引導聽神經感受器指向自體進出的氣息，從而轉移對外部世界的注

意，促進主體儘快進入虛靜的心態。

(2) 可以增強心息相依的心理運作，提高修練的功效。

修練時讓自我意識跟隨、依附呼吸進出的氣息，這是制止雜念、強化正念的有效方法，如果再逆用聽覺功能，將聽覺神經的興奮點引到沒有聲音的氣息上來，這就增加了心理運作的動量，可以明顯提高入靜的效果。但內聽氣息要放鬆、自然，不可著意、勉強。

這兩層是「心齋」法修練的第一階段。

❋第三層：「無聽之以心，而聽之以氣。」

此層字面解釋是，不要用心去聽，而是要用氣去聽。在這裏，氣既成為聽的主體，又是聽的對象，此頗費解。

有學者將此解釋為：「摒棄心知，聽任自然的氣性。」此不符原意。

陳攖寧先生認為，聽息時間做得長久，心和氣已經打成一片分不開了，氣不能作為心的對象了，不能再說這個心聽那個氣。所以，與其說是用「心」聽「氣」，使「心」和「氣」互相對立，不如說是以「氣」（中的心）聽（心中的）氣，使「心」與「氣」二者之間泯去裂痕，變為融合。（《陳攖寧仙學文選》）這說得很好，可惜語焉不詳。現稍作闡釋。

這一層次是「心齋」修持的第二階段。要想完整理解這兩句話的意思，應先瞭解這一階段心理運作的幾個特點：

⑴ 從「聽之以心」到「聽之以氣」，心理運作的注意點已經轉移。

修持第一階段，為了穩住剛收回的心，主體逆用聽覺功能專注於呼吸進出的氣息，此時的注意點，側重於鼻咽部，即氣息進出鼻腔、喉腔的觸覺，和鼻翼肌、咽喉肌配合呼吸肌作功的動覺，成為聽神經專注的對象。

隨著功夫的不斷積累，入靜度的不斷提高和呼吸深度的不斷加深，這時主體便會逐漸地、自然地將注意點移至膈肌的上下移動和腹肌的伸縮上。也就是說，呼吸時以膈肌一下一上活動為主組成的動覺移動線，已成為第二階段聽神經專注的對象。

⑵ 出現神息相依、神氣凝抱的態勢。

將心理運作的注意點從鼻咽部轉到膈肌的上下活動上（古人稱此為內息、內呼吸），並且逐漸地自然地將聽神經活動融入到膈肌的上下活動中，這就實現了古人所說的「神息相依」。

因為膈肌活動的路線，就是任脈的路線，內呼吸接觸的下端是腹臍部位，這是真氣發源、集聚的地方，故此一階段的持續運演，能激發真氣。這樣，又出現了神氣（真氣）凝抱的態勢。此階段主體會持續感受到氣息的「動」和真氣的「動」。

⑶ 自我意識已明顯弱化乃至模糊化。

因為形成了「神息相依」的腹式呼吸，所謂「神依息而定，息依神而安」，故此時不但不需要再著意聽息，而且連指揮聽神經活動的自我意識，也明顯弱化乃至模糊化。實際上，這時「心」的活動已經融入了「氣」的活動

之中。

從上述情況看來，「不聽之以心，而聽之以氣」，很明顯是在強調此一階段主體已不再內聽氣息，而只是默默地感受內息的「動」和真氣的「動」。說「聽」，表示此時潛意識裏還保留著「聽息」這種條件反射關係的「痕跡」；說「聽之以氣」，表示此時自我意識已經模糊化，不再指揮聽神經感受器去感受氣息，好像是氣息自己在聽一樣。

張三豐在《注呂祖百字碑》中有這樣的表述：「以眼觀鼻，以鼻視臍，上下相顧，心息相依，著意玄關，便可降伏思慮。」此為眼、鼻、臍三點合一法。

其實，鼻並不可能「視臍」，這裏意在強調兩眼視線一定要經過鼻達到臍，它要突出鼻同臍的聯結。「鼻視」其實還是「眼視」。同理，「氣聽」其實還是「心聽」。只不過這個「心聽」並不是顯態裏的心念活動，而僅是潛意識裏保留的條件反射「痕跡」。

第四層：「聽止於耳，心止於符。」

當前《莊子》的註譯本對此句大都理解為，「停止用耳朵來聽聲，停止用心來感知事物」，並將「符」解釋為「心與外界接觸」。此顯然不妥。因為「心齋」一開始就已要求「若一志」，「無聽之以耳」，現在重複，便屬贅文；同時這樣解釋，還和上文脫節。

陳攖寧先生說：「所謂『聽止於耳』，就是不要再著意於聽，此時功夫漸漸進入混沌境界，身中的神氣合一，

心的知覺已不起作用，所以說『心止於符』。」他解釋「符」為「與氣符合之義」。陳攖寧先生的解釋已接近原意，但對「心止於符」似還說得不確切。

這層文字的意思應為：要在意識深層停止內聽，並讓心念停在神、息、氣相結合的腹臍部位。

這一層次是「心齋」修練的第三階段。它是前兩個階段修練的延續和發展。我們應從「心齋」的整個修練過程，來理解這個層次的意思。

(1) 從修練注意點轉移來看：

第一階段的「聽息」，注意點在鼻咽部。第二階段的「聽之以氣」，注意點已經轉移至膈肌的上下移動上，這時主體已出現心息相依、神氣相抱的態勢。

隨著入靜度的不斷加深和神、息、氣相結合態勢的牢固建立，已經不適宜將注意點停在膈肌的上下活動上，而應自然地將注意點轉移至腹肌的一伸一縮上。此即古人所說的「心止於臍下」。故「心齋」修練的第三階段，要讓心念（無念之念）停在腹臍部位，使它和氣息在腹臍部位建立起條件反射關係。這樣就能進一步激發真氣。隨著功夫的不斷積累，便可進入虛無空淨的境界。

(2) 從「心齋」修練的心理發展規律來看：

虛靜心態的修練進展，依靠三個條件：其一，氣息的由淺到深；其二，心念運作的由強到弱；其三，心息關係的由疏離到相依直至互相凝抱。

「心齋」的第一階段，還是淺呼吸，心理運作強度還較強，心息關係僅從疏離進入初步的相依關係。到了第二階段，已經進入深呼吸，即腹式呼吸了，這時不再逆用聽

覺功能，而是強調感受內息的動和內氣的動。顯然，心理運作強度已大為減弱，而心息關係卻有了進一步加強。到了第三階段，已經進入腹式呼吸的高級階段，類似後代丹經所說的丹田呼吸和胎息狀態。

此時已不需要明顯的心理運作了，否則將會破壞這種功能態，故此時心理強度最弱，而心息關係卻在腹式呼吸的中心點腹臍部位，膠結在一起了。

由此觀之，「心齋」修練的第三階段會很自然地將心念停在神息相結合的腹臍部位。「符」，原為符合的意思，但此處作名詞解，應為相符合之處，即神息相結合的腹臍部位。

⑶ 從「心齋」這段文字的表述方式看：

這段文字一直以「聽」和「心」這兩個重點詞為線索，來展現功態的進展。

第一階段強調用心指揮內聽，說明此時內聽和心念活動都比較明顯；

第二階段強調顯態的內聽已停止，只是潛態裏還保留著內聽的痕跡，說明此時心態已趨虛靜；

而第三階段則進一步指出，潛態裏的內聽也已停止，心念活動已停在腹臍部位，說明此時虛靜心態已經實現。

整段文字內容層層緊扣，前後聯繫緊密。清代學者俞樾認為，「聽止於耳」，應為「耳止於聽」。當代有些學者贊同此說。這樣的改動不符原意。因為「聽」是這段文字的重點詞，文中強調內聽的恰當運用和適時停止，如果改為「耳止於聽」，便突出了「耳」字，這樣會與上文的意思脫節，會使前後語氣不聯貫。同時，這樣改動還會將原

句理解為「耳朵停止聽外部聲音，心停止感知外界事物」，這也不符「心齋」修練的心理發展規律。

✳第五層：「氣也者，虛而待物者也。

「唯道集虛，虛者心齋也。」對「氣也者，虛而待物者也」，有學者這樣解釋：「氣的本性是空虛的，它能容納萬物。」但從上下文的語境看，這樣解釋很難說得通。如果「氣的本性是空虛」，那麼「道」便是集於這個「空虛」的「氣」上，這不好理解，且下文「虛者心齋也」，也就落空了。

《莊子》郭象註：「虛其心則至道集於懷也。」顯然，郭象認為「道」是「集於懷」，而非集於「空虛」的「氣」。因此，這裏的氣應是指經過三個階段修習之後體內出現的活躍、充盈的真氣。

這段話的意思是說，經過上述三個階段的修練，此時腹部乃至全身經脈真氣充盈，在真氣氤氳這樣的功能態下，會出現特別虛靜的心境，只有這樣虛靜的心境，才能充分顯現生命的本元之性。這種顯現生命本元之性的心境，便叫「心齋」。

這裏說的「道」，從「心齋」修練的內容看，應指人的本元之性。

《內經知要·道生》註：「返本還元，湛然常寂，名之曰道。」《重陽祖師授馬丹陽二十四訣》云：「性命本宗原無得失，巍不可測，妙不可言，乃為之道。」人的這種本元之性，在虛淨空明的心態裏，會充分顯現出來。

清代氣功家黃元吉在《道德經》註釋中說:「空與道兩不相離,無空即無道,無道即無空,空而無狀,即屬頑空,必須虛也而含至實,無也而賅至有,方不為一偏之學。」「心齋」的「唯道集虛」心態,就是「虛也而含至實」的心態。

它表面上顯得虛淨空明,潛態裏卻隱含著先天的本元之性,以及種種有序化的潛意識,因此它不是頑空,不會昏沉。正如《道樞‧觀空》所說:「真空一變而生真道,真道一變而生真神,真神一變而物無不備矣,是謂神仙也。」陳攖寧先生說,第五層次「不是用意識製造出來的,全部功夫由後天返還到先天,所以第五步功夫應該就先天境界去體會」。這說得很玄虛,似不符原意。

總之,莊子「心齋法」的第一層次,是修持前的準備;從第二層次開始到第四層次,是三個階段的修持,各有要求,各有特點;第五層次則是揭示「心齋」的最根本的特點。陳攖寧先生將「心齋」這段文字的五個層次,看作五個修持階段,值得商榷。

（原載《武當》2011 年第 8 期）

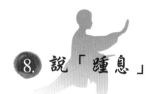

8. 說「踵息」

「踵息」源自《莊子‧大宗師》，文中云：「古之真人，其寢不夢，其覺無憂，其食不甘，其息深深。真人之息以踵，眾人之息以喉。」這段話的意思是說：古代的真人，睡覺時不做夢，醒來後沒有憂愁，飲食不求甘美，呼吸做到深長。真人的呼吸能到達腳後跟，而普通人的呼吸只能到咽喉。

《莊子》這段話中的「真人之息以踵」，後人用「踵息」一詞來概括。對「踵息」歷來有不同的理解。本文擬對此作些探討。

✦說「踵息」是引氣息到達腳後跟的依據

「真人之息以踵」，就是指真人呼吸時能將氣息引導到腳後跟。這樣解釋有下列幾點依據。

(1) 從上下句意思的連接看：

上句概括指出真人「其息深深」，下句「真人之息以踵」正是對「深深」的具體說明，指出真人之息一直能深到腳後跟。

(2) 從真人與眾人的比較看：

《莊子》為說明真人之息「深深」，特地同眾人之息

作了比較。「眾人之息以喉」，是說一般人的呼吸只是到了咽喉（只在咽喉處感受到氣息的流動），而真人的呼吸卻能將氣息引到腳後跟。前者為淺呼吸，即胸式呼吸；後者為深呼吸，即腹式呼吸。

胸式呼吸以肋間肌活動為主要動力，膈肌常隨胸內壓力改變而被動移位，腹壁運動不明顯，故通常只有氣息出入咽喉的感覺。腹式呼吸則是以膈肌活動為主要動力，腹壁運動明顯，通常有氣貫腹部的感覺，如加引導，還會有氣走肢端的感覺，所以前後對比明顯。

顯然，這裏的「喉」與「踵」均為實指，這樣才有比較，才能突出「真人之息深深」。有人說「踵息」是泛指氣息深長，有人說「踵息」是氣息綿綿的意思，這均不符原意。

⑶ 從相關的文獻資料看：

戰國時期古人已經能夠運用深呼吸來鍛鍊身體了，其中比較明顯的特點，是能夠運用意念將呼吸之息引導到腹臍，或引導沿任督運行，或引導到四肢末端。

比如記述戰國時期氣功修持過程的《行氣玉珮銘》，就是記述如何引導氣息沿任督運行的。

再如長沙馬王堆 3 號漢墓出土的竹木醫簡《十問》，其中黃帝同容成有關吐納術的問答，有這樣一段論述：「翕氣之道，必致之末，精生而不厥。上下皆精，寒溫安生？」意思是說，行呼吸的原則，一定要引導致四肢的末端，使全身的精氣源源不斷地產生，永不短缺。如果全身上下都充滿精氣，寒邪和溫邪怎麼可能產生呢？這裏的「翕氣之道，必致之末」，同《莊子》的「真人之息以

踵」，是完全一致的。

此後像隋朝大醫家巢元方在《諸病源候論》中所述治四肢疼悶的方法：「每引氣，心心念送至從腳趾頭使氣出。」即每次吸氣都引導氣息到達腳趾頭，然後將氣呼出。這同「真人之息以踵」也頗近似。

(4) 從兩個「以」字的釋義看：

「以」屬虛字。據裴學海《古書虛字集釋》說，其用法多達 30 餘種，其中最常見的是當「用」解。因此很多人都把《莊子》的這兩句話直譯為真人的呼吸用腳後跟，而普通人的呼吸是用咽喉。

其實這兩個「以」字均應作「及」字解，即到達的意思。《國語‧魯語》云：「自上以下，誰敢淫心舍力？」《國語‧周語》引湯誓曰：「予一人有罪，無以萬夫。」這兩句中的「以」字就都是「及」的意思（據《古書虛字集釋》）。如果將《莊子》這兩句話中的「以」字釋為「及」，即「真人之息及踵，眾人之息及喉」，那就不會引出很多誤解了。

❈「真人之息以踵」的原理

不論何種呼吸法，空氣的吸入和呼出，始終只限於鼻、咽喉、氣管和肺部。呼吸運動是依靠呼吸肌的收縮和舒張，以及膈肌的上下運動來進行的。呼吸時進出的空氣既不可能到達腹臍（丹田），更不可能到達四肢末端或足後跟。那為什麼說「真人之息以踵」呢？

我們知道，氣功的調息屬於隨意性運動，由大腦皮質

來管理。大腦皮質可以興奮、抑制呼吸運動，也可以改變呼吸的類型。「真人之息以踵」，正是由呼吸結合意念活動來實現的。具體說，是透過意念的引導，將呼吸運動產生的動覺以及震動波和內壓力延伸、擴散到肢體的末端，從而使主體有氣走肢端的感覺。

下面從五個方面來說明：

(1) **由呼吸動覺的整合和重組，形成特定的呼吸動覺移動模式，可將此動覺移動模式延伸到四肢末端或足後跟。**

「真人之息以踵」屬於深呼吸，深吸氣時主體接收到的動覺有：

第一，膈肌收縮向下壓迫腹腔內臟的動覺；

第二，腹壁肌隆起的動覺；

第三，吸氣肌收縮引起胸骨和肋骨移動產生的動覺；

第四，輔助吸氣肌（胸鎖乳突肌、斜角肌、背肌等）以及咽喉肌、鼻翼肌參加活動產生的動覺。

這些動覺動向不一，定位模糊，界限不清，且覆蓋區域廣泛，做功時可以由意識的整合，將它們組成一種以膈肌下降動覺為主的集中的線型動覺移動模式。此時，主體只要隨吸氣將此動覺移動模式延伸至腳後跟，經過一段時間的修煉，便會產生氣流到達下肢末端的感覺。深呼氣時則組成了另一種動覺移動模式：

一是，以氣息自鼻腔排出和腹肌收縮（回位）產生的動覺為主，組成一種集中向下的線型移動模式；

二是，對氣流自咽喉、鼻腔排出時的動覺，要遺忘其向上向外的感覺，而取其向下排出的感覺，並將此動覺遷

移至任脈經線，感到氣流正沿任脈進入丹田乃至兩下肢末端；

三是，對呼氣時膈肌上升的動覺，要忘其上升態而取其模糊態，並將此模糊化的動覺組進上述的動覺移動模式之中；

四是，深呼氣時肋間內肌收縮和胸骨、肋骨移動產生的動覺，也被整合到這個動覺移動模式之中。

這樣，做功時主體只要隨著呼氣將此動覺移動模式延伸至腳後跟，經過一段時間的修習，便會產生氣流到達腳後跟的感覺。這種動覺移動模式，只要主體在吸氣或呼氣時用意念引導氣息到腳後跟，便會自動形成。

(2) **由特定的呼吸動覺移動模式的制約，可將呼吸運動產生的震動波、諧震波和內壓力的影響，延伸、擴撒至四肢末端或腳後跟。**

呼吸時產生的震動波，是在胸腹腔內特定區域傳播，但在意念引導和特定動覺移動模式的制約下，其影響可達於四肢的末端。特別是作功時均勻、輕緩的呼吸節奏，能促使軀體各個器官各個組織乃至各個細胞的原有震動狀態、震動頻率，處於一種高度有序的狀態，這樣便可形成漫及整個肌體的諧震波。

呼吸運動時，胸腹腔自然地形成了一定的內壓力，這種內壓力的運行範圍雖然限於胸腹腔，但在特定動覺移動模式的制約下，可以改變運行方位，從而對肢體的四肢末端包括腳後跟產生影響。

(3) **意念活動和呼吸運動的巧妙結合，可以強化呼吸運動對腳後跟的激惹。將特定的呼吸動覺移動模**

式延伸到腳後跟，這需要意念的配合和引導。

實驗證明，人在意念活動過程中能產生腦電信號，它會刺激動作神經將指令電流傳給肌體的肌肉纖維，使肌肉產生相應的肌電。例如讓一個人設想他正在提起一件很重的東西，此時他手臂的肌肉就會微呈緊張並出現電啟動，能記錄到肌肉的生物電。

顯然，意念引導特定動覺移動模式延伸到腳後跟，會使腳後跟產生肌電，從而可強化呼吸運動的震動波、諧震波和內壓力對腳後跟的激惹。

⑷ 引導氣息到達腳後跟，可以疏通全身經絡，而經絡系統出現傳感活動，又會增強呼吸運動同腳底之間的聯繫。

腳趾末端是足三陰經脈的起點和足三陽經脈的終點，腳底部包括腳趾和腳後跟，有許多重要的穴位，當深呼吸將氣流引向下肢末端時，自然會對運行下肢的經脈產生激惹作用，這就會引起經絡系統的傳感活動，而經絡系統傳感活動的發生和旺盛，可使平時隱匿的肢端同中樞的聯繫活躍起來，這樣便會大大增強呼吸運動對肢端的影響。

⑸ 將呼吸之息引導到腳後跟，對健身強體大有裨益。

雙腳底處在人體最底下的部位，與心臟距離最遠，很易出現末梢循環障礙，供血不足，靜脈回流不暢，一些新陳代謝的廢料可能在足部積存下來，產生某種毒素，侵犯各個關節和器官，從而引發一些器官的病變。

深呼吸引氣到足後跟，可以開放全身的微循環，增加末梢血管的血流量，可使足部的血液循環通暢，帶走足部

積存的代謝產物，運到腎臟處理後排出。因為雙足底距心臟最遠，所以雙足的血液循環改善，全身的血液循環亦會處於良好狀態。這樣就能促進機體的新陳代謝，大大提高機體的活力。

據此看來，《莊子》說的「真人之息以踵」是有依據的，是有道理的。

❋評對「踵息」的幾種不同解釋

根據氣功典籍的記載，對「踵息」有下列幾種不同解釋：

(1) 認為「踵息」是氣息連綿不斷的意思

《道竅談》說：「踵息者，相接不斷，綿綿若存也。」此說值得商榷。因為「其息深深」，是指其氣息之長，這包括兩個方面的內容：一是呼吸時限之長，二是引導氣息下達腹臍或肢端之長，而「相接不斷，綿綿若存」，往往指氣息細微、均勻、柔緩，這常被作為胎息的特徵。這樣解釋，會使上下句語意脫節。

(2) 認為「踵息」就是胎息

《內鏡・頭面臟腑形色觀》有一則《踵息論》，認為踵息即胎息，文中說，「踵息，抑而深之意」，「能知嬰兒之所以胎息，則知所以踵息矣」。《脈望》也說：「真人之息以踵。踵者，命門也。其氣息於命門，如子在胎，不飲不食，綿綿長存，所謂胎息也。」

其實胎息同踵息內涵相距甚遠。胎息是指細微、均勻、柔軟的丹田呼吸，即像《攝生三要》所說的「出從臍

出，入從臍滅，調得極細」，如在胞胎中一樣。而「真人之息以踵」，則是指呼吸深長，一直將呼吸之息引到腳後跟。這是兩種不同的呼吸法。

(3) 認為「踵息」的氣行路線，是經明堂、夾脊而流入命門。

《性命圭旨》說：「一切常人呼吸皆隨咽喉而下，至中脘而回，不能與祖氣相連，如魚飲水而口進腮出，即莊子所謂眾人之息以喉是也；如是至人呼吸則直貫明堂而上，至夾脊而流入命門，得以祖氣相連，如磁吸鐵而同類相親，即莊子所謂真人之息以踵是也。」

這種解釋從煉功角度看，可以自成一說，但這不是莊子的原意。按照《性命圭旨》的說法，真人呼吸要引氣從明堂（即鼻腔）而上，經百會下夾脊再流入命門。顯然，《性命圭旨》是從內丹修練的角度來解釋這段話的。丹功修持強調要激惹包括丹田、命門在內的腹臍部位，以便發動、集聚、強化真氣。

但《莊子・大宗師》中的這段話並沒有談內丹修練（當時還沒有內丹之說），它只是強調真人的呼吸十分深長，一直能將氣息引到腳後跟。所以《性命圭旨》這樣解釋，是不符《莊子》原意的。張三豐的《金丹節要》中的《踵息煉氣篇》，

也是根據煉丹的要求來解釋踵息的。其主要意思是說隨呼吸引氣運轉周天，有「穀道輕提，踵息緩運」之說。顯然，這也非《莊子》的原意。

在「百度」網站還看到這樣的解釋：「平常人用喉嚨呼吸，吸入的是凡氣，氣只能達肺，即為肺呼吸，稍用功

夫只能到達丹田，而修道之人用腳後跟呼吸，吸入的是仙氣，氣可以遍及全身。」這真是說的「玄乎其玄」了。

不管是平常人還是修道之人，吸入的空氣只能到達肺。這是常識。「腳後跟」怎麼能呼吸呢？說「腳後跟呼入的是仙氣，氣可以遍及全身」，真是「不知所云」。

因為腳後跟同呼吸器官沒有任何關係，它可以受到呼吸運動產生的震動波和內壓力的影響，但絕不可能進行任何方式的呼吸，更不可能吸入什麼「仙氣」。像這樣的解釋，距離原意實在太遠了。

（原載《武當》2011 年第 4 期）

9. 「庖丁解牛」故事的養生思想

　　「庖丁解牛」的故事出自《莊子・養生主》一文。《養生主》開篇便提出「為善無近名，為惡無近刑，緣督以為經」的養生思想。意思是說，一個人活在世上，做善事不追求名聲，做惡事不至於面對刑戮的屈辱，一定要遵循中正之道，一定要按照客觀規律辦事。只有這樣，才「可以保身，可以全生，可以養親，可以盡年」。

　　應該指出，《養生主》一文並不是談論具體的養生方法，而是闡述一個人在紛繁複雜的社會中，在漫長的人生旅程中，應該如何保護身體，保全生命，從而讓自己既能奉養雙親，又能享盡天年。

　　《養生主》一文開篇便提出總的養生思想，接著用四個故事從兩方面加以闡述。「庖丁解牛」是本文的第一個故事，它說明要按照客觀規律來應對複雜的世務，這樣才能很好地「保身」「全生」。這是從社會人即人和社會的關係這個角度來陳述的。下面的三個故事，則是從自然人即人和自然的關係這個角度，或者說從人應該如何看待生命體自身這個角度來陳述的。

　　它們分別強調要讓生命體按其自身的生理特點存在、運行（右師天生只有一隻腳）；要讓生命體按其自然的時空模式活動，自由自在地生活（沼澤裏的野雞比關在籠子

裏的野雞快活得多）；要讓生命體按其自身的規律過完一生（秦失弔喪老聃只大哭三聲便走）。

「庖丁解牛」的故事講述庖丁歷經 19 年，終於練就一身神奇的宰牛技藝。他宰牛的時候看不見整個的牛，而是在用「神」看牛。他依照牛的天然生理結構運刀，刀劈骨肉間的縫隙，從沒有磕碰過筋腱、骨肉，更不用說大骨了。「遊刃有餘」這個成語就是這麼來的。

「庖丁解牛」一直用來比喻技藝熟練、神奇，但《莊子・養生主》講述這個故事，顯然不在於讚譽庖丁的技藝，而是借此闡述重要的養生思想，所以當庖丁講完自己的宰牛經驗之後，文惠君說：「善哉，吾聞庖丁之言，得養生焉。」那麼，文惠君聽了庖丁的這番話，究竟悟到了哪些具體的養生思想呢？這是值得探討的。

「庖丁解牛」總的思想是強調要掌握並按照客觀規律來應對紛繁複雜的世務，這樣才能化解各種矛盾，從而達到「保身」「全生」的目的。

庖丁解牛技遊刃有餘，當文惠君稱讚他時，庖丁說：「臣之所為者，道也，進乎技矣。」意思是說，他追求的是掌握牛的生理結構特點，掌握牛體的內在規律，這比技藝已更進一步了。這說明，庖丁不只是一位宰牛能手，更是一位熟練掌握牛體內在規律且具有很高智慧和智能之人。「良庖」所以「歲更刀」，「族庖」所以「月更刀」，就因為他們沒有掌握牛體的內部規律。

這個故事告訴我們，在應對紛繁複雜的世務時，不應只停留在研究解決問題的方式方法上，更重要的是要認識、把握事物的本質特點和內在規律。只有充分認識、把

握客觀事物的內在規律，並在此基礎上採取合理有效的措施，才能進入智慧和智能的層次。

達到這一層次，處理事務便能得心應手，取得最佳效果；遇到艱難險阻也能逢凶化吉、化險為夷，從而避免各種紛擾和可能的傷害。這樣，當然「可以保身，可以全生，可以養親，可以盡年」了。

那麼，一個人處在複雜多變的社會中，究竟怎樣才能掌握客觀規律並按規律辦事呢？「庖丁解牛」這個故事告訴我們：

⑴ **要善於透過各種現象，去認識、掌握事物的本質特點。**

庖丁解牛，初始「所見無非牛者」，三年之後，因為逐漸摸索到牛的生理結構特點，便「未嘗見全牛也」。此後由於對牛的生理結構有了更深刻、更全面的瞭解，就更加得心應手、遊刃有餘了。

這說明，在日常生活中，我們不要被林林總總的各種現象所迷惑，要善於透過現象，深入瞭解事物的本質。因為本質是事物的根本特徵，是同類現象中一般的或共同的東西，而現象只是事物本質的外部表現，是局部的，個別的。只有抓住本質的東西，才能處理好各種現象和矛盾，才能很好地保護自己。

⑵ **要及時地、不斷地將感性認識提高到理性認識。**

庖丁解牛 19 年，初始時「所見無非牛者」，後來不但「未嘗見全牛」，而且「批大郤，導大窾」，「技經肯綮之未嘗」，就因為他能夠「以神遇而不以目視，官知止而神欲行」。就是說，他不是停留在對牛的外在感官認識

上，而是通過長期的宰牛實踐，不斷將感官獲得的認識加以分析、歸納，從而瞭解並掌握了牛體的生理結構規律。這裏的「神欲行」，就是理性認識。

這說明，在日常生活中，要處理好事務，不能憑感覺辦事，不能憑一時衝動，不能犯經驗主義。因為憑感官獲得的認識，只是認識的初級階段和初級形式，只是認識的基礎，還不能認識事物的本質。只有提高到理性認識階段，才能充分認識事物的本質特徵和規律性，才能把事情辦好。

(3) 在認識、掌握事物的本質特徵時，既要注意事物的普遍性規律，又要注意事物的特殊性規律。

庖丁解牛 19 年，他之所以能夠「所解數千牛矣，而刀刃若新發於硎」，就是因為他既掌握了牛的普遍性生理特點，又十分認真地對待牛的某些具體部位的特殊性。他說：「每至於族，吾見其難為，怵然為戒，視為止，行為遲，動刀甚微。」就是說，在碰到骨節、筋腱交錯的地方，他高度警惕、專注、謹慎，因為這些部位有其特殊性，需要特殊對待。

故事告訴我們，在處理事務時，我們不但要瞭解事物的普遍性特點，還要對具體事物作具體分析。特別是對某些比較糾結的問題，要條分縷析，考慮周全；要有高度戒備的心態，要特別認真、專注、嚴謹。這樣，才能及時化解各種矛盾，才能穩妥、高效地解決問題，才能確保身體健康，生命安全。

(4) 認識並掌握客觀事物的規律，需要依靠長期的實踐和經驗積累，不可能一蹴而就。

庖丁解牛，手觸、肩倚、腳踏之處，所發出的聲響，以及揮刀宰割時發出的聲音，「莫不中音」，是那樣的柔和、輕快、勻稱。這種熟練、神奇的技藝，是經由 19 年的宰割實踐不斷摸索、積累而成的。這種積累，既包括宰割技術的經驗疊加，更包括對牛體生理規律認識上的不斷提高和深入。顯然，正是這種長期「量」的積累，才最終實現思維上「質」的飛躍，成為一個能熟練掌握客觀規律並按客觀規律辦事的智者。

故事告訴我們，在應對紛繁複雜的世務，在解決各種問題的過程中，要不斷積累心得體會，不斷總結經驗教訓，不斷進行探索研究，從中摸索出客觀事物的規律。

辦理任何事情，既不可抱一蹴而就的心態，也不應該輕易喪失信心。要不怕失敗，要勇於實踐，要耐心堅持，要善於總結探究。

「庖丁解牛」的故事在強調必須按照客觀規律辦事之後，還告訴我們，當一個人在應對紛繁複雜的事務取得明顯業績之時，可以感到自豪，但更應該做到謙遜。

庖丁說自己解牛成功之後，「提刀而立，為之四顧，為之躊躇滿志」，這是一個人在事業取得成功，問題得到完滿解決之後產生的一種自豪感。

這種自豪感是人生價值觀得到體現的一種表露，是對自己作為的一種肯定，也是對自己的一種激勵。但自豪不是驕矜，不是自我炫耀，更不是氣勢逼人。在深感自豪的同時，更要做到謙遜。

庖丁說自己「善刀而藏之」，他沒有拿這把用了 19 年的刀，到人前誇耀自己，而是擦拭擺弄之後很好地藏起

來，這正是一種謙遜的表現。因為謙遜，才不會遭到嫉妒和非難，才能繼續進步，取得更大成就。

故事告訴我們，按客觀規律辦事取得事業成功，在感到自豪的同時，如能做到謙遜，不但可以「保身」「全生」，更可以讓生命煥發出奪人的光彩。

總之，「庖丁解牛」這個故事是從人和社會關係這個角度來闡述一個人應按照規律辦事，從而避免種種是非矛盾的糾纏，確保身體健康和生命安全。這也體現了莊子的順應自然、遵循中正之道的哲學思想和生活旨趣。

（原載《現代養生》2012 年第 6 期）

10. 《行氣玉珮銘》闡釋

行氣玉珮銘，原為刻在一塊十二面圓柱形玉佩上的銘文，高 5.3 公分，徑 3.5 公分。它是一份記述戰國時期氣功修持過程的珍貴史料，也是現存最早的有關氣功的文物。

銘文原係大篆，共 45 個字，經郭沫若考釋為：「行氣，深則蓄，蓄則伸，伸則下，下則定，定則固，固則萌，萌則長，長則退，退則天。天幾春在上，地幾春在下。順則生，逆則死。」應該怎樣理解這段銘文的具體修習過程呢？下文試作闡釋。

✵銘文記述的不是一個呼吸回合

首先要探討的是，銘文記述的是簡單的一個呼吸回合，還是一個分階段修習，將呼吸之氣和內氣結合起來的聯動過程？

包括郭沫若在內的一些專家認為，這是「深呼吸的一個回合」。即深吸氣，自上而下運行至下腹（從「行氣」至「定則固」）；再深呼氣，自下而上運行至頭頂（從「固則萌」到「退則天」）。但從銘文的具體記述看，這種說法值得商榷。它應該是一個分階段修習，由呼吸之氣和內

氣聯合運作的過程。這可以從下述幾方面看出來。

(1) 從「蓄」「定」「固」等詞的內涵看：

「蓄」是蓄積的意思，蓄積顯然需要一個過程，它要依靠多次吸呼來激發腹臍部位的氣機。如果一次深吸氣便達下腹部，那是「蓄」不起來的。

「定」和「固」同理。呼吸之氣連同激發、蓄積起來的內氣，聯合運行至下腹部，此時停下來，再由多次吸呼，激惹下腹部氣機，使之不斷醞釀、鞏固、壯實。待時機成熟，內氣才會萌動隨呼氣向脊背逆行而上。

(2) 從銘文的行文句式看：

銘文採取了「……則 A，A 則 B，B 則 C……」這樣的句式。這種句式的特點是，前句的結果是後句的原因或條件，只有具備前面的原因或條件，才有後面的結果；而後面的結果又是再後面的原因或條件。

因為深吸氣，才有腹臍部位氣機的萌發和蓄積；因為腹臍部位內氣的蓄積，才導致氣機的下伸，才可能在下腹部停留、穩定下來，對下腹部進行激惹；因為氣機在下腹部的停留和穩定，才可能不斷壯實、鞏固；因為不斷壯實、鞏固，才能在一定時候萌動逆行而上脊背。

據此可以看出，這樣的過程必須由分階段修習並和內氣聯動才能實現，而不可能是「簡單的一個呼吸回合」就能奏效。

(3) 從行功方式看：

統觀《行氣玉珮銘》全文，其內容顯然是在記述神息相依、氣通任督的修持過程。它是道家內丹術特別是周天功的早期雛形。同樣成書於戰國時期的《內經・素問・骨

空論》，即有任脈、督脈沿胸前、脊背運行的記述。銘文的煉功方法顯然是受到它的啟發和影響。

古人在健身實踐中摸索到氣通任督，將可活躍全身氣機從而強健身體、延年益壽。他們發現由主動性的呼吸，可以激發內氣並促使內氣循經運行，而內氣的萌發、啟動、運行則需要一個積聚的過程，於是他們便採取分階段修持，不斷蓄積內氣，讓呼吸之氣和激發起來的內氣聯動並循經運行。這樣的修持過程是比較平穩、紮實和具有實效的。

唐宋以後出現的周天功，如明胡文煥《類修要訣》所錄的「小周天」，採取四字訣（撮、抵、閉、吸），僅以一次長吸氣來完成周天運行，這就顯得較侷促，不易掌控，且只是意念配合吸氣進行，初始階段是不可能出現內氣循經運行的。《行氣玉珮銘》所顯示的，則是吸呼之氣與內氣分階段聯動運行。這是一個很明顯的特色。

當代氣功家李少波創編的「真氣運行法」，結合呼氣分五個階段修練，由不斷積聚真氣來促使呼氣與內氣聯動，從而實現氣通任督，頗合古法。

❋銘文記述了修習過程的三個步驟

銘文一開始先點明「行氣」，這是全文的總提綱，內含借呼吸之氣來促使內氣運行全身的意思。接下來對修練過程的描述，可以分為三個步驟：

第一步，「深則蓄。」

這一步驟的主要要求是腹臍部蓄氣，而實現腹臍部蓄

氣的主要手段，即是將柔緩細長的氣息吸至腹臍部。我們知道，當人們深吸氣的時候，空氣從氣管進入肺泡，沒有也不可能直接進入腹臍部位，但主體此時可以利用深吸氣時膈肌下移和腹肌外張的動覺，組成一道動覺移動線，在意念的誘導下，主體會覺得氣流正緩緩地吸至腹臍部位。實際上，這是將膈肌下移、腹肌外張產生的震動波、諧震波和內壓力結合一起，對腹臍部位進行激惹。不斷地深吸氣，不斷地激惹，便會激發腹臍部位的氣機，從而出現蠕蠕而動的內氣。

在深吸氣之後，接下來的呼氣可以聽其自然，也可以在意念誘導下配合腹肌收縮停留在腹臍部位，以強化對腹臍部位的激惹。經過一段時間修習，自覺腹臍部位有明顯氣感時，便可進入第二步。

第二步，「蓄則伸，伸則下，下則定，定則固。」

這一步驟的主要要求是順著內氣的啟動，將它緩緩引導致下腹部（即丹經上說的下丹田會陰處），並使之在此停留、穩定、鞏固，即在會陰處不斷積聚內氣。採取的主要手段是將柔緩細長的氣息，一直吸至下腹部的會陰處，讓膈肌下降、腹肌外張所產生的震動波、諧震波和內壓力，連同內氣一起對下腹部進行激惹，不斷活躍、旺盛下腹部的氣機。呼氣可以聽其自然，也可在意念誘導下配合腹肌收縮，停留在下腹部，以強化對下腹部的激惹。

這一步操作時還應注意：一是，吸氣經腹臍時，要讓氣息引導內氣一起向下運行。二是，初始時應將吸氣過程的注意點，放在腹臍和會陰之間，以使內氣能先在此處得到醞釀、壯實（「蓄則伸，伸則下」）；之後再將注意點

放在會陰處，讓內氣接著在會陰處得到穩定、鞏固（「下則定，定則固」）。

這裏「蓄則伸」的「伸」，既是描述內氣積聚到一定程度時的態勢（向下延伸），又在提示主體應該把握這個時機，將吸氣的動覺移動線向下腹部推進。內氣在下腹部從「定」到「固」，顯然也是一個不斷積聚的過程。

第三步，「固則萌，萌則長，長則退，退則天。」

這一步驟的主要要求是順著下腹部內氣的萌動，助它越過尾閭逆行至頭頂（即丹經上說的上丹田），使之激發和活躍頭頂的氣機。採取的主要手段是用柔緩細長的深呼氣，助內氣沿著督脈逆行至頭頂。

我們知道，呼時氣其實是從肺泡經氣管從鼻腔排出，根本不可能從會陰呼至頭頂，實際上這是在利用呼氣時膈肌上升，腹肌收縮組成的動覺移動線，來配合內氣逆行頭頂。在意念的誘導下，主體會覺得氣正在沿督脈上升。因為呼氣可以興奮副交感神經，可以加強中樞神經的抑制過程，故配合呼氣逆運內氣上升頭頂，可以避免由交感神經興奮引起的種種不良反應，從而有利於保持機體的內在平衡。

這裏的「萌」是指向上萌動，即內氣積聚到一定程度，有越過尾閭向上逆行的跡象，和第二步的「伸」（向下延伸）用意類似。

主體把握好會陰部內氣萌動的跡象，及時用呼氣配合內氣逆行而上，這就是銘文中所說的「萌則長」。「長」，生長，即向上運行意，與第二步的「伸則下」的「下」，剛好方向相反。為了指明「長」的運行線路是同吸氣時的

向下意義不同，銘文說，「長則退」，意謂退進，是由下而上的逆行。「退則天」，便是說一直逆行到頭頂。

第三步的修習，在呼吸運用上同前兩步有些不同。第一步，深吸氣只到腹臍，呼氣聽其自然，也可停在腹臍部位；第二步，吸氣延長至下腹部的會陰處，呼氣可聽其自然，也可停在會陰處；而第三步則為吸氣至會陰，然後呼氣從會陰開始轉脊背直至頭頂。第三步修習時才是一個呼吸回合。

銘文強調上下氣機交合

銘文在描述修持過程之後，寫道：「天幾舂在上，地幾舂在下。」郭沫若譯為：「這樣，天幾便朝上動，地幾便朝下動。」但如此翻譯還未點出這兩句的深刻內涵。實際上，這兩句是在揭示功法的一個重要指導思想，即天機在人體的上端運化，地機在人體的下端運化，上下交合，全身氣脈便會暢通無阻。這是《周易》「乾坤交泰」的體現，銘文顯然受到《周易》的學術思想影響。

《周易・泰傳》說，泰「則是天地交而萬物通也，上下交而其志同也」。它強調只有由「交」才能達到「泰」的目的；如果不交，則成「否」卦。否，「則是天地不交而萬物不通也，上下不交而天下無邦也」。

從銘文看，前邊文字已經描述了行氣的全過程，沒有必要再重複「朝上動」、「朝下動」。它顯然是在表明：人體上端的天機運化要和下端的地機運化交合，這樣氣脈才能暢通無阻。因此，當內氣隨呼氣升至頭頂時，要注意與

頭頂的氣機交合；當內氣隨吸氣降至下腹時，要注意與下腹部的氣機交合。透過不斷的深吸深呼，不斷的上下交合，自然氣血暢通、精滿氣旺了。

古人常稱腦部為乾首、天根，常稱下腹為坤腹、地戶，認為腦為元神之府，小腹為生氣之源，兩者交合即能強化一身生化的動力。

從現代科學觀點看，頭部有主宰全身的神經系統，有控制內分泌的總樞紐；而腹部則有重要的消化器官和腎上腺、性腺等重要腺體，上下交合相互激盪，則可旺盛生命力，實現全身的穩態平衡。

銘文最後的「順則生，逆則死」，則是強調要按銘文的要求修練，不可背離銘文的行氣之道。這可能也是受到《周易》的影響。因為《周易》的「泰」卦，表示上下交合，萬物各暢其生，而其卦象則是上坤下乾。坤為地，屬陰氣；乾為天，屬陽氣。從氣功修持角度說，下腹部屬陰，頭頂部屬陽。只有頭頂部的陽氣下降到下腹部，下腹部的陰氣上升到頭頂部，陰陽二氣交合換位，即變為上坤下乾，才能實現上下交泰，促使全身血脈暢通無阻。所以，一吸一呼，降任升督，實現上下交合，便是修練的不二法則，不可違背。

（原載《現代養生》2008 年第 7、8、9 期）

11. 「京黑先生行氣法」解說

行氣之說，初見於戰國時期。現存最早的氣功文獻《行氣玉珮銘》，即是當時吐納行氣的記錄。吐納行氣較常見的方式，是一吸一呼，氣走任督，完成周天經線。這種操作方式，一般說呼吸的強度要強一些，呼吸的動量會大一些，意念控制呼吸的難度也會大一些。

「京黑先生行氣法」，也是一種吐納行氣法，但它是用自然、輕微的呼吸來作功，因此它的呼吸強度就偏弱，呼吸動量也偏小，意念和呼吸的關係更不是控制的關係，而是一種自然的相依關係。

這樣，作功時便比較隨意、自然、安和，不易產生副作用，而且見效也快。它對協調神經功能，調整腸胃機能，乃至提高機體的抗病能力，均有很好的作用。這是「京黑先生行氣法」的一個很大特點。

✾「京黑先生行氣法」內容介紹

根據《神仙食氣金櫃妙錄》的記述，「京黑先生行氣法」的主要內容為：

(1) 預備勢：

「正偃臥，握固（如嬰兒之捲手），兩足間相去四五

寸，兩臂間相去亦四五寸，去枕。」

(2) 呼吸方法：

「微息，四九三百六十息。如委衣，骨節皆解。初為勢至三十息，後自轉易。覺氣如雲行體中，經營周身，濡潤形體，澆灌皮膚，五臟六腑皆悉充滿。」

(3) 功效：

「舊疾皆散，為之不止，則康壯矣。」

原文還說，要想煉好此功，一定要先調和氣息，做到「安穩其身而和其氣，無與意爭」，這樣運用吐納行氣，才能得心應手。「若不和，且止，和乃為之」，一定要做到心平氣和，再開始煉功。如能堅持不懈地修練，一定會收到良好功效，即所謂「小行則小得之，大行則大得之」。

原文最後還指出，排除憤怒憂愁的情緒，保持健康穩定的心態，是煉好此功的重要保證。因為「去忿怒愁憂，則氣不亂。氣不亂，則正氣來至」。如此，則五臟安和，「氣各順其理，百病退去」，於是「形輕強，壽老證見，遂長生矣」。

❈「京黑先生行氣法」的具體操作方法

仔細玩味原文，「京黑先生行氣法」的具體操作應該是這樣：

(1) 從始至終保持自然的呼吸態勢。

強調自然、輕微的隨意呼吸，就同日常生活中安靜時的呼吸一樣，輕輕地吸，輕輕地呼。力求安和、恬適、均

勻，毫不做作、勉強，一定要做到「無與意爭」，要讓氣息隨著功夫的進展自然地「微長」。

(2) 煉功初始，隨著一吸一呼的自然呼吸，要先進行若干次鬆適自在的情緒體驗。

原文說，「如委衣，骨節皆解」。就是說，吸氣和呼氣時，都要設想自己此時好像已把全身衣服都去掉一樣，沒有一點約束，輕鬆自在；同時還要設想自己全身的所有組織器官乃至骨骼、關節，都已徹底放鬆，沒有一點緊迫感，非常舒暢。持續進行若干次這樣的情緒體驗，有利於情緒在體內瀰散，從而形成一種比較穩定的心境。

這種鬆適自在的心境，對作功時的整個心理過程，具有良好的組織和調節作用，能明顯提高功效。

(3) 接下來每一次吸氣和呼氣，都要自然地、隨意地進行「氣如雲行體中」的感覺體驗。

即吸氣時，感覺到有一股清氣正自上而下，就像雲煙一樣向全身所有的組織器官擴散、瀰漫、充盈，所謂「經營周身，濡潤形體，澆灌皮膚，五臟六腑皆悉充滿」。呼氣時同樣進行這樣的感覺體驗。這種感覺體驗應該是輕淡的、模糊的，絕不可著意，認真。這是一種朦朦朧朧而且始終伴隨著鬆適自在的感覺體驗。這樣，就能和自然態的呼吸保持一致了。

(4) 逐漸增加煉功的呼吸次數。

開始修練，因還不能熟練掌握功法要領，可先行三十息，以後可逐漸增加呼吸次數，直至三百六十息。「初行氣小不調，久行易耳」，一定要循序漸進，不可操之過急。

✦「京黑先生行氣法」的運演機制

「京黑先生行氣法」的運演有兩個特點：

(1) 根據吸氣和呼氣時的特定態勢做功

人體吸氣時，膈肌下降，腹肌外凸，肋間外肌收縮。「京黑先生行氣法」吸氣時，主要是順著膈肌下降這樣的態勢，引導氣息向全身的組織器官「澆灌」；同時它也利用腹肌外凸的態勢，加強向周身擴散。當你感覺到有一股清氣隨吸氣動作自上而下向周身擴散時，這種利用就自動完成了。

「京黑先生行氣法」呼氣時，主要是順著鼻腔向下向外排氣、肋間外肌復位的態勢，引導氣息向全身的組織器官「澆灌」；同時也利用腹肌回縮的態勢，加強向周身擴散。同樣，當你感覺到有一股清氣隨呼氣動作自上而下向周身擴散時，這種利用就自動完成了。瞭解這一特點，可以更好地把握吸氣和呼氣的作功過程。

(2) 利用「雲行腹中」的感覺體驗，來強化氣息對全身臟腑經脈的激惹，進而促使內氣的萌動和運行。

吸氣和呼氣時，要把平時看到的雲煙飄移時那種輕盈、瀰漫的動態重現出來，讓記憶中的這種視覺映像，同當前呼吸時產生的動覺結合起來。

我們知道，吸氣時有膈肌下降的動覺，有肋間外肌向內收縮的動覺，有腹肌向外凸起的動覺，這些動覺動向不一，定位模糊，當主體吸氣有意將膈肌下降的動覺向胸腹腔泛化時，其他動覺會被整合到這個動覺移動模式之中。

此時，讓這種動覺移動模式和「雲行腹中」的視覺映像結合起來，便能使吸氣時產生的震動波、諧震波和內壓力，集中對胸腹腔的臟腑經脈進行廣泛的激惹，從而不但可增強內臟功能，還能促使內氣萌發和運行。

呼氣時的情況也一樣。總之，鬆適自在地進行「雲行腹中」的感覺體驗，是「京黑先生行氣法」運演中的核心環節，修習中一定要把握好這一環節。

（原載《武當》2010 年第 10 期）

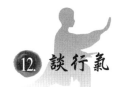

12. 談行氣

行氣，就是引導內氣在體內運行的意思。內氣即元氣，《內經》稱之為真氣，它是先天祖氣和後天谷氣相合而成。《內經》說：「真氣者，所受於天，與谷氣並而充身者也。」（《內經・靈樞・刺節真邪論》）真氣是維持人體生命活動的根本之氣。《難經》說：「氣者，人之根本也。」《莊子》說：「人之生，氣之聚也，聚則為生，散則死。」《內經》更強調人體的生化系統，無時不在進行著「升降出入」的氣化運動，所謂：「出入廢，則神機化滅；升降息，則氣立孤危。」（《內經・素問・六微旨大論》）正是氣的能動作用，推動著人體生化系統升降出入的進行。

基於上述原因，古人十分重視人體內氣的運行。《呂氏春秋》早就提出：「血脈欲其通也……精氣，欲其行也。」《內經》更明確指出：「氣之不得無行也，如水之流，如日月之行不休……其流溢之氣，內溉臟腑，外濡腠理。」（《內經・靈樞・脈度》）

故《抱朴子》說：「善行氣者，內以養身，外以卻惡。」氣功修練過程中始終關注的中心問題，就是真氣，氣功行氣的最根本目的，就是要使體內的真氣得到激發，得到加強，並在運行中暢通無阻，讓全身充滿活力。這樣便能強身祛疾、益壽延年。

古人在長期的養生實踐中，摸索到多種能夠促使元氣運行全身的方法，歸結起來大約有下述四種：

❊凝神安靜行氣法

　　這種行氣法強調寧心安神，守一修性，使內氣在全身虛無的狀態下自行活躍起來，循經運行。這便是《內經》所說的「恬淡虛無，真氣從之」。從老子的「虛其心，實其腹」，莊子的「我守其一，以處其和」，一直到後來的內丹修練，均屬此類行氣法。被稱為「萬古丹經王」的《周易參同契》云：「修之不輟休，庶氣雲雨行，淫淫若春澤，液液若解冰，從頭流到足，究竟復上升。」便是這一類行氣法修練達到的最高境界。

　　這類行氣法的特點是：

　　(1) 強調心態高度鬆靜、安詳，不施加任何意念去直接激惹內氣。

　　(2) 強調凝神入氣穴（丹田），即引導真意輕輕守住丹田，勿忘勿助，讓丹田這個真氣的發源地不斷地孕育、壯實真元之氣。丹田氣機勃發，即可自行運轉全身。

　　(3) 強調真氣發動起來以後，要輕輕守住真氣，讓真氣自行升降運轉，不施加任何意念去干擾真氣的運行。

❊吐納行氣法

　　這種行氣法強調透過各種呼吸運動來直接激惹機體的

臟腑經絡，從而引發和強化真氣的循經運行。古人很早就知道，透過呼吸運動可以直接調動體內的真氣。

東晉著名道士許旌陽《醉思仙歌》云：「內交真氣存呼吸，自然造化返童顏。」現存最早的行氣法文獻是戰國時期的《行氣玉珮銘》，它由不斷地深呼吸，來激惹臟腑經絡，並以降任升督的周天形式，引導真氣循行全身。它對後代有深遠影響。

吐納行氣法是行氣法的主流，現在說行氣，一般均指吐納行氣。這是因為它是以呼吸之氣直接去激發體內的真氣，氣體出入運行既明顯，呼吸之氣形成的震動波和內壓力對臟腑經絡的激惹也明顯，而經過一段時間的修練，體內真氣集聚、運行也明顯，這就使行氣有了更明確的內涵，故葛洪說：「明吐納之道者，則曰唯行氣可以延壽矣。」（《抱朴子‧微旨》）

還有一個原因，是古人創編了大量吐納法，他們常直接冠以行氣之名。像《行氣玉珮銘》，一開始就說：「行氣，深則蓄。」像陶弘景《養性延命錄》，介紹六字訣時首先便說：「凡行氣，以鼻納氣，以口吐氣。」像「京黑先生行氣法」，開篇便說：「初行氣小不解，久行易耳。」等等。這樣，行氣便與吐納結下不解之緣，而吐納法亦即成為行氣術的同義語了。另外，這和傳統氣功理論也有關係。古人認為先天氣的萌動、集聚，有賴於後天氣的催發，所謂「先天氣非後天氣溫暖不生，亦非後天氣相戀不住，故先天氣之行止唯聽命於後天氣」（《道鄉集》）。呼吸出入之氣與內在元氣這種相依相戀、互動共生關係，更易使人一談到行氣便聯想到吐納法了。

吐納行氣的具體操作方法很多。從行氣的活動方式看，有直線式行氣，有彌散式行氣，有周天式行氣。像長沙馬王堆 3 號漢墓出土的竹木醫簡《十問》中所說的「翕氣之道，必致之末」，就是引導內氣直線式的到達軀體的四肢末端；像「京黑先生行氣法」，隨著吸氣和呼氣，「覺氣如雲行體中，經營周身，濡潤形體，澆灌皮膚，五臟六腑皆悉充滿」，這便是彌散式的行氣；像《行氣玉珮銘》先通過多次吸氣，漸漸引導內氣至會陰，由過呼氣引導內氣升至乾頂，前降後升，這便是周天式行氣。

從運用吸氣和呼氣的時限比例看，有長吸行氣法，長呼行氣法，呼吸並重行氣法，閉氣行氣法等。

長吸行氣法如《壽人經‧導引法》：「擇極高極潔之地，取至清至和之氣，由鼻息入者，衝於丹田，由口入者，衝於腸腹。或三或五或七皆可。」又如《養生法‧導引法》：「每引氣，心心念送至從腳趾頭使氣出。」長吸行氣法主要是利用吸氣時膈肌下降、吸氣肌收縮的態勢，以及它所產生的震動波和內壓力，將內氣運行至下腹部或雙腳下端。

長呼行氣法如《雲笈七籤》介紹的「曇鸞法師服氣法」：「徐徐長呼氣，一息二息，傍人聞氣出入聲」，「凡覺有痛癢處，便想從中而出」。著名的六字訣，則是用念字吐氣的方法來強化呼氣的疏洩作用。長呼行氣法主要是利用腹肌收縮、膈肌上升、吸氣肌復位的態勢，以及它所產生的震動波和內壓力，讓內氣萌發並循經運行的。

呼吸並重行氣法，如「十六錠金」，吸氣時引內氣從乾頂下達丹田，呼氣時從丹田開始，引內氣經會陰沿督脈

上抵乾頂，吸氣和呼氣均勻進行，沒有側重。

閉氣行氣法的特點是在長吸和長呼之間，有一段較長的閉氣時間，透過閉氣時的內壓力，讓吸氣時進入體內的大量清氣佈滿臟腑，同時又使內氣在臟腑經脈中活躍起來。《聖濟總錄》說，閉氣時「以意推排，令氣周布四肢，遍行一身，意得之者，手足皆熱，常出汗」。這正是閉氣行氣法的最佳效果。古人還利用閉氣時體內聚集大量清氣、內氣十分活躍的特點，用意念引導氣去進攻疾患之處。《雞峰普濟方》：「每體不安處則微閉氣，以意引氣到疾所而攻之，必瘥。」《養性延命錄》也有「偶有疲倦不安，便引導閉氣以攻所患」的記載。這是一種以治病為目的的特殊閉氣行氣法。

總之，吐納行氣法有如下幾個共同特點：

(1) 氣息出入緩慢柔長。這有利於內氣的萌動和運行。所謂「鼻息微長則五臟安，五臟安則氣各順理」(《聖濟總錄》)。

(2) 利用深呼吸運動時膈肌的降升和腹肌的張縮所產生的震動波和內壓力，對臟腑經脈不斷進行良性激惹，以促使內氣的集聚和運行。

(3) 在吸氣、呼氣和閉氣過程中，常結合意念存想以加強內氣的循經運行。

❋意念存想行氣法

這種行氣法是單純運用意念存想去引導真氣在體內運行。葛洪在《抱朴子·內篇》中即有以意引元氣在「丹田

之間運行」的記述。葛洪稱之為「真人守身煉形之術」。意念行氣有以下幾種情況：

(1) **意念全身行氣**。如《天隱子‧後序口訣》：「入靜室中，存想身從首至足，又自足至丹田，上脊膂，入於泥丸。想其氣如雲，直貫泥丸。」《千金要方‧養性》中也有類似記述：「展兩手於膝上，心眼觀氣，上入頂，下達湧泉，且且如此，名曰迎氣。」

(2) **意念周天行氣**。用意念引導內氣從丹田經會陰沿督脈升至乾頂，再引氣下歸丹田。《天仙正理》：「煉金丹之人，當神氣並行之初，亦從地下運升於天上，古聖謂之黃河水逆流……而亦順降於地之下，一週於天者也。」

(3) **意念特定區位行氣**。就是在特定區位引氣旋轉打圈。如《性命圭旨》記述的一種行氣法，以丹田為中心，先引氣旋轉，由中而達外，由小而至大，至 36 遍而止，及至回收從外而旋內，從大而旋小，亦數 36 遍。

存想行氣，它是由各種意象運作來引導內氣運行的。道家典籍載有大量此類功法，要而言之，可以分為三個類型：一是疏導型。它由意象運作，清除內在的種種鬱結和障礙，使內氣能夠暢行無阻。像清末經學大師俞樾創編的著名功法「枕上三字訣」，其中「梳」字訣，便是由「梳髮」這個意象對內氣進行疏導的。該訣這樣要求：「存想此氣，自上而下，若以梳梳髮然，不通者使之通，不順者使之順，徐徐焉而下至丹田，又徐徐焉而下於湧泉穴，則自然水火濟而心腎交矣。」

二是浸潤型。這類行氣是由特定意象對人體上下進行瀰漫性浸潤、滲透，從而引導內氣貫注、充盈全身經脈臟

腑的。《千金要方》記述的「禪觀法」，是很好的例子。其法通過「五彩祥云」在體內自上向下移行、滲透，使「四肢五臟皆受其潤」。

三是激發型。這類方法通過特定意象的運作，對機體臟腑經脈進行有力的激盪，從而引發、強化真氣的運行。像古人十分推崇的「焚心火」，便是這一類行氣法。《修齡要旨》所錄「導引歌訣」之「起火得長安」有這樣的記述：「存想真火自湧泉穴起，先從左足行，上玉枕，過泥丸，降入丹田，3遍；次從右足，亦行3遍；復從尾閭起，又行3遍。」並說存想焚火燒身，「久久純熟，則百脈流通，五臟無滯，四肢健而百骸理也」。

總之，意念存想行氣法有如下幾個特點：① 心念要集中在內氣的運行上，繫念要輕微不能太重。② 意念存想的進行要舒緩、均勻，不能急促或時快時慢。③ 要結合體驗式的感受，調動多種感覺器官的功能（視覺、觸覺、動覺、溫熱覺等），來強化意念存想的效應。

✳導引行氣法

導指引導內氣，引指引動肢體。導引行氣是指透過肢體的柔緩動作來引導內氣的順暢運行，即所謂「導氣令和，引體令柔。」《內經》說：「緩節柔筋而心和調者，可使導引行氣。」（《內經・靈樞・官能》）

最早提到導引的是《莊子・刻意》：「吹呴呼吸，吐故納新，熊經鳥伸，為壽而已矣。此導引之士，養形之人，彭祖壽考者所好也。」現存最早的導引資料，見於長

沙馬王堆 3 號漢墓出土的帛畫《導引圖》。該圖有 44 個各種人物做各種導引的形象。此後比較有名的導引術有華佗的五禽戲、易筋經、十二段錦、十六段錦等。

導引行氣法的特點是：① 肢體動作簡單、柔和，通過柔和的肢體動作引動內氣和緩地運行。② 肢體動作進行中常結合柔緩的深呼吸。肢體動作與深呼吸的結合力求自然、和順。③ 剛柔兼顧，以柔為基；內外兼煉，以外帶內。整個過程注重意、氣、力的統一。

比如「八段錦」的第一式：「兩手托天理三焦」，要求兩手十指相叉，掌心向上托天，雙掌稍用力上推，同時足趾微用力扣地。此式動作簡單、柔和，在兩手緩緩上舉、上托時，配合吸氣；雙手緩緩下放時呼氣。在雙掌上托、上推和足趾扣地時，運用了柔勁。所謂柔勁，是指在鬆靜基礎上發勁，在運動中體現放鬆。與外勁的緊張、剛性相反，它是舒緩、柔性的。這種柔勁是一種內勁，它的動向是向體內瀰散，而且是持續地、均勻地彌散，以此激發全身的經脈。

像上述這一式，由雙手掌心用力上托和雙腳趾用力扣地，便發動內勁去鼓蕩手足三陽三陰經脈，從而使全身氣血通行順暢，所以古人說此式可以調理三焦。

綜上所述，行氣對強身祛疾、維持人體的穩態平衡具有重大作用。行氣法，確是傳統氣功特別是道家氣功的精粹，值得深入探究。

（原載《現代養生》2010 年第 11 期）

13. 《胎息經》解說

最早記述胎息的文字是《胎息經》，它是道家修為的重要經典之一。作者及成書年代已無考，東晉葛洪著的《抱朴子·遐覽》中即有著錄，可見成書當早於東晉。

該經雖然對具體修持方法述焉不詳，但已揭明胎息的幾個重要特點和基本修習途徑。後代諸多有關胎息的著作，皆肇源於此。

《胎息經》共 83 個字，根據內容可分為 3 個層次，再加上一個結尾。下面依次加以解說。

❋「胎從伏氣中結，氣從有胎中息」

這裏的「胎」，應指經過修練之後在小腹部出現的蠕蠕而動的內氣團，它就像胎兒在母腹中一樣。後來丹功中所說的聖胎、玄胎可能即肇源於此。「伏氣」，是指歸伏腹臍部位的內氣。「胎從伏氣中結」，意在說明「胎」和「伏氣」的關係。柔緩細長的氣息不斷下沉腹臍部位（氣沉丹田），之後又不斷歸伏腹臍部位（丹田呼吸），這就不斷對腹臍部位進行激惹，從而引發內氣，內氣的不斷積聚（丹田伏氣），則會形成內氣團，所以說，「胎」是從「伏氣」中凝結而成的。

《脈望》曾說過：「伏氣者，胎丹也。」《天仙正理》更闡明了伏氣結胎的過程：「伏者，欲將呼吸復歸於氣穴，而為不呼不吸之故也（實為極微細的丹田呼吸）。必此氣伏於氣穴，而後元氣能歸，元神能凝，三者皆伏於氣穴也。」

「氣從有胎中息」的氣，是指呼吸之氣，息是指呼吸。這一句意在說明呼吸之氣同「胎」（內氣團）的關係。因為此時丹田呼吸已極為微弱，心態已高度虛靜，腹臍部位又出現了蠕蠕而動的內氣團，神、息、氣（內氣）三者凝抱一起，呼吸之息已完全融入內氣的蠕動之中，所以說，「氣從有胎中息」。這是丹田呼吸進入更深層次的表現。總之，內氣氤氤氳氳，氣息細細綿綿，元神恍恍惚惚，三者在腹臍部位凝抱一起，這便是此句所要表述的胎息狀態。

首兩句還提示了胎息法的幾個重要特點：

(1) 胎息要先經過丹田呼吸和伏氣的修練，然後才形成蠕蠕而動的內氣團；

(2) 內氣團出現之後，呼吸之息進一步微弱細緩，並和內氣團緊相結合；

(3) 自我意識進一步弱化，元神已溶化在內氣團之中。

❋「氣入身來為之生，神去離形為之死。知神氣可以長生，固守虛無以養神氣」

這一層文字的大意為：人是依賴呼吸而生存的，所以「氣入身來為之生」；如果氣不入身，則神無所依託，這

樣神就會離開形體,而生命也就會從此死亡。只有知道神氣重要性並採取相應措施的人,才可能長生,這個措施就是要固守虛無來不斷煉養神氣。

這一層表達了兩個內容:其一是,煉養神氣的重要性;其二是,必須採取固守虛無來煉養神氣。

呼吸之氣不但為維繫生命所必須,而且也是增強臟腑功能,提高生命品質的有效手段。從現代科學觀點看,呼吸運動除為機體提供氧氣、排除二氧化碳之外,還能產生如下一些作用:

(1) 呼吸中樞是中樞神經系統中最大的節律發生器,呼吸節律的興奮幾乎擴散到神經系統的各個部位,特別是對植物神經功能的影響尤為明顯。柔緩細長的呼吸節律,能提高大腦的有序化,進而提高中樞神經對機體的全面控制與協調能力。

(2) 柔緩細長的呼吸運動,透過化學感受器,能引起中樞以及外周器官的良性反應,特別是能調整心血管和內分泌的功能,這可以促使機體實現內平衡。

(3) 由呼吸運動形成的震動波和諧震波,能調整內臟各器官的不同震動頻率,使它們的物理、化學、生理特性的週期性變化,處於一種高度有序的狀態,這對增進健康具有重要意義。

古人在養生實踐中體證到,如果運用好主動性呼吸,能大大有益於體內的氣機運化。《道鄉集》說:「先天氣非後天氣溫暖不生,亦非後天氣相戀不住,故先天氣之行也,唯聽命於後天氣。」《伍柳仙宗》說:「先後原有兼用之法,若不兼用,元氣順流而出,不能成丹矣。必假呼

吸之氣留歸以煉之。」他們都強調煉養後天氣即呼吸之氣的重要性。

　　煉神更為煉功家所重視。神是生命體的主宰，它不但指揮、控制機體的外在行為，而且還對機體的內在生理活動以及呼吸運動，產生重要影響。自然態的不隨意呼吸是人的生理本能，而氣功態的隨意呼吸，則是由神來掌控的。氣功修練中神和氣的關係很微妙：一方面神是氣的主宰，它控制氣的運動狀態（速度、強度、深度等）；另一方面氣的柔緩運動狀態，又可反作用於神，讓神安定下來。《道鄉集》說得好：「神依息而定，息依神而安。」黃元吉在《道德經注》中指出：「欲招先天元氣服養於身中，必凝其神，調其息，迨至後天息平，先天胎息見，似有似無之內，先天元氣寓焉。」他們都強調煉神和煉息的重要。

　　那麼，應該如何煉養神氣呢？《胎息經》說，要「固守虛無以養神氣」。所謂虛無，是一種高度虛靜，高度超脫，全無雜念的心態。《性命圭旨》云：「心中無物為虛，念頭不起為靜。」《坐忘論》云：「所有聞見如不聞見，則是非美惡不入於心。心不受外，名曰虛心。」這就是老子所說的「無狀之狀，無象之象」的無極境界。

　　「固守虛無」之所以能夠煉養神氣，這是因為「心機無為，天機自轉」（《道家・太極門》）；「身心無為而神氣自然有所為」（《五篇靈文》）。這是因為「虛中恬淡自致神」（《黃庭內景經》）；「恬淡虛無，真氣從之」（《內經・素問・上古天真論》）。《聽心齋客問》說得好：「心歸虛靜，身入無為，動靜兩忘，到這地位，三宮自然升

降，百脈自然流通，精自化氣，氣自化神，神自還虛。」經文著重提出虛無一定要固守，這有三個用意：

(1) 強調守住虛無的重要性，這是內氣產生並最終結胎的先決條件；

(2) 要防止守而不固的情況，要隨時清除可能產生的雜念；

(3) 告誡不可放鬆，因為離開虛無，神氣便得不到煉養，胎息自然也就不能實現。

「神行即氣行，神住即氣住。若欲長生，神氣相注。心不動念，無來無去，不出不入，自然常住」

經文第一層次概括了胎息的特點，指出胎同伏氣、伏氣同氣息的關係；第二層次點明神氣的重要性，強調一定要固守虛無來煉養神氣；而第三層次則指出神在修習中的統攝作用，揭示神氣相注是修習胎息的根本途徑。

「神行即氣行，神住則氣住。」這是點明神的統攝作用。我們知道，實現伏氣結胎，必須經過一段修持過程。初始階段，先要讓神（真意）引導氣（呼吸之息）沉入腹臍部位，這就是丹經上說的「氣沉丹田」。

因為呼吸之息實際上是從鼻腔通過氣管、肺泡進出的，根本不可能直接達到小腹。煉功時主體是利用呼吸時膈肌降升和腹肌張縮組成的動覺移動線，來造成氣沉丹田的感覺。其作用機理是利用呼吸運動時產生的震動波、諧震波和內壓力，對腹臍部位進行激惹。

這一過程，沒有「神」的引導，「氣」是不能下行至

腹臍的，所以說「神行氣行」。經過一段時間修持，功夫有了長進，於是神便停守在腹臍部位，這就是丹經上說的「凝神入氣穴」。

「神」停守在丹田，「氣」也就跟著停伏在腹臍部位，這便是丹經上說的「丹田呼吸」。此時，元神恍恍惚惚地、輕輕地守著腹臍部位，氣息也在腹臍部位細細綿綿地、緩緩地進出，所以說「神住即氣住」。

修習氣功是為了強健身體，延年益壽，要想透過胎息達到長生的目的，最根本的途徑就是做到「神氣相注」。所謂「相注」就是互相依附的意思。

其實「神行即氣行，神注即氣住」已經是「神氣相注」的體現，但這還是較低層次的體現。為了實現氣沉丹田和丹田呼吸，神的活動相對說還較明顯，心理強度相對說也強了一些（即神行、神住）；氣息呢，相對說還不夠柔緩細弱，呼吸動覺相對說也較明顯（即氣行、氣住）。

到了伏氣結胎階段，對神和氣有了更高要求。它既要求「心不動念，無來無去」，又要求氣息「不出不入」，好像沒有呼吸一樣。所謂「心不動念，無來無去」，是指「內念不萌，外想不入」，讓意識處於覺醒態的最低水準，神的統攝作用已從顯態轉入潛態，此時僅保持「先天以來的一點靈光」，似守非守地停在腹臍部位。

所謂「不出不入」，是說氣息已極為微弱，並已和內氣團膠結一起，主體只感受到蠕蠕而動的內氣團，完全感覺不到呼吸的存在。實現並保持這樣的態勢，神和氣自然會更緊密地依附在一起，凝抱在一起。這正是更高層次的「神氣相注」，也是胎息時的神氣狀態。《慧命經》說：「蓋

胎者非有形有象，而別物可以成之，實我之神氣也。先以神入乎其氣，後氣來包乎其神，神氣相結而意則寂然不動，所謂胎矣。」真是深中肯綮之言。

《胎息經》結尾兩句為：「勤而行之，是真道路。」這是勸告讀者，上述這些內容，是修習胎息的正確方法，大家一定要堅持不懈地修練。

《胎息經》對後代的氣功實踐有很大影響。唐代修習胎息法的人特別多，因之出現了大量有關胎息法的著述。《諸真聖胎神用訣》收錄了這一時期二十多家胎息法，雖然各家功法側重點有所不同，但均師承《胎息經》基本修持法則。相傳為唐代著名道士司馬承禎所著的《胎息精微論》，對胎息養生的原理、要則及意義，有更深刻的闡述。署名幻真先生作的《胎息經注》，是《胎息經》的最早注本，也是影響最大的注本。宋代大文豪蘇軾曾對胎息作過研究和闡述。明代王文祿的《胎息經疏略》，發揚《胎息經》之精神，強調胎息要義在於專氣抱神，神住氣住，對後人亦有很大影響。

總之，《胎息經》是最早闡述胎息的專著，對修習胎息有重要指導意義，所以準確地理解《胎息經》的內容，便顯得十分必要。

（原載《現代養生》2010年第3期）

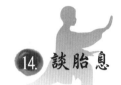

14. 談胎息

　　胎息是道家修持達到高級階段出現的一種呼吸狀態，歷來受到煉丹家的重視。但是，對胎息的內涵，一直存在不同的理解。為此，對胎息作一番系統的考察和研究便很有必要。

　　下面擬就胎息的釋名、特點以及同閉氣的區別等問題，作些探討。

　　胎息釋名胎息一詞最早見於《後漢書‧方術列傳》，謂方士王真自云「能行胎息胎食方」，但最早給胎息作出解釋的是東晉的葛洪。他在《抱朴子內篇‧釋滯》中說：「得胎息者不以口鼻噓吸，如在胞胎之中，則道成矣。」從後文所述方法看，抱朴子是把吸氣後的閉氣，同胎兒的不以口鼻呼吸作類比，並以此稱之為胎息。但早此的《胎息經》卻與抱朴子的說法不同。

　　《胎息經》，《道藏》又作《高上玉皇胎息經》，作者及成書年代已無考，《抱朴子‧遐覽》中即有著錄，可見其成書當早於東晉時期。此經雖沒有說明胎息名稱的由來，但從該經陳述的內容看，顯係指呼吸深長，神氣合一，納氣丹田的一種方法。後來不少煉功家據此對胎息一詞作了種種與抱朴子不同的解說。

　　一種解說是，將抱元守一、神氣相守的柔緩呼吸，同

胎兒的「母呼亦呼，母吸亦吸」那種純靜、安詳、自在之態相類比，認為「靜極純陽日長」，「故欲專氣致柔如嬰兒」（《胎息經疏略》）；認為「胎息者，如嬰兒在母腹中十個月，不食而能長養成就，骨細筋柔，握固守一者」（《太清調氣經》）；認為「胎息者，如嬰兒在母腹中，氣息自在也」（《修真秘要》）。

另一種解說是，將柔緩的丹田呼吸（吸從臍吸，呼從臍呼）同嬰兒的透過臍帶呼吸相類比。《雲笈七籤》說，丹田呼吸「如嬰兒在胎以臍相通」，故謂之胎息。《脈望》還從丹田在煉功中的重要性作了進一步說明：「丹田，性命之本，道士思神，比丘坐禪，皆聚真氣於臍下，良由此也……口鼻只是呼吸之門戶，丹田為氣之本源，聖人下手之處，收藏真一所居，故曰胎息。」

再一種說法是，將氣沉丹田的深長呼吸同嬰兒在胎中「取氣於臍管（深長）」相類比，說真人「其息深深」，「老子所謂復歸於嬰兒者，胎息之謂也」（《靈劍子引導子午記》）；說「兒在胎中，無吸無呼，氣自運轉。養生者呼吸綿綿，如兒在胎之時，故曰胎息」（《養生四要》）。

綜上所說，《抱朴子》所說的胎息和以《胎息經》為代表所表述的胎息，顯然是兩種全然不同的呼吸狀態。《抱朴子》的胎息，實際上是一種強制性閉氣的狀態，它屬於閉氣法範圍，而《胎息經》的胎息，則是一種自然的丹田呼吸狀態。應該說，後者才是真正意義上的胎息。

早於《抱朴子》的《胎息經》沒有對胎息的名稱作過解釋，但後代煉功家根據《胎息經》表述的內容和具體煉功體證，認為所以取名胎息，是因為柔細深長、悠然自在

的丹田呼吸，同嬰兒在母胎中透過臍帶呼吸的神態相似。這樣的理解是準確的。

這種解釋同道家始祖老子「專氣致柔能嬰兒乎」的說法，是一致的，並且顯然是受到它的啟示和影響。

✳胎息的特點

胎息是煉功高度入靜時的一種特殊呼吸狀態。它有下述四個特點：

(1) **呼吸柔長細緩，若有若無。**

經過收心斂神、神息相依、氣沉丹田等修持之後，主體型成了柔長細緩的腹式呼吸。《胎息銘》說，「吐唯細細，納唯綿綿」，正準確地表明胎息時的氣息流動狀態。

(2) **神息相依，神氣合一。**

在收心斂神之後，逐漸做到神息相依、神息相抱乃至神氣合一，這樣便會達至胎息狀態。《胎息經》說，修習胎息要「固守虛無，以養神氣」，「若欲長生，神氣相注」，相注之法則是「心不動念，無來無去，不出不入，自然常住」。《胎息經疏略》謂胎息時「令能專氣抱神，如嬰兒然，則一團純陽，還老返童長生也」。它們都強調胎息時的神氣合一狀態。

(3) **丹田呼吸**

在收心斂神、神息相依之後，主體便逐漸形成丹田呼吸。丹田呼吸有別於一般的口鼻呼吸，它要求意守丹田，呼吸皆行於丹田。這是腹式呼吸的一種表現。

《攝生三要》說，胎息「出從臍出，入從臍滅，調得

極細」，如在胞胎中一般。故實現呼吸注意點從口鼻到丹田的轉移，也是胎息的重要要求。

(4) 伏氣結胎，內氣氤氳。

經過收心斂神、神息相依並形成了丹田呼吸之後，丹田部位會逐漸出現氣感，隨著氣感的不斷增強，還會出現活躍的內氣團。此時修習者的呼吸與內氣活動完全凝結在一起，不分彼此，好像是丹田在呼吸，又好像是內氣在躍動。

《胎息經》說：「胎從伏氣中結，氣從有胎中息。」《道真集》說：「止有一息，腹中旋轉，不出不入，名曰胎息。」《玄微心印》說：「須知伏氣黃庭，即胎息之法。」他們說的都是這種內氣和呼吸之息凝結一起的狀態。

據此，可以說：經過收心斂神、神息相依的修練，逐漸形成柔長細緩、神氣合一的丹田呼吸，最終實現伏氣結胎、內氣氤氳的狀態，這便是胎息。

❋閉氣不是胎息

目前比較普遍的看法是將胎息分為兩類，一類以《抱朴子》的胎息術為代表，其核心部分是閉氣；另一類以《胎息經》《胎息精微論》為代表，其核心部分是神氣合一、丹田呼吸。

實際上《抱朴子》胎息術應屬於獨立的閉氣法，同《胎息經》為代表的胎息法，存在重大區別，二者缺乏最基本的共同點。將《抱朴子》胎息術列為胎息法一類，是很大的誤會。

《抱朴子》說：「得胎息者，能不以鼻口噓吸，如在胞胎之中，則道成矣。初學行氣，鼻中引氣而閉之，陰以心數至一百二十，乃以口微吐之。及引之，皆不欲令己耳聞其氣出入之聲，常令入多出少，以鴻毛著鼻口之上，吐氣而鴻毛不動為候也。漸習轉增其心數，久之可以至千，至千則老者更少，日還一日矣。」

顯然，《抱朴子》是將停息閉氣和嬰兒在母胎中未行鼻口呼吸相類比，因之稱為胎息。但胎兒依靠臍動脈和臍靜脈同母體進行氣體交換，依然不斷進行吸氣和吐氣，所以將閉氣稱為胎息十分勉強。

漢晉時代，已經出現行氣、閉氣修練法，葛洪跟從祖葛玄學的，顯然就是當時流行的行氣、閉氣法。因為葛洪將自己修煉的閉氣法稱之為胎息，所以後人便不斷傚傚，創編出許許多多以閉氣為核心兼及意念存想活動的方法，並都稱之為胎息法。

如《胎息真仙章》（《太清中黃真經》）所授功法，便是屬於這一類。《雲笈七籤》收錄的《胎息口訣》，則是一種閉氣結合導引、存想、內視的綜合型功法。

相傳為唐代著名道士司馬承禎所著的《胎息精微論》，曾對胎息時進行閉氣提出嚴厲批評。文中說：「今之學者或傳古方，或受非道，皆閉口縮鼻，貴其氣長，而不知五臟壅閉，畜損正氣，殊非自然之息。此繁勞形神，無所益也。」又說：「若抑塞鼻口，擬習胎息，殊無此理。」這是因為閉氣法同胎息法是兩種全然不同的修持方式，它們各自由獨特的手段來激發體內氣機，各有自己的優勢和功效。如果想透過神氣合一、丹田呼吸來實現伏氣結丹的

胎息狀態，那就不適宜強行閉氣。司馬承禎從這一角度提出勸誡，是有道理的。

蘇軾談煉胎息的體會，也很能說明問題。他在寫給其弟蘇轍的信中曾指出，「養生之方，以胎息為本」，但他覺得煉胎息時，「氣若不閉，任其出入，則眇綿洸瀁，無卓然近效」；「若閉而留之，不過三五十息，奔突而出，雖有微暖養下丹田，益不償於損，決非度世之術」。

他想在以《胎息經》為代表的柔緩細長呼吸法，和以《抱朴子》為代表的「胎息術」實為閉氣法之間，找到一個契合點。他說：「云閉氣於胸膈中令鼻端鴻毛不動，則初機之人安能持三百息之久哉！恐原不閉鼻中氣，只以意堅守於胸膈中，令出入息似動不動，氤氳縹緲，如香爐蓋上煙，湯瓶嘴上氣，自然出入。」他又說：「遇欲吸時不免微吸，及其呼時……微微自出盡，氣平則又微吸。如此，出入原不斷。」蘇軾的這種變通之法，實際上已經不是《抱朴子》的「胎息術」（即閉氣法），而是接近於《胎息經》一類的呼吸法了。

這是因為上述兩種方法之間，根本無法找到契合點。他後來在《上張安道養生訣論》中，便不再提上述這種變通了的「胎息法」，而是竭力推薦閉息，說自己「近來閉得漸久，每閉百二十至開，蓋已閉得二十餘息也」。

總之，閉氣和胎息存在著許多重大的區別，二者之間缺乏最基本的共同點：

(1) **閉氣無息，胎息有息（微息）。**

閉氣是帶有一定強制性的非自然態的停止呼吸，它在一定時限內阻斷氣息進出；而胎息則是深度鬆靜下的自然

呼吸，它持續進行柔長細緩的氣息交流。

閉氣時一方面保持了深吸氣時的態勢，另一方面又進行了忍氣，不使氣流進出，這樣既維持了肋間外肌和膈肌較強的張力，又增加了內壓力，閉氣正是透過這種較強的張力和內壓力，影響全身的血脈和內臟器官，從而催逼內氣萌發和運行的。

胎息則是透過神息相依、神息相抱的丹田呼吸，來實現伏氣育丹。這是兩者最基本的區別。

⑵ **閉氣時的注意點在胸膈，胎息時的注意點則在丹田。**

閉氣是在深吸氣後進行，深吸氣時，除膈肌、肋間外肌收縮外，輔助呼吸肌（胸鎖乳突肌、斜角肌、背肌等）甚至咽喉肌、鼻翼肌也參加活動，而閉氣時，則要在一定時限內維持這種吸氣時的態勢，故作功注意點自然會落在胸膈部位。胎息則不同。

胎息是一種微細柔緩的丹田呼吸，它要求納氣和吐氣都在丹田進行，故其注意點便落在丹田。

⑶ **閉氣有念，胎息無念。**

閉氣是人為的阻斷氣流進出，雖然此時已停止吸氣，但吸氣肌仍保持原來的態勢，仍有較大的張力，所以心理上有相對的緊張度，並出現控制吸氣時態勢的意念活動；加之有些功法還結合存想，更使意念活動增強。這樣，入靜度相對說就要淺一些。

而胎息則是深度虛靜，完全沒有意念活動，表現了氣息綿綿、神氣合一、高度寬鬆的態勢。因此，入靜度就深得多。

⑷ 閉氣是依靠相對延長停止呼吸的時間，逐漸找到閉氣和放鬆機體的平衡點，來實現功境的優質化，來提高作功的效率。

也就是說，閉氣時一方面要保持吸氣時的態勢，相對延長停止呼吸的時間；另一方面又要始終保持鬆靜的心態，兩者如能保持平衡，則不但可提高功效，還能避免出現不良反應。胎息則是依靠不斷弱化氣息和元神的活動，逐漸找到神、息、氣（內氣）的結合點，來實現功境的優質化，來提高作功的效率。

胎息時要讓丹田呼吸、凝神氣穴和伏氣結胎自然地融合在一起，從而出現元神恍恍惚惚，氣息細細綿綿，內氣氤氤氳氳這樣一種優質的功態。實現這樣的功態，將會產生良好的生理效應。

綜上所述，閉氣和胎息是兩種存在重大區別的修練方法。《抱朴子》胎息術，顯然應歸於閉氣法一類。

（原載《中國道教》2008 年第 3 期）

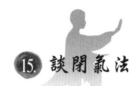

15. 談閉氣法

閉氣法是道家氣功的一個重要功法，歷史悠久，影響深遠。蘇軾在《上張安道養生訣論》中曾說，「閉息最是道家要妙」。本文擬對其特點、利弊和具體修練方法，作些探討。

閉氣法概述

閉氣法出現很早，《內經・素問・刺法論》中即有閉氣法的記載：「腎有病者，可以寅時面向南，淨神不亂思，閉氣不息七遍，以引頸咽氣順之，如咽甚硬物。如此七遍後，餌舌下津令無數。」

但對後代更有影響的，是東晉葛洪《抱朴子・釋滯》一文對閉氣法的介紹和推崇。葛洪是道教史上一位承前啟後的人物，他對戰國以來的神仙方術思想作了系統總結，為道教構建了種種修練成仙的方法。

他在《釋滯》一文中提出，內修之「至要者，在於寶精行氣」，而其行氣主要就是指閉氣法，葛洪稱之為「胎息」：「得胎息者，能不以鼻噓吸，如在胞胎之中，則道成矣。初學行氣，鼻中引氣而閉之，陰以心數至一百二十，乃以微吐之，及引之，皆不欲令己耳聞其氣出入之

聲，常令入多出少，吐氣而鴻毛不動為候也。」葛洪高度肯定了此法的卓越功能，這對後代產生了很大的影響。

從南北朝至隋唐宋，是閉氣法比較流行的時期。南北朝陶弘景的《養性延命錄》、隋巢元方的《諸病源候論》、唐孫思邈的《千金要方》，以及宋張君房的《雲笈七籤》等要籍，均有閉氣法的記載。閉氣法也從最初的單純型閉氣，演變成後來的結合意念存想等多種煉功手段的複合型閉氣。宋以後，可能因為修習閉氣不易掌控，易出偏差，故鮮有倡導者。

閉氣法是歷史上頗有爭議的一種功法。贊之者說它能令人「身心俱，五臟安」「耳目聰明，舉身無病」（《養性延命錄》）；說它乃「長生之根本」，「功用不可量」（蘇軾《上張安道養生訣論》）。宋代內丹南宗開山祖師張伯端稱之為內丹以外的最佳功法。反對者則說它「藏擁閉蓄損正氣」，是「煩勞形神，無所裨益」（《胎息精微論》），認為「大都不得閉氣，若閉氣則疾生」（《王說山人服氣新訣》）。

當代台灣著名養生家蕭天石甚至提出：「餘均可學，唯閉氣不可學，稍一不慎，即可至吐血而死。」「口鼻既不通，則蓄損肺臟，有何益哉？」（《道家養生學概要》）

那麼，究竟應該如何看待閉氣法呢？這是值得我們認真研究的。

✤閉氣法的特點

閉氣法有如下幾個明顯特點：

(1) 閉氣無息

在一定時限內，氣息不入不出，完全處於停閉狀態。這裏的「一定時限」，短的可以是十幾秒，長的可以是半分鐘、一分鐘，乃至更長一些。這要根據個人的修練進程和承受能力而定。一般說，在不感覺到憋氣不適的情況下，適當延長閉氣時限是有好處的，但也不是越長越好，要掌握好這個「度」。

(2) 閉氣是深吸氣的延續

離開深吸氣的閉氣是沒有意義的。一定要採取緩慢、深長的吸氣，讓肺泡中充滿清新之氣，然後再進行閉氣，這樣吸入的清新之氣便會貫布全身。

《攝生要義》說，習閉氣「以鼻吸入，漸漸腹滿，乃閉之」。這裏的「漸漸腹滿」就是強調深吸氣的重要。

(3) 閉氣在心理鬆靜態的基礎上，會表現出一定程度的興奮和緊張。

閉氣時一方面維持了深吸氣時的態勢，讓肋間外肌和膈肌保持較強的張力；另一方面又要適當用力忍住氣；而吸氣是伴隨交感神經興奮的，忍氣和肋間外肌、膈肌的收縮又會增加這種興奮。所以閉氣時要儘量保持鬆靜的心態，掌握好閉氣同機體放鬆的平衡點。這樣，才能實現功境的優質化和提高功效。

(4) 閉氣同吸氣、呼氣是一個有機聯繫的完整過程。

深吸氣，閉氣（或再吸氣、閉氣），然後是緩慢的深呼氣，它們之間緊相聯繫。深吸氣是閉氣的基礎，閉氣是深吸氣的延續和進一步的擴展，而深呼氣則可加強閉氣作用的發揮。

《千金要方・調氣法》說，吸氣要「引氣從鼻入腹」，要「細細引入」，其間「足則停止，有力更取（吸）」；閉氣要「久住」，呼氣要「細細吐出盡」。這是一個緊相聯繫的過程。因為只有深吸氣，才能吸入更多的清新之氣；只有由一定時限的閉氣，才能使清新之氣佈滿全身；只有由緩慢的深呼氣，才能促使體內的邪氣、濁氣從四肢和全身的毛細孔散發出去。所以閉氣結束時一定要緩緩地、細細地呼出，不應急促地呼完。

✹閉氣法的利弊

修練閉氣法，有如下幾點明顯功效：

(1) **可以吸進大量清氣（氧氣），從而活化全身細胞，增強機體活力，並激發機體的各種生理功能。**

經過一次或多次的深吸氣，這時大量的氧氣進入肺泡，使全身血液中的含氧量增加，而一定時限的閉氣，則可加大內壓力，從而提高血液中氧分壓的含量，這更有利於組織的代謝功能。

從醫學角度看，氧的吸入絕大部分是與血紅蛋白結合，運輸到全身組織和細胞，而小部分是以物理性溶解形式溶於血中，但這小部分卻具有主要的生物學意義。就是說，在肺或組織中進行交換的一個氧分子，必須通過物理溶解狀態。這部分溶解性的氧稱之為氧分壓。氧在組織中的瀰漫半徑，既不是取決於氧氣的濃度，也不是血氧飽和度，而是取決於氧分壓的大小。

深吸氣之後的閉氣，因為加大了內壓力，可以提高氧

分壓的含量，增強氧的穿透力，所以能活化全身的細胞，提高機體的防病抗病能力。

《類經》說：「所閉之氣在中如火，蒸潤肺經，一縱則身如蛇（之馳），神在身外，其快其美，有不可言之狀。」這大概就是深吸氣之後，透過閉氣提高了氧分壓的含量，從而增加了氧在全身組織中的瀰散度而獲得的一種特殊感受。

⑵ 能加強胸腹部諸肌群的收縮力，改善胸腹腔的血液循環，實現對腹腔諸器官的按摩作用，從而增強胃腸蠕動，促進對食物的消化和吸收，加強周身器官的營養供應，提高各個器官、系統的生理機能。

我們知道，平靜吸氣時，是由吸氣肌作功，膈肌則是被動移位，腹壁肌運動不明顯；平靜呼氣時，不需要呼氣肌作功，其動力來自吸氣時胸廓、肺和腹腔內臟移位後所產生的勢能，實際上為被動過程。而修習閉氣法，深吸氣時則是以膈肌收縮為主要動力，同時吸氣肌（肋間外肌、胸鎖乳突肌等）也明顯參與作功；深呼氣時變被動過程為主動過程，這時腹壁肌收縮，壓迫膈肌穹窿部上移，同時肋間內肌也收縮。

這樣便大大加強了胸腹諸肌群的收縮力，疏通了胸腹腔的積血，改善了胸腹腔的循環，並對胸腹腔諸器官起了按摩作用。

⑶ 結合意念引導，還可發揮直接治病的作用。

《氣法要妙至訣》說：「閉氣，心存所疾之處，以氣攻之。良久，漸開口時都祛出惡氣。如此，六息、七息為

一度。煉氣必令歸疾所而攻之，必瘥。」此外像《幻真先生服內元氣訣》《服氣精義論》和《雲笈七籤》等均有類似記載。這是古人煉功經驗的總結。

因為閉氣時血液中氧分壓的含量增多，這時運用意念，將內氣引注患處，並再運用意念向疾患進攻，於是病患處的血液循環便得到改善，而氧分壓的含量也會進一步增多。這樣，就可調動和提高患病細胞的抗病能力和自我修復能力。

修練閉氣法，容易產生明顯的甚至嚴重的副作用。主要原因是：一在於修習時心理的鬆靜態不易控制好，二在於過度的忍氣、憋氣。

因為閉氣是在延續深吸氣時吸氣肌和膈肌收縮的態勢，此時主體的肌群和心理都處於一定的緊張狀態，如果未能充分做到鬆靜，又一味追求時限的延長，強行忍氣、憋氣，那將會大大加重這種緊張狀態。

這樣，不但肌群的過度收縮會擠壓血管，使動脈血流的阻力增大，血壓升高；同時，主體心理的緊張度和興奮度也會隨之提高，而交感神經的過度興奮，會引起神經功能和內分泌功能的紊亂，這就進一步累及血液循環，促使血管收縮，血流受阻。

上述兩個方面的共同影響，很容易引發心臟血管疾病，其後果將是十分嚴重的。蕭天石先生說閉氣稍一不慎，即可致吐血而死，正是針對這一點而說的。

《類經》說，「閉氣如降龍伏虎，需要達其神理」，「若氣有結滯不得宣流，覺之，便當用吐法除之……不然則泉源壅遏，疥瘍中滿之患作矣」。《聖濟總錄》說，閉氣要

「令體中和平安穩，乃可為之，不爾則輕夭人命」。這都是十分中肯的警告。

❊如何修習閉氣法

閉氣法實乃修為上法，只要對其功法原理有所瞭解，掌握好修習原則，並注意防止可能出現的偏頗，是可以發揮其明顯的強身祛病作用的。

閉氣法的具體修練方法很多。從運用腹式呼吸的方法看，有順呼吸閉氣法和逆呼吸閉氣法。前者吸氣時膈肌下降，腹肌外凸，閉氣時維持這種態勢；後者吸氣時膈肌上升，腹肌內凹，向脊背收緊，閉氣時維持這種態勢。

從用鼻或用口呼氣看，有閉氣鼻呼法和閉氣口呼法。用口呼氣又有不同，《抱朴子》是主張「以口微吐之」，而《太無先生服氣訣》則主張用口念字呼氣，相對說，這就是稍用力呼氣了。

從是否結合其他煉功手段看，有單純閉氣法，還有復合閉氣法，即閉氣時或結合意念存想活動，或結合咽氣，或結合導引動作等。

一般來說，順呼吸閉氣法比較容易掌握，逆呼吸閉氣法因為不習慣，會難一些，但能吸入更多的氧氣，功效會更顯著。閉氣之後用鼻緩緩呼氣，有利於維持平靜的心態，而用口呼氣則可以加大排邪作用。單純型閉氣，習煉時較易掌握，複合型閉氣可增加閉氣的功效，但必須在有較好的修練基礎上進行，否則反而有損無益。

修練閉氣法應注意下列幾方面的問題：

⑴ **要做到安和自然，並能及時調整心態。**

功前要靜心息慮，氣息順和。閉氣時也要儘量做到心態平靜，機體放鬆。要慢慢找到閉息和機體鬆靜的契合點，做到既能較長時間閉氣，又能基本保持鬆靜的心態。

在每次呼氣之後，應自然換氣一二次，以調整心態。不要在不適感未消除的情況下，便開始新一輪閉氣，否則容易產生副作用。

⑵ **要把好吸氣這一關**

吸氣是閉氣的基礎和前提，只有把好這一關，高效地吸入更多的氧氣，閉氣才能發揮其激發體內氣機的作用。這裏應注意幾點：

第一，要最大限度地深吸氣，要讓吸氣肌、膈肌和腹壁肌充分作功，以便吸入更多的氧氣。

第二，吸氣要輕、緩、勻、長，切忌粗、急、短。葛洪在《抱朴子》中提出「不欲令己聞其氣出入之聲」，《延陵先生集新舊服氣訣》說，「切在徐徐鼻中出入」，他們都強調行閉氣法時吸氣和吐氣都要輕微、緩慢。因為這樣才能吸入更多的氧氣，並且可以減緩因吸氣肌盡力收縮而產生的興奮。

第三，要逐漸從閉氣前的一次性吸氣，變為多次性吸氣。初習時因為受呼吸習慣的影響，深吸一口氣後馬上轉入閉氣，但修練一段時間後，應逐漸變為多次性吸氣後再閉氣，即吸氣、閉氣，再吸氣、再閉氣。

在個人承受能力允許的情況下，可多次吸閉，然後進入較長時限的閉氣。《千金要方‧調氣法》所謂「引氣從鼻入腹，足則停止，有力更取」，這「有力更取」，便是

指一次吸氣停頓之後，如有能力，可以再次吸氣，然後才長久閉氣。這樣不但有利於吸入更多的氧氣，還可促使氧氣在全身血液中瀰散。

⑶ 要控制好閉氣時限，不要急於和過於延長閉氣的時限。

一般來說，初始習煉閉氣法，閉息時間應從數秒開始，逐漸遞增，如果經過一段時間修習，一次閉氣能達到 30～40 秒而未感到不適，那就不錯了。從保健角度說，一次閉氣時限控制在 1 分鐘以內為好。不少氣功著作均認為，閉氣時限越長越好，長甚至可以引發異能，《抱朴子・釋滯》一文就有類似記述，這不科學。因為閉氣時限過長會引起人體細胞組織嚴重缺氧，且持續閉氣產生的內壓力，也會對血管安全構成威脅。

《延陵先生集新舊服氣訣》曾就此提出批評：「世人或依古方，或受非道者，以閉數之，貴其息長，不亦謬乎？」所以蘇軾鄭重告誡：「不可強閉多時，使氣錯亂，或奔突而出，反為之害。慎之，慎之。」（《上張安道養生訣論》）

⑷ 要掌握好閉氣時的意念活動

閉氣是主動性地阻斷氣息進出，這時主體既要持續吸氣肌等的收縮態勢，又要停閉呼吸，這都要用意念來掌握。因此，閉氣時的心理強度遠比一般靜功要強得多。在這樣的情況下，如果再進行意念存想活動，心態便不易掌握。對於初習者來說，先以不結合意念存想為好。如果功夫有了一定積累，《聖濟總錄》介紹的意念運用，倒不失為一種好方法。

《聖濟總錄》說，閉氣時「以意推排，令氣周布四肢，遍行一身，意得之者，手足皆熱，常出汗」，「此為行氣中之最妙之者也」。「彭祖閉氣法」也有類似說法。總之，如結合意念活動，一定要輕微，要在模糊、朦朧中舒緩地進行，即使是圍攻病灶，仍要緩緩而行，順勢以求，不可強自為之。

⑸ 要持之以恆，以久為功。

《攝生要義》說得好：「此道（指閉氣）以多為貴，以久為功，但能於日夜間得此一兩度，久久耳目聰明，精神完固，百病消滅矣。」蘇軾說自己修習閉氣，「其效初亦不甚覺，但積累百餘日，功用不可量，比之服藥，其力百倍……其妙處非言語文字能形容。」（《上張安道養生訣論》）

所以修習閉氣法，一定要持之以恆，以久為功。如果能夠每日早晚各修練一次，每次 20 分鐘左右，那麼日積月累，當有顯效。

由於閉氣法本身的特點和修習時存在的掌控難度，高血壓和心臟病患者，不宜修練此法。

（原載《中國道教》2009 年第 3 期）

16. 六字訣與呼氣養生

　　六字訣別稱六字法、六氣法，是道家氣功具有代表性的一種功法，首見於南北朝時陶弘景的《養性延命錄》：「納氣有一，吐氣有六。納氣一者，謂吸也；吐氣者，謂吹、呼、唏、呵、噓、呬，皆吐氣也。」

　　此後隋代智顗的《修習止觀坐禪雜要說》，唐代孫思邈的《千金要方》，宋代《聖濟總錄》《壽親養老新書》，以及明代《類修要訣》《修齡要旨》和清代《遵生八箋》等要籍，均相繼轉載發揮，流傳廣泛，影響深遠。馬禮堂根據古老功法重加整理並名之為養氣功，使此優秀功法得以在更大範圍內推廣。

　　近年來，國家體育總局又將它列為全國推廣的健身氣功之一，更使它產生了良好的社會效應。

　　六字訣的最大特點是長呼氣。它是以特殊形式的呼氣作為煉功的主要手段。

　　所謂特殊形式，是指用六個不同字音的口型來進行緩慢的呼氣。經過古人長期的養生實踐，證明這樣的修練，有十分明顯的祛邪除病、益壽延年的作用，但其作用的機理則還不甚明瞭。

　　本文試圖從呼氣養生的角度作些探討。

❋六字作用的同中之異和異中之同

(1) 同中之異

六個字都屬吐氣，這是它們的共同點，但由於字音不同，在吐氣過程中又表現了若干重要的不同，主要有以下三點：

第一，因為字音不同，引起口型不同，進而引起氣息流動的動型不同。如噓，嘴角緊縮後引，槽牙上下平對，中留縫隙。呵，舌體微上拱，舌邊輕貼上槽牙等等。

由於字音的口型不同，吐氣時氣息流動的動型也就不同。如噓字音呼氣時，氣息主要是經槽牙間、舌兩邊的空隙呼出；呵字音呼氣時，氣息主要經舌面與上顎之間呼出等等。

第二，因為氣息流動的動型不同，呼氣作功時產生的震動波的影響區位也就不同。如噓字功，其震動波在兩肋部比較明顯；呵字功，其震動波在胸前中央區比較明顯；呼字功，其震動波在上腹中央比較明顯；呬字功，其震動波在胸前兩側比較明顯；吹字功，其震動波在下腹兩側比較明顯；嘻字功，其震動波在胸腹兩側比較明顯。

第三，因為氣息流動的動型不同，呼氣做功時產生的內壓力的影響區位也不同。平靜呼吸時，呼氣是被動的，呼氣肌（腹壁肌、肋間內肌）並不作功，而六字訣則是由大腦皮質指揮的主動性呼吸，其吐字呼氣時，腹壁肌明顯收縮，並壓迫膈肌穹窿部上移，使胸廓上下徑縮小；同時肋間內肌也收縮，使胸廓前後徑和左右徑也縮小。這就使腹壓和胸壓都大為增強。這種內壓力在呼氣震動波不同影

響的制約下，也會表現出不同的作用側重點。如噓字功，其震動波在兩肋部比較明顯，而此時內壓力的作用側重點也在兩肋部；同理，呵字功的內壓力側重點在胸前中央區，呼字功的內壓力側重點在上腹部的中央等等。

由此可見，六字訣在修習過程中，由於呼氣做功產生的震動波和內壓力影響區位的不同，它所引起的臟腑氣機的變化也就會有所不同。

這可能就是古人提出的六字對應肝、心、脾、肺、腎、三焦等不同臟腑的原因。

⑵ 異中之同

六字訣雖然六個字字音不同，並因此引起呼氣震動波和內壓力的作用區位不同，但它們都屬柔長緩慢的深呼氣。它們在做功中有幾個明顯的共同點：

其一，均可以使呼氣量即排出的二氧化碳量大為增多。

其二，均能大大增強呼氣時產生的震動波和內壓力，並使之漫及整個胸腹腔。

其三，均能對中樞神經產生持續的良性刺激，從而引發體內的諸多微妙變化。

六字訣正是在這幾個明顯的共同點上，表現了它們之間的「異中之同」。應該說，六字訣的作用，「同」是主要的，而「異」則是在「同」的基礎上，表現為對特定臟腑的側重作用和強化作用。但是，歷來談論六字訣，只強調它們的「同中之異」，卻忽略了它們的「異中之同」，對長呼氣本身的作用重視不夠。

下文擬從這個角度作一些闡述。

❖六字訣的長呼氣有利於機體實現穩態平衡

六字訣用口長呼氣，可以促進和強化機體的驅邪排毒，有利於機體實現穩態平衡，這可以說是六字訣的最大特點和最顯著功能。所謂穩態平衡，就是指生命過程中能夠保持相對的穩定狀態。實現動態穩定的主要途徑是疏導，把生命運動中各種隨時出現的不利因素和致病因子，及時清除，讓機體內部各系統工作保持有序態，這就需要不斷進行各種疏導。

長呼氣正是一種重要的疏導方式。而六字訣不同類型的長呼氣，更能促進不同臟腑的排毒功能。從現代科學觀點看，長呼氣有這麼幾個疏導作用：

⑴ 長呼吸可以幫助機體保持酸鹼平衡

機體在正常運作之下，是將葡萄糖分解為水和二氧化碳而排出。人體中有太多的二氧化碳，由於二氧化碳溶水性高，脫離血液不容易；加之二氧化碳與水結合成為碳酸之後，更會廣泛存在於體內深處，這就容易造成血酸過多。健康人的血液是呈弱鹼性的，如果體液偏酸，細胞功能就會變弱，廢物就不易排出，這些廢物沉積在重要的組織器官，會攻擊關節、組織、肌肉、腺體等，並滋生細菌和病毒。科學研究發現，癌細胞在酸性體液環境中很容易生長和擴散，所以，國外科學家斷言百病皆從體液酸化開始。

六字訣利用腹壁肌和肋間內肌做功，以口呼氣並延長呼氣時限，這樣便能大大增加二氧化碳的排出量，幫助機體恢復和維持酸鹼平衡。明代龔廷賢在《壽世保元》中

說，六字訣「呼出臟腑之毒，吸來天地之清」，這是很有見地的。

⑵ **長呼吸可以增加腹壓，促進靜脈回流，疏解腹腔內容易形成的瘀血。**

因為腹腔血管密集，微血管縱橫分佈，人體大半的血液都儲存在這裏，所以這裏容易形成瘀血。

深長呼氣時，由於膈肌上升，胸腔縮小，腹壓增加，便能促進靜脈回流心臟，特別是六字訣的呼氣，能分別對不同部位、不同臟腑加強刺激，更可促使各個臟腑排除內部的廢物和毒素。

⑶ **長呼吸可以強化皮膚的排泄功能**

皮膚是機體的重要排泄管道，皮膚的毛孔隨汗液不僅排泄二氧化碳，而且也排泄其他毒素。在沒有汗液的時候，二氧化碳和其他毒素也可隨體液從毛孔蒸發出來。據說皮膚每天散發出二氧化碳 4 升（馮理達：《健康健美長壽學》）。我們知道，吸氣時皮膚是閉合的，而呼氣時皮膚則是開放的。《天仙正理》說：「人之呼出，則氣樞外轉而闢，吸入則氣樞內轉而闔。」六字訣的柔緩長呼氣，正可以明顯增強皮膚的排毒功能。

總之，六字訣的長呼氣能透過各種渠道發揮排毒洩邪的疏導作用。

南北朝陶弘景的《養性延命錄》，是最早記述六字訣的一部著作，它解說六字訣的作用是：「吹以去熱，呼以去風，唏以去煩，呵以下氣，噓以散滯，呬以解極。」所謂「去熱」「去風」「去煩」「下氣」「散滯」「解極」，實際上都是指其排毒洩邪的疏導作用。

✳六字訣的長呼氣可以調整中樞神經的功能

六字訣能有效地調整中樞神經的功能，這可以從下列幾個方面看出來：

⑴ **可以興奮副交感神經，從而加強中樞神經的抑制過程。**

因為吸氣會伴隨交感神經興奮，呼氣會伴隨副交感神經興奮，故六字訣的深長呼氣，可以消除由交感神經亢奮引起的種種生理反應，從而加強中樞神經的抑制過程。這有利於機體內部的自我調整和功能恢復。

人們在情緒亢奮難於自控的情態下，如果長「噓」幾次，即能迅速安定情緒，可見六字訣的長呼氣對養生具有重要意義。

六字訣最初提出是念字有聲的，自宋代鄒樸庵《太上玉軸六字氣訣》提出「念時耳不得聞聲」以後，逐漸變為念字輕聲或無聲。從養生角度看，念字輕聲或無聲，有利於加強中樞神經的抑制過程。

⑵ **可以促使「感情勢能」釋放，幫助安定情緒，調整心態。**

人處在大千世界，每天都會經受各種刺激，當客觀刺激違背主觀的意願，便會產生消極的不愉快情緒，此時機體內部便會產生較高強度的能量，心理學上稱之謂「感情勢能」。

這種能量如果在體內積存起來持續過久並超出一定的限度，就會由中樞神經、內分泌和免疫三個系統的綜合活動而轉變為致病因子，損害人的健康。因此，及時將這種

和不良情緒扭結一起成為不良情緒動力的能量，向機體外部釋放出去，便顯得十分重要。

六字訣的長呼氣，正可以促使機體內部這種因情緒波動而產生的能量，隨呼氣向體外釋放。

特別是「噓」字功、「呵」字功，能很好地發揮疏洩肝區積鬱和降心火的作用。

⑶ 能發揮植物神經對內臟的支配作用

因為柔緩的長呼氣能引起和強化中樞神經的抑制過程，這樣就發揮了植物神經對內臟的支配作用，所謂「大腦靜，內臟動」，腸胃運化便會得到改善和增強。

❀六字訣的長呼氣能激發丹田和命門的氣機

六字訣雖然能分別對肝、心、脾、肺、腎和三焦進行激惹，從而改善這些臟腑的生理狀態，提高其活動能力，但就其做功的基本形態而言，卻有一個共同點，即均能對下腹部的丹田和命門部位進行激盪。

因為六字訣長呼氣主要是腹壁肌做功，此時腹壁肌收縮，其所產生的震動波和內壓力，都會自然地對腹臍和命門之間的區位進行良性刺激。這樣，就能激發丹田和命門的氣機。

丹田在臍後，是「性命之祖，生命之源，五臟六腑之本，十二經脈之根，陰陽之會，呼吸之門，水火交會之鄉」（《難經》）。六字訣長呼氣不斷激發丹田氣機，丹田元氣充實旺盛，就會循經運行，周流全身，從而全面提高機體的生理功能。

命門在丹田之後，兩腎之間，是「生命之府」，《難經》說它為「諸神精之所舍，原氣之所繫」。

從現代醫學觀點看，命門同腎上腺皮質的功能十分相近。腎上腺皮質分泌的激素，能調節蛋白質、糖、脂肪和水的代謝，能控制電解質的平衡，還能抗炎、抗感染，動物如果摘除腎上腺，一二週內即可死亡。所以它是維持生命的重要器官。

六字訣長呼氣，能持續給命門部位以良性刺激，這就強化了腎上腺皮質的作用，從而也會全面提高機體的生理功能。

❋六字訣的長呼氣能調整人體的生理節律

人體的生理過程、生化過程等生物學過程，都存在著節律性的變化。人體只有保持正常的生理節律，才能維持正常的生理功能。一般說，人體的生理節律比生理器官更易受周圍環境和人的心理行為的影響。一旦生理節律異常，則會導致功能活動障礙，嚴重的還可引起組織器官的病理變化。因此，維繫生理節律的正常，是保證機體健康的一個重要因素。

呼吸節律是中樞神經系統最大的節律發生器，呼吸節律的影響幾乎擴散到神經系統的各個部位，特別是對植物神經的影響尤為明顯。

各種生理節律之間有著錯綜複雜的關係。如呼吸節律同心臟節律有著密切的相應協調關係，同胃蠕動節律、血壓節律也有間接關係。

有人認為，心臟節律和呼吸節律，是人體整個生理節律的一面鏡子。巴甫洛夫曾指出：「在人類機體活動中，沒有任何東西比節奏更有力量。」

六字訣作功，每個字訣都運演 6 次，每次均為均等的長呼氣，這種柔長舒緩的呼吸節律，能對機體的各種生理節律產生良好影響，促使機體的各種生理器官和組織，能按其固有的節律運動。

這樣，不但可以修復因受各種內外因素影響而失常的生理節律，還能使機體的各個器官和各種組織的原有震動狀態、震動頻率，處於一種高度有序的狀態，即形成漫及整個機體的諧震波。這對健身強身具有重要意義。

六字訣柔長舒緩的呼吸節律，還可震動微細血管的自律運動，從而成為激惹、鼓蕩微細血管的動力。

關於六字訣配合臟腑的記載，初見於隋智顗的《修習止觀坐禪法要》：「心配屬呵腎屬吹，脾呼肺呬聖皆知，肝臟熱來噓自至，三焦壅處但言嘻。」（現流行的六字訣即從此說）。

但此後的《摩訶止觀》《千金要方》《普濟方》和《聖濟總錄》等要籍，均有不同的配屬說法。如以脾臟為例，《修習止觀坐禪法要》說配「呼」，《摩訶止觀》和《普濟方》說配「呬」，而《千金要方》則說配「嘻」。至於為什麼脾臟要配「呼」或「呬」或「嘻」，則各家均未說出具體緣由。其他各字訣的配伍情況同此。看來，六字訣除邪健身，這是民間自我治療的經驗總結，其配伍臟腑的作用機制，至今還無法作出科學解釋。

從煉功的實際情況看，六字訣的各個字訣雖然作用有

所側重，但實際上都能對全身的生理機能產生重要影響。

應該說，六字訣的祛邪強身作用，柔長舒緩的長呼氣是主要的，各個字訣只是在長呼氣的共同基礎上，對特定臟腑有所側重而已。因此，不需要過於拘泥某個字訣只適用於某個臟腑。

總之，六字訣是一個歷史悠久、流傳廣遠、功效卓著的優秀功法，歷來受到道、釋、儒、醫各家的高度評價。深入探討六字訣的養生機理，對學習、推廣六字訣，有重要的意義。

（原載《現代養生》2009 年第 7、8 期）

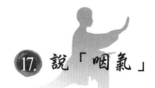

17. 說「咽氣」

「咽氣」，在養生史上曾經是道家的一個重要修練方法。唐宋時期稱「服氣法」，十分流行。

本文擬對「咽氣」法作一些探討。

❋咽氣、食氣、服氣

咽氣、食氣、服氣，在古代典籍中早有記述。咽氣，如《內經·素問·刺法論》曰：「腎有久病者，可以寅時面向南，淨神不亂思，閉氣不息七遍，以引頸咽氣順之，如咽甚硬物。如此七遍後，餌舌下津令無數。」食氣，如《太平經》曰：「故上士修道，行當食氣。」服氣，如嵇康《養生論》曰：「呼吸吐納，服氣養生。」《晉書·張忠傳》曰：「恬靜寡慾，清虛服氣，餐芝餌石，修導養之法。」等等。

在古代，咽氣、食氣、服氣，都是指在深吸氣之後把空氣吞到腹中。它們是同義互用。所謂「咽」，即吞嚥（食物），所謂「食」，即吃（東西），所謂「服」，即吞服（食物），都是指把東西吞吃到腹中的意思。

關於先秦時代咽氣的操作方法，除了《內經·素問·刺法論》有一段簡略記述外，未見其他詳細記載。根據

《內經》記述，並參照唐宋時期流行的各種服氣術有關咽氣的說明，可以說，咽氣法有兩個明顯特點。

其一是，強調咽前的深吸氣，包括深長吸氣，連續多次吸氣，用力吸氣；

其二是用力吞嚥，並用心將吞入的空氣（其實是津液，沒有空氣）送入丹田。

前者如《氣法要妙至訣》說，咽氣「或一取一咽，或二取一咽，或三取一咽」。這裏的「二取」、「三取」，便是多次吸氣的意思。又如《雲笈七籤・服氣雜法秘要口訣》提出，服氣前要「鼓氣以滿天關（口腔）」，然後「閉口而咽之」。這裏的「鼓氣」，便是深長吸氣和用力吸氣的表現。後者如《內經》談到咽氣動作時，特意指出「如咽甚硬物」，就是用力吞嚥的意思。又如《雲笈七籤・大威儀先生玄素真人要用氣訣》說，在「鼻引清氣」之後，要「令氣滿口」，「如咽一大口水，直以心存至氣海中」。這是施加意念強化吞嚥動作的效應。

❈「氣」是不可能「咽」的

說通過吞嚥動作，將空氣咽到肚子裏，這是古人因為缺乏科學知識而產生的誤解。人體生理學告訴我們，空氣是不可能吞嚥到胃裏的。

我們知道，鼻子吸入的空氣和經咀嚼的食物，都會經過咽喉，之後空氣進入氣管，食物則會進入食道。這期間，咽喉下方的會厭骨起了重要作用。

當我們吸氣時，會厭軟骨靜止不動，讓空氣進入氣

管；當我們吞嚥時，會厭軟骨則會像門一樣將氣管覆蓋，同時聲門緊閉，讓食物進入食道。因此，在吞嚥的那一刻，呼吸是暫停的。這樣看來，吸氣時氣既走氣管，吞嚥時呼吸暫停又根本不可能吸進空氣，那怎麼可能將空氣咽到肚子裏呢？

再說，吸進的空氣到達肺臟後，便與肺毛細血管內的血液進行氣體交換，血液從空氣裏攝取氧，然後輸送到全身的組織器官放出氧氣以供利用。人體生命就是依靠血液源源不斷提供氧氣才得以維持。如果說，空氣真的吞到了肚子裏，那怎麼會進入血液輸送到全身呢？這不會造成全身缺氧的嚴重情況嗎？還有，如果空氣真的咽到胃裏，胃裏會因充滿氣體而引起腹脹等不適症狀，這反而會給健康帶來損害。所以說，將空氣咽到肚子裏的說法，是沒有依據的，是不科學的。

在唐宋流行的眾多服氣術中有兩種功法值得關注。

一種是，雖仍名為服氣法，但卻沒有咽氣動作，而只是要求深吸氣後加以閉氣。如《嵩山太無先生氣經》中的服氣法，要求「鼻引口吐」，「滿即閉」；又如《太上老君養生訣》中的服氣法，要求「口吐濁氣，鼻引清氣」，「閉氣（即閉氣）良久，徐徐吐之」。很可能功法創編者已經意識到，咽氣其實並不可能將天地清氣吞嚥到腹裏，而在深吸氣後加以一定時限的閉氣，卻能強化天地清氣在體內的分佈和瀰散。

另一種情況是，雖然仍名為服氣法，並且繼續保留咽氣的動作，但「氣」的內涵已有根本性的改變。它不是服外在的天地清氣，而是服體內的元氣。如「王說山人服氣

新訣」說：「所論食氣，皆內氣也，咽之代食耳。」又如「蒙山賢者服內元氣訣」云：「閉取內氣，極力開喉咽之。如此七咽，一吐氣。」（均見《雲笈七籤》）

可能功法的創編者也已意識到，將空氣咽到腹裏是不可能的，而傳統的這種咽氣動作，卻有利於引導元氣回歸丹田。正如「尹真人服元氣術」所云：「夫人身中之元氣，常從口鼻而出，今制之，令不出，便滿丹田。丹田滿，即不飢渴，不飢渴，蓋神人矣。」（《雲笈七籤》）但這實際上已另創新法，不是原來的服氣術了。

總之，以上兩種情況均說明，早在唐宋時期即有養生家可能已意識到，天地 清氣是不可能咽下的。

❊咽氣法產生作用的根本原因

古人對咽氣（食氣）評價很高。《淮南子‧墜形訓》說：「食氣者，神明而壽。」《論衡‧道虛篇》也說：「食氣者，壽而不死，雖不谷飽，亦以氣盈。」其實，咽氣法所以能產生良好作用，根本原因在於咽前的深吸氣——深吸氣能引起機體一系列的生理變化，而吞嚥動作只是強化了深吸氣的效應。

日常的呼吸系胸式呼吸，屬淺呼吸，而深呼吸則是腹式呼吸。當我們平靜吸氣時，是由吸氣肌作功，膈肌則是被動移位，腹壁肌運動不明顯；而當深吸氣時，則是以膈肌收縮為主要動力，同時吸氣肌也明顯參與作功。因此，深吸氣能吸進大量氧氣。氧氣進入肺泡，再經血液輸送到全身的組織和細胞，這能活化全身細胞，增強機體活力，

並能激發機體的各種生理功能。

　　深吸氣還能加強胸腹部諸肌群的收縮力，改善胸腹腔的血液循環，增強胃蠕動，促進對食物的消化和吸收，從而改善周身器官的營養供應。

　　明白了深吸氣的作用之後，便不難理解咽氣法修練所以能取得明顯功效，就是因為咽前的深吸氣已經將大量的氧氣吸進肺泡，並由血液輸向全身的組織器官，從而產生一系列良好的生理效應。

　　吞嚥（空氣）動作，雖然不能咽下空氣，卻能增強深吸氣的作用。其一，吞嚥時人體是處於短暫的閉氣狀態，這種狀態有利於氧氣在體內的吸收和瀰散。其二，吸氣時膈肌下降，這對任脈經線起了激惹作用，而吞嚥這個動作過程，可強化這種激惹。

　　此外，多次吞嚥之後，口腔會源源不斷產生津液，持續的咽津能資精血，能引導元氣回歸丹田，進而促使內氣萌動。《類經》說：「故咽氣吞津者，名天池之水，資精氣血，蕩滌五臟，先溉元海。」《悟真篇》云：「咽津納氣是人行，有藥方能造化生，鼎內若無真種子，猶將水火煮空鐺。」

　　總之，咽氣法所以能產生明顯功效，主要是咽前的深吸氣發揮了作用，同時吞嚥動作也起了良好的協同作用。

✳咽氣與服氣術

　　唐宋時期流行的服氣術，比先秦時代的咽氣在內容上有很大的拓展，這主要表現為：在咽氣之前增加了閉氣這

一環節，在吞嚥過程中增加了意念行氣這一環節。增加這兩個環節，顯然有利於提高功效。

在咽氣之前先進行閉氣的，如《申天師服氣要訣》曰：「心靜定後，（先吸氣）即閉氣忘情，將心在臍下丹田氣海之中，寂然不動，則咽氣……又開口吐氣徐徐，又閉口而咽之，如是三二十度，皆依前法。」（《雲笈七籤》）

古人在養生實踐中顯然已體證到一定時限的閉氣，有利於天地清氣在體內的吸收和瀰散，加之吞嚥時呼吸又是暫停的，在閉氣後進行吞嚥，在功法進展上也十分自然。所以，這樣的設計很有意義。

從現代科學觀點來看，增加閉氣這個環節有兩個好處，一是可以加大內壓力，從而提高血液中氧分壓的含量，增強氧的穿透力，這有利於組織的代謝功能；二是可以讓氧氣在肺泡裏最大程度交換，因為換氣量大小比肺活量大小對健康意義更大。唐宋服氣術把閉氣同咽氣相結合，是功法的一大進展。

在咽氣過程中增加意念行氣的，如《服氣雜法秘要口訣》曰：「每鼓咽之際，常存思氣入五臟流行，即從手足心及項三關九竅而出。」（《雲笈七籤》）

咽氣時雖沒有吞下空氣，但會吞下津液，津液沿食道入胃，這正是任脈經線的部位。在咽津時有意識地強化吞嚥動覺，並讓這種動覺泛化，覺得內氣正從任脈經線向五臟六腑以及所有組織器官瀰散，並讓體內濁氣從肢端和所有毛細孔發散出去。這樣的意念行氣，顯然能強化吞嚥動作的效應。所以增加意念行氣，也是唐宋服氣術功法的一

大進展。

　　唐宋服氣術不下數十種，功法較為龐雜，其中有些功法，從其運作的特點看來，似不宜列為服氣術。如「曇鸞法師服氣法」（《雲笈七籤》），便是強調「徐徐長吐氣」的一種功法，而服氣術是強調深吸氣和「咽氣」的，二者之間沒有共同點。又如服內元氣一類功法，它服的是內氣，與傳統咽氣法的吸納天地清氣，也沒有共同點。

　　古代有些著作還將「六字訣」和胎息，也包括在服氣術中，這顯然不妥。因為它們同服氣術在運用呼吸手段上全然不同。

　　「六字訣」強調長呼氣，強調呼氣的排毒洩邪作用；胎息則強調出入之息柔緩、微細、均勻，強調丹田呼吸，神氣合一，以便伏氣結胎；而服氣術則強調深吸氣、咽氣。「六字訣」、胎息同服氣術之間，實在缺乏最基本的共同點。

（原載《武當》2012 年第 7 期）

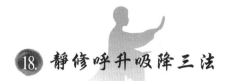

18. 靜修呼升吸降三法

傳統氣功中的吐納功，常對呼吸的強弱、長短、快慢進行改變，以適應功法的特定要求。

如六字訣，為強調排濁，便注重長呼氣；如閉氣法，為強調吸納清氣並促使清氣在體內瀰散，便注重深吸氣並進行一定時間的閉氣，等等。這些均屬於自我意識控制的主動性呼吸。

靜功修練中還有一類功法，它強調自然呼吸，強調生理性的不隨意呼吸，只是在此基礎上讓意念輕輕跟隨呼吸運動，從而實現激盪經脈、活躍氣機的目的。這類功法修習簡便，如能堅持，當有很好功效。

✤ 呼升吸降法的養生保健作用

在呼吸運動中，膈肌的上下運動起了重要作用。通常吸氣時，膈肌自然地向下移位，接著呼氣，又向上移動復位，跟著一吸一呼，膈肌不斷向下向上移動。

膈肌上下移動的部位，正是任脈經線的部位，所以讓意念輕輕跟隨生理性的自然呼吸，能起到很好的養生保健作用。

具體如下：

⑴ 呼升吸降法可以不經意地持續激惹任脈經線，促
　　使內氣不斷升降。

《金仙證論》說：「橐籥者，即往來之呼吸，古人喻
為『巽風』，升降由此風而運。」意謂內氣的升降，是靠
呼吸運動來運行，實際上便是指呼吸時膈肌的上下移動，
能激發任脈經線的氣機。

古人認為，氣機升降是人體實現生理穩態平衡的重要
活動。《內經・素問・六微旨大論》指出：「出入廢，則
神機化滅，升降息，則氣立孤危。故非出入，則無以生長
壯老已，非升降，則無以生長化收藏。」

《修真十書・陰陽升降論》說：「人能效天地橐籥之
用，沖虛湛寂，一氣周流於百骸，開則氣出，闔則氣入。
氣出則如地氣之上升，氣入則如天氣之下降，自可與天地
齊其長久矣。」

可見繫念生理性的呼吸運動，正是實現人體生理穩態
平衡的重要手段。

⑵ 內氣隨呼吸運動不斷地沿任脈經線運行，能促使
　　心腎相交，乾坤交媾。

古人認為，讓心火下降，讓腎水上升，實現心腎相
交，讓乾頂的元神下降，讓坤腹的元氣上升，實現乾坤交
媾，這是結丹的基礎。

《內經知要・道生》註：「全真之人，呼接天根，吸
接地脈，精化為氣也。」這是說，乾頂（天根）和坤腹（地
脈）相交接，能使「精化為氣」。

《五篇靈文・玉液》重陽註：「吸則氣，呼則神，神
呼氣吸，上下往來，復歸於本源。」意思是說，吸氣時隨

著膈肌下移，會激發、充實腎間的動氣，呼氣時隨著膈肌上升，會引領元氣上達顱頂補養元神。所以「神呼氣吸」會回歸到生命的本源狀態。

(3) 呼升吸降法可以排除雜念，讓大腦較快地進入恬靜虛無的境界。

因為將注意引導到沒有思想內涵的生理性運動，這便自然地斬斷視覺、聽覺與外界的聯繫；加之讓意念持續地、單一地跟隨呼吸運動，更易讓心態平和下來。

《內經》說：「恬淡虛無，真氣從之。」如能進入恬靜虛無的境界，更可以促進真氣的萌發和集聚。

❋ 三種簡易的呼升吸降法

⑴ 《壽世保元》記述的呼升吸降法

《壽世保元》為明龔廷賢著，取古人養生術甚豐。其《呼吸靜功要訣》有這樣記述：「盤腳趺坐，瞑目不視……心絕念慮，以意隨呼吸一往一來，上下於心腎之間，勿急勿徐，任其自然。」意思是說，當呼氣膈肌上升時，意念跟從氣息從會陰部位升到絳宮部位；當吸氣膈肌下降時，意念跟從氣息從絳宮部位降到會陰部位。

實際上是，呼氣時大腦中樞形成了一道以膈肌上升動覺為主的動覺移動線；吸氣時形成了一道以膈肌下降動覺為主的動覺移動線，意念就是跟著這道呼吸動覺移動線上下升降的。運作時心態要恬靜，呼吸要自然，不快不慢，用意要輕微、隨意。久而久之，便會活躍氣機，促進心腎相交，水火交融。

《壽世保元》說：「人呼吸常在心腎之間，則氣血自順，元氣自固，七情不熾，百病不治自消矣。」

張三豐在《玄機直講》中也有類似的說法：「斯時也，於此念中，活活潑潑，於彼氣中，悠悠揚揚，呼之至上，上不衝心，吸之至下，下不衝腎。」

《醫學衷中參西錄》說得好，尋常呼吸「其心腎亦微有升降，雖升降力甚微，心腎亦必相交而有益元氣」。所謂「心腎亦必微有升降」，即指呼氣時膈肌上升、吸氣時膈肌下降對心腎的影響，以及對內氣的激惹。

(2) 《女宗雙修寶箋》記述的呼升吸降法

此書係清代沈一炳著，其副題為《女功指南》，書中詳述女丹要訣。其有關呼升吸降法是這樣記述的：「但覺恍焉惚焉，不呼自呼，不吸自吸，不提自提，不咽自咽。此中滋味甘香，氣神充和，三田一貫。」這段文字有三層意思。

第一層意思是說呼吸時的心態：要排除一切雜念，讓主體進入恍焉惚焉的恬靜境界。

第二層意思是說呼升吸降的要領：「不呼自呼，不吸自吸。」即不是有意地呼，而是自動地呼；不是有意地吸，而是自動地吸。強調不是主動性、隨意性的呼吸，而是生理性、不隨意性的自然呼吸。

「不提自提」，這裏的「提」有兩義，其一有輕輕提肛之意，但又不是正式提肛；其二有提升內氣上達上丹田之意。強調不要有意地去提肛，去提升內氣，而是要讓意念隨呼氣時膈肌上升，儘量輕微地提肛，自然地將內氣提升到上丹田。

「不咽自咽」,「不咽」是說不是主動地咽氣,有意地咽氣;「自咽」,是指隨著吸氣時膈肌下降,意念要輕輕地、自然地引導內氣從咽喉處下降,一直降至會陰部位,好像是自動咽下一樣。

咽喉,丹經上稱「十二重樓」,是任脈經線上的重要部位。《鍾呂傳道集》說:「一呼一吸,天、地、人三才之真氣,往來於十二重樓前。」說「不咽自咽」,正是為了強調要自然地引導內氣從咽喉處下降,這樣才能讓氣機升降沿著正常的渠道運行,才能對任脈經線進行有效的激惹。

第三層意思是說煉功效果:「此中滋味甘香,氣神充和,三田一貫。」持續修練,讓內氣隨呼吸不斷升降,這樣便會將上、中、下三丹田氣機緊緊連在一起。《修真十書》說:「頭太淵、心絳宮和兩腎之間為修真之『內三要』。」「內三要」相連,自然大大激發了體內的真氣,從而使全身各生理系統處於高度平衡、和諧的狀態。這樣當然會「氣神充和」、「滋味甘香」了。

(3) 張三豐注《呂祖百字碑》記述的吸降呼升法

明代著名氣功家張三豐,在註釋《呂祖百字碑》首兩句「養氣忘言守,降心為不為」時說:「修行人心欲入靜,貴乎制服兩眼。眼者心之門戶,需要垂簾塞兌。」接著寫道:「訣云:以眼視鼻,以鼻視臍,上下相顧,心息相依,著意玄關,便可降伏思慮。」

張三豐這裏提及的功訣,雖然意在強調運用內視法可以有效制服兩眼,引導主體入靜,但實際上,這個功訣正記述了一種結合內視進行吸降呼升的修持法。此功訣包含

四層意思：

第一，「以眼視鼻，以鼻視臍」。此強調內視法的運用，即要讓意念引導內視線觀「鼻」，再讓內視線從「鼻」下觀「臍」。此處突出「鼻」，有兩個用意：

其一，讓內視線通過中間觀照物「鼻」再到達肚臍，比直接內視腹臍易於操作；

其二，有意讓內視線和吸入的氣息連結在一起，可以讓內視線跟著吸氣下達腹臍。

第二，「上下相顧，心息相依」。強調要隨吸氣引導內氣下降坤腹，要隨呼氣引導內氣升入乾頂。吸氣時「以眼視鼻，以鼻視臍」，這是「下顧」；呼氣時隨膈肌上移，內視線又跟著「上顧」。這就叫「上下相顧」。

張三豐在注同文第三句「動靜知宗祖」時，就明確指出「呼接天根，吸接地根」，並認為這樣可以「調和真氣，安理真元」。持續的「上下相顧，心息相依」，既可排除雜念，又能引導內氣升降，並最終實現神氣交融的最佳氣功態。

第三，「著意玄關」。這層特別提示，要留心、注意玄關。玄關在丹經中說法不一。一種認為是人身中一個關鍵性部位，稱為「玄竅」，如有的說是上丹田，有的說是下丹田等。另一種認為是一種高度虛靜的氣功功能態。張三豐就曾說過，神氣相戀，則玄關之體已立。可見此處玄關即指此種高度虛靜的心態。

《真詮》引張伯端語：「蓋虛極靜篤，無復我身，但覺杳杳冥冥，與天地合一，而神氣醞釀於中，乃修練之最妙處，故謂之玄關一竅。」《唱道真言》說：「玄關者，

太極將分，兩儀將判之時也。」他們說的玄關，均指這種高度虛靜的心態。

此層提出要「著意玄關」，意在強調應不斷將心息相依引導到「玄關」這種高層次的境界。從內視線的「以眼視鼻，以鼻視臍」到「上下相顧」；從意念跟隨氣息不斷升降到心腎相交，乾坤交媾；從心息相依到神氣交融、神氣合一；從「有我」到「無我」，這是氣功境界不斷提升的過程。

第四，「便可降伏思慮」。最後是說明修練的效果。這個「降伏」，不僅指可以徹底清除雜念，還指可使主體順利地實現虛靜的心態。如持續修練，「著意玄關」，不斷提升，還能達到更高層次的氣功態，並收到顯著功效。

上述三法，前兩法是先呼後吸，呼升吸降；後一法是先吸後呼，吸降呼升。它們均屬簡易靜功，可任選一法隨時隨地修練，如能堅持，對身心健康當大有裨益。

（原載《現代養生》2012 年第 11 期）

論六妙法門的修練方法和運演機制

六妙法門屬佛家氣功。它淵源於東漢安世高翻譯的《大安般守意經》和西晉竺法護翻譯的《修行道地經》。前書云：「佛有六結意，謂數息、相隨、止、觀、還、靜。」後書載：「數息守意有四事：一謂數息，二謂相隨、三謂止觀，四謂還淨。」

隋智凱撰寫《六妙法門》，改稱六妙門，並分為十類，而以次第相生六妙門為關鍵。

此法注重調心與調息的密切結合，對氣功靜功的發展頗有影響。從氣功學和心理學的角度看，六妙法門是一個設計嚴密、運演合理並且自成體系的優秀功法。

明代學者袁黃在所著《靜坐要訣》中曾著重介紹了此法。近代氣功家蔣維喬在《因是子靜坐法》一書中，對此法十分推崇。

巨贊法師在《禪修的醫療作用及其可能發生的生理和心理現象》一文中，也對此法作過介紹。

但總的說，把六妙法門作為一套完整的功法來修練的人並不多見，一般常把其中的數息與隨息作為修練其他功法的一種輔助手段而加以運用。

本文擬對六妙法門的功法進展層次、修練方法以及運演機制做些探討。

❈六妙法門的功法進展層次

蔣維喬在《因是子靜坐法》（品冠文化出版社‧104 年 11 月出版）一書中將此法分為三個層次，認為「數與隨為前功，止與觀為正功，還與靜為煉功的結果」。並說：「六門中間，以止為主，觀只是幫助這個止，叫它了了明明，然後能夠得到還與淨的結果。」這個說法值得商榷。

六妙法門的最大特點是意念同呼吸的密切結合。從二者的配合方式、強度和作用機制來看，此法以分為四個層次為宜：數隨為第一層次，止為第二層次，觀為第三層次，還淨為第四層次。

(1) **第一層次的數息與隨息，主要是透過意念呼吸來達到排除雜念、誘導入靜的目的。**

這是為守靜入定創造良性的心境。隨息較之數息，意念同呼吸的結合已趨密切，而心理強度則相應減弱，它是在數息已取得成效的基礎上才開始運演的。二者在煉功中的作用基本上相同。蔣維喬稱為前功，是恰當的。

(2) **止息為第二層次，是六妙法門的第一個正功。**

止息的心理強度已最大限度地減弱，此時意念和呼吸的結合已不再膠結，而轉向輕柔鬆緩。

六妙法門正是透過止息，形成入定的心態，使中樞神經出現廣泛的保護性抑制，進而引起全身諸多係統的生理變化。

(3) **觀息為第三層次，是六妙法門的第二個正功。**

它具有與止息完全不同的心理活動態和生理作用。從心理活動看，這時意念已加重，意念同呼吸的關係又轉膠

結，整個心理強度同止息時相比，已明顯增強。

六妙法門透過觀息，形成了意動、內動的心態，它利用呼吸運動產生的震動波和內壓力，對全身的經絡進行良性的衝擊和鼓蕩，從而促使全身微循環普遍開放。

顯然觀息的獨立性是十分明顯的。蔣維喬將它附在止息之後，說「觀只是幫助這個止」，似未妥。

⑷ 第四層次為還息和淨息，這是六妙法門的第三個正功，是為了進入更高層次的入定態而進行的心理運演。

還息時意念又轉輕，意念同呼吸的結合又轉柔緩，此時藉助深微勻稱的腹式呼吸，引導意念返回本源，即讓意念收回心中，漸趨平靜。這是從觀息到淨息的過渡態。

淨息是高品位的入定態，它不但清除了雜念，也忘卻了正念，並形成了一種純淨、恬適和朦朧而不昏濁的心態，這是高度入定的境界。

淨息的初期也要進行輕微的心理運演，隨著功夫的增進，心理運演便告停止，此時便讓已經形成的心理定勢來潛在地支配氣功功能態。據此看來，不能說還息和淨息已是煉功的結果，應該說，它們仍是煉功的手段和過程，仍是六妙法門的正功。只是到了淨息深煉已獲顯效即出現高度入定態的時候，才可以說是煉功的結果。

六妙法門的修練方法

⑴ 六妙法門的數息與隨息，其做功方式較為明確。

數息是默數出息或入息（以數出息為好），從一數至

十，心注在數，不令馳散，反覆為之。在息的出入已呈輕微，精神已趨鬆靜的時候，即可轉入隨息。

隨息開始時心息相依的線路較短，只在鼻腔一段；以後線路拉長，意念隨息進入臍下，乃至遍身毛孔出入。當心裏寂然凝靜，覺得隨息還是太粗之時，即可進入正功，開始煉止息了。

⑵ 關於止息的演練，歷來說法不夠明確，也有不一致之處。

一般常把它等同於「止觀法門」中的「制心止」，即從心的本體入手制止其活動，使其漸漸泯然入定。實際上並非如此，因為「止息」是從「息」下手「止」的，不可離開「息」來談「止」。

據筆者看來，它應包含三層意思：

一是，心止於息。此時心不「數」，不「隨」，而是借息的一出一入的規律性運動促使心停止活動。

二是，心止於小腹。煉隨息時，心隨吸氣進入小腹，心隨呼氣離開小腹，小腹已經同呼吸和意念活動建立了條件聯繫。煉止息時心雖不隨息，但可利用小腹和息的條件聯繫，來使心止於小腹，並且覺得好像是小腹在一呼一吸。這是借息的出入來維繫「心止」。

三是，心化於息。開始時心止於息，自我意識有意制止心的活動，但實際上制心止的活動本身仍是心的一種活動。隨後要讓心融化於息中，真正停止活動，並且還要連息也忘掉，這樣才算真正入定。這是靜功追求的一種特殊心態，它使大腦處於保護性的抑制狀態，進而產生一系列的心理效應。

隋代智凱的《六妙法門》中沒有談到心止於小腹；明代袁黃的《靜坐要訣》則把止息等同於「制心止」，也未提心止的部位；蔣維喬在《因是子靜坐法》中才提出止息是「把一個心，若有意，若無意，止於鼻端」。

　　但從煉功實際看，止於鼻端較難控制，如演煉不當，很易引起中樞神經興奮。藏密氣功的「金剛數息法」為藏密氣功的基礎功法，也是修氣脈初學之方法，此法有數、隨、止、觀、還、淨六步，其主要精神同六妙法門是很相近的，可能同出一源，而在實踐中形成不同的功種。

　　「金剛數息法」對「止」法的說明是：「進觀吸入之氣住於臍間。」住於臍間，較好控制，不易出偏。參照「金剛數息法」的煉法，六妙法門的止息，也應以止於小腹為好。

⑶ 觀息跟止息具有明顯不同的心態

　　它要求在定心中細細審視微細的出入之息，久之覺息出入遍諸毛孔，此時心眼開明，徹見筋骨臟腑。觀息有如下幾個特點：

　　第一，「於定心中，以慧分別，關於微細。」（《六妙法門》）這是說，觀息是在入定生慧的功能態心理基礎上進行的。經過數、隨、止修練之後，心理和生理均發生了明顯變化，在這樣的基礎上進行觀息，會對機體產生更大的作用。

　　第二，意念從止息中復甦，在意念控制下，氣息出入的方式發生明顯的變化，即從原來的沿鼻腔至小腹的線性移動，變成為由全身毛細孔出入的全面性輻射。

　　第三，意念結合內視跟蹤、體察氣息進入全身毛細孔

的情況,並且徹見筋骨臟腑。這時心理強度相應增強。顯然,觀息的運演大大促進了全身毛細血管的開放。

第四,觀息時,意念還將呼吸運動在胸腹部產生的震動波和內壓力不斷向全身彌散,以增強對機體臟腑經絡的良性刺激。

由此來看,觀息階段實質上是一個意動階段,它與止息的意靜階段迥然不同。

(4) 歷來各家對還息的解釋,都很不明確。

蔣維喬認為是「還歸於心的來源」。他說,「真心本自不生,不生故不有,不有故無觀心,無觀心也就沒有觀境」,這就是還息。但從煉功的角度看,未免有些玄虛,不好掌握。

其實,還息是從觀息到淨息的過渡態,即從意動轉為意靜、心淨的過渡階段。其運演方法為:

第一,停止心隨呼吸向全身擴散的活動,讓心依附於息而還歸於本源,即借輕緩的自然呼吸,把觀息時活動的心,收回到原來的安靜態。

這正是還息的本意所在。蔣維喬沒有把「還」和「息」聯繫起來理解,似欠全面。

第二,輕緩地將意念凝聚於鼻端(兩眉間),即從觀息時的動態擴散型轉為靜態意守型,讓意念、呼吸、鼻端建立起條件聯繫。這可促使心進一步回歸到它的本源。

歷來各家均未提還息鼻端。藏密氣功的「金剛數息法」認為,集中注意力觀想兩眉之間的氣色(色極鮮白,小如芥子),謂之還。它強調還息時要繫念鼻端。從煉功的實際情況看,六妙法門的還息,也應以繫念鼻端為好,

因為這不但可引導心態向淨息階段轉化，而且可以產生良好的生理效應。

第三，心理強度又轉弱，心息關係從觀息時的膠結態，又轉向鬆緩態。

⑸ 淨息是六妙法門的最後一個法門，它不僅要求心的安靜，還要求心的清淨。

淨息在初始階段還要進行忘念、忘我、忘息的心理運演，但隨著漸漸進入高層次的入定態，心理運演便告停止。淨息與止息的區別在於：

其一，止息是從意住小腹開始而逐漸進入定境；淨息則是從繫念鼻端開始逐漸進入定境。

其二，止息是在數息、隨息的基礎上運行的，如掌握不好，容易陷入停滯，而淨息則是在止息之後，又經過以慧照破的觀息，所以這時的入定態既純淨，而又不呆滯，是一種高品位的入定態。

其三，止息是六妙法門進行過程中的一個層次，它有一定的時限，過了這個時限即要進入下一個層次（觀息）；淨息既是六妙法門演煉過程中的一個層次（淨息初始階段），又是六妙法門修練的結果（淨息高層次階段），它沒有時限，相對說，可短可長。

其四，在淨息的高層次階段，由於產生了心理和生理的一系列變化，可能會提高人的智慧，誘發人的某種潛能，出現「心慧相應」、「任運開發」的現象，而止息階段則還未能出現此種現象。

以上就是六妙法門的具體演煉過程。

✳六妙法門的運演機制

六妙法門在運演過程中十分巧妙地利用了呼吸運動的功能，充分地發揮了呼吸運動的作用：一方面它讓出入之息引導心的寧靜歸一，來維繫心的止念入定；另方面它又利用呼吸運動產生的震動波和內壓力，對全身的經脈進行良好的激蕩。

六妙法門的心息密切配合，既符合心理和生理的活動規律，又很好地發揮了氣功的強身功能。下面就六妙法門如何利用呼吸運動作功，做些具體解說。

清除雜念，實現鬆靜，是進入氣功功能態的基礎，也是煉功伊始遇到的最大難關。如果用強制的方法來制止紛呈的雜念，往往是越制止雜念越多，甚至引起更大的亢奮和不安。

而六妙法門的數息和隨息，則是巧妙地利用人們心理活動和生理活動的特點，自然而然地誘導主體進入鬆靜態。數息由低級的思維形式，用具有一定心理強度的內向性注意，把散亂的心收回來。它雖然是一種簡單的、低級的思維活動，但能調動思維中樞和語言中樞的功能，而且由於呼吸運動成為注意的中心，故也能強化呼吸運動中樞，這就在大腦形成了優勢興奮中心。

因為數息沒有認識事物的目的，純粹是一種重複的、機械性的心理運演，它僅是借用思維活動的形式，而不具有思維活動的本質特徵，所以它既能由集中注意收回散亂的心，又不易引起興奮擴散，而且由負誘導的作用，反而可引起大腦皮質的廣泛性抑制。這樣就能初步達到寧神靜

心的目的。以上是從「數」的角度來談的。

另方面，從「息」的角度看，呼吸中樞是中樞神經系統中最大的節律發生器，呼吸節律的興奮，幾乎擴散到神經系統的各個部位，特別是對植物神經的影響尤為明顯。有些學者曾用電生物學的方法證實，在腦電變化中存在著呼吸節律。六妙法門讓主體的注意力指向氣息的節律性運動，這就能有效地提高大腦的有序化，促進保護性抑制的形成。

透過數息，心息已初步建立起條件聯繫，但此時心對息的關係，相對說還比較膠結，著力，心理強度也較強，而呼吸也較粗短，這些均不利於氣功態的進展。這樣便出現了隨息。

隨息是在保持心息聯繫的前提下，停止了思維中樞和語言中樞的活動，大大減弱了數息時的心理強度，並讓呼吸變細變長，特別是此時已藉助氣息進出鼻腔時的觸覺，和呼吸肌活動的動覺來吸引住心，這就進一步密切了心息相依的關係。

透過反覆持續的隨息，能逐漸形成一道從鼻腔到腹臍的動覺移動線，這可產生氣沉丹田、激發內氣等作用，並可加強氣息節律性運動對中樞神經的良性影響。

在數息和隨的基礎上，利用意念、出入之息和小腹的條件聯繫，主體便進入了止息的境界。從住息小腹、繫念小腹到心化於息，這時顯意識活動便告消失，心理強度也最大限地減弱，從而出現了以腹臍為潛在維繫點的初步入定態。

形成這樣的保護性抑制態，對提高生理活動的有序

化，發揮各個系統間的協同作用，具有重要的意義。為了避免止息陷入呆滯狀態，更為了在全身鬆弛反應和平衡、協調的基礎上充分發揮意識的能動作用，六妙法門在止息之後，十分巧妙地設計了觀息的運演方法。

觀息通過內視、存想等方法以及加強心理強度，將呼吸運動產生的震動波和內壓力，向全身擴散。這就形成了一種在廣泛抑制基礎上的良性興奮。這種輕度的良性興奮能有力地激發和強化全身的機能，促進微循環的大量開放。隨後透過還息和淨息，主體又進入更高品位的入定態，深度的保護性 抑制又取代了輕度的良性興奮，心理和生理活動又發生了種種變化。

從氣功學的角度看，六妙法門雖屬佛家氣功，但它同傳統氣功中的吐納、存想、意守、運氣乃至性命雙修等各類氣功，均具有某種共通點；或者說，在一定程度上它兼具了以上各類氣功的特點。

六妙法門不但強調心息相依，而且利用呼吸來衝擊全身的經脈，這和吐納法有共通之處；六妙法門由出入之息來內視、存想氣流遍及全身所有毛孔，這和存想類氣功有共通之處；六妙法門的隨息和止息，由於心息結合沿著任脈經路運行，並且建立了意念、氣息和腹臍的條件聯繫，這就產生了類似氣沉丹田和意守丹田的效果，它和以意守為主要特徵的一般靜功，有共通之處；六妙法門從隨息到觀息，意念對氣息的關係也從被動的跟隨轉為主動的利用，特別是利用呼出之息，將丹田激發起來的內氣向全身經脈運化、擴散，這跟行氣一類的氣功，也有近似之處；六妙法門要求止息時住息腹臍，還息時繫念鼻端，這種上

下丹田並重的運演方法，同道家氣功的性命雙修，也有近似之處。

由此看來，六妙法門的功法進展設計，充分發揮了傳統氣功的強身效能。

從生理學的觀點看，六妙法門從數息、隨息到止息，不但在大腦形成了保護性的抑制，使大腦活動有序化，而且能增強呼吸系統、消化系統以及循環系統的功能；而觀息的運演，則能打開全身的氣脈，促進微循環的大量開放，並加強能量的輸送和機體的新陳代謝；透過止息時的住息腹臍和還息時的繫息鼻端，對上下丹田進行了很好的激惹，密切了上下丹田的聯繫，從而強化了垂體─腎上腺─性腺這個內分泌系統的功能，它能從根本上改善人的體質；最後淨息時的高品位入定態，除了提高以上各項效能外，更可益智生慧，激發人的潛能。

綜上所述，六妙法門確為傳統氣功中一個頗具特色、確有顯效的優秀功法。

（原載《中國氣功》1994 年第 3 期）

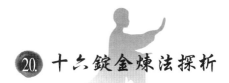

20. 十六錠金煉法探析

　　十六錠金又稱李真人長生一十六字訣，是道家養生的代表性功法。此十六字為：「一吸便提，氣氣歸臍，一提便咽，水火相見。」明代冷謙的《修齡要旨》初錄此法，並譽它為至簡至易之妙訣。其後《赤鳳髓》《遵生八箋》《脈望》《養生秘錄》《醫方集解》和《尹真人寥陽殿問答編》等均介紹了此法。

　　今人諸多氣功著作，也都推薦了這一功法，可見十六錠金至今仍有廣泛影響。但各家對此法的解說卻頗有不同，如有的說，鼻吸清氣只送至丹田；有的則說，吸氣入丹田後再經督脈而直上頭頂囟門處。又如對提氣入督，有的說是配合呼氣；有的則說是配合吸氣。本文擬對十六錠金的煉法作些探討。

❈操作程序

　　根據十六錠金的文字結構和語意提示，和《修齡要旨》的記載，以及清人閔一得編訂的《尹真人寥陽殿問答編》的闡述，再結合氣功學、生理學、心理學和中醫學，進行全面考慮，深入比較分析，筆者認為十六錠金的操作程序，應該是這樣的：

(1) 凝神息慮，口中先漱津 3～5 次，舌攪上下齶後，待滿口津生，便把津液吞嚥下去，吞時要有響聲。

(2) 隨即於鼻中吸清氣一口，以意念送至腹臍丹田之中，在吸氣的同時，提縮肛門（*如忍大便狀*），以意念與目力（*內視*）從會陰處把內氣提至腹臍丹田，使上氣（*清氣*）和下氣（*內氣*）在丹田會合，並略在丹田存一存。

(3) 呼氣，結合鬆肛，與此同時以意念與目力引導丹田之氣，經會陰入督脈，從尾閭沿脊中線之命門、夾脊、玉枕直透入泥丸，此時呼氣盡。

(4) 吞咽口液，此時呼吸暫停，用意念與目力將升至泥丸之內氣，連同口津一起送入腹臍丹田之中，並稍在丹田留存一下。這樣，吸、呼、咽即為 1 次運演程序。接下去又做吸氣動作，再做呼氣動作，繼做咽津動作。如此循環往復，一般可連做 7 次或 14 次。

❉煉法依據

⑴ 十六錠金文字本身所作的說明和提示

從十六錠金的文字結構看，前兩句已指明為吸氣時的運演動作，後兩句當是說明呼氣和呼氣後的運演動作。同為明代的氣功著作《脈望》一書，其記載的十六錠金的第三句，便寫為「一呼便咽」，也可作為助證。此其一。

十六錠金在句式運用上有一個顯著的特點，即連用兩個「一……便」式，此種句式意在強調兩個動作的前後緊相連接。「一吸便提」，顯係指吸氣一開始，緊接著便作提氣動作，以利於內外氣在丹田的交接和糅合；「一提便

咽」，顯係指呼氣後迅速將提升至泥丸的內氣，和口津一起咽入腹臍。此其二。

十六錠金在「一吸便提」之後，進一步作了明確提示「氣氣歸臍」。在吸氣的時限內「氣氣歸臍」，當指從上吸入的清氣和自下提升的內氣，同時在腹臍聚合。此其三。

十六錠金後部分著重指出「水火相見」，這是強調呼氣後通過咽津來益水強腎，促使心腎相交，水火既濟，此其四。

⑵ 有傳統氣功文獻作助證

《修齡要旨》的解說較為準確可靠，以下幾點已較明確：第一，吸氣的意念運行路線是到達腹臍；第二，提氣入督時配合呼氣；第三，呼氣的意念運行路線是沿著督脈上升而止於頭頂泥丸；第四，呼氣之後咽津。

但是，它的記述較為簡略，有些地方還說得不大清楚。如「隨於鼻中吸清氣一口，以意會及心目，寂地直送至腹臍下一寸三分丹田元海之中，略存一存，謂之一吸。隨用下部，輕輕如忍便狀，以意力提起使歸臍，連及夾脊雙關、腎門，一路提上，直至後頂玉枕關，透入泥丸頂內，其升而上之，亦不覺氣之上出，謂之一呼。」這裏有兩個問題：

一是如忍便狀的提肛，究竟是結合吸氣，還是結合呼氣？因為提肛是收縮性動作，故適宜於配合吸氣，而這裏的陳述不明確。

二是呼氣時的意念運行路線，究竟是從腹臍開始，下經會陰再沿督脈而上，還是從會陰開始，上經腹臍再橫穿命門直上夾脊、泥丸？傳統周天功的氣行路線，都是從腹

臍開始，經會陰越尾閭再沿督脈而上，而這裏的陳述同樣不明確。

清人編訂的《尹真人寥陽殿問答編》，對此作了精當的解說，它指出：「一吸入腹，略用意與目力，從陰根提起，納之於臍。便提者，提一吸之氣，通任脈下半截而納於臍，所謂一吸便提，氣氣歸臍也。」又指出：「一提即一呼，於一呼之中略用意與目力，提入督脈，從尾閭通脊骨，直至頂門。」如此，上述兩個問題便都迎刃而解，而十六錠金的原貌也就較為清楚了。

⑶ **功法設計具有特色，顯示了對傳統周天功的創新。**

十六錠金，就其功法構架看，是屬於傳統的周天功，但它對周天功有重大的創新，充分顯示了自身的特色：

第一，以呼氣配合升督。讓內氣運通督脈，是周天功的重要修練階段，也是三關攔阻、氣運難通的階段。傳統周天功比較強調「火逼金行」，常取「撮、抵、閉、吸」的方法，以強調吸氣來促使經氣衝關通督。如果悟性好，持之得當，當獲良效。但由於「進武火」時，心理運作較難掌控，稍不得法，即易使心態失去平衡，甚至還會走火入魔，產生明顯副作用。

十六錠金以呼氣配合升督，掌握平穩火候，取其自然功成，這就可以使心態保持平衡，不會走火入魔。

第二，以咽津結合降任。煉丹家向來十分珍視功中產生的唾液，認為是玉泉、神水。一般丹功只提出，功中如出現口液，要隨時用力咽下；而十六錠金則將咽津作為功法構架的一個有機組成部分，一個重要的運演步驟。這具

有重要意義：

首先，結合咽津動作可以迅速而有力地把通關後的內氣，從泥丸納入丹田，從而促進並強化任督經脈的運轉。

其次，透過咽津動作，可配合天宮造化金精，產生良好的生理效應。元王玠《崔公入藥鏡註解》說：「作丹採藥之時，必採水中之金，必假戊土化火，逼逐金行，度上泥丸。金至此化為真液，如瓊漿甘露，一滴落於黃庭，宴之味之，津液甘美，故曰飲刀圭也。」《大丹直指》說：「自覺真氣入腦，急用二掌緊閉兩耳，自然腎氣入腦，造化金液，下降如淋灰相似。」古人認為真氣通關入頂後，能化為金精玉液，而十六錠金的及時運演咽津動作，正可以產生這樣良好的生理效應。

再次，透過功中有節律的咽津動作，能提高唾液腺的功能。因為咽津動作由傳入神經，會刺激延腦的吞咽中樞和消化液分泌中樞，從而引起延腦的反射活動，再由傳出神經而對舌體、唾液腺、咽喉、食道等發出衝動，於是便會進一步提高唾液腺的功能。

第三，功法強化了對丹田的激惹和鼓蕩作用，促使內外氣直接在丹田交合。煉丹家認為腹部丹田是藏精之處，故煉丹田為周天功的核心部分。十六錠金透過「一吸便提」的獨特手段，對丹田進行了很好的刺激與鼓蕩，從而提高了煉精化氣的效應。

又，古人認為，人之祖氣原不自生，必藉神光煦照，氣息催化，而後氣機才能發動。所謂氣息與先天之氣相接，即是後天見先天。此為結丹之正功。

十六錠金透過上吸清氣和下提內氣的同步運作，來使

內外氣在丹田直接交合，便能產生良好的生理效應。此功強調「一吸便提」，其主要用意亦在於此。

(4) 功法設計很好地照顧了生理平衡和心理平衡

氣功態的一個顯著特點，就是心理的穩態平衡，這種平衡首先必須有生理平衡作基礎。如果生理上出現平衡失調，像呼吸急促、神經亢奮，則從根本上破壞了氣功態。十六錠金是著意配合吐納的功種，從生理學角度說，吸氣時伴交感神經興奮，呼氣時伴副交感神經興奮。又，引氣上升時，易促使神經興奮（升陽）；引氣下降時，易引導神經鎮靜（降陰）。督脈屬陽，如果在運氣升督時，運用「撮、抵、閉、吸」這些方法，就大大提高了神經的興奮度，稍不得法，即易使心態失衡。而十六錠金，則以呼氣配合升督，讓煉功者在副交感神經興奮、身心鬆靜的基礎上，運經氣上督脈，這就較好地處理了升督與維持一定神經興奮度的關係。任脈屬陰，引氣下降能誘導神經鎮靜，用深吸氣來配合降任，既可保持內氣運化所必要的神經興奮度，又可憑藉降陰來控制交感神經的興奮。

由此看來，十六錠金的運演設計，充分注意到人體身心平衡的需要，起到性命雙修的作用。

(5) 功法設計充分體現中醫學陰平陽秘、心腎相交的理論。

口津係水液，屬陰，十六錠金把咽津作為功法的一個重要組成部分，它不斷把經氣循周天運行後產生的口津，透過強化的手段送入丹田，這就滋助了腎陰（元陰）的功能，從而使它與腎陽（元陽）的功能相平衡，讓命門之火不會越軌升發，而是與先天真水相融合，進而陰陽互根，

產生真元之氣。又，傳統醫學認為，腎屬水，心屬火，水宜升騰，火宜下降。如果心火下交於腎，腎水上承於心，水火既濟，則能促進機體的陰陽平衡。

咽津入丹田，既能引導心火下降，又能助運腎水上升，最後促成心腎相交，水火既濟。顯然十六錠金的運演設計，體現了中醫學的陰陽平衡理論。

❋注意事項

要練好十六錠金除做到鬆靜外，還應注意以下幾個方面：

⑴ 要培養一心兩用的能力

一心兩用，心理學上稱為注意力的分配，即把注意力同時集中在不同的過程上；或者說，在一個時限內有兩個或兩個以上的注意中心。十六錠金在深吸氣時，一方面要引清氣沿任脈入丹田，同時又要求提肛並提運下部之氣。這就要求在一個時限內，把注意力分配給上下兩個氣行過程。

剛開始操作時可能不習慣，會有顧此失彼的不協調之感。但由於這兩個氣行過程的運演動作並不複雜，且有內在的相關性，因此只要經由一段時日的訓練，讓兩個活動過程之間建立起條件聯繫，便會較快地達到運演自如的程度，那時只要大腦下達指令，就會自然地運作起來。

⑵ 要養成輕緩柔長的呼吸，要處理好呼吸時限同意念運行的關係。

十六錠金要求輕緩柔長的呼吸，只有這樣，才便於完

成意念運行和內視運作的路線。由於在呼氣或吸氣的時限內，一定要完成功法規定的氣行路線，所以要是呼吸還不能明顯減緩，那麼意念和內視的循經運行就要稍快些；待至呼吸明顯減緩，意念和內視的運行才可以隨之放慢。總之，兩者要始終保持這種同步關係。

還有，意念、內視配合呼吸運行時，自始至終要保持均勻的速度和力度，不要時快時慢、時輕時重。十六錠金運行周天，開始只求意通，不求氣通，待行之久久，內氣自然可通。故意念的運行，可以稍快，也可以稍慢，應隨機掌握。不過總的來說，能慢就慢一些。

⑶ 要運演好咽津動作

十六錠金把吸、呼、咽組成為一個相對獨立的內煉系統，因此一定要運演好咽津動作，讓三者緊密銜接、聯貫、溝通。這裏有幾點值得注意：

其一，呼氣盡時要馬上進行咽津動作，不要停頓，還要有意上接泥丸之氣，將它和津液一起納入腹臍。這樣，吸、呼、咽就緊密銜接了。

其二，咽津時不但要想著津液，還要看著它（內視）甚至聽著它（內聽）慢慢進入丹田。同時還要稍用力度，這可以強化咽津的生理效應。

其三，咽津時如沒有津液，也要汩汩有聲咽之。《靈寶畢法》曾提出過「虛咽法」，認為如口津不生，可用「虛咽而為法，只於咽氣，氣中自有水生」。故雖無唾液，「虛咽」也能產生良好功效，絕不可因沒有口津產生，而將吞嚥動作略而不做。

（原載《氣功》2000 年第 8 期）

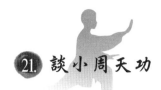

21. 談小周天功

　　小周天功是道家的一個重要功法，在明清時代曾經比較流行。像著名典籍《類修要訣》（明胡文煥編）、《壽世青編》（清尤乘編）和《醫方集解》（清汪昂編）等均錄有此法。曾國潘日記中曾提到自己修習小周天功。由於本法能貫通百脈，平衡陰陽，調和氣血，旺盛精力，且操作程序比較簡單，隨時可以修練，見效也比較快，所以一直受到人們的歡迎和推崇。

　　本文擬對此法做一綜合評述。

❋小周天功與丹道周天

　　小周天功與丹道周天是兩個不同的概念。雖然它們的內涵有相關性，但在煉功要求和操作程序上有明顯的區別。

　　丹道周天是內丹術修習中的第一階段，即煉精化氣的過程。內丹修練初始時強調凝神氣穴，意守丹田，以此發動內氣並不斷積蓄內氣，然後讓內氣自動沿督脈上升，循任脈而下，運行一周。這個階段約需一百天左右，故丹書稱此為「百日築基」。可見丹道周天不是一個獨立的功法，只是內丹修習中的一個階段。

小周天功則是一個獨立的功法。它不用意守丹田之法，而是運用吐納和存想、意念等手段，直接激惹、引導內氣沿任督運行。和內丹術的內氣自發通任督不同，小周天功的內氣運行任督是人為的。

開始時這種運行可能是「空運」，但經過反覆修練，會逐漸成為「實運」。內丹術修練往往需要三年九載之久，而小周天功則沒有嚴格的時間要求，只要達到強身祛病的目的則可，一般數週數月便可見效。可以說，小周天功是一種簡化的內丹術。

小周天功的來源，最早可上溯至戰國時期的《行氣玉珮銘》。《行氣玉珮銘》用高度概括的詞句，記述了如何由呼吸運動直接引導內氣沿任督運行。可見遠在戰國時期，古人在養生實踐中就已經覺察到氣通任督對強身祛病的重要。

但這種修練方法此後一直未見典籍記載，長期沉寂。唐宋以後內丹術盛行，受到內丹術的啟發和影響，一些養生家覺得可以由吐納等手段直接引導內氣運行任督，以此較快地打通周天，於是便出現了像「四字訣」「十六錠金」等最早的小周天功法。

「四字訣」（撮、抵、閉、吸），最早見於明代胡文煥編的《類修要訣》。它是由吸氣加意念來引導內氣沿任督運行。「十六錠金」又稱「李真人長生一十六字訣」，即「一吸便提，氣氣歸臍；一提便咽，水火相見」。明代冷謙的《修齡要旨》初錄此法，並譽為至簡至易之妙法。此法係由吸、呼、咽這樣的運演程序來引導內氣沿任督運行。明代以後又出現了許多不同運作方法的小周天功。

有人認為《莊子・養生主》中的「緣督以為經」這句話，是最早的周天功記述。單純從這句話來看，「督」可以理解為督脈，此句可理解為：順著督脈經常運行。內氣既然沿督脈上升，當然要從任脈下降，如此不斷運行，正是小周天功的運作特點。但仔細玩味《莊子・養生主》中這句話的語境，便可否定這種說法。

《莊子・養生主》是這樣寫的：「為善無近名，為惡無近刑，緣督以為經，可以保身，可以全生，可以養親，可以盡年。」前面兩句說的是：做善事不追求名聲，做惡事不至於面對刑戮的屈辱。

顯然，這段話主要是在闡述為人處世之道，所以接下來的「緣督以為經」，應該是指：順著自然的中正之道，並把它作為順應自然的常法。故郭象注曰：「順中以為常也。」成玄英進而指出莊文本意是：「善惡兩忘，刑名雙遣，故能順一中之道，處真常之德。」如果將這句話理解為順督脈經常運行，那和上文的意思是明顯脫節的。

據此可以說，這句話同小周天功沒有關係，不是小周天功的發源。

✻小周天功分類

小周天功按照運用手段的不同，可分為下列三類，即吐納周天功、存想周天功、意念周天功。

(1) 吐納周天功

此功主要是利用呼吸運動來直接引領內氣沿任督運行。這又有幾種不同情況：

其一，單用吸氣通周天。著名的「四字訣」便屬此種情況。它要求修習時做到「撮」（撮提穀道）、「舐」（舌舐上齶）、「閉」（目閉上視）、「吸」（鼻吸莫呼）。運演時隨著吸氣的動勢並配合意念，將內氣運過尾閭，再徐徐上夾脊，此時閉目上視，撞過玉枕，直轉頭頂，然後隨津液送下嚥喉而至丹田。略定一定，即為一周天。

清末吳師機《理瀹駢文》中提到的小周天功和「四字訣」近似，只是更簡便些。該文說：「修養家有周天者，閉目靜坐，鼻吸清氣，降至丹田，轉過尾閭，隨即提起如忍大便狀，自夾脊、雙關透上泥丸，轉下鵲橋，汩然咽下，仍歸丹田。」

近人秦重三在《氣功療法和保健》一書中介紹的小周天功，也是單用吸氣來通周天的，但他採用的是逆呼吸的吸氣方式，即「小腹隨吸氣逐漸收縮」，且還要「腳趾抓地」，以此引領內氣沿尾閭、夾脊、玉枕而至百會，再下至舌尖與任脈相接。

其二，用吸升呼降通周天。此法見於清末民初張錫純的《醫學衷中參西錄》。文中說：「當其吸氣下行之時，即以意默運真氣，轉過尾閭循夾脊而上貫腦部，略停一停，又乘氣外出之機，以意送此氣下歸丹田。」

其三，用吸、呼、咽通周天。著名功法「十六錠金」便是採用這樣的方法通周天。

該法要求先吸清氣一口，用意念送至丹田，在吸氣的同時提縮肛門，以意念把內氣提至丹田，讓上氣（清氣）和下氣（內氣）在丹田會合，並略停一停。這便是功法所說的「一吸便提，息息歸臍」。然後再呼氣，並結合鬆

肛，以意念將丹田之氣引經會陰沿督脈而上直透泥丸。此時呼氣盡。隨後呼吸暫停，用意念將升至泥丸之內氣連同口津一起運入丹田之中，並在丹田略停一停。這便是功訣所說的「一提便咽，水火相見」。

(2) 存想周天功

此功主要是藉助存想活動來引導內氣通周天。著名的玉光小周天功便屬這類。此法見於《道家·七步塵技·神道》，主要內容為：存想頂門有一碧月，玉潔冰清，光耀如鏡。久之碧月如輪，可引之順中脈而下，照耀中庭，漸而降會陰，轉尾閭、夾脊，再升天門。任督兩脈光耀明淨，涼透舒恬，久之任督相接，成一光環，即謂之玉光小周天。

民初席錫蕃著《內外功圖說輯要》介紹的小周天功，亦屬此類。該書云：「心想目視丹田之中，彷彿如有熱氣，輕輕如忍大便之狀，將熱氣送至尾閭，從尾閭升至天柱、玉枕、泥丸，稍停，即以舌舐上齶，復從神庭降下鵲橋、重樓、繹宮、臍輪、氣穴丹田。」

(3) 意念周天功

此功主要是藉助意念活動來引導內氣通周天。明代楊繼洲《針灸大成》介紹的小周天功即屬此類。

該法先要求兩目內視，存想下丹田處有如黍米之珠，然後徐徐嚥氣一口，緩緩納入丹田，使內氣、外氣相結合，再以意引氣下尾閭，再循督脈上升泥丸，復引氣循任脈下重樓，歷絳宮而回歸丹田，此為一周。此法有一特點，在意念引導內氣之前，先由存想活動（丹田處有黍米之珠）和嚥氣動作，來激惹丹田的內氣。

❋小周天功氣運任督的動力

丹道周天是透過凝神氣穴、丹田積氣，讓內氣自發通任督的，而小周天功則要直接引導內氣通任督，所以它需要依靠吐納運動、存想活動和意念活動來作為打通周天的動力。

吐納周天功氣運任督的動力，主要是藉助呼吸運動時產生的動勢和動能。我們知道，平時吸氣時鼻翼肌收縮，肋間外肌收縮，膈肌下降，腹肌外凸；而呼氣時則是鼻翼肌舒張，膈肌上升，腹肌內凹。呼吸時機體的這些運動，其定向不一，定位不清，它們帶給主體的是一種模糊的動覺。因為呼吸運動是介於隨意和不隨意之間的一種生理運動，氣功調息屬於隨意性運動，所以主體可以改變呼吸運動的方式，可以整合、重組呼吸動覺，讓呼吸運動產生的動勢、動能，能夠集中地為功法的運作流程服務，成為推動功法進展的動力。

比如張錫純在《醫學衷中參西錄》中介紹的小周天功，它是用吸氣升督、呼氣降任的。當其隨吸氣升督時，靠的是肋間外肌收縮，使肋骨和胸骨向上向外移動產生的動勢和動能；而當其隨呼氣降任時，靠的是鼻翼肌舒張向下向外排氣和腹肌收縮內凹產生的動勢和動能。

再如「十六錠金」功，它是用吸氣降任、呼氣升督和咽津來通周天的。當其「一吸便提」時，主要是利用膈肌下降和腹肌外凸時產生的動勢和動能，推動上氣沿任脈下降和下氣相接（下氣上提係藉助提肛產生的動勢和動能）；當其「一提便呼」時，主要是依靠膈肌上升和腹肌內凹時

產生的動勢和動能，推動內氣順督脈而上顱頂。

存想周天功氣運任督的動力是來自想像性的體驗。所謂想像性體驗，是指存想某種情景從而引起主體的多種感覺體驗。這種體驗是相關舊體驗在想像中的移植和整合。比如玉光周天功的存想「頂門有一碧月，玉潔冰清，光耀如鏡」，首先就要讓主體真正覺得此時正有一輪明月掛在頂門，並感受到月光的潔淨和明亮。這種感覺顯然是將日常生活中的月夜體驗移植過來。透過這樣的想像性體驗，就能調動主體的視覺和機體覺。

接下來的「碧月如輪可引之順中脈而下，照耀中庭，漸而降會陰，轉尾閭、夾脊，再升天門，任督兩脈光耀明淨，涼透舒恬」，也是透過想像性體驗，調動了主體的視覺（碧月如輪）、動覺（月輪順中脈而下）和機體覺（涼透舒恬）等多種感覺活動。存想周天功正是藉助於這一系列的想像性體驗，來達到激惹內氣並引領內氣通任督的。

美國著名心理學家馬爾茲曾說，人的神經系統無法區分實際的經驗和想像性的經驗，如果能不斷進行想像性的體驗，大腦皮質會記下新的印象和神經中樞模式。馬爾茲稱之為「心理實踐」。他說，如果我們想像以某種方式行事，幾乎也就是實際上這麼幹（見《你的潛能》）。

意念周天功氣運任督的動力則是來自意念活動時產生的生物電。實驗證明，人在意念活動過程中會產生腦電信號，它會刺激動作神經將指令電流傳導到肌體的特定肌肉纖維，使特定肌肉產生相應的肌電。

比如讓一個人想著他正在提起一件很重的物體，這個時候，他的手臂肌肉便會微呈緊張，並出現電啟動。此時

可記錄到肌肉的生物電，如果想著提得越重，相應肌肉出現的電激活便會越明顯。

意念周天功引領內氣循督、任運行，當繫念督脈、任脈經絡上的重要竅位，比如會陰、尾閭、夾脊、玉枕、泥丸、重樓、膻中、丹田時，相應經絡上的竅位便會出現生物電，持續的運演，意念產生的生物電會不斷激惹相應的經脈和竅位，從而引發內氣並出現氣通周天的現象。

總之，吐納周天功、存想周天功和意念周天功，它們各有其特點，如運用得當均可收到強身祛病的效果。但比較而言，因為吐納周天功利用了人體自身的生理運動，利用了這種運動的動勢和動能，故比之存想周天功和意念周天功，操作過程相對來說會容易一些，收效也快一些。特別是「十六錠金」功，設計得很有特色，更值得學習和推廣。

（原載《現代養生》2012 年第 2 期）

22. 論「翕氣之道，必致之末」

　　長沙馬王堆三號漢墓出土的竹木醫簡《十問》，其中黃帝同容成有關吐納術的問答，曾有這樣的一段論述：「翕氣之道，必致之末，精生而不厥。上下皆精，寒溫安生？」意思是說，行呼吸的原則，一定要將氣引導致軀體的四肢，乃至全身各處，使全身的精氣源源不斷地產生，永不短缺。如果全身上下都充滿精氣，寒邪和溫邪之氣怎麼可能產生呢？「翕氣之道，必致之末」，一直成為傳統氣功特別是吐納功的重要指導原則和修練方法。

　　按理，不論何種呼吸法，空氣的進入和呼出，始終只限於肺部，呼吸運動是依靠吸氣肌的收縮和舒張，以及膈肌的上下運動來進行的，呼吸時進出的空氣根本不可能到達四肢。那為什麼竟說「翕氣之道，必致之末」呢？這是值得探討的。

�֍「翕氣之道，必致之末」的機制

　　氣功的調息，屬於隨意性運動，由大腦皮質來管理。大腦皮質可以興奮、抑制呼吸運動，也可以改變呼吸的類型。所謂「翕氣之道，必致之末」，其機制正是由呼吸結合意念活動來實現的。

意念控制呼吸運動主要表現在確定和形成某種特定的呼吸動覺移動模式。在這種模式的制約下，呼吸運動的類型和生理效應，均發生了變化。

我們知道，呼吸運動時主體神經中樞接收到的感覺為：空氣進出鼻腔、咽喉所產生的觸覺，這種連續性的觸覺反映在大腦裏便成為氣息流動的動覺；吸氣肌收縮和舒張時引起胸骨和肋骨移動產生的動覺；膈肌下降和上升時產生的動覺（腹式呼吸）。

平時不煉功的時候，這些動覺其動向不一，定位模糊，界限不清，且覆蓋區域廣泛，但煉功時主體可以透過意識的整合，將這些散亂、模糊的動覺，組成為某種特定的動覺移動模式，並且加以強化。這樣就會大大增強呼吸運動對臟腑以及全身經脈的激盪作用。

所謂「翕氣之道，必致之末」，係採取了兩種動覺移動模式：一為集中的線行移動模式，二為擴散和輻射型移動模式。

像呼吸時引氣至軀體的兩下肢，便是運用前一種模式；而引氣至全身各處乃至肌體的表層，則需運用後一種模式。建構集中型的動覺移動模式，要縮小呼吸動覺發生的範圍，要改變某些動覺的動向，還要進行必要的動覺遷移。如以呼氣時引氣至兩下肢為例，就要：

其一，將動覺範圍縮小並集中至任脈經線。

其二，以氣流自鼻腔排出和腹肌收縮產生的動覺為主，構成一道集中向下的動覺移動線。

其三，對氣流自咽喉、鼻腔排出時的動覺，要遺忘其向上向外的感覺，而取其從鼻腔向下排出的感覺，並將此

動覺遷移至任脈部位，感到氣流正沿任脈進入丹田乃至兩下肢末端。

其四，對呼氣時膈肌上升的動覺要忘其上升態，而取其模糊態，並將此模糊化的動覺組進上述的動覺移動線之中。

這樣，一道集中的且被強化了的線型動覺移動模式，便在意識的整合下構建起來了。在這種動覺移動模式的制約之下，經過反覆修練，便會產生氣流不斷隨呼氣沿任脈進入丹田乃至兩下肢末端的感覺。久而久之，此條線路的內氣也會被激發出來。

建構擴散的輻射型動覺移動模式，則要將呼吸時產生的諸多動覺加以泛化，還要改變某些動覺發生的方位，以及進行必要的動覺遷移。如以呼氣時引氣通達全身各處乃至肌體表層為例，這時就要：

一是，以氣流自鼻腔排出的動覺為主，並將此動覺遷移至腹臍（丹田）部位，覺得是丹田在向外排氣。

二是，對呼氣時腹肌收縮的動覺，要將它改構為向腹腔、胸腔全面擴散的動覺，覺得氣流正向全身各處乃至體表輻射。

三是，對膈肌上升的動覺和吸氣肌舒張的動覺，均取其模糊態，並組進這個統一的輻射型動覺移動模式之中。

於是一個特定的動覺移動模式便建成了。在它的制約之下，經過反覆修練，主體便會產生氣流隨呼氣不斷擴散至全身各處乃至肌膚表層的感覺。久而久之，全身經脈內的真氣也會被激發出來。

呼吸運動的部位是在胸腹部，呼吸運動產生的動覺當

然也來自胸腹部，但煉功時可以在意念引導和特定動覺移動模式的制約下，透過多種因素的協同作用，把呼吸運動的影響延伸和擴散至全身各處，乃至肌體的末端。

這裏說的多種因素包括：呼吸時的動勢、力度和節奏；呼吸時產生的振動波和諧震波；呼吸時產生的胸腹腔壓力等。其協同作用的過程可能是這樣：

首先是意念引導特定的動覺移動模式延伸至兩下肢末端，或擴散至全身各處直至肌體表層。與此同時，受到呼吸運動特定動覺移動模式的制約、具有統一動向的動勢和力度，便有力地推動特定動覺移動模式的延伸和擴散。呼吸時產生的震動波，雖然是在胸腹腔內特定的區域傳播，但在意念引導和特定動覺移動模式的制約下，其餘波可漫及整個胸腹部，它的影響則可達於四肢的末端。特別是煉功時均勻、輕緩的呼吸節奏，能促使軀體各個器官各個組織乃至各個細胞的原有震動狀態、震動頻率，即他們的物理、化學、生理特性的週期性變化，處於一種高度有序的狀態，這樣便可形成漫及整個肌體的諧震波。

呼吸運動時，胸腹腔自然地形成了一定的壓力，這種壓力能跟隨特定的呼吸動覺移動模式運行，並起著強化呼吸動覺移動模式的作用。雖然這種壓力的運行範圍也只限於胸腹腔，但它在特定動覺移動模式的制約下，可以改變運行方位，從而對肌體的末端或表層產生影響。

比如腹式呼吸呼氣時，胸腹腔的壓力是自然地向腰脊方向進行的，這時如引氣通達兩下肢末端，胸腹腔壓力就會因特定動覺移動模式的制約而向下腹部運行，並對兩下肢末端產生影響。

上述震動波、諧震波以及胸腹腔壓力所產生的影響，同特定的呼吸動覺移動模式一起，不斷刺激兩下肢末端或肌體表層的感覺細胞，引起這些部位感覺細胞發生物理、化學變化，進而激動分析器的外周神經末梢產生神經衝動，神經衝動沿著傳入神經到達中區神經系統，於是中樞神經便會產生肢端或肌體表層的某種動覺。

不過，初始時主體還不可能有這種動覺，所謂「必致之末」還只是一種意念活動，但經由反覆持續的訓練，使這種呼吸動覺的延伸和擴散活動，同肢端或肌體表層發生的與這種活動相對應的生理活動過程之間，形成一種條件反射關係，即形成一種諧震態關係，久而久之，主體便會產生肢端或體表的這種動覺。

「翕氣之道，必致之末」所以成為可能，不僅由於呼吸運動產生的震動波、諧震波和胸腹腔壓力等，在特定動覺移動模式的制約下，不斷對全身乃至肢端進行刺激，產生影響，還因為人的意唸過程本身就能產生腦電信號，它可直接對肌肉纖維發揮作用。我們知道，意念活動（語詞為其表現形式）是人的第二刺激物，客觀事物的刺激和語詞的刺激都能引起大腦皮質中樞神經的活動。

實驗證明，人在意念活動過程中能產生腦電信號，它會刺激動作神經將指令電流傳給肌體的肌肉纖維，使肌肉產生相應的肌電。

例如，讓一個人設想他正在提起一件很重的東西，這時他手臂的肌肉就會微呈緊張，並出現電啟動，能記錄到肌肉的生物電。如果把這件東西想像的越重，肌肉緊張和電啟動也會越明顯。顯然，意念活動和呼吸運動的巧妙結

合，形成某種特定的動覺移動模式，不但可以調動並強化呼吸運動對全身乃至肢端的激惹，而且可以利用呼吸運動產生的震動波、諧震波和胸腹腔壓力等，來加強意念活動的效應。

此外，人體經絡系統的傳感活動，也在這當中發揮了良好作用。經絡已經為現代科學破譯，證明它是生物體內的隱性傳感線，其特性為低阻抗、高電位、高發光，起類似光導纖維的作用。它對聲、光、電、熱（紅外）和放射性同位素，都有特殊的反應。人體的肢端為三陰三陽經的起點和終點，有許多重要的穴位，這些穴位組織裏有特異性分佈的神經結構、血管和肥大細胞，並且在這裏感受器也可能相對集中，這是經絡傳感的外周基礎。

行呼吸運動時，引氣向肢端傳導，自然會對運行四肢的經脈產生激惹作用，這就會引起經絡系統的傳感活動。而經絡系統傳感活動的發生和旺盛，可使平時隱匿的肢端同內臟、肢端同中樞的聯繫活躍起來，這又大大增強了呼吸運動對肢端的影響和作用。

由此看來，呼吸運動經過呼吸動覺的整合和意念的引導，其影響和作用是可以達到四肢末端和體表的。「翕氣之道，必致之末」，應該說是有科學道理的。

❄「翕氣之道，必致之末」的效應

將呼吸之氣引到肢端和體表，能產生良好的生理效應。

首先，可以大量開放全身的微循環，增加末梢血管的

血流量，旺盛血行，從而促進機體的新陳代謝，大大提高機體的活力。我們知道微循環是人體的第二心臟，毛細血管是血管系統中唯一進行物質交換的部位，但其五分之四經常處於閉鎖狀態，只有五分之一左右開放。如果能讓人體的毛細血管廣泛地大面積地交替舒張，則由於進入毛細血管的血流量增加，隨血液輸送到組織的氧、營養物質和激素等也相應增加，這對強身祛病、益壽延年，將產生非常大的作用。

毛細血管沒有平滑肌細胞，故不能進行舒縮活動，其本身的開放、關閉及擴張的程度，完全是被動引起的，因此它的反應不靈敏。毛細血管受神經與化學物質的作用及機械因素的影響而開閉，以改變血管內的血流量。

「翕氣之道，必致之末」，它由延伸和擴散呼吸動覺，並結合呼吸的節奏性運動，能震動微細血管的自律運動；而呼氣或吸氣時產生的動勢、力度、震動波和胸腹腔壓力乃至經絡傳感等，在意念和特定動覺移動模式的制約下，則能成為激惹、鼓蕩微細血管的動力，這樣，全身的微循環便會被大量開放。

其次，可以有效地疏通全身經絡，催發和促進真氣的循經運行。經絡是運行全身氣血、聯絡臟腑肢體的通路。人體透過全身經絡有規律的運行和錯綜複雜的聯絡交會，把五臟六腑、四肢百骸、皮肉筋脈等所有組織器官，連接成為一個有機的統一整體。《內經・靈樞・經脈篇》說：「經脈者，所以決死生，處百病，調虛實，不可不通。」

「翕氣之道，必致之末」，它由延伸和擴散呼吸動覺，由呼吸運動產生的動勢、力度、震動波和胸腹腔壓力

等，對全身組織包括肢端和體表，進行瀰漫性的廣泛刺激，這就必然激發了經絡系統，活躍了氣機。

特別是腳趾和手指的末端，既是足三陰經的起點和手三陰經的終點，又是足三陽經的終點和手三陽經的起點，不斷將呼吸之氣引至四肢的末端，能對十二經脈進行良好的激惹，久而久之，可以打通十二經脈，乃至出現傳統氣功中所說的氣通大周天的情況。這可以引起一系列的生理變化，從根本上改變一個人的體質。

再次，能加強體內的自我控制系統，實現生命活動的動態平衡。這可以從下列幾個方面看出：

第一，根據生物控制論的觀點，人體內存在著自我控制系統，這個系統的主要部分是化學信號（介質）和細胞結構（受體），以及它們之間的相互作用。這個系統的聯繫，就是細胞與細胞之間由釋放介質來互相傳遞訊息。這種訊息有時只傳到臨近細胞，但常常隨著血流傳到機體的其他部位。

訊息被受體接受後，再由受體傳至細胞的內在結構，從而產生生化反應。由於引氣通達肢端的這種吐納方法，能活躍經脈，大量開發微循環，旺盛血行，故不但可以增加傳遞訊息的介質，而且能夠促進細胞同細胞之間的訊息傳遞和生化反應的產生，從而啟動和加強體內的自我控制系統。自我控制系統的啟動和加強，是實現和保持生命活動動態平衡的根本保證。

第二，呼吸中樞是中樞神經系統中最大的節律發生器，呼吸節律的興奮幾乎擴散到神經系統的各個部位，特別是對植物神經功能的影響尤為明顯。顯然，「翕氣之

道，必致之末」這種緩慢細長的呼吸節律，能提高大腦的有序化，進而提高中樞神經對機體的全面控制與協調能力。

第三，深慢柔長的呼吸運動，透過化學感受器，能引起中樞以及外周器官的良性反應，特別是能調節心血管和內分泌的功能，這可以促使機體實現內平衡。

第四，透過呼吸運動形成的諧振波，能調整內臟各器官的不同震動頻率，這對增進健康，具有重要意義；特別是對患有某種疾病的器官，由調整頻率和震動狀態，能促進該臟腑功能的康復。

由此看來，「翕氣之道，必致之末」，不但合乎科學道理，而且其強身祛病的效果也十分明顯。

❈「翕氣之道，必致之末」的方式方法

「翕氣之道，必致之末」，就做功方式來看，大體上有下述幾種：

(1) 單純呼降式

吸氣時聽其自然，呼氣時引氣達於兩下肢末端。如「虛明功」中的「降氣呼吸法」，就是採用此種方式。（見《氣功精選續編》）

(2) 吸降呼降式

這又有兩種情況：一種是吸氣和呼氣均直達兩下肢末端，如虛明功中的「呼降吸降法」。另一種為吸氣先達腹臍（或會陰、命門、腰骶等），呼氣再從腹臍引氣達於兩下肢末端，如「虛明功」中的「呼吸分段降氣法」。

(3) 吸降呼升式

吸氣時引氣從百會達於兩下肢末端，呼氣時從兩下肢末端引氣上升百會。如「清淨布氣門」氣功中的「乾坤混元功」，便採用了此種呼吸方式。（見《中國清淨布氣門氣功》）

(4) 吸升呼降式

吸氣時引氣從兩下肢末端（或腳跟、湧泉穴）升至百會，呼時從百會降至兩下肢末端。如「行氣通經六步功」中的第五步功，就採用了此種方式。（見《氣功精選續編》）

(5) 吸降呼散式

吸氣時引氣降至丹田或會陰，呼氣時從丹田或會陰引氣向全身體表擴散。如「虛明功」中的「聚散呼吸法」。

(6) 吸聚呼散式

吸氣時引氣從全身體表聚入丹田，呼氣時從丹田引氣向體表乃至體外擴散。如「結跏趺坐功」中的「毛孔開合法」，即取此種方式。此種方式為許多功法所採用，是最常見的吐納方式之一。（見《氣功精選續編》）

「翕氣之道，必致之末」，在具體運演方面，應注意下列幾點：

第一，必須在鬆靜態的基礎上進行功法運演。鬆靜度越深，功法運演會越順利，功效也會越好。

第二，要學會細緩柔長的深呼吸。因為「翕氣之道，必致之末」，需要運用腹式呼吸，需要延長呼吸週期，需要利用呼吸的動勢和力度，需要擴大呼吸運動的作用範圍，需要建構特定的呼吸動覺移動模式。而這些，只有實

現了細緩柔長的深呼吸才能做到。

第三，要輕輕繫念特定的呼吸動覺移動模式，自然地跟隨它將氣流引至肢端或體表。不要加重意念強自為之。上述呼吸動覺的整合過程，是為了從心理學角度進行分析，以便瞭解其運行機制，煉功時則不宜設想、研究這種整合過程。這時只要意想有一道氣流正柔和地向肢端流動，或者有一團氣息正均勻地向全身體表擴散即可。因為這樣想的時候，特定的動覺移動模式也就自動形成了。

第四，在意念跟隨呼吸動覺移動時，一般說，要讓吸氣過程略帶「聚集」的意念，呼氣過程略帶「疏散」的意念，這可加強吸清排濁的功能。同時要注意隨著吸氣或呼氣，要在四肢末端稍微留存一下，以加強氣貫四肢的效應。

第五，不論引氣通達肢端或體表，均要強調內心的「體驗」，強調想像性的「感受」，覺得氣息真的像一道涓涓細流，在體腔內在肌肉間緩緩流動；或者覺得氣息正像雲霧一樣逐漸向全身的臟腑、筋脈、肌肉瀰散和充盈。這種「體驗」和「感受」，可大大加強煉功的效果。

（原載《東方氣功》1998 年第 4 期）

23. 朱熹《調息箴》詮釋

　　宋代理學家朱熹，雖以集成儒家道統自居，但仍重視道學研究。他曾撰著《陰符經考異》和《周易參同契考異》兩書。能對這兩部道學經典進行考釋，可見其對道學造詣之深。朱熹不但深諳道學，喜歡道家的養身之道，而且身體力行，堅持每天靜坐，並從中獲益。他自述中年以後，氣血精神漸差，但靜坐，便「收斂身心，頗覺有力」。

　　他寫的頗為有名的《調息箴》，便是他修持靜功的經驗總結，從中既可以看出道家養生法對他的影響，也可以看出他自己獨特的練功體驗。

　　下面試予詮釋。

　　《調息箴》全文如下：「鼻端有白，我其觀之。隨時隨處，容與猗移。靜極而噓，如春沼魚，動極而翕，如百蟲蟄。氤氳開合，其妙無窮。孰其屍之，不宰之功。雲臥天行，非予敢議，守一處和，千二百歲。」

　　《調息箴》從內容看，顯然屬於一種呼吸靜功。它的特點是，經由一段時間呼吸運動的修練，不斷誘導主體入靜，最終讓主體出現並保持寂靜虛無的境界。

　　從功法運演過程看，它和《莊子》的「心齋」法，蘇軾的「靜坐調息」法有些近似，均由呼吸運動來誘導主體入靜。不過《莊子》「心齋」法用的是聽息法，蘇軾「靜坐調息」法用的是數息法和隨息法，而朱熹《調息箴》用

的是觀息法。《調息箴》全文可以分為三個部分，下面分述之。

❊第一部分，「鼻端有白，我其觀之。隨時隨處，容與猗移。」

這部分的內容要點為：

(1) 由觀鼻端法，建立起初步的入靜態。

觀鼻端法既不是內視，也不是一般的外觀，而是一種似閉非閉、僅留一絲視線對著鼻尖的特殊視覺狀態。它的用意是把主體的注意力吸引到鼻尖，吸引到鼻孔的一吸一呼上來。這樣便可排除雜念，讓主體逐漸趨於虛靜。這是一種巧妙的注意轉移。

觀鼻端法源自佛典《楞嚴經》。經云：「我初諦視，經三七日，見鼻中氣出入如煙，身心內明，圓潤世界，遍成虛靜，猶如玻璃。煙相漸消，鼻息成白。」

朱熹這裏的觀鼻端白，除了誘導入靜之外，還為下文觀息法的運用，奠定了基礎。

(2) 要求修練過程儘量做到鬆適、自然，不要強加施為。

所謂「容與」是指舒閒自適的樣子，「猗移」是指非常柔順的樣子。因為只有全身鬆適、自然，觀息的運用才得以順利進行，功法也才能取得良好效應。

(3) 指出這種呼吸靜功，可以隨時隨處修練，沒有時間、地點的要求。

這是一種簡便的身心修練法。

✳第二部分，「靜極而噓，如春沼魚，動極而翕，如百蟲蟄。氤氳開合，其妙無窮。孰其屍之，不宰之功。」

這部分又可分為兩個層次，前四句是第一層次，說的是觀息法的具體操作；後四句是第二層次，說的是運演觀息法後機體內部的奇妙反應。

(1) 先談第一層次，「靜極而噓，如春沼魚，動極而翕，如百蟲蟄。」

這一層次是功法修持的重點。其主要內容為：

第一，運用了觀息法做功。所謂觀息，就是觀想呼吸進出的氣息。這是傳統氣功對呼吸運動的巧妙運用。比如「靜極而噓，如春沼魚」，運演時要讓呼氣時產生的動覺泛化，覺得氣息正從全身所有組織器官的深處向外散發；於此同時，又要觀想外出的氣息，就像春天池塘裏無數的魚兒在輕柔地游動一樣。又如「動極而翕，如百蟲蟄」，運演時要讓吸氣時產生的動覺泛化，覺得氣息正從外面向全身所有組織器官的深處進入；於此同時，又要觀想內入的氣息，就像冬天曠野裏無數蟄伏的昆蟲一樣。持續進行這樣的觀想，可以激發氣機，安和五臟，並能不斷誘導主體趨於虛靜。

第二，呼氣時外靜內動，吸氣時外動內靜。人們在深呼氣時，副交感神經興奮，中樞神經抑制過程增強；同時吸氣肌復原回位，全身處於鬆弛狀態，故此時會有明顯的鬆靜感。這便是《箴》文說的「靜極而噓」。這是外靜。但功法運演時機體內部則「像春沼魚」一樣，到處都在

動。這是內動。人們在深吸氣時，交感神經興奮，中樞神經興奮過程增強，再加上肋間外肌收縮上提，橫膈收縮下降，全身會有明顯的收縮感和動感，這便是《箴》文說的「動極而翕」。這是外動。但功法運演時機體內部則像「百蟲蟄」，到處都是呈現內收、潛伏之態。這是內靜。

清代氣功家黃元吉說：「其吸而入也，則為陰為靜為無，其呼而出也，則為陽為動為有。」（《道德經註釋》）他說的正是這種呼時內動、吸時內靜的情況。不管是外靜內動還是外動內靜，都體現了動靜合一的規律。這種動靜合一能大大提高煉功的效應。

(2) 再談第二層次，「氤氳開合，其妙無窮。」

孰其屍之，不宰之功。」這段文字說的是運演觀息法後機體內部出現的奇妙的氣機變化。其主要內容為：

第一，所謂「氤氳」，是指體內真氣瀰漫的狀態。經過一段時間的觀息修練，機體內部的臟腑、經絡不斷受到激惹，從而產生並集聚了真氣，這時真氣就像煙霧一樣在全身瀰漫。這種狀態真是「奇妙無窮」。

第二，所謂「開闔」，是指呼吸時人體的氣機變化。人們呼氣時，氣機向外開放，吸氣時氣機向內收斂。《天仙正理》說：「人之呼出，則氣樞外轉而闢；吸入，則氣樞內轉而闔，是氣之常度也。」氣機外闢時會出現一種發散的態勢，氣機內闔時會出現一種內收的態勢。

這種呼吸時不同的氣機變化，會強化人體生理的穩態平衡，正如《修真十書》所說：「開則氣出，闔則氣入，氣出則如地氣之上升，氣入則如天氣之下降，自可與天地齊其長久矣。」

第三，所謂「孰其屍之，不宰之功」，是說誰在主導這奇妙的氣功態？完全是沒有誰在主導，才取得這麼良好的效應。從功法的運演過程看，初始時的觀鼻端白，需稍用意念掌控視覺功能，但仍強調要用意輕微、自然。

接著的運演觀息法，開始也要略施意念，以引導氣息進行瀰散式做功，但仍強調要順著呼吸的態勢自然做功，不強加施為。隨著氣功態條件反射關係的建立，隨著虛靜態的不斷加深，意念的引導則要逐漸消失，乃至完全讓呼吸運動自動做功，不再施加任何意念。只有這樣，才能將氣功態引向「虛極靜篤」的最高境界。所以說，能夠出現「氤氳開闔，其妙無窮」，完全是「不宰之功」，是「無為而為」的結果。

✽第三部分，「雲臥天行，非予敢議。守一處和，千二百歲。」

這部分說的是進入深層次氣功態後的獨特體驗，以及這種功態的特點和良好效應。其要點如下：

⑴「雲臥天行，非予敢議」

「雲臥天行」，語出南朝鮑照詩「雲臥恣天行」，意謂就像高臥於雲霧繚繞之中，任意在天際飄行。這裏說的是，煉功進入高層次後出現的一種獨特的心理體驗和感受。因為此時神氣已融為一體，全身真氣充盈瀰漫，經絡暢通，氣血順暢，機體各個生理系統高度平衡、協調，於是心理上便會產生一種特別的恬適、輕鬆、圓融和爽快的感覺。這種感覺就像「雲臥天行」一樣。

崔希范《入藥鏡》用「先天氣，後天氣，得之者，常似醉」來描述這種體驗。清代著名氣功家黃元吉對這種體驗有更形象的描述：「先天元氣到時只有一點可驗之處：心如活潑之泉，體似峻峋之石，自然一身內外，無處不爽快，無處不圓融，非可意想作為而得者也。」（《樂育堂語錄》）這種獨特的心理體驗和感受，是無法用言語來表述和評議的，所以《箴》文說「非予敢議」。

⑵「守一處和，千二百歲」

語出《莊子・在宥》：「我守其一，以處其和，故我修身千二百歲矣，吾形未常衰。」意謂我模模糊糊地守住高品位的虛靜態，默默感受清淨無為帶來的恬靜與和諧，所以我修練身心到現在已經一千二百歲了，但形體依然健康。《箴》文借此說明，呼吸靜功高境界的特點就是「守一處和」，就是高度的虛靜，高度的和諧。如果能夠持續修練並達到「守一處和」的境界，則可以強壯體魄，健康長壽。

「守一」的「一」，是指混沌、虛靜、有序的精神狀態。它源自《老子》第 42 章：「道生一，一生二，二生三，三生萬物。」「處和」的「和」，是指人體內環境高度平衡、協調，身心高度和諧的狀態。

總之，朱熹《調息箴》表述的是一種呼吸靜功，是一種操作簡便、功效明顯的身心修練法。

（原載《武當》2014 年第 7 期）

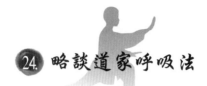

24. 略談道家呼吸法

　　道家養生十分重視呼吸的鍛鍊，道家典籍中記載了許許多多鍛鍊呼吸的方法，這些方法如果加以分類，大致可分為以下六類：

✿強調呼氣類

　　此類特點是在呼吸運動中側重呼氣，呼氣時限要長於吸氣時限。其主要功能是起排濁袪邪作用，同時也能激發臟腑氣機。如「曇鸞法師服氣法」的「徐徐長吐氣，一息二息，傍人聞氣出入聲」（《雲笈七籤》），便是強調呼氣的方法。

　　此類方法常要求鼻吸口呼，以增強呼氣的動量，代表性功法為「六字訣」，六個字分別為噓、呵、呼、呬、吹、嘻。比如噓字訣，在吸氣後要輕念噓字同時呼氣，噓字訣可洩肝經邪氣。

✿強調吸氣類

　　此類特點是在呼吸運動中側重吸氣，即要做到深吸氣，讓氣息充滿胸腹，吸氣時限要長於呼氣時限。其主要

功能是吸進儘可能多的清氣，從而活躍全身血脈，促進機體的新陳代謝。如《壽人經・導引訣》：「擇極高極潔之地，取至清至和之氣，由鼻息入者，衝於丹田；由口入者，衝於腸腹，或三或五或七皆可。」

✸強調閉氣類

此類特點是側重吸、呼氣間的停氣閉息，它要求逐漸地、儘可能地延長閉息的時限，其主要功能是可以迫使清氣在體內充盈通暢。如《類經》所述：「瞑目，先習閉氣，以鼻吸入，漸漸腹滿……及閉之久，不可忍，乃從口細細吐出，不可一呼即盡……始而十息或二十息……但能閉之七八十息以上，則臟腑胸膈之間皆清氣之布護也。」閉氣也可結合內視、咽津，蘇東坡在介紹自己的養生經驗時，特地指出閉氣時要「內視五臟」、「漱煉津液」，要「閉息內視，納心丹田」，待「津液滿口，即低頭咽下，以氣送入丹田」（《上張安道養生訣論》）。

雖然古人十分稱道閉氣法，認為行久可以「耳目聰明，精神完固，體輕身健，百病消滅」，但同時也告誡，行閉氣法應力求安和自然，循序漸進，不可強自為之，否則會「輕夭人命」（《類經》）。

✸強調咽氣類

此類特點是側重吸氣後的咽氣動作。所謂咽氣，就是要求吸氣充滿口腔至喉嚨口後，像吞嚥食物一樣將清氣吞

入胸腹中（實際上空氣是不可能咽入口中的，這僅是一種吞嚥動作，但它可以強化深吸氣的功效），也可以和津液一起吞嚥，古人稱之為「咽津納氣」。

其主要功能是進一步強化吸氣的作用。如《雲笈七籤》：「鼓氣以滿天關（即喉嚨口），調勻為度，閉口而咽之，即努（充）腹訖，徐徐出神廬中氣……一鼓一咽一努為相應也。」再如《上清握中訣》所錄「服日氣法」：「令光霞中有紫氣……入口吞之，四十五咽氣。」它們都是強調咽氣的功法。

道家養生典籍十分推崇「服氣法」，唐宋時期此法相當流行。唐道士司馬承禎的《服氣精義論》，便是一部論述「服氣」的專著。所謂「服氣」，其實就是強調吸氣、閉氣、咽氣的深呼吸鍛鍊方法。它可以是單純的深吸氣，也可以在深吸氣之後進行閉氣以強化清氣在體內的流布，還可以在深吸氣之後進行吞嚥動作。

由於「服氣法」十分重視閉氣，並認為閉氣時限越長越好，而閉氣又較難掌握，很易產生憋氣、悶氣，故後來側重閉氣和咽氣的「服氣法」便不大流行，只有單純的深吸氣這類功法還在廣泛流傳。

✽強調柔長呼吸類

此類特點是吸氣和呼氣均要求柔緩細長，這裏的「長」除時限要求之外，還要求氣息的線路能到達腹臍乃至雙腳末端。其主要功能是可以形成神息相依、神氣相抱的態勢，從而激發丹田氣機。如《丹經極論》：「於寂然

大休息之場，恍兮無何有之鄉，灰心（無慾）冥冥，如雞抱蛋（專意），似魚在水（自然），呼至於根，吸至於蒂，綿綿若存，再守胎中之一息也。」讓呼氣、吸氣均下達腹臍，並做到「綿綿若存」，這就是柔長的深呼吸。

道家倡導的「踵息法」，其實就是指這種柔長的深呼吸。《莊子》說：「古之真人……其息深深，真人之息以踵，眾人之息以喉。」意思是說，古代真人的呼吸，氣息柔長，可以到達腳後跟。

丹經中常常提到的胎息，也是一種柔長深呼吸，只不過是一種極微細，微細到若有若無的柔長呼吸。《胎息銘》說的「吐唯細細，納唯綿綿」，便是這種呼吸的描述。

強調呼吸結合意念存想類

此類特點是在深吸氣或深呼氣或閉氣、咽氣時，結合明顯的意念存想活動。其主要功能是，透過呼吸動覺的整合，形成特定的動覺移動模式，並將呼吸運動所產生的震動波和內壓力統一起來，再加上意念存想活動，以此對機體的重要氣穴和經脈進行激惹和揉蕩，進而引發內氣並促使內氣循經運行。

這類呼吸法同上述各類實際上是交叉的，如深吸氣結合意念存想，便是屬於強調吸氣一類，餘同。但這類呼吸法同單純的深吸氣、深呼氣等，在做功方式上有明顯區別，功效也不一樣，因此另歸一類。

呼吸結合意念存想有幾種情況：深吸氣結合意念存想的，如《太上老君養生訣》：「取氣之時，意想太和元氣

下入毛際，流於五臟，四肢皆受其潤。」吸氣和呼氣均結合意念存想的，如《神仙食氣金櫃妙錄》記述的「京黑先生行氣法」，要求呼吸自然、柔和，隨著吸氣和呼氣，「覺氣如雲行體中，經營周身，濡潤形體，澆灌皮膚，五臟六腑皆悉充滿，舊疾皆散」。閉氣結合意念存想的，如《雞峰普濟方》：「每體不安處則微閉氣，以意引氣到疾所而攻之，必瘥。」咽氣結合意念存想的，如《雲笈七籤》：「每鼓咽之際，常存思氣入五臟流行，即從手足心及項三關九竅肢節而出。」

上述各類訓練呼吸的方法，不但能夠增強呼吸系統器官的功能，加快機體的新陳代謝，而且能夠貫通經脈、活躍全身氣機，還可激發人的生理潛能，從而提高機體的抗病和自我修復能力。因此，學習和研究道家的呼吸法，對身心修練是很有意義的。

（原載《中國道教》2006 年第 4 期）

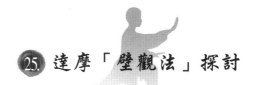

25. 達摩「壁觀法」探討

菩提達摩是中國佛教禪宗的創始者，相傳為南天竺人。南朝宋末他航海到廣州，又往北魏洛陽，後住嵩山少林寺。傳說達摩面壁打坐九年，後遇惠可授以《楞伽經》四卷。惠可繼承了達摩的心法，於是禪宗得以流傳。達摩禪法，世稱「壁觀」。《五燈會元》：「（初祖達摩法師）寓止於嵩山少林寺，面壁而坐，終日默然，人莫之測，謂之壁觀婆羅門。」但「壁觀」的具體運演方法和作用機制究竟如何，一直來尚未了了。下文擬做一些探討。

✳「壁觀」的準確理解

「壁觀」可以有三種理解：

一是指坐禪時守靜的一種比喻說法，意思是不受任何干擾。歷來對摩達面壁大多持此種看法。

二是指靜坐時一種誘導入靜的存想活動，即靜坐時閉目默視前方的牆壁，或構想心中立著一道牆壁，以此隔絕外緣，斷絕內慮，讓內心安靜下來。

三是指既有外觀牆壁、又有內思牆壁，而且首先是外觀牆壁的一種修練方法。

準確的理解應該是第三種，理由如下。

(1) 從達摩面壁而坐的具體情況分析：

所謂面壁而坐即是面對著牆壁坐著，既然面對著牆壁，便含有兩目注視牆壁之意。這是一。

牆壁的特點是一片平面，一無所有，這有利於阻斷外緣，誘導入靜。這正是達摩採取面壁而坐的主要原因。這是二。

如果不是兩眼看著牆壁，那就根本不需要面壁而坐。因為對閉目靜坐來說，面壁同不面壁是一樣的。這是三。

凝視既久，心中便形成牆壁的映像，這時便轉為閉目默視面前的牆壁，乃至構想心中的牆壁，以提高入靜度，這是心理的自然過渡。這是四。

(2) 從《禪源諸詮集都序》的記載來看：

該書云「達摩以壁觀教人安心，外止諸緣，內心無喘累，心如牆壁，可以入道」。因此凡修禪觀，務須「凝注壁觀，無自無他，凡聖等一，堅住不移，不隨他教，與道冥符，寂然無為」，這樣便能慧性顯現，臻達真境。這裏特別強調要「凝注壁觀」，要「心如牆壁」。

所謂「凝注壁觀」，即是用目光盯著牆壁持續地看著，以此達到「無自無他」，讓內心出現一片平靜的狀態。

所謂「心如牆壁」，意思是，在外觀牆壁之後，繼續閉目存想心中的牆壁映像，此時內心就像牆壁一樣平靜、空蕩；以後再繼續將牆壁的映像淡忘，於是內心只剩下一片平靜和空虛了。

(3) 從面壁的客觀效應看：

早在達摩面壁之前，晉代的王述就已經用面壁而坐的

辦法，來使自己從一個神經受到嚴重衝擊的境界解脫出來，其效果十分明顯。《晉書·王述傳》:「謝奕性粗，嘗忿述，極言罵之。述無所應，唯面壁而已。」

王述即王藍田，是一個有名的急性子，在受到謝奕的極言痛罵時，為了轉移自己的注意力，平抑和化解自己的激動情緒，便採取了面壁而坐的辦法。據《世說新語》記載，王述當時是「正色面壁，不敢動」，在謝去良久，才轉頭問左右小吏，曰:「去末?」答曰:「已去。」然後復坐。所謂「正色面壁，不敢動」，即是態度嚴肅，全神貫注，盯著牆壁看，不使自己有任何分心。這是注意力高度集中牆壁的表現。

可以想像得到，王述當時是極力以「面壁」這個新的注意，新的神經興奮中心，來轉移謝奕謾罵這個原來的注意，原來的神經興奮中心，從而使自己忘記身邊發生的一切，渡過了通常難於忍受的尷尬境遇。王述面壁而坐，開始時盯著看，以後也許閉目默視面前的牆壁。

總之，從王述對待謝奕謾罵這個事例，可以說明，「面壁」確是轉移注意、誘導入靜的一個好方法。

(4) 從傳統氣功誘導入靜的方法看:

傳統氣功誘導入靜多數採取意守、數息、聽息、內視等內向性注意的方法。這種方法的特點是「六門緊閉」，阻斷外界的任何刺激，特別是視覺方面的刺激。但也有一部分功法是採取外向性注意，即觀看外物的方法，來誘導主體入靜的。

佛家氣功有「眼色法」，其中就有繫緣於物的修持法，煉時眼睛對著一個物體來修定，在視線內平放一佛像

或其他物件，稍發亮者為佳，讓眼睛輕鬆地、有意無意地注視著此物體。

已故氣功名家周潛川[1]的「歸一清淨法」，曾用外觀法來誘導入靜乃至引發潛能。其法要求用意識透過眼簾，由45度的角度向盤腿時兩膝之間那一塊地方，即所謂「牛眠之地」默默觀看。據說觀中雖空無一物，但在意識集中作用下，眼前會出現青、黃、赤、白、黑五色，它們是臟腑氣脈盛衰情況的反映。

《道言淺近說》：「心未清時眼勿亂閉。」這是因為當一個人雜念紛呈、情緒激動之時，如閉上眼睛可能更難自我控制，這時如果用觀看良性外景的方法，也許更易轉移原來的注意。達摩的壁觀法也是一種用外向性注意來誘導入靜的方法。

道家氣功向來重視用意守法來誘導入靜，意守有意守內景和意守外景之分。所謂意守外景即是構想自然界中的某種良性景象，並借此喚起相應的心理和情緒體驗，如意守大海、鮮花等。

觀法近似意守外景法，不過它不是只在腦中構想某種景象，而是實實在在地看著面前的牆壁；不是喚起舊的體驗，而是實實在在地感受面前的牆壁。從某種意義上說，它比意守外景法的誘導入靜，作用更明顯。

(5) 從禪宗修練的根本要求來看：

禪宗初祖達摩主張「不立文字，教外別傳，直指人

---

[1] 周潛川著《氣功藥餌療法與救治偏差手術》、《內經知要述義》品冠文化出版社出版

心，見性成佛」，因此無法知道他參禪的具體情況。但禪宗經典中的《金剛經》和《心經》，講述氣功的內容不少，從中可以看出，禪宗修煉要旨集中在一個「空」字或者說「無」字上，如同《心經》所說：「色不異空，空不異色；色即是空，空即是色。」

它的修煉方法則重在對意念的約束、開導、調伏和訓練，使之從散亂趨向專一，從執實滯重趨於空靈虛明。達摩壁觀法正可以透過凝視、存想牆壁來約束、調伏雜亂的意念；正可以透過凝視、存想牆壁，感受它的一片平靜和空蕩，來形成空虛的心態，從而實現禪宗的宗旨。

⑹ 從心理學的觀點看：

第一，這是用轉移注意的方法，來改變原來的心理狀態。我們知道，心理學上有一個優勢原則，意思是說，在大腦中經常有一個占優勢的興奮灶，即優勢興奮中心，它能把其他興奮都吸引到自己方面來。當優勢興奮中心形成後，要想硬性把它壓下去是比較困難的，而用轉移注意力的辦法，確可以比較容易地消除原來的優勢興奮中心。因為在轉移注意力時，主體集中全力指向新的目標，於是便在大腦建立起新的優勢興奮灶，而新的優勢興奮灶一建立，舊的便被排除了。壁觀法正是這樣一種轉移注意力的方法。由於壁觀時沒有具體的追求目標，不和思維活動掛鉤，只是一種單純的、漫不經心的看，因此它是一個孤立的興奮灶，它不但不會把其他興奮吸引到自己方面來，而且還會排斥其他興奮。這樣持續運演下去，便會引起大腦皮層廣泛領域的抑制。

第二，心理學上說，在正常情況下，刺激物所引起的

中樞神經過程的性質，是同刺激物的性質相適應的，即陰性條件刺激物一般會引起抑制過程，陽性條件刺激物一般會引起興奮過程，從而分別表現為有機體的陰性和陽性的條件反射。住房的牆壁是一片平面，一無所見，且又是天天接觸，十分熟悉，根本不會引起主體的興趣，當然它是屬於陰性條件刺激物，這樣便容易引起主體中樞神經的抑制過程。所以持續看著牆壁容易形成安靜的心態。

第三，心理學上說，在固定刺激物的作用下，感受性趨向鈍化，信號停止從感受器傳向中樞神經器官，這容易引起中樞神經的抑制過程。壁觀法的運演正是屬於此種情況。

綜上所述，集中注意凝視面前的牆壁，以及閉目默視、存想牆壁，能夠安定神經、平抑和優化情緒，是有充分的心理學依據的。

❈「壁觀法」的具體運演過程

根據《禪源諸詮集都序》的記載，再參照氣功修練的一般原則，筆者認為壁觀法的運演過程可以分為三個階段：

⑴ 外觀階段：

這是壁觀法的基礎。具體要求：

第一，形體放鬆，坐姿不拘，可雙盤、單盤、自然盤，也可取自然坐姿。

第二，兩目有意無意地、持續地看著面前的牆壁；在雜唸得到控制後，再減弱注意的強度，繼續漫不經心地看

著牆壁。

第三，要看面前的一大片牆壁，不要只看牆壁上的一小點或一小部分區域，儘量誘導注意力向視野裏的整個牆壁擴散，這有利於弱化中樞神經的興奮。

第四，在誘導注意力向整個牆壁擴散之時，應不斷感受牆壁的平靜、安定和空蕩，讓此種良性訊息在大腦中產生良好的生理反應。

第五，在心情初步安靜之後，要分心兩用，一方面繼續注視面前的整個牆壁，另方面又稍微留意牆壁的當中直線（與人體中線對應），並輕輕誘導目光從上向下看。

因為不斷受到注視的牆壁，會在心中形成相應的映像，向中向下看可使機體產生良好的生理效應。

(2) 默視、存想階段：

在外觀牆壁取得一定安靜效果之後，便宜轉入默視、存想階段。因為進行視覺活動，畢竟會引起大腦皮層感覺功能區的一定興奮，這對進一步提高入靜的程度當然有些不利，而默視、存想牆壁正可以消除外觀牆壁所帶來的副作用。具體要求：

第一，閉目默視面前的一片牆壁，感受牆壁的一片平靜和一無所見。這實際是用意念保持外觀牆壁時在心中留下的映像。

第二，經過一段時間默視之後，再存想此牆壁已移至人體的前後兩半身之間。此時只要模糊地感到有一道牆壁立在身中就可以，牆壁的形象無需清晰，牆壁在身中的具體定位也不去計較，只是繼續感受牆壁的一片平靜並保持空靈的心態。

第三，在存想牆壁之時，應輕輕留意其正中線，並自上而下地看著（內視）它，想著它。因為這可以貫穿人體的兩極（百會、會陰），打通人體的中心通道，從而有利於加強人體的縱向聯繫，有利於改善大腦對內臟機能的調節，有利於提高內分秘系統的功能。

佛理認為，中脈是人體攝取大自然能量的最佳途徑，中脈與天地溝通，就可以達到「天人合一」的高境界。誘導從牆壁中線的上部向下看，還可引導機體的氣血下行，促使水火相交，心平氣和。

(3) 非觀非想階段：

在默視、存想牆壁取得較好的煉功效應之後，便可進入非觀非想階段，以期進一步提高入靜的程度和品質。此階段既不去觀看面前的牆壁，也不去存想內心虛構的牆壁，儘量保持內心的平靜和空靈，讓已經形成的心理定勢去支配氣功態。實際上這是在進一步減弱心理強度，降低覺醒水準，為入定創造良好的條件。

如果此時偶有雜念出現，即應暫時恢復原來的默視、存想活動，待心態平靜後再繼續進入非觀非想的境界。久而久之，即可冥然入定，臻於真境。

❈「壁觀法」的作用機制

這可以分為兩個問題來談，即壁觀法是如何誘導主體入靜的和壁觀法能產生哪些生理效應。

(1) 壁觀法是如何誘導主體入靜的？

壁觀法誘導入靜的過程，是大腦皮質興奮和抑制兩種

神經過程協同作用的結果。它是一種由複合條件反射構成的動力定型。即是說，在壁觀法誘導入靜的過程中，既有引起興奮的陽性條件反射，也有引起抑制的陰性條件反射，兩者同時存在，緊相聯繫，並不斷此（陽）消彼（陰）長。總的說，初始階段興奮過程發揮了主要作用，同時抑制過程也在悄悄形成；以後逐漸由抑制過程占主要地位，但興奮過程仍在一定程度上對抑制過程進行控制。

具體說，壁觀法的誘導入靜，是透過下述幾個方面來實現的：

第一，它由注意的轉移，改變了中樞神經興奮過程的內在結構。將注意力集中指向牆壁，以此驅除並取代了原來的注意，這是注意的轉移，是心態變化的開始，它對整個入靜的過程發揮了十分重要的作用。因為在新的注意取代舊的注意之時，實際上中樞神經興奮過程的內在結構已發生了重要改變。原來的注意引起的中樞神經興奮，通常表現為全腦各級功能區的普遍興奮，特別是三級功能區表現了較高強度的興奮。

我們知道，三級功能區是人類最高層次功能的整合中樞，是人類一切精神活動以及行為調節的高位整合中樞。這樣，通常的注意便必然引起緊張、激奮的心態。但壁觀時形成的新的注意，由於不和思維掛鉤，只是單純地、漫不經心地呆看牆壁，所以它引起的興奮過程，只侷限於大腦皮質的一、二級功能區（對傳入訊息的簡單反應和對某種感覺的整體認識及經驗的復現）。這樣，便把產生意念活動的主要區域三級功能區的興奮平抑下來，為建立安靜的心態，創造了根本的條件。

由此看來，壁觀時注意的轉移，實際上是以孤立的、低層次的良性興奮，取代了活躍的、全腦性特別是高層次的不良興奮。

第二，它透過新的優勢興奮中心，不斷誘導大腦皮質形成廣泛的抑制：

其一，持續觀看、存想牆壁這個新的興奮灶，透過負誘導作用會引起中樞神經的廣泛抑制。

其二，由於新的興奮灶的刺激源是陰性刺激物（牆壁），由於新的興奮灶接收到的是良性訊息（平靜、空蕩、安定），因此便不斷在中樞神經引起陰性的條件反射。這樣，不但促使大腦皮質形成抑制，而且還對新的興奮灶自身起了弱化、淡化的作用。

其三，形成新的興奮灶的刺激過程，是一種單調的、和緩的、固定的過程，這會使感受性趨向鈍化，從而也有利於產生抑制，減弱興奮。

第三，它透過集中和分散相統一的方法來逐漸弱化興奮、增強抑制。將注意力指向面前的牆壁，並稍留意它的正中線，這體現了集中，但這個集中的對象不是一個點，而是涵蓋視野的一大片牆壁，這又體現了分散，和集中相統一的分散。如果透過意念活動將牆壁向四周的空間延伸、擴大，直至融入宇宙之中，那是更大程度的分散。集中能形成優勢興奮中心，而分散則可以化解興奮點，弱化興奮度。

具體說分散有兩個方面的作用，一是能弱化新的興奮灶，促進抑制過程的形成；二是可以繼續化解原來的興奮灶留下的影響。

這是因為原來的優勢興奮中心雖已被排除，但仍在大腦皮質留下「痕跡」，仍在深層意識留有影響，包括隱蔽的暫時神經聯繫，一有機會它還會捲土從來，進行干擾，而擴大注意力的範圍，分散興奮點，正可以將它的潛在影響同時化解掉。

第四，它透過淡化、消除刺激源，逐漸縮小中樞神經的活動範圍，減緩中樞神經的張力，來不斷提高抑制過程的品質。在外觀牆壁階段，由於進行了視覺活動，大腦皮質一、二級功能區還保持一定程度的興奮，中樞神經仍呈現一定的張力，故此時的入靜程度還是不深的。

為此，當心態稍微安靜之後，即應閉目停止外觀，以淡化刺激源，減弱由視覺活動引起的神經興奮，減緩中樞神經的張力。閉目凝視、存想牆壁，可繼續透過負誘導作用以加強抑制；但默視、存想活動仍不免保留牆壁在心中的映像，仍不免保存大腦皮質的優勢興奮中心，這對進一步實現虛空的心態還是不利的。

所以在功夫有了一定積累，心態已明顯安靜之後，又應逐漸淡化默視、存想活動，直至將牆壁完全遺忘，使內心只剩下一片空虛和恬靜。到這時，煉功的心態便由已經形成的心理定勢潛在地進行控制了。

⑵ 壁觀法能產生哪些生理效應？

第一，牆壁的一個特點是一片平面，一無所見，沒有矛盾，沒有對抗，顯得十分平靜、和諧而安定。這種良性訊息不斷為主體所感受，不但能促使機體陰陽和合，機能協調，且還能明顯增強人體場。

據報導，美國有一個由物理學家和醫生組成的「人體

能場研究小組」，用光電倍增管組成的裝置，在暗室裏觀察人體能場。在測試過程中發現了兩類截然相反的情況：一種是不安的情緒，使人體場明顯減弱。

例如一個急躁不安的受試者，進入暗室後，儀器的數值不但不增加，反而突然減到零以下，說明此人的人體場是負值，他被稱為「吸能的人」。相反，能夠放鬆入靜或性情恬淡、心態平和的人，則能明顯增加人體場的數值。我們知道，人體場的增強對健康具有重要的意義。

第二，牆壁的另一特點，是上下左右互相積聚，凝成一片，顯得圓融渾合，緊密無間。

運演壁觀法，能使大腦皮質不斷接收到這樣的良性訊息，從而增強機體的凝聚力。傳統氣功理論認為，人出生之前精氣神相互團聚，是一種「三元合一」的狀態，它孕育著強大的生命力；而出生之後，精氣神則由團聚態解體而一分為三，它意味著耗散。

氣功修練的一個重要原則，就是要使精氣神由後天的耗散狀態，回歸為先天的團聚狀態。運演壁觀法，正是使後天精氣神回歸為先天團聚狀態的有效手段。

第三，腦垂體－腎上腺－性腺這個內分泌系統，在生命運動中發揮著巨大的作用。透過觀想牆壁，特別是留意視野內牆壁的正中線，可以加強人體上下兩端的聯繫，可以激發和強化內分泌系統的功能。

綜上所述，達摩「壁觀法」確是一種行之簡易但功效顯著的優秀功法。

（原載《東方氣功》1996 年第 6 期）

26. 孫思邈「禪觀法」解說

唐初大醫藥家孫思邈在《千金要方》中介紹的禪觀法，是氣功史上存想派的一個有代表性的優秀功法。此法構架嚴密平實，運演簡易柔順，層次分明，進展自然，不僅很好地發揮了意識的能動性，而且可以調動機體的生理潛能。正像孫氏所說，如能堅持每天修練，則「身體悅澤，面色光輝，鬚毛潤澤，耳目精明，令人食美，氣力強健，百病皆去」。此法很有推廣的價值。

✤ 禪觀法概述

禪觀法的內容為：「閉目存想，想見空中太和元氣，如紫雲成蓋，五色分明，下入毛際，漸之入頂，如雨初晴，雲入山，透皮入內，至骨至腦。漸漸下入腹中，四肢五臟皆受其潤，如水滲入地若徹，則覺腹中有聲汩汩然，意專思存，不得外緣。斯須則覺元氣達於氣海，須臾則自然達於湧泉，則覺身體振動，兩腳蜷曲，亦令床坐有聲拉拉然。則名一通。」

孫思邈的禪觀法可能導源於南北朝時流行的道家服日氣、服日月光芒之類的功法。據《上清握中訣》載，煉服日氣法時，要存想日中五色流霞皆來接身，上至頭頂，下

至兩足，還令光霞中有紫氣，如目童，累數十重，與五色俱來，入口吞之。《真誥》收錄的服日月光芒法，則要求吞下日光月芒，咽下口中，存想腸胃間一片光明透亮。但這些功法顯然都較為簡單、初淺，不像禪觀法那樣對機體進行了由上而下、由表及裏、全面而和緩的激盪，充分發揮了意念存想的能動作用。此外，孫思邈的禪觀法還可能受到《華嚴經》禪觀法門的啟發。據《高僧傳》記載，唐太宗曾問孫思邈：「佛經以何為大？」孫答：「《華嚴經》為諸佛所尊大。」唐太宗從此接受了《華嚴經》。可見孫思邈對《華嚴經》有深入研究。孫氏治學廣採博取，其醫學思想和養生之道，深受佛教的影響。

孫氏禪觀法對唐以後的氣功發展有一定影響，不少存想派功法均脫胎於此。成書於宋元之際的《修真十書・雜著捷徑》，其所載存想咽氣法的活動方式，便受到禪觀法的影響，如謂引氣「直上腦泥丸宮，燻蒸諸宮森然，遍入毛髮、面部、鬢、擘、手指，一吐而下，入胸中至中丹田，想氣灌溉五臟，仍歷下丹田，達湧泉穴」。明代《正統道藏・洞神部》所載《太上老君養生訣》，除結合進行吐納外，其存想部分幾乎與禪觀法相同。如謂「意想太和元氣，下入毛際，流於五臟四肢，皆受其潤，如山之納云，如地之受澤」。這明顯來自禪觀法。

現代新編的許多存想類功法如採日精月華功、沐浴功等等，均可看到禪觀法的影響。

要而言之，禪觀法對後代存想類功法的影響，主要表現在下述三個方面：(1) 選擇具有輕柔、美好特點的意象；(2) 選擇瀰漫、滲透的活動方式；(3) 選擇自上而下、

由表及裏的體內活動線路。

✿ 禪觀法的具體運作過程

禪觀法的具體運作過程，可以分為四個步驟：

第一步：構想太和元氣的美好形象

太和元氣指宇宙間的陰陽平和之氣。《老子‧河上公章句》有「太和精氣」之說，《黃庭經》有「太和陽氣」之說，均指陰陽平和之氣。本法給太和元氣勾劃的形象是：「如紫雲成蓋，五色分明。」意謂在頭頂的上空，祥瑞的雲氣正密集成一片覆蓋物，它色彩柔和而亮麗，正在漸漸向下飄移。這個意象勾劃有這麼幾點作用：

一是給人以美好和吉瑞的暗示，喚起主體相應的良好情緒，為運作過程建構起愉悅、安詳的心境。二是引導主體建立起瀰漫、滲透、充盈的意象運作動型，為功法操做作好心理準備。三是促使主體迅速喚起有關雲彩飄揚的表象記憶，調動視覺、觸覺等感覺器官的功能，為意象運作提供生理條件。

第二步：太和元氣入腦的運作過程

下入毛際漸之入頂：毛際是指頭髮接觸頭皮之處。這裏特別要注意「漸」字，它包含下述三個方面的內容：第一，時間限定。太和元氣不是一下子便進入顱頂，而是要經過一定時限漸漸地進入。第二，空間限定。太和元氣不是專在頭頂某個部位進入，而是向整個顱頂全方位地漸漸進入。第三，物量限定。太和元氣不是一絲一縷很快便可進入，而是一片一團連續不斷地漸漸進入。

我們知道，頭顱之頂是大腦兩半球，大腦皮質則是大腦兩半球最外表的一層灰質，它是機體反射活動的最高調節機構。「下入毛際，漸之入頂」，正可對大腦皮質的廣泛區域，進行持續的柔和刺激，從而有利於改善和提高皮質的功能。

如雨初晴雲入山，透皮入內，至骨至腦：用「雨初晴雲入山」來比喻，一是用來強調太和元氣進入顱頂向縱深推移的動態特點，即和緩、輕柔、瀰漫、覆蓋。二是指出應以開朗、恬適的心態來接納太和元氣。腦為元神之府，內部結構複雜而微妙，保持開朗、恬適的心態，有利於意象的順利運作。所謂「透皮入內，至骨至腦」，則展現了太和元氣在顱腔內進展的具體而微細的過程。

運作時要覺得一團像五彩雲霞的太和元氣，正沿著頭腦各個方位覆蓋性地、一個層次一個層次地往下推移、瀰漫、充盈。其中對前額葉和下丘腦部位（*兩眉中間深陷處*），還應稍微加重激惹，因為前額葉是訊息最後加工處理的地方，有其特殊的重要作用；下丘腦則是植物神經的皮層下中樞，又是內分泌系統的總樞紐，是維持機體穩態平衡的最重要部位。

第三步：太和元氣入腹的運作過程

漸漸下入腹中：太和元氣下入腹中仍要取「漸漸」推移的態勢，不可疾速而下。應以任脈為中心線全方位地先向咽喉推進。喉嚨古稱十二重樓，是連接身體上下兩部分的重要環節。它中通食氣兩管。道家認為重樓十二環在九宮七竅之下，心肺之上，亦為神氣所聚集，故將它列為前三關的第二關。密宗稱之為喉輪，為人體最重要的根本四

輪之一，是清淨身心的關鍵部位。由此可見，讓太和元氣緩緩經過咽喉這個部位，對之進行柔和的刺激，可以產生良好的生理效應。

四肢五臟皆受其潤，如水滲入地若徹：太和元氣進入胸腹腔其動態特點，不再是飄柔、瀰漫，而是帶著濃重的濕氣和水分進行滲透、浸潤。這顯然是根據臟腑的特點適當加強了刺激。太和元氣下行仍取漸漸推移的態勢，要讓所有內臟器官都受到滲透、滋潤，而且是通徹到底。這樣，就能對臟腑進行全面徹底的刺激。兩手在人體胸腹部的外圍，在引導太和元氣下行時，還應順勢將它外擴至兩上肢。兩上肢是人體手三陽經和手三陰經的運行之處，對之進行刺激，有重要意義。

則覺腹中有聲汨汨然，意專思存，不得外緣：由於腸胃受到刺激，蠕動增強，會覺得「有聲汨汨然」，這是生理上的良好效應，要聽其自然，不要感到奇怪，更不應執意追求。這時要特別警惕思想外逸，注意力分散，應該繼續關注太和元氣在腹腔內滲透、浸潤的情況。

斯須則覺元氣達於氣海：氣海在臍下一寸半。道家認為此處乃「受氣之初，傳行之始」，是生命的根本所在。所謂：「人欲長生，必修其本，樹欲滋榮，必固其根，人不知根本，外求修助，萬無一成。」（《雲笈七籤》）在引太和元氣向下腹部推進時，由於激發了體內的真氣，作為元氣之海的氣海，會出現一種明顯的氣感，於是便感覺到太和元氣的下達。另方面，在意象運作時，仍應讓太和元氣向氣海彙集、凝聚。這可以進一步調動氣海的真氣，乃至啟動腎間動氣，大大強固人體的根本。

第四步：太和元氣下達湧泉的運作過程。

須臾則自然達於湧泉：湧泉位於兩足掌凹陷正中。由於上述三步運作均有向下推進的意念，心理已有潛在的動勢；加之太和元氣在腹內滲透、浸潤引發了真氣的循經運行，所以當氣海出現明顯氣感之後，主體很快就會感覺到元氣自行到達兩腳底的湧泉。這實際上是意想中的太和元氣和體內聚集起來的真氣共同運行的結果。

雖然如此，但仍需稍加意念引導，不過同以前幾步相比，一是意念已較前輕，二是速度也比前稍快。湧泉為腎經要穴，與內臟大腦均有密切的內在聯繫，運行至此時應稍作停頓，讓元氣在此處凝聚、運化。

則覺身體振動，兩腳蜷曲，亦令床坐有聲拉拉然：這是全身真氣大發動所引起的自發動象，是功法運演的良好效應，應聽其自然，不驚奇，不分心，不追求。只要默默地守住湧泉，動象即可自行停止。如果動象過強過久，停不下來，即應施加「我要安靜」或「我正安靜下來」之類的意念，誘導動象停止。

上述四步運作完畢，是為一遍，古稱一通。每次煉功可做一遍，也可連續做二至三遍。每天早晚各做一次。

❋禪觀法的作用機理

禪觀法所以能產生良好的生理效應，是由於這麼幾個原因：

(1) 充分發揮了想像性體驗的作用

禪觀法的意象運演，不是一般的想像，而是一個想像

性的心理實踐過程。即不但要虛構意象，虛構動態，而且要虛擬親身經歷和具體感受。這樣，就要不斷喚起相關的舊體驗，並將它移植到當前想像性的新體驗之中。由於強調了體驗性，所以感受就深，而感受越深刻，所起的作用也就越大。因為體驗的過程，便是做功的過程，便是對機體生理系統進行良性刺激的過程。

國外心理學家經過試驗，證明人的神經系統無法區分實際的體驗和生動而詳細的想像性的體驗。在進行想像性體驗的時候，人的神經系統和大腦內部同樣會發生變化，大腦皮質同樣會記下新的印象和神經中樞模式。所以想像性和體驗性的結合，能產生良好的生理效應。

⑵ 很好地調動了多種感覺的功能

如太和元氣像紫雲成蓋、五色分明，這是調動了視覺功能；太和元氣透皮入內，至骨至腦，這是調動了觸覺功能；太和元氣沿體區下行，這是調動了動覺功能；四肢五臟皆受其潤，這是調動了機體覺功能。

我們知道，人體在消化、呼吸、循環及泌尿生殖器官中都有內感受器，在植物神經系統的神經節中也有內感受器。內感受器比較高級的中樞在下丘腦，並在大腦皮質有代表區。透過皮質，內外感受器的信號之間可以形成條件聯繫。在通常情況下，內感受器的信號被外感受器的工作所掩蓋，沒有在言語系統中反映出來，因此一般不能被意識到。

在禪觀法運作中，由於主體保持了鬆靜的心態，阻斷了外來的一切刺激，排除了對內感受器活動的干擾；由於主體集中注意力於內部活動，加強了對內感受器的刺激，

更由於主體特意將外感受器的功能轉移到內感受器方面來，協助配合內感受器的活動，這就大大強化了內感受器的功能，使內感受器發出的衝動，能被主體意識到。比如觸覺通常是皮膚跟物體接觸後，肌肉緊張的運動感覺同皮膚感覺的結合。這本是屬於外感受器的活動，但禪觀法運作時讓太和元氣透皮入內，至骨至腦，則是將外感受器的功能轉移到內感受器方面來，讓內外感受器一起感受物體入內的情況。

應該說，讓主體持續處於朦朧的直覺感受狀態，正是功法發揮作用、產生功效的最好狀態。

⑶ 採取瀰漫、滲透的運作方式，有助於微循環的大量開放

毛細血管是血管系統中唯一進行物質交換的部位，但其五分之四經常處於閉鎖狀態。毛細血管沒有平滑肌細胞，故不能進行舒縮活動，其本身的開放、關閉及擴張的程度，完全是被動引起的。毛細血管受神經與化學物質的作用及機械因素的影響而開閉，

以改變器官內的血流量。禪觀法由於採取了紫雲成蓋的意象和瀰漫、滲透的運作方式，這就能對全身的血管特別是毛細血管進行輕柔的刺激和鼓蕩，從而震動毛細血管壁的自律運動，促使微循環大量開放；而微循環的大量開放，可使體內的各種神經遞質、激素、生物活性物質處於平衡狀態。這正是陰平陽秘的重要標誌。

從上述種種看來，禪觀法確為一種法簡而效顯的優秀功法，值得大力推廣。

（原載《中國氣功》1997 年第 2 期）

27. 《枕上三字訣》解說

　　清末經學大師俞樾，他的醫學和氣功造詣都很高。他五十歲時已經「精力頹唐」，甚至「有生客來，與久坐，遂忘其姓名」。但由於此後能堅持習煉氣功，終於享年八十六歲。俞樾一生所撰各書，總稱為《春在堂全書》，共二百五十卷，其中《枕上三字訣》一卷，係論述氣功之專著。此書著重闡述了「塑、鎖、梳」三法的具體操作要求，並指出其明顯的安眠作用。俞樾說：「凡長宵不寐行此三字，自入黑甜。」《枕上三字訣》之命名，亦由此而來。此法是俞樾一生煉功體會的總結，功法流程進展自然，設計合理，如專心修習，不僅能收安眠之功效，且可發揮強身袪疾的作用。北伐老人傅再希說自己堅持修練此法五十餘年，自覺確有奇效，體壯無病（見《浙江中醫雜誌》1982 年第 8 期）。下面試作具體解說。

❋「塑」法

　　「塑」法屬於氣功三調中的調身兼調心之法。其法要求嚴自約束，力使自身耳目口鼻、四體百骸凝然不動，如泥塑然，且要讓通體感到安適。按俞樾的說法，這是「制外以養中」。

「塑」法是整個功法進行的基礎。具體說，有下述幾點要求：

(1) 肢體凝然不動

因為肢體任何部位的動，即便是輕微的動，都會回饋到中樞神經，從而引起運動神經的興奮。如果是反覆的動或較為強烈的動，則還會引起中樞神經興奮的擴散。這既是入睡的大忌，也有違於氣功修練的鬆靜要求。

隋智凱的《童蒙止觀》，曾提出煉功姿勢要「端身正坐，猶如奠石，無得身首四肢切爾動搖」。瑜伽功中的屍體姿勢，是瑜伽姿勢動作中最重要的一種。所謂屍體姿勢，就是一動不動，麻木不仁。據說此種姿勢可使失眠的人很快入眠。以上均說明肢體凝然不動的重要。

肢體凝然不動還意味著肢體要規正、安穩、沉著，使全身各部分都符合生理衛生的要求；切記輕浮、急躁、散亂。中醫學有「形不正，則氣不順，氣不順則意不寧，意不寧則氣散亂」之說。蘇軾在與友人談及自創的安眠之法時，曾說自己初睡時，「且於床上安置四體，無一不穩處。有一未穩，須再安排令穩」（見李薦《師友談記》）。顯然，安穩、規正、沉著，正是塑的重要內涵。

強調肢體如泥塑然，開始時需稍加強制，以便透過短時間的強制，促使肢體儘快安穩下來，逐漸形成一種具有良好生理和心理效應的條件反射狀態。不過，在初始，如果某處明顯感到不適，還不宜過於抑制，以免引起心理的「逆反」反應，越抑制越感到不適。

此時應取蘇軾的安眠經驗：「既穩，或有些小倦痛處，略加按摩訖，便瞑目聽息。」但此後如再有痟癢出

現，便要「不可少有蠕動，務在定心勝之」（同上）。這是因為，這時的所謂痾癢，往往是入睡前心理興奮對抗抑制的一種特殊表現，如一味順應，不予強制，反會促使神經興奮，乃至引起興奮擴散。這時就要充分調動意志的力量來加強控制，如同蘇軾所言，為了強化決心可以念口訣：「我此身若動如毛髮許，便墜地獄，如商君法，如孫武令，事在必行，有犯無恕。」（見《東坡志林》）

⑵ 封閉感覺器官

要封閉耳、目、口等所有感覺器官，斬斷外來的任何刺激，如同泥塑木雕一般，沒有感知，毫無反應。感覺器官接受外來刺激，這是人類心理活動形成的最初也是最根本的動因。《脈望》云：「眼觀心動，耳聽神移，口談氣散。」特別是視覺器官，尤為重要。古人早說過，「心生於物」，「機在目」（《陰符經》），所以「閉聰掩明」便成為氣功的一大要求。

《周易參同契》說：「耳目口三寶，固塞勿發通。」傳統氣功向有「六門緊閉」、「六根清淨」的說法。只有封閉了感覺器官，才能誘使中樞神經出現廣泛性的抑制。

⑶ 實現身心鬆靜

肢體的凝然不動，感覺器官的全部封閉，都是為了實現身心全面和持久的鬆靜。而實現鬆靜，這正是功法進展的前提和誘導入眠的關鍵。

運演塑字訣，在肢體凝然不動、感覺器官嚴加封閉之後，即要將自身此種「泥塑」的意象，不斷回饋給大腦，誘導大腦產生沉重感和麻木感。因為沉重感和麻木感可以促使肌肉、筋骨和神經的全面放鬆。

美國著名心理學家馬爾茲，曾經設計了這樣一個實現身心放鬆的心理圖像：

想像你在床上伸展全身，想像你的腿像水泥柱一樣擺在那裏，想像這水泥柱製成的雙腿過於沉重而陷於床墊裏，然後把手和胳膊也想像成水泥似的，也很沉重，然後想像一個朋友走進來，想抬起你的水泥腿，但腿太重，抬不起來（見《你的潛能》）。

這種想像就是借助沉重感的誘導，來形成身心的放鬆。西方流行的自我催眠訓練法，也十分重視重感的訓練。

俞樾說，塑字的依據來自兩則典故：一為紀渻為周宣王養鬥雞，「塑之若呆雞」。二為南郭子綦之隱几而坐，其外形如槁木然。他還參考了蘇軾養生言曰：「不拘晝夜，坐臥自便，惟在攝生，使如木偶。」顯然，塑字的寓意在於：第一，外表的凝然不動有利於內在精氣神的集中；第二，外表的凝然不動有利於全身的放鬆；第三，外表的凝然不動有利於養生。

❋「鎖」法

其法要求嚴杜其口，若以鎖鎖之者，勿使有秒忽之氣，從口而出，則其從鼻出者，不待禁絕，而自微乎其微矣。

鎖法屬於氣功三調中的調息。其要求如下：

⑴ 封閉其口

這有下述三種作用：一是有利於形成自然的輕微的呼吸。所謂鎖口，當然要較為嚴實的閉住嘴，這樣頰肉便會

收縮，舌體便會前移，於是上呼吸道得到擴張，自然的輕微的呼吸也就容易形成了。

二是鎖口後可以形成從鼻腔到丹田的單一氣流線路，這有利於氣沉丹田，乃至實現胎息。《黃庭經・呂祖注》謂，「口為一身呼吸出入之要處」，「如張則揚波，閉則呼吸運用，以生一體之太和也」。

三是鎖口可以防止元氣走漏。俞樾說：「凡人之氣多從口出。氣從口出，斯敗矣。」《周易參同契》早就提出過，煉丹時要「閉塞其兌」。因為口乃氣竅，口開氣散，口閉氣固。

⑵ 逐漸形成緩慢細長的深呼吸，這正是鎖法的根本用意所在。

俞樾曾說，鎖口是為了「由不言而漸調息、減息以至無息也」。北伐老人傅再希說，三字訣的涵義可概括為「合口深呼吸」。此說法雖不很全面，但足以說明深呼吸在三字訣中的重要作用。三字訣要求「塑」身「鎖」口之後，要輕輕引導氣息變緩變細，再逐漸讓一吸一呼的週期延長，並有意無意地把此種微細的氣息送至腹臍部的丹田，乃至腳底的湧泉。

從現代科學觀點看，呼吸是人體生理活動中一種能對全身產生廣泛影響的節律性運動。俞樾的鎖法，正是利用了呼吸的慢節律，來發揮強身祛病以及誘導入眠等作用。具體說：

第一，呼吸中樞是中樞神經系統中最大的節律發生器，呼吸節律的興奮幾乎擴散到神經系統的各個部位，特別是對植物神經功能的影響尤為明顯。

顯然，緩慢細長的呼吸節律，能提高大腦的有序化，促使大腦形成廣泛性的抑制。

第二，呼吸肌及其他骨骼肌在呼吸運動的緩慢節律中產生的本體衝動，不斷傳入神經而對大腦皮質產生良性刺激，這對誘導入靜也產生了良好作用。

第三，深慢呼吸透過化學感受器，能引起中樞以及外周器官的良性反應，特別是調節了心血管和內分泌的功能，這可以促使機體實現內平衡。它對誘導入眠也具有重要意義。

⑶ 逐漸做到神息相依

在形成緩慢細長的深呼吸時，應將真意引導到進出的氣息中來，讓真意自然地、輕輕地依附於氣息，跟隨氣息進出，並融化在氣息之中，做到「神息相依」、「神息相融」。真意的主動依附、跟隨氣息乃至融化於氣息之中，不但可以掃除雜念，促進保護性抑制的形成，而且能使氣息更趨安順，還可強化氣息對丹田的鼓蕩作用。《道鄉集》說：「神息依戀，腹自溫暖，先天祖氣受此煦育而後始發生焉。」

俞樾說，鎖之所本，乃《老子·道德經》：「塞其兌，閉其門，終身不勤；開其兌，濟其事，終身不救。」《老子》的「塞兌閉門」之說，深刻指出閉口保護元氣、調整氣息，對養生的重要意義。

俞樾創用鎖字，突出要緊閉嘴唇，其寓意也在於調整氣息，力使形成緩慢細長的深呼吸。俞樾說，「惟欲口鼻一時閉塞，則初學之士，固所不能」，故要「先塞兌，而後可閉門，由不言而漸調息、減息以至無息也」。

❋「梳」法

塑、鎖二法是制外之法，梳法則由外而內。其法要求存想此氣，自上而下，若以梳梳髮然，不通者使之通，不順者使之順，徐徐焉而下至於丹田，又徐徐焉而下至於湧泉穴，則自然水火濟而心腎交矣。

梳法屬於氣功三調中的「調心」。梳法為《枕上三字訣》的核心部分。它的最大特點是由存想來引導內氣循經運行。這是俞樾吸取傳統氣功中存想類功法的精華而創編的。關於梳法的運演問題分為三個方面來談：

(1) 關於梳法運演同呼吸運動的關係

梳法是有關運氣的想像活動同深呼吸運動的有機結合。利用後天的呼吸之氣來激發先天祖氣，是傳統氣功的重要修練方法。《道鄉集》說，先天祖氣的行止，唯聽命於後天氣，先天氣不在口鼻而在氣穴，只有後天氣息息歸根，才能引發先天氣。許旌陽《醉思仙歌》云：「內交真氣存呼吸，自然造化返童顏。」梳法正充分體現了這種內外氣交合的特點。

具體說，梳法的內外氣交合有下述兩種方式：

第一，存想同呼吸的直接結合：這又有兩種情況。

其一，存想同吸氣配合。運演時緩緩吸氣，同時想像、引導內氣從頭頂的百會穴，徐徐降至丹田，再徐徐降至湧泉；呼氣時停在湧泉或聽其自然。再吸再想，重複行之。由於從百會至湧泉，線路長，內氣又要徐徐運行，初煉氣功之人，在一個吸氣的時限內不易運氣至湧泉，故也可以分為兩個小段運氣。即隨吸氣先運氣至丹田，呼時停

在丹田或聽其自然；再吸氣，從丹田運內氣至雙湧泉，呼時停在湧泉或聽其自然。如此重複行之。

此法由意念存想結合吸氣，把大自然的清氣送至丹田，增強腎的納氣作用，對強身益智作用尤大。但由於此法強化了吸氣的活動，而吸氣能使交感神經興奮，故應白天做，不宜睡前煉。

其二，存想同呼氣配合，即呼氣時進行存想活動，吸氣時停在竅點或聽其自然。做法同上。此法強化呼氣，長於洩邪排濁之功。因為呼氣時會出現副交感神經興奮，有利全身放鬆，故睡前習煉，能加快入眠。

第二，存想同呼吸的暗中呼應：行功進行存想時不直接結合吸氣或呼氣，但彼此默默呼應，保持內在的聯繫。這種聯繫主要表現在邊存想，邊輕輕留意緩慢的呼吸節律（不是伴隨吸氣或呼氣的運動過程，而是繫念呼吸肌和橫膈的活動節律）。這種方法側重存想，強化了真意對元氣和後天氣息的統攝作用，對強身祛病和安神均有良好作用，不論白天煉或睡前煉都適宜。

⑵ 梳法存想活動的具體操作

第一，內氣運行的線路和流向：自上而下，從百會穴引氣沿任脈線路流經丹田，再分兩路沿兩腳外側足三陽經線下達雙腳底的湧泉穴。

第二，內氣運行的狀態：像梳子梳髮一樣。這是假借具體的物態（梳子）和動態（梳髮），來喚起習煉者相應的聯想和體驗，以此引導、駕馭內氣的下行。內氣的這種「梳」狀下行，同一般的氣沉丹田、氣行周天有所不同：

其一，一般靜功的內氣下行，除要求神息相依、真意

跟隨內氣下移外，不帶別的意念；而梳字訣則帶有明顯的疏導、宣洩意念，且伴有「梳髮」式的形象導引。

其二，一般靜功內氣下行係取線性方式，而梳字訣則取波狀下行方式。它以任脈和足三陽脈為基線，形成一道界位模糊的波狀氣流。透過「梳髮」式的形象導引，這一氣流便不斷清除壅阻緩慢下行。這可強化疏導淤血和引血下行的作用。

其三，一般靜功內氣下行是聯貫的，除功法要求的固定停息點外，不能在某個部位或線段作重複運演，而梳字訣則可視機體需要，隨機進行重複運演。比如胸部覺有壅阻，則可在內氣波下行至此時，反覆在此部位或線段進行梳法疏導，以求氣脈暢通。

第三，內氣運行的速度：要徐徐下行，要特別強調慢速度。慢速度不但可以避免中樞神經興奮的擴散，而且透過負誘導的作用，還可促使大腦皮質形成廣泛性的抑制，有利於誘導入眠。

第四，內氣運行中的特殊處理：俞樾特意說明，在梳的過程中，要「不通者使之通，不順者使之順」。那麼怎樣才能使不通者通起來，不順者順起來呢？這就要求在那氣血受阻、氣機不暢之處，稍作停留，多進行幾次梳的心理運演，即運氣下行經此時，心理要有將鬱積之氣向下疏導、向外宣洩的意念。如此運演幾遍，便能清除鬱結，活躍氣機。古人說：「有不虛處以意虛之，有不通處以意通之，有欲達外而若有牆壁緊向裏迫然者，我則以意一散一鬆，則其中氣象，自能疏通焉。」（《古書隱樓藏書‧養生十三則闡微》）氣機通暢後，再導引內氣下達湧泉。

⑶ 梳法的作用

第一，能引導氣血下行，減少腦部充血，有利於中樞神經的安靜，還可穩定、調控情緒。

第二，能排除壅阻，疏通瘀血，有利於改善生理機能，促進機體健康。著名老中醫顏德馨教授在解剖動物中發現，所有健康的老齡動物，都有不同程度的血瘀現象。顏老遂悟，人體淤血，則各臟器就得不到正常的營養，這必然導致臟器機能衰退。

臟器機能衰退則進一步影響血液循環，使各器官內的代謝物質無法正常運行。如此惡性循環，最終導致機體死亡。故顏老提出「瘀血為百病之胎」。疏洩瘀血實為實現健康長壽的重要前提。

第三，引氣經丹田達湧泉能產生良好的生理效應。丹田係人身要穴。古人認為，呼吸出入繫乎此，陰陽開合存乎此，無火能使自體皆溫，無水能使臟腑皆潤，並繫全身性命。按中醫陰陽五行理論，丹田是中央戊己土，這一竅通五臟六腑，十二經十五絡。顯然，氣注丹田能強化人體磁場，涵養真元之氣，活躍全身氣機。

從丹田至會陰一帶，特別是氣海穴部位，是性腺神經及太陽神經叢的部位，此部位在生理上與腎、肝、臟、延髓均有植物神經聯繫，性腺還與腦垂體發生連鎖性的條件反射，反覆引導內氣運經此一部位，能調整、強化內分泌系統和內臟各器官的功能。

湧泉穴為全身孔穴最下之穴，此穴所屬的足少陰經，又是六經中最裏之經，故湧泉穴承至陰之靜，刺激此穴，能引火下行，起降壓鎮靜和補腎的作用。

第四，能使心腎相交，水火既濟。從中醫角度說，不易入眠往往是虛火上逆、陰陽失調所致。導氣下行，可以引火歸元，促使心腎相交，水火既濟，即所謂「龍從火出，虎向水生」。它能使機體實現內平衡，從而從根本上改變失眠的病理狀態。俞樾說自己創此法，一本《莊子》「眾人之息以喉，真人之息以踵」；二本「龍從火出，虎向水生」之說。這是強調梳法本意在於發揮深呼吸以及坎離相交的重要作用。

梳法是一種引導內氣循經運行並結合深呼吸的煉功方法。但開始演煉，不可能有氣感，此時還只是一種意念運行和存想活動。待習之久久，即漸有氣感產生。氣感一經產生，就要善於追蹤，聚合，引導，讓它徐徐下行，讓它不斷強化。氣感越強，功效越好。睡前行三字訣，以取仰臥位為好。因此種體位有利運化內氣下行。但煉了一段時間（如半小時），如出現睡意，則宜取右側位臥，並稍作屈身。佛門稱右側臥為「吉祥睡」。這是因為心臟在左側，如左側臥，可壓迫心臟。古人云：「睡不厭縮，覺不厭伸。」（《遵生八箋》）又云：「睡如貓，精不逃；睡如狗，精不走。」（《養生秘旨》）取側臥位並稍作屈身，正是為了涵養真元之氣，不使精氣走失。這樣就能使功中出現並旺盛起來的真氣，更好地發揮健身祛病的作用。

總之，俞樾的枕上三字訣，不失為一套既能催人入眠，又可強身益智的好功法。

（原載《東方氣功》1994年第3期）

28. 論存想日月法

　　存想日月法是一種歷史悠久、受到普遍喜愛的功法。醫、釋、道各家均有此類修練法。比如《內經》裏就有向東吸日華之氣一口的記載（《內經·素問·六節臟象論》）。這大概就是後世採日精吸月華的先河。佛家氣功裏亦有「日想觀」和「常住心月輪」的修練法。道家此類功法更是屢見不鮮。較早的是《上清握中訣》收錄的「存日在心法」，要求夜半存日從口入，在心中，照一心之內，再意想心火與日光相會合而交相輝映。

　　古人認為存想日月之精光，有調節陰陽和抗衰老的作用，故有「日月之光救老殘」之說（《正一法文修真要旨》）。《仙術秘庫》云：「採補之法，為晚年修持所不廢。以採日月之精華，奪天地之大氣，心思意想，望結丹砂，以補不足之胎息。」

　　古人還把存想日月看成修練上乘功法的重要手段，所謂「行大道，常度日月星辰」（《諸病源候論》）。大文學家蘇軾說自己「一更臥，三更乃起，坐以達旦，有日採日，有月採月」（《龍虎鉛汞論寄子由》）。

　　由此可見，古人是多麼重視存想日月、採吸日月精華的修練法。本文擬對此種功法的運演模式、演煉特點以及作用機理做一些探討。

✸存想日月法的運演模式

存想日月法包括室內存想和室外迎著日月演煉兩種方式。室外迎著日月演煉，雖然在形態上伴有迎觀、吞咽和手採等動作，不是單純的存想，但究其實質，仍是存想在起著主導作用。如迎觀日月時存想日月精華沿著體軀特定竅點進入體內，或者存想把整個日月咽入腹內等等，都是這種存想活動在體內引發種種心理和生理效應。因此本文將後者也歸入存想範圍加以論述。

古人認為日屬陽，月屬陰，所以主張存日法、存月法兼煉，以求體內陰陽二氣交融和合。兼煉有下述兩種不同的方式：

(1) 存日法與存月法兼煉的方式

第一，存日法和存月法分兩個時段修練。這又有兩種情況：一種為白天煉存日法，夜晚煉存月法，如《諸病源候論》所載的白天向日仰頭採日，晚上月初出時向月正立吸月光便是。另一種為晚上煉存日法，白天煉存月法，如《道藏·洞神八帝妙精經》所載，暮臥，靜心存想太陽如直徑一尺的鏡子，離面部五寸，平行遊於泥丸、絳宮、丹田三府；朝臥，靜心存想月亮，法如上。

第二，存日法和存月法在同一個時段合煉。這也有兩種情況，一種是修練時分心兩用，同時指向自身的兩個體位，分別存日和存月。如《真誥》載「陶弘景運日法」，意想自己形像在對面前方，並設想面上有日月之光芒，洞照一形，使日在左，月在右，離面前約九寸。又如《遵生八箋》載「存日月訣」，每天日落時仰臥床上，存想日在

額上，月在臍下。另一種是，在一定時限內，先相繼進行存日存月，然後再變為二氣交合。如《道樞·內想篇》所載「涓子內想法」，想左腎為日，右腎為月，日中出白氣，入於精海之內，變而為赤，月中出赤氣，入於精海之內，變而為白，二氣交合，凝結真氣，而成嬰兒，瑩然如玉。又如魏晉至宋元間廣為流傳的「日沐月浴法」，其法先存思一輪紅日從左目出，目中有赤光下注成火，同心火相合，燃遍全身，然後將光芒停在左目上。再存思一輪皎月從右目出，目中有玉光下注成雨，同腎水相合，使體內臟腑如處大海中沐浴一般，洗去污濁之物，然後將玉光停在右目上，使左日右月洞照身體內外，如在虛空雲座，沒有障礙（此法源出《度人經》）。

合煉法一般不擇時間，但也有要求在特定時限進行的。如《道家·七步塵技》中的「日精月華功」，就要求在日落（將落未落）月升（初升）、日月交光之際進行修練。其法先面向日光，微含其目，日光即來，以意引光芒自目入腹。收引七次後，即轉入面向月光，睜目不瞬，久之月華自來，亦以意引之入腹。八次後復引日精，引日精後再引月華，煉至日落為止。

⑵ 不同意動特點的存想日月法修練方式

從存想日月的意動特點來看，有下述幾種不同的修練方式：

第一，飛向日月法。其動態特點是存想自身冉冉升入日宮、月宮。如《道藏·無上玄元三天玉堂大法》所載「外奔二景法」，其法要求存想從自己心中放出一團赤色氣體。赤氣又結成周圍繞有雲氣的車，自己登車直入「日

宮」，拜見「日中帝君」，隨後與「帝君」下降入泥丸宮中，良久，叩齒三十六通，咽津。上功結束復存想自己腎中有白氣上升，自頭頂出，白氣結為周圍繞有雲氣的車，自己彷彿登上仙車直入「月宮」，見「月中仙子」，隨後與「仙子」一同下降入泥丸宮中，良久，叩齒三十六通，咽津。

第二，存日月法。其動態特點是存想日月在體內放射光芒，或出入不同臟腑。如上文提及的《遵生八箋》所載《存日月訣》，以及《道樞·內想篇》所載「涓子內想法」等。此法亦有存想月輪在體內循經運行者，如《道家·七步塵技·神道》的「玉光小周天」，便屬此種情況。

其法存想頂門有一碧月如輪，引之順中脈而下，照耀中庭，漸而降會陰，轉尾閭夾脊，再升天門。久之任督相接，成一光環。

第三，採納日月法。其動態特點是將日月光華從天宇採納進體內。此法大多是在室外迎著日月演煉，並常伴有口咽、手採等導引動作。這又有下列兩種情況：

其一為意採法。此法純粹運用意念引納日月精華進入體內。如《上清握中訣》所載的服日氣法，意想日中五色流霞皆來接身，下至兩足，上至頭頂。

其二為吞咽法。此法係結合吐納用口去吞咽日月。如《攝生纂錄》所載「嚥日精法」和「嚥月精法」，意想日精、月精從口而入。有時還可利用採納日月法來祛病除邪。如唐司馬承禎《服氣精義論》載：「凡欲療疾，皆可以日出後，天氣和靜，面向日，在室中亦向日，存為之，瞑目，握固，叩齒九遍，存日赤暉光芒，乃長引頸而咽

之，存入所患之臟腑。」

以上就是存想日月法各種運演方式的大略情況。

存想日月法的演煉特點

存想日月法雖然歷史悠久，功派繁多，方式各異，但在具體演煉方面有幾個共同特點：

⑴ 強調對日月之光的直覺感受和體驗

不論是在室內修練，還是在戶外迎著日月修練，都強調開放感覺器官，進行具體的感受和體驗；如是在室內，也要進行假想式的感受和體驗，即藉助想像細味日月之光進入體內的溫熱或清涼之感，並儘量體驗全身正洋溢一片暖意或出現通體透明。

這樣能夠強化刺激源和刺激過程，充分調動神經末梢的外、內感受器，從而引起相應的神經衝動，再由中樞神經的複雜機制，而引起一系列的心理和生理效應。

⑵ 利用認知結構對感覺活動進行激發和強化

存想日月活動是在中樞下達指令之後，才開始去感受和體驗日月之光的。因為每個人的腦中都有關於日月性能和作用的基本知識，所以便形成了這方面的認知結構。當中樞下達了指令之後，蘊含著的有關日月性能和作用的認知結構，便悄悄地發揮了啟動和導向的作用。它不但啟動了感覺器官對日月光華的感受活動，而且由吸收日精月華的暗示和假想式的回饋效應（即模擬體內出現溫涼透明等反應），去進一步強化直覺感受活動。由於認知結構的參與，便促進機體產生微妙的生理變化。

⑶ 注意調動多種感官和多種手段進行聯合運演

這是因為聯合運演，可以使高級神經建立起暫時聯繫，從而提高直覺活動的感受性，同時也能增加心理活動的動量。這對煉功當然能發揮更大的作用。所謂聯合多種感覺器官的活動，包括視覺（外視和內視）、膚覺（皮膚感受日月光華）、動覺（包括手勢導引等的外動和體內日月運行的意動）和機體覺（設想日月在體內產生的溫涼覺、透明覺等）。所謂調動多種運演手段，除存想外，還結合進行吐納、吞咽動作以及手勢導引等。

⑷ 重視對體內重要竅點和經絡系統的刺激和運化

存想日月法或者是把日月光華從勞宮、泥丸和天目等穴位引入體內，然後由不同方式將它集聚丹田；或者是設想日月直接在體內丹田、命門等處活動。顯然，勞宮、泥丸、天目、丹田、命門等是功中進行重點刺激的竅位，而這些竅位均是人體的重要部位，對之持續進行良性刺激，能引發多種生理效應。有些運演模式在進行存想活動時，特地結合意運經絡，讓日月精華沿經脈系統運化、鼓蕩，它對人體的各種機能同樣能產生積極的作用。

❋存想日月法作用機理初探

存想日月法是一種功史悠久的功法。它具有明顯的強身祛病之功用。關於存想日月法的強身功理，目前流行的說法是，煉功時開放全身穴位，可以與大自然進行訊息交換，可以從宇宙吸取高能物質來補充人體的能量。但目前科學尚不能證明，這種高能物質究竟是什麼？它是如何隨

著功法的運演而進入體內的？進入體內後又是如何產生各種生理效應的？因此這種說法還只是一種科學上的假說。

但是，如果我們離開天人合一的宏觀角度，而是從微觀角度出發，從這種功法的運演特點，從人體內部接受此種功法的刺激之後所產生的意識活動過程和心理、生理反應過程來看，也不難找到一些重要的作用機理。

⑴ 存想日月是一種想像活動，如果是迎著日月修練，這同時又是一種實際感受的過程。

當主體存想日月並迎著日月修練時，機體上或機體內的刺激點（重要穴位或全身毛孔），不但感受到了刺激源，而且在中樞的指令下，由集中注意還強化了這個刺激過程。當刺激衝動傳到中樞神經之後，經過意識中認知結構的作用，這種衝動便激活了記憶倉庫中有關日月的表象，以及感受日月光華時那種溫暖和清涼的感覺，乃至相應的情緒。隨著認知結構伴隨刺激衝動的持續作用，存儲在記憶中的有關表象、感覺和情緒，便不斷被啟動，被強化，並被組合成為新的神經聯繫系統而進行擴散。

這種經過煉功時認知結構加工過的神經衝動，即帶有特殊訊息的神經衝動，由傳出神經而達到機體的內臟、肌肉和經絡系統，便會產生相應的生理效應，於是全身便會出現一種溫暖或清涼的感覺。

⑵ 存想日月法能激發和強化體內的生物光能，對人體起調節作用。

我們知道，人體本身存在著生物電能和生物光能。煉功達到一定層次的人常會看到（內視）自己體內不同的光色。中醫學認為，這種光色和五臟盛衰有關。《內經》裏

早就指出，在地為木，在臟為肝，在色為蒼；在地為火，在臟為心，在色為赤；在地為土，在臟為脾，在色為黃；在地為金，在臟為肺，在色為白；在地為水，在臟為腎，在色為黑（《內經・素問・陰陽應象大論》）。

青、紅、黃、白、黑這五種光色，分別代表肝、心、脾、肺、腎的臟象。這可能是人體生物光能在不同臟器所表現出來的不同光色。古代煉功家曾以存想日月來誘發體內的光感，久之，可有光球繞任督運行或通體透明之感。因為存想日月之光，會喚起大腦裏儲存的有關日月的記憶表象，特別是光象，由於訊息共振，便易於激發和強化人體自身所固有的生物光能。由激發和強化體內的生物光能，而對五臟乃至全身起調節作用。

現代科學已經發現，人體四周籠罩著一層薄薄的霧狀物，它是人體產生的微輕粒子場，亦即人體能場。這種能場受到人的思維和情緒的影響，並和身體的健康情況有關。它是地球場的有機組成部分，並與物質世界的其他微輕粒子場相互作用。物理研究表明，磁電可以互相轉化，而有電則有電場，有磁便產生磁場，所以電、磁場是一家。電磁場和電磁波也是統一的。光是可見的電磁波，而電磁波中的微波則見不到的光。據此可以推想，存想日月激發和強化了人體內的生物光能，這種光能由人體表面的能場便與物質世界、與大自然的微輕粒子場互相作用，乃至吸收宇宙中的各種光能。也許這就是存想日月法所以能吸取天地精華、能與大自然交換訊息的原因所在。

⑶ **存想日月法會對潛意識裏的有關訊息起著啟動和導向作用，從而產生某種特殊的效應。**

人本是自然的產物，人生活在自然中，作為自然的一部分，同時也深深地留下了日月的印跡。太陽的光輝是人類生命存在和延續的根本條件，生命體的發展凝結著日月的涵養之功。道家認為，人要壯其根源，必須「法天地而象日月」，應當「取日月之交會，以陽煉陰」(《鍾呂傳道集》)。

　　《韓非子》指出：「龜咽日氣而壽，故養生者服日華。」印度瑜伽哲學認為，人的生命是靠太陽和月亮兩種生命源泉相互激盪融匯而成的，它們以各種微妙的形式存在於人的身體之中。的確，人類的生活同日月的關係太密切了，不但每個人的大腦裏儲著這方面的深刻記憶，而且在潛意識領域，在生命的密碼裏也保存著這方面的訊息。現代科學已經證明，人的各種週期與日、月、星辰的週期性變化，有密切的關係。

　　道家氣功一貫重視存思，認為存思可以致神得道，還認為人的意念可以與天神相通。實際上這便是指透過鬆靜態的特殊想像，可以激發並充分發揮人體的某種潛能。因此不難理解，當煉功開始，在放鬆的基礎上存想日月之時，便會對潛意識裏的有關訊息起著啟動和導向的作用，使之活躍起來並產生某種特殊的效應。

(4) 存想日月法以積極的方式迅速喚起良性的神經興奮和情緒擴散，產生良好的生理效應。

　　在自然界，太陽賦予萬物以旺盛的生命力，在陽光普照下，萬物欣欣向榮，一片生機。在政治文化領域，太陽更成為光明、幸福和希望的象徵。月亮的清輝則會使人產生柔和、恬適、清幽等美好的感覺。總之，存想日月，能

迅速激活大腦有關的記憶表象，喚起大腦有關的聯想，從而給主體帶來奮發向上的信念和樂觀的情緒。這種具有豐富內涵的積極信念和樂觀情緒，會增強大腦皮質的功能和整個神經系統的張力，進而由植物神經系統、神經遞質系統等仲介，分泌皮質激素和腦啡肽類物質，以提高人體的免疫功能和抗病能力。

20 世紀 70 年代美國全國精神健康研究所的神經藥理學家佩特已經發現，神經肽聯繫細胞內的受體，進行一系列生化反應，其中包括蛋白質合成和細胞分裂，使整個細胞的新陳代謝隨之改變。由於神經肽的活動隨情緒變化而起伏，佩特博士稱之為「情感的生化單位。」存想日月法和一般守靜功法不同，它以積極的手段，迅速喚起良性的神經興奮和情緒擴散，因之，它由神經系統所產生的生理效應也更為明顯。古人一再強調，存想日月能調神補腦，延年益壽，看來是有科學依據的。

⑸ 存想日月法在某種意義上說，還透過自我暗示的手段，對人體的臟腑經絡進行了良性刺激。

特別是因為日月光華的照射具有覆蓋性、瀰漫性和穿透性等特點，人體在長期接觸日月光華中，已經深刻感受到這些特點，並在大腦裏留下了牢固的記憶，所以當存想日月光華之時，隨著主體不斷進行自我暗示（如我已感受到日月光華的照射，日月光華正從頭頂百會穴進入，並逐漸向胸腔、腹腔穿透、瀰漫等等），大腦裏有關這些特點的記憶痕跡，就會很快被強化。

在經過中樞神經系統的作用之後，帶有這種特點的神經衝動，便可由傳出神經輸送和擴散到全身所有的組織器

官，從而使機體受到全面的、從表層到深層的柔緩刺激。這種全身性的良性刺激，能有力地促使全身的微循環大量開放，以及激發和強化機體的生命活力。

⑹ 從中醫學的陰陽學說來看，存想日月能促使人體的陰陽平衡。

老子云：「萬物負陰而抱陽，沖氣以為和。」中醫學認為，人生有形，不離陰陽，陰陽二氣始終不停地在運動變化著，它們「聚散相蕩，升降相求，絪縕相揉」，「相兼相制」（張載：《正蒙》），故「陰平陽秘，精神乃治，陰陽離決，精氣乃絕」（《內經》）。太陽屬陽，陽中含陰，存想太陽，吸取日精，能補陽壯火，旺盛人體的活動機能。月亮屬陰，陰中含陽，存想月亮，吸取月華，能滋陰壯水，增強器官的實質和充盈體液。存日存月兼煉，正可引火歸元，達到心腎相交，水火既濟，這就從根本上改變了一個人的體質。古人曾以「心者，象日也；腎者，象月也」，來說明心腎相交，乃日月合璧、性命雙修之要旨（蕭廷芝：《金丹大成集》）。《紫清指玄集》云：「人之日月繫乎心腎，心腎氣交，水火升降，運轉無窮，始見吾身與天地等，同司造化，而不入於造化矣。」可見存想日月能促使心腎相交，而心腎相交乃是日月合璧、陰陽和合的體現。如果一個人陽氣衰微，陰邪作怪，則應先煉存日法，待陽氣恢復後，再加煉存月法。反之，要是一個人陰虛液枯，虛火上逆，則應先煉存月法，待虛火下降、元陰恢復之後，再加煉存日法。

（原載《東方氣功》1992 年第 6 期）

29. 論自我意象修練法

　　自我意象修練法是這樣一種功法：煉功時默想自我的形象，或自我敬慕的人物意象，或人格化了的神，並讓自我不斷對之進行感知、體驗，乃至發生交融、同化和合一，從而達到強身祛病、完善自我的目的。

　　這種修練方法和近年來美國心理學家馬爾茲醫生倡導的意象心理學，在運用的原理和方法上，有許多共通之處。現從氣功學角度，對自我意象修練法做一些探討。

✳自我意象修練方法概述

　　自我意象修練法是一種古老的煉功方法，漢代的《太平經》就有此種方法的記錄。如該書說：「瞑目還觀形容，容貌若居鏡中，若窺清水之影也。」這便是指閉目存想、內視自己的容貌。

　　該書還具體闡述存想自身容貌時要「思其神洞白」，「身中煦白，上下若玉，無有瑕也」。這其實是以美化了的自我意象，來激發機體發生微妙的變化。

　　佛教經籍也早就有存想菩薩形象的修練方法，如「大圓鏡智觀」，它要求修練時意想佛身，讓自我與佛身交融同化，做到「佛身與我，入我我入」。《三摩地軌》曰：「知

身與尊無有二，色相威儀皆與等，眾會眷屬自圍繞，住圓寂大鏡智。」另一部佛教經籍《觀無量壽經》，提出了共有十三個步驟的冥想功法，稱為十三部功。其第十和第十一為菩薩觀，即是存想佛像；其第十二為普感觀，便是存想自身即為佛，端坐蓮花之上，周身被五百色光所照耀。

密宗修練中此類觀想之法更為常見。密宗有所謂本尊法，即是觀本尊形象，學密者要挑選一位與自己有緣的佛尊作為「本體佛」。修持者觀想本尊於對面虛空，放光罩住自己，再移在自己頭頂之上，放大光明，光中流出甘露水，充滿自己全身，隨後本尊完全與修持者融合為一，修持者就「變身」成為本尊。

近年來較為流行的冥想美容術，則是一種以美容、健美為宗旨的自我意象修練法。習煉時要求瞑目浮想起你最羨慕的漂亮、健壯的人的形象，包括他或她的音容笑貌以及健美勻稱的身影。這樣習之久久，便會使自己的身形逐漸健美起來。

❈自我意象修練法的修練特點

自我意象修練法屬於傳統氣功中的存想一類，但它和一般的存想類功法尚有幾個明顯的區別：

第一，它所設想的內容係良性的人物形象，這就是說，煉功時想像的對象和煉功者自身，構成了生命形式的對應關係；

第二，它的設想總伴有特殊的情感活動，諸如虔敬、嚮往、追慕、熱愛等；

第三，它想像的對象早已在煉功者記憶裏留下痕跡，已經有訊息溝通；

第四，它不像一般存想那樣，注重於激發某一竅點或某一臟腑的氣機，而是注重於整個生命系統的調整和完善。

自我意象修練法在具體演煉方面，有如下一些特點：

(1) 著眼於人物總體型象的逼真想像

不論想像的內容是菩薩（人格化的神），還是自己羨慕的健美人物，乃至自己的形容，都要就整體型象進行逼真的想像。所謂整體，是指要存想其人的整個身形容貌及其總體特徵，不應限於某一局部；所謂逼真，是指設想的形象要容貌清晰，輪廓鮮明，如同其本人浮現在眼前。

實踐證明，對意象人物存想得越逼真，其功效也就越好。這同一般靜功修練時強調虛無混沌之態，有明顯的不同。進行上述想像，一般經歷三個步驟：

一是讓意象人物逼真地浮現在眼前，如此持續存想一些時候。繼之，讓意象人物同自己靠近，聚合，互入（入我我入），重複想像這樣的聚合過程。最後再存想我與意象人物融合、互入後的形象。

此時，我即是意象人物，意象人物即是我。這是一個在本我基礎之上出現的、實現本我要求的、新的自我形象。如此又持續一段時間，即為存想完畢。

(2) 要調動特殊情感的親和力

一般靜功只要求保持一種平靜恬適的心情，以求與虛無靜篤的氣功態相適應。過分明顯、強烈的情緒，反而會干擾甚至破壞守靜心態的建立和穩定。自我意象修練法則

不同，它不以守靜入定為修練目的，它要求保持一定程度的清醒度，在這種清醒態下，應該調動主體對意象人物的特殊感情，如虔敬之情，熱愛之情，以及仰慕追求之情等等。要帶有這種明顯個人主觀色彩的情感，去存想意象人物，去擁抱意象人物，直至融化為一。

因為這種特殊的情感，不但可以形成情動力，增加心理活動的動量，而且可以加強體內的生化反應，促使生命體發生微妙的變化。同時，它還可以治療自我在以往形成的感情傷疤，清除過多的否定回饋所帶來的種種壓抑。

⑶ 強調對生命體的直覺感受和體驗

人們通常習慣於由軀體各種局部的感覺來認識自身，這就容易把自己變成為殘缺的碎片，而不是完整的、活生生的自己。這實際上是在使自己同真實的自我，同完整的生命體疏離。我們每個人日常對自我生命體的存在形式，對自我的完整身形，往往是模糊不清，或者印象不深刻。這在某種程度上已損害了生命體的完善發展。

自我意象修練法強調對生命體的直覺感受和體驗，強調重新獲得自我的完整形象，這就從根本上調動了人體的固有生命力，對強身祛病、益智健美，均能產生良好的效應。所謂對生命體的直覺感受和體驗，即指煉功時讓自己完整的形象浮現在眼前，讓直覺去感受這個完整的形象，並進行生命體存在的體驗。感受和體驗自我意象時的心理過程，要進行得具體、緩慢，並細加體察。如逼真地看到一個充滿青春活力的自我意象，深切地感受到這股青春活力正在自己全身鼓蕩，它使自己精神煥發，精力旺盛，肌肉發達，血流通暢，內臟功能良好，乃至耳聰目明，齒堅

發固，胸挺腰硬等。

總之，對生命體存在的體驗越具體、越逼真，就越能發揮改善身心、完善自我的作用。因為透過這樣的反覆訓練，你大腦中的皮質會記下這新的印象和神經中樞樣式，並將它存貯在你的意識記憶之中。久而久之，這新的自我意象就會由內部的自動化機制而對個體的心理和生理產生明顯的影響，所以國外心理學家曾把心理上的自我肖像稱作「人內心最強大的力量。」

⑷ 要從顯態心理自然地過渡到潛態心理

自我意象修練法每次做功，應有相當一段時間進行顯態的心理活動，即進行具體存想和直覺感受的階段。這是為了調動心理的力量去催發人體的固有生命力。這是它同一般靜功修練不同的地方。但並不是說每次做功都只是停留在這樣的顯態心理，不是的。

經過一段時間的存想之後，即要逐漸地、自然地把自我意象納入潛意識之中，不再去想它，僅繼續保持著原先的心理定勢。這個階段已近似於一般的靜功，只是不像靜功那樣要求忘我入定罷了。在顯態心理之後，所以要過渡到潛態心理，這是為了讓顯態的自我意象進入潛意識領域，進而調動人體的潛在功能。

❋自我意象修練法機理探討

根據美國心理學家馬爾茲醫生《你的潛能》一書有關意象心理學的論述，自我意象所以能影響一個人的心理和行為，有這麼幾個原因：

(1) 心理意象是一個人的反應、感覺和行為的依據，是我們反應的對象。

環境中傳給我們的訊息由各種器官的神經衝動組成，這些神經衝動在大腦中經過分析、解釋和評價，以觀念或心理意象的形式通知我們，於是我們便據此作出反應。

馬爾茲醫生說：「一個人的反應、感覺和行動永遠依照他對自己和環境的真實想像來進行。這是心靈的一個根本原則，是我們存在的方式。」馬爾茲醫生在他的外科整形實踐中意外地發現：改變一個人的面孔，也幾乎同樣地改變了一個人的未來；改變了一個人的外表形象，也幾乎改變了他自己─他的個性和行為，甚至會改變他基本的天賦和能力。

(2) 良性的自我意象使人有了明確的目標，激發了人的積極的心理動力，從而調動了個體內在的自動導向系統，即大腦和神經系統構成的一種奇特而複雜的「目的追求機制」。

它能自動引導你沿著正確方向達到既定目標，或者對環境做出正確反應。它還可以像「電腦」一樣，自動地為你解決問題，給出必要的答案，乃至提供新的想法或「靈感」。

(3) 實驗證明，單純的「心理實踐」（想像），同樣可以產生明顯的客觀效應。這是因為人的神經系統無法區分實際的經驗和生動而形象的想像的經驗。

心理學家由實驗證明，讓一個人每天坐在靶子前面想像著他對靶子投標，經過一段時間後，這種心理練習幾乎

和實際投標練習一樣能提高準確性。

(4) 自我意象影響一個人的心理和行為，是由中樞神經活動而實現的。

大腦的思維不只是表現為神經活動的簡單興奮和抑制，還表現為能根據不同的意念、不同的想像而引起不同的衝動，從而發出不同的生物電去支配與意念、想像有關的內臟或軀體組織。透過良性的自我意象訓練，就可引發相應的神經衝動，達到完善和提高自我形象的目的。

(5) 在放鬆的條件下不斷進行自我意象訓練，可以解除否定信念對一個人創造力的束縛，可以開啟潛意識的創造功能。

馬爾茲醫生說，一個人所以不能使用自己的創造力，是因為不知道它的存在，由於自己的否定信念而把它封閉起來，阻塞了它的發揮。而進行自我意象訓練，則可以消除心理障礙，使其在自我限制信念的束縛中解脫出來。同時，自我意象訓練，還能開啟潛意識的創造能力。

因為潛意識是人類「自然」的創造力，潛藏於意識下面，其開啟運轉，既與意識有關，又不直接受制於意識。透過放鬆條件下的沉思冥想，自我意象便能進入潛意識領域而發揮導向作用。這樣就可引導潛藏的創造力向自我意象發展，直至成功。

從人類的發展和個體的發展來看，自從人類發明了語言符號以後，便使客觀事物從具體的狀態中抽象出來，變成為概念和符號，並主要以邏輯思維的形式去把握客觀世界。這當然大大推動了人類社會文明的發展，但同時也帶來副作用：人類的感覺卻在逐漸退化。特別是，科學把自

然當成探索征服的對象，而當人類以這種方式認識自身時，他們也把自己變成了殘缺的碎片，他們找到的只是關於這些碎片的知識，而不是完整的、活生生的自己。

這樣，就把人同客觀世界疏離，把人同他真實的自我疏離。這種疏離既影響了人類潛在能力的發揮，也影響了生命體的完整發展。

一個人從少年時代開始接受現代文明教育，當他在思想認識和文化知識方面取得進步的同時，也帶來了明顯的缺陷：感覺在逐漸退化，且不能完整地認識自己。不斷進行自我意象的訓練，正可以彌補上述缺陷，使人透過完整的生命體驗和直覺感受，從感性上認識並把握真實的自我，從而充分發揮人的固有生命力和潛在的創造力，並最終修練成為一個身心全面發展的聰慧健美的自我。

國外學者研究發現，夫妻之間在外表形象上有好多相似之處，就是在心理反應方面，也有許多相同點。這是夫妻在生理和心理方面交互影響、互相作用的結果。因為夫妻之間真摯、深厚、持久的情感，會形成協同共震傳導聯繫，從而促使雙方各自大腦皮質的有關部位處於優勢興奮點，並強化其感應的敏感度。這樣，夫妻雙方情感越是深沉、熾熱，雙方生理和心理的交互影響就越明顯。藏密功講「三密相印，剎那圓滿」，就是說心心相通，心心相印，能取得意想不到的功效。

顯然，進行自我意象修練，在自己內心浮現出某個人物意象，伴之以較強烈的思念、仰慕之情，並進行深切的體驗，就能使自己同意像人物之間建立起諧同共震傳導聯繫，從而可以不斷收到意象人物的生命訊息。隨著時間的

推移，功夫的增進，其感應的敏感度會不斷提高，自我受到意像人物的積極影響也會越來越明顯。

傳統氣功非常強調形神統一。在氣功文獻中神形說貫穿始終。所謂「形與神俱」（《內經》），「形神相親」（《養生論》），「形神俱妙」（《三十六部尊經》），「形神相抱」（《脈望》），都在強調神形的和諧統一是養生、全身的關鍵所在。《養性延命錄》說：「人所以生者，神也；神之所托者，形也。神形離別則死，死者不可復生，離者不可復返也。」但是，人處紛繁的社會，萬物擾其神，萬事勞其形，極易破壞形神的統一，正如《太平經》所說：「常患精神離散，不聚於身中，反會使隨人念而遊行也。」修持氣功正是維護神形統一的最好手段。傳統靜功大多透過意守機體內部某一重要竅點，引發真氣循經運行，以此促使形神相抱，這當然是行之有效的方法，但是如果從機體外部以守形的方式進行修練，即進行自我意象的修練，這也不失為一種獨具特色的修持手段。

《太平經》曾指出：「聖人教其守一，言當守一身也。念而不休，神自來，莫不相應，百病自除。」因為瞑想自己的完整身形，必會振奮自我的生機，激發自我的生命力，乃至啟動自我的潛在功能，這也就能在守形的基礎上達到養神和形神相抱的目的。

以上所述，就是自我意象修練法產生功效的幾個主要依據。

（原載《東方氣功》1993 年第 3 期）

30. 談意象浸潤煉形法

傳統養生典籍中，有這樣一類功法，它運用良性意象，對人體從上到下、從外到內，進行全面和瀰漫性的浸潤、滲透，從而起到煉養形體、強身袪病的作用。這類功法可稱為意象浸潤煉形法。

古人很早就注意到「守身煉形」、存想形體對養生的重要意義。莊子曾提出：「汝神將守形，形乃長生。」從養生典籍看，存想形體大致有三種情況：

其一，是對自己的形體作整體性的觀想。像《太平經》：「瞑目還觀形容，容貌若居鏡中，若窺清水之影也。」《真誥》：「凡人常存思識己之形，極使彷彿。」都屬於此種情況。

其二，是對自己的形體從頭至腳逐段進行存想。如《天隱子‧後序》：「入靜室中，存想身從首至足，又自足至丹田，上脊膂，入於泥丸，想其氣如雲，直貫泥丸。」佛教密宗觀想自身之三脈五輪，亦屬這種情況。

其三，是運用特定的良性意象，對形體的上下、外內，進行全面的瀰漫性的浸潤、滲透。像《千金要方》所錄的「禪觀法」，《雲笈七籤》所錄的「存想酥沐法」，以及佛家「淨水洗身法」等。此類功法由於激惹方式和體證方式獨具特色，故對機體所起的作用更大，功效也更明顯。這類功法就是本文所說的意象浸潤煉形法。

幾種意象浸潤煉形法

⑴ 禪觀法

《千金要方》所錄的「禪觀法」為：「閉目存思，想見空中太和元氣，如紫雲成蓋，五色分明，下入毛際，漸之入頂，如雨初晴，雲入山，透皮入內，至骨至腦。漸漸下入腹中，四肢五臟皆受其潤，如水滲入地若徹，則覺腹中有聲汩汩然，意專思存，不得外緣，斯須即覺元氣達於氣海，須臾則自然達於湧泉，則覺身體振動，兩腳蜷曲，亦令床坐有聲拉拉然，則名一通。一通二通乃至日別得三通五通，則身體悅澤，面色光輝，鬢毛潤澤，耳目精明，令人食美，氣力強健，百病皆去。」這是由「五彩祥雲」這個意象進行運演的功法。

此法構架嚴密、平實，層次分明，進展自然，特別是對頭部的運演，由表及裏，層層推進，對大腦皮質和顱腔內許多重要器官，進行廣泛而深入的激惹，能產生良好的生理效應。

⑵ 存想酥沐法

《雲笈七籤》所錄的「存想酥沐法」為：「舒腳手而臥息，想項上有酥團，融流注心，周遍四肢。又想身臥酥乳池中，心以澡沐。久為，令人皮膚光澤。」它可能來自佛藏《阿含經》：「假想觀酥，軟酥在頂，滴滴入腦，漸於五臟，流潤全身。」此法透過「酥團」「酥乳」這樣的意象運演，來對全身進行廣泛而深入的激惹。

所謂酥團就是牛羊乳凝成的奶酪，酥乳即是凝成的濃牛奶。讓奶酪慢慢融化，不斷注入五臟六腑乃至周遍四

肢，然後又存想臥在酥乳池中，讓酥乳浸潤全身肌膚直至滲透內臟，這就能產生良好的生理效應。

有意思的是，比《雲笈七籤》作者遲 600 多年的日本白隱禪師，傳授了一套與此法十分近似但更具體的「軟酥鴨蛋法」。

其法為：首先想像把各種香氣撲鼻的仙藥混合製成軟酥，再揉成鴨蛋那樣大，把它放在頭上。不一會，軟酥被體溫融化，弄濕頭部，散發出無比奇妙的香味，從兩肩流到兩手的手指，同時從臉部向胸前流下的仙藥潤濕著腸胃、肝肺，而順著背部滴下的仙藥流到臀骨。這時胸中的苦惱和內心的疙瘩一起被溶化而流走了。

此法不但可解憂，還能調整臟腑功能與內分泌機能，讓人的皮膚紅潤發光。

⑶ 淨水洗身法

佛家「淨水洗身法」為：設想空中一股清淨溫水，居高臨下，從頭頂至腳心，自上而下洗滌全身，將全身所有疾病沖滌乾淨。

這是由「淨水」這個意象進行運演的功法。藏密功中「沐浴排濁法」與此近似，但更具體。

其法為：先想像白光像甘露一樣溫馨香甜已從中脈主通道和頂輪四周，像水注一樣向喉輪滋潤浸流，並立即有了甜潤的味感。稍停片刻，再逐步順中脈喉輪作傘形下注，沉到胸腔。繼而想像光流又緩緩下流進入腹腔，有暖融融的熱感。接著想像白光順兩腿向下流，邊流邊給人溫暖舒適感，直到從湧泉穴緩緩排出。最後想像這流出的白光迅速呈現放射性擴大，並流入到腳下無際的宇宙空間。

此法對體腔內臟及肌體進行全面沖刷清洗，能清除體內一切病灶和邪氣。

道家有「醍醐灌頂，甘露灑心」的修練，其法是讓甘露自天而降，流入頂竅中脈，其色白紅，其狀如液，且涼爽舒適，灑布心身，其時自覺周身關竅齊開，透達明朗。這也是由「淨水」這種意象進行運演的方法。

✳意象浸潤煉形法的特點

上述幾種意象浸潤煉形法，具有幾個共同的特點。

⑴ 選擇的意象像雲彩、酥團、淨水，均具有浸潤、滲透、瀰漫的特點。

這樣的意象能引起主體相關的聯想，使主體的腦海中能重現既往生活中的映像，進而調動主體相關的感知覺活動，如雲彩的柔和美好，酥團的柔膩恬適，淨水的清淨甘涼等等。這樣，意象運演起來就能得心應手，從而對機體進行全面深入的激惹。

⑵ 意象運演均要求緩慢、柔和、均勻，並要求採取層層遞進的方式，一個部位一個部位、一個層面一個層面依次進行激惹。

不侷限於某個點，而是作用於某個節段、某個區域的全部。周天功意運任督是線形作功，丹田呼吸是點狀作功，而意象浸潤煉形法則是全身所有器官、全部組織做功。

⑶ 意象運演時，主體要配合進行想像性的體驗。

所謂想像性的體驗，是指在構想意象運演的情景時，

又調動感知覺去具體感受這種情景。如運演淨水洗身法，既構想淨水依次洗身的情景，又同時感受到清新、涼快、濕潤的滋味。這樣，便會喚起平時細雨淋身的體驗，並把過去那種肌膚受到柔和激惹的感受同當前的運演結合起來，從而產生良好的效應。

❋意象浸潤煉形法的功效

意象浸潤煉形法的功效是十分明顯的。它能迅速激發全身氣機，疏通全身經脈，從而清除邪氣，攻克病灶。《淮南子》說：「夫形者，生之所也。」《養生論》說：「形恃神以立，神須形以存。」正因為形是生命體存在的基礎，是神的依託之所，所以煉養形體對養生具有十分重要的意義。

從現代科學觀點看，意象浸潤煉形法的最大優勢，就在於它那浸潤、滲透、瀰漫的作功方式，能直接、有效地指向全身的微循環，從而迅速促使全身微循環普遍開放。我們知道毛細血管是血管中唯一進行物質交換的部位，但其五分之四經常處於閉鎖狀態，只有五分之一左右開放。如果讓人體的毛細血管廣泛地、大面積地交替舒張，則進入毛細血管的血流量便會明顯增加。這對強身袪病、延年益壽，將產生極為重要的作用。意象浸潤煉形法就能起到這樣的作用。

運演「禪觀法」能使人「面色光輝，鬚毛潤澤」；運演「酥沐法」能「令人皮膚光澤」，運演「軟酥鴨蛋法」能讓人的皮膚紅潤發光，這都是微循環大量開放，血液對

全身組織包括肌膚組織的灌流增加的結果。

意象浸潤煉形法還具有舒心解鬱、調整並優化情緒的作用。現代醫學研究證實，情緒波動、精神緊張和焦慮等，可導致大腦皮質興奮與抑制過程失調，皮質下血管舒縮中樞形成了以血管收縮神經衝動占優勢的興奮灶，從而引起全身細小動脈痙攣，外周血管阻力增加，乃至血壓上升。近年來國外科學家發現，人的大腦右額前葉皮質活動主管憤怒、恐懼和傷心等消極情緒，人在情緒低落時，右額前葉皮質便顯得十分活躍。

上述意象浸潤煉形法，一方面由意象運演可以喚起相關的良性情緒體驗，從而轉移當前的不良情緒；另一方面可以憑藉意象對大腦皮質以及全身的良性刺激，化解乃至清除大腦皮質的不良興奮灶，使活躍的右額前葉皮質逐漸平靜下來，這樣就會出現寬鬆、恬適的良好心態。

（原載《現代養生》2008 年第 2 期）

31. 談「焚身火」養生法

❋「焚身火」簡介

所謂「焚身火」，就是存想焚火燒身的意思。「焚身火」是一種簡單易學、功效明顯的養生良法。《雲笈七籤》曾十分推崇它的功效，說：「使心之火，以火燒身，燒身令盡，疾則癒，若有痛處，皆存其火燒之，秘驗。」《修齡要旨》所錄的「導引歌訣」，也說存想焚火燒身，「久久純熟，則百脈流通，五臟無滯，四肢健而百骸理也」。

「焚身火」這種觀想養生法起源很早。成書於戰國末期的《內經》，便有欲入於疫室，「想赤氣自心而出，南行於上，化作焰明」的記載，說行此可以「避邪防疫」（《內經·素問·刺法論》）。

隋巢元方的《諸病源候論》也有類似的記述：「欲避眾邪百鬼，常存心為炎火如斗，煌煌光明，則百邪不敢干之，可以入瘟疫之中。」其後，宋代張君房的《雲笈七籤》、曾慥的《道樞》，明代冷謙的《修齡要旨》、高濂的《遵生八箋》、曹士珩的《保生秘要》，以及清代潘霨的《內功圖說》等，均載有此法。

如《內功圖說》所輯之著名的功法「八段錦」，在演煉過程中曾配合「想火燒臍輪」來激發內氣，使之上越乾頂；在動作結束後又存想「發火遍燒身」，來強化功效。

特別是《保生秘要》，輯有很多治療各種疾病的不同「焚身法」。如治腰痛，則「想火燒兩腎」；如手生魯瘟（瘡），則於「手內外骨節處，想火燒之」等等。

佛家也有「焚身火」的修練，如《小止觀》說：「如人感冷，想心中火起，即能治冷。」這便是「焚身火」。藏密功中的「拙火定」，要求修練時意想丹田處有一針尖大小的火焰，此火焰愈來愈大，熱度不斷增高，並逐漸向膻中穴上升集中，經過喉骨達額頭印堂穴，此時熱度巨大，遍於周身。這也是一種「焚身火」。

總之，「焚身火」確實源遠流長，影響廣泛。

❋「焚身火」的類別

「焚身火」有以下三種焚燒方法：

(1) 丹田焚燒法

此法演煉特點是固守丹田燃燒，讓丹田之火潛在地作用於全身。如《道樞‧修真拾玄篇》：「默存丹田如火輪焉，甚轉不倦。」

如《道樞‧會真篇》：「昔有幽居靜坐，絕念忘言，下其心之火，閉目存想，如火輪焉，炎炎積日，則氣海堅固而美顏色矣，諸穢盡下而勝寒暑矣。」

如《道樞‧眾妙篇》：「先以左手兜外腎，右手搓臍下，引起臣火煮丹田，使陰消而陽長。」

已故氣功家趙光設計的內丹功，要求修練時思想集中在腹部的起伏上，意想腹內有一團火球，隨著呼吸在腹內起伏、鼓蕩。這也是一種丹田焚燒法。

(2) 周身焚燒法

此法演煉特點是起火後結合意念導引，將火燒遍全身。又有幾種不同的意念導引：

其一，模糊導引法。存想丹田起火後，透過模糊的全身感受來實現周身火燒。如《內功圖說》所載「腹功」：「閉息，存想丹田火，自下而上，遍燒其體。」又如《修齡要旨》所錄之「十六段錦」中的一個功段：「復閉息想丹田火自下而上，遍觀身體內外，熱蒸乃止。能日行一二遍，久久身體輕健，百病皆除。」

其二，線路導引法。存想起火後，由具體的意念路線，引火燒遍全身。如《內功圖說》所錄之「十二段錦」中的「河車搬運罷，想發火燒身」，其意念導引路線為：「心想臍下丹田，似有熱氣如火。閉氣如忍大便狀，將熱氣運至穀道，即大便處，升上腰間，背脊後頸、腦後頭頂止。又閉氣，從額上兩太陽、耳根前、兩面頰，降至喉下、心窩、臍下丹田止。想是火燒身，通身皆熱。」而《修齡要旨》所錄「導引歌訣」之「起火得長安」，則是另一種意念導引線路：「存想真火自湧泉穴起，先從左足行，上玉枕，過泥丸，降入丹田，3遍；次從右足，亦行3遍，復從尾閭起，又行3遍。」

其三，部位導引法。存想起火後，意念引火從體內一個部位轉至另一個部位，直到燒遍全身。如《道樞·眾妙篇》所錄之「至遊子焚身法」：「凝神定氣，以左手抱臍之下，右手握固於股之上，想乎大煙焰火以焚其心，次之焚其肝、其肺，於是鼻微放其氣，使通焉。少選，復想其火下焚於丹田……焚心之時宜少焉，焚丹田之時宜多

焉。」又如《太極祭煉內法》所錄之焚身法:「存想兩腎中間一點真氣,須臾如火紅日輪,注視良久,日輪升於絳宮,發燦爛流金之火,飛焰化成大火,遍空炎炎。」

(3) 病灶焚燒法

此法演煉特點是在病變所在的特定部位進行焚燒,從而達到驅邪除病的目的。如患痔瘡,則「旋轉其皮膚處,想火燒之」;患痞塊,則於「鬱積血腫處,想火燒之」;患手戰風,則「從左手心處,想火起轉至於肩,過心頭,直至右手心處;亦想火轉至肩,過心頭,於左手心處」。等等。(均見《保生秘要》)

❋「焚身火」運演要點

「焚身火」運演時,應注意以下幾點:

(1) 始終保持鬆靜態

做功前應先靜心息慮,力求做到肌體、神經的全面放鬆,做功中亦要時刻保持鬆靜態。特別是在存想焚火情景時,要控制心態,千萬不能著意,以免引起精神緊張。只有保持良好的鬆靜態,焚火燒身才能順利進展,才能收到強身祛疾的功效。

(2) 努力進行想像性的體驗

這是「焚身火」運演的重點。首先要構想焚火的具體情景:包括焚火位置(比如丹田),火源形狀(比如火球、火輪、火光等),火焰態勢(比如火焰由小變大,火球不停旋轉等)。儘量做到形象具體而鮮明。

在這同時,要調動主體多種感覺去感受焚身火的景

況：調動視覺去內視焚火情景；調動觸覺去感受火源對內臟的觸動；調動溫度覺去感受火源的溫熱；調動動覺去體味火源在體內的移動。進行這樣想像性的體驗，便能充分發揮觀想的能動作用。

(3) 進展要舒緩，刺激度要適中

火輪、火球在丹田旋轉，動作要舒緩、有節律；引火燒遍全身，要和緩有序；火勢要適度，在引火上焚心窩、頭部時，要適當減弱火勢。總之，要保持適中的刺激度，既能激發全身經絡之氣，又不致引起心理的著力和緊張。《雲笈七籤》說，以火燒身，應該「存之使精神如彷彿」，意為要以和為度，不可急切求功；否則，反不達也。

(4) 配合閉氣

存想焚身火如能配合閉氣則可以提高功效。前文提到的「十二段錦」，在丹田焚火之後，即要求閉氣以引火經穀道上升腰脊直至頭頂，然後再度閉氣，又引火從額頭經喉頭、心窩至丹田。

《道樞・會真篇》在「默想臍下有火輪」時，也要求「微以留息，少入遲出」；《脈望》在「默想臍下火輪」時，同樣要求「微以意留息，少入遲出」。但閉氣應以自然、個人能忍受為度，絕不可勉力為之，否則會破壞功境，引起副作用。如果閉氣不易掌握，也可取自然呼吸法。

❈「焚身火」的作用機理

「焚身火」之所以能發揮強身袪疾的作用，是由於下列幾個原因：

(1) 「焚身火」能迅速而有效地開放全身的微循環

透過焚火燒身的觀想，主體便迅速從大腦的記憶倉庫裏提取並重組有關火的意象，比如火的發熱發光，火的熱能向四周擴散，火光向四周照射，火勢不斷擴大、蔓延等。接著，主體再透過想像性的體驗即心理實踐，讓感覺器官及時將焚火燒身的訊息，送達大腦中樞神經。

焚身火這個意象的最大特點是發熱發光，熱逼內臟、光照身軀。當中樞神經把這個訊息發送到全身後，便能有效地激惹遍佈全身的毛細血管，促使它大量開放。由於進入毛細血管的血液流量增多，隨血液輸送到組織的氧、營養物質和激素等也相應增加，這對強身祛疾將產生重要的作用。

(2) 「焚身火」能增強體內免疫系統的功能

現代醫學藉助高倍的電子顯微鏡，發現人體內的神經纖維與免疫細胞之間的距離，只有百萬分之六毫米，而人的心情變化、思想活動，則可以由這小小的空隙進行溝通，將任何一種心情、思想的細小變化，傳遞到具體的每一個細胞，從而對健康產生舉足輕重的影響。

科學家發現，人體機能存在著 100 多種生理活動，在血液裏更有 80 多種傳遞物質，它們構成了人體健康的生化基礎。這是體內一座高度自動化的「化工廠」。運演「焚身火」，由持續的溫熱覺和火燒病灶、火除邪氣的意念活動，中樞神經能將這種信號傳遞到全身的細胞，這不但能增強巨噬細胞的吞噬能力，而且還能使體內的「化工廠」朝著有利於健康方面，不斷「生產」健康物質，使我們的健康得到充分保障。

⑶「焚身火」能促進真氣的萌發、活躍和循經運
　行，從而實現機體的穩態平衡。

傳統養生理論認為，人體丹田是真氣的萌發和集聚之
所。《雲笈七籤》說，丹田乃「五氣之源」。由此可見丹
田在真氣運行中的重要性。觀想丹田火燒，正可以促使丹
田真氣萌發、集聚並循經運行。

古人常以火來概括真氣的特點，《真仙秘傳》說，心
為君火，腎為臣火，膀胱為民火，「三氣聚而為火，散而
為氣」。而「焚身火」正是利用了火的意象來作功，所以
特別有利於氣機的啟動。《道樞‧修真指玄篇》曾指出，
修練時「默存丹田如火輪焉」，可以「聚所散之氣」，可
以「引導心火下入黃庭」。

大文豪蘇東坡在向人介紹自己的養生經驗時說，在內
視五臟之後，便觀想「心為炎火，光明洞徹，下入丹田
中」，以此促使氣機啟動。總之，「焚身火」的運演，可
以激發、活躍真氣的運行，從而促使全身氣機通暢，陰陽
和合，實現機體的穩態平衡。

（原載《現代養生》2006 年第 2、3 期）

32. 論氣功中的「煉球」動作

　　在靜功、站樁和動功中，經常可以看到「煉球」一類的運演方式。這裏所說的「煉球」的「球」，並非實物的球，而是意想中的「球」；所謂「煉」，是指煉功時進行的心理運演，動作運演，以及心理運演結合具體的動作或姿勢。為什麼許多功法都樂於把「煉球」動作，作為它們的重要運演手段呢？氣功在假借「煉球」動作方面，有些什麼特點？這是值得探討的。

❈氣功運用「煉球」動作概述

　　氣功運用煉球動作，有下列幾種情況：

⑴ 單純的心理運演

　　此類功法中的煉球動作，就是意念活動，是內心對球的動態所進行的各種設想。常見的有以下幾種：

　　第一，想像球在腹內或體內某一部位活動。如趙光的內丹功，設想腹內存有一團火球，隨著呼吸在腹內起伏、鼓蕩。

　　第二，球沿周身活動。如侯慎夫介紹的意氣功（見《氣功療法集錦（一）》），要求在內視心窩之後，便集中思想，聚氣成球，然後運球沿任督脈乃至上下肢作周身運

行，最後又運回心窩。

第三，球環抱整個身體。如劉佩凡介紹的結跏趺坐功（見《氣功精選續編》），其中的環抱明珠法，要求凝神斂氣於丹田之後，便設想自身周圍環抱一個大圓球，呈青藍色，自身意坐於球的中心，蔚藍的圓球四周環抱。呼時意想球上端的清氣，沿頂門直透全身而達下端；吸時意想球左右兩側的清氣，向中宮擠合而貫全身。一透一貫，全身氣息通透無阻。

第四，球離體遠拋和回收。如董𢘆介紹的意功（見《氣功精選》），其初煉階段，要求運演拋球的心理動作，以遠處的山、水等為目標，假想球從自己的手中拋出，意識和全身各部均隨球而去，到達目標，又隨球而返。這樣一去一返，一緊一鬆，能使全身氣血暢通。

⑵ 動作運演

此種運演一般不帶明顯的心理活動，主要表現為各種具體的煉球動作。煉球意念已融化於動作之中。常見的有如下幾種情況：

第一，揉球。採用揉球動作的功法較多，此種功法要求雙手一上一下反覆揉球。像趙光的的動練外丹功（見《中國流行氣功選》），關永年的揉空球功（見《氣功精選》），莊凱蘆雙修功的揉球勢（見《氣功精選續編》），乃至大雁功中的揉球與反身揉球等等，均有此種動作。

第二，抱球。如馬禮堂的六字訣養生法，其中配合吹字的導引動作，當雙手提至胸前時，隨即向上向前畫圓弧、撐圓，兩手指尖相對，在胸前成抱球狀；當呼氣並口念吹字時，即屈膝下抱，抱球下落，抱至小腹呼氣盡，再

8

隨吸氣之勢而起立。

第三，**提球**。如李志如水鄉氣功中的行船功，其中即有提球動作，要求右手背按於腰，左手如提球狀在胸前順時針畫圈 25 次，再逆時針畫圈 25 次。

第四，**滾球**。如黃仁忠空勁氣功中的滾球功法，要求雙掌虎口相對，如抱一球，並從一側慢慢拉向或推向另一側，使球不斷滾動。

這類運演方法雖然沒有具體的心理活動，實際上仍伴有某種練球的意念。只不過這種意念單一，弱化，並融化於動作之中，表現不明顯罷了。

(3) **心理運演結合動作運演**

這種演煉方式要求一邊進行手的煉球動作，一邊又進行心理上的煉球動作，兩者密切結合。如胡耀貞的揉球功（見《氣功精選》），先要求兩臂平舉，如抱球狀，意守丹田，隨即想像著丹田，覺得內心似有球在滾動，並帶著兩臂做揉球的動作。這是心理運演帶動動作運演。又如黃仁忠的空勁氣功，其馬步站樁中的雙臂抱球，先是兩手上下做抱球狀，然後便進行拉球和壓球的動作。拉球時兩手拉開，意念把兩手中的球拉大；接著兩手合攏，意念把兩手中的球壓小。這是動作運演帶動心理運演。

(4) **姿勢運演**

這表現為站樁功中所取的各種煉功姿勢。其特點是煉球意念融化於姿勢之中，沒有獨立於姿勢之外的心理活動。具體情況有如下幾種：

第一，**抱球式**。此是各種站樁功中最常見的一種姿勢。假想兩手抱著一個大氣球，兩臂環內似有外撐之感。

第二，托球式。兩臂輕抬起，微向前伸，兩手心朝上，五指分開，不用力，好像托著一個氣球。

第三，扶球式。兩臂稍抬起，手指微曲並自然分開，指向斜前方，如按水中浮球。

以上就是氣功中運用煉球動作的概況。

❖氣功運用「煉球」動作的基本要求

⑴ 要慢節律

除站樁功只有姿勢沒有動作之外，其他各種功法在運演煉球動作時，都要呈慢節律的活動態。即煉球動作要緩慢、柔和、均勻，還常與呼吸相結合。這樣的慢節律能不斷給大腦以輕微的、單一的良性刺激，同時對內臟和經絡系統，也能產生良好的作用。

⑵ 要柔中寓勁

氣功強調鬆靜，但運用煉球動作的功法，除單純的心理運演之外，都要有適當的興奮度和力度。因此，處理好鬆靜和興奮、柔和勁的關係，是這類功法的一個重要特點。總的來說，整個身心要有高度的鬆靜感，但與煉球動作有關的局部體位如兩手，卻要適當地用勁。換言之，這種用勁受到了全身鬆靜的制約，並與鬆靜融合在一起。所以這是一種暗勁，柔勁，不是僵勁，死勁。它既體現了輕微用力的要求，又體現了鬆靜的要求。煉功中只要掌握得好，就能很好發揮柔勁激發內氣的作用。

⑶ 要保持均勻的力度

除單純的心理運演之外，其他各種煉球運演都應做

到：既要使煉球動作（包括煉球姿勢）保持致動力和阻抗力的統一，又要使球體受到均勻的力度。要想保持兩種力之間力度的均衡，就要分心兩用，在大腦裏形成兩個微弱的注意中心——致動中心和阻抗中心，以便協調煉功動作的力度。

此外，還要同時輕輕繫念球的上下左右各個方位，強化假想球的意象，透過球體分散力的作用，來保持煉球動作力度的均衡。這種繫念，要儘量輕微、自然，注意指向的是幾個方位，不是幾個點，方位的界限是模糊界限。

⑷ 要注意假想球的性態

球的性態可分為陽性、陰性和中性三種。在氣功的煉球動作中，球的性態大都為中性，即既不表現為陽剛如燃燒的火球之類，也不表現為陰柔如通體透明的水晶球之類。在靜功的煉球運演中，根據不同情況有時會出現陽性球或陰性球。

一般說，陰虛陽盛的人，宜煉水晶球之類的陰性球；而陽虛陰盛之人，則應煉火球之類的陽性球。這樣，便能調整陰陽達到陰平陽秘。

✴氣功「煉球」動作的作用機理

實踐證明，氣功的煉球動作，對激發內氣、強化人體磁場，乃至強身祛病，具有明顯作用。為什麼煉球動作會產生良好的效應呢？

⑴ 從天人合一的角度看，圓形是宇宙萬物結構的基本模式。

宏觀裏的太陽、月亮、地球都為圓球體；微觀裏的分子、原子、原子核和電子，亦為一種雙螺旋結構。旋轉運動則是宇宙間萬物的運行規律。銀河系呈漩渦狀運行，太陽系在轉，地球繞著太陽轉，地球本身在自轉，連人體生命也是核酸與蛋白在旋轉中合成的。這樣，圓形物體的旋轉運動，便成為宇宙萬物存在和活動的基本方式。於是也就出現了宇宙螺旋氣場。

日本科學家發現人體氣場這一未知能源，也是螺旋狀波，不同於電波和光波的那種橫波。這說明，天體運行規律明顯地制約了人體生命的運行規律。

所以傳統氣功修練，十分強調天人合一，以求順應宇宙萬物的運行規律，而氣功中的煉球這一運演方法，正是根據宇宙萬物圓形旋轉這一規律而產生的。

顯然，它不僅能大大推動內氣的萌發、聚集和運行，而且能促使人體氣場和宇宙氣場取得共震，從而有利於人體同大自然的能量交換。

(2) 從球體本身的特點來看，球活動的物體阻力小，活動面大，結構穩定，且球體又能分散力的作用方面，故煉球動作能產生多種作用。

其一，煉球動作最易產生滑利、圓通、順暢、舒適的感覺，這正符合氣功態意念致動的要求，因為它一方面有利於假想物體的順暢活動，同時又可使主體較易保持寬鬆態。這種寬鬆態是激發經氣的重要內環境。

其二，球體存在和活動的這種滑利、圓通、均勻、對稱等特點，能協調矛盾的差異，融化內外的對抗，並不斷產生對大腦的協調的刺激信號。這種信號又會促使大腦全

面地平衡體內外的運動，從而引起體內各種機能產生協同的效應。這種協同效應也是內氣萌發、強化的重要條件。

其三，由於球體圓通、滑利，在外力作用下，即能不停地、均勻地旋轉、滾動，故煉球動作，可以依靠意念的輕微作用而很快形成一種旋轉力，滾動力。這種力能給予機體的神經系統、內臟系統和經絡系統以良性刺激。

(3) 從煉球動作和意念的關係看，煉球動作最適於組成致動意念和阻抗意念的交合，這是激發內氣的有效手段。

心中假想著進行某種動作，這是致動意念；在假想的動作進行中，又假想受到某種物體的阻抗，這稱阻抗意念。這兩種意念產生的力（致動力和阻抗力）交合在一起，不但可使神經系統的傳出神經通路與傳入神經通路、感覺中樞與運動中樞，受到均衡的鍛鍊，而且由於阻抗力的作用，還可由傳入神經通路和感覺中樞，提高運動中樞和傳出神經通路的功能。在這兩種力的均衡交合作用下，有關體位的微血管、經絡系統都提高了活動功能。於是便產生了一系列的生化效應，進而萌發、聚集內氣。由於球體圓通、滑利，且能分散力的作用方面，故煉球動作最適宜於組成這種致動意念和阻抗意念的交合。

煉球動作的這種交合，通常有兩種表現形態，一為外部交合，即球體外部致動力同相對方向阻抗力的交合，如上下、前後、左右等。二為內外交合，即球體內部致動力（想像球體擴大）同外部阻抗力（遏制球體擴大）的交合；或者外部致動力（想像球體縮小）和內部阻抗力（不讓球體縮小）的交合。不論哪種交合，都易使致動力和阻抗力

保持均衡的勢態。這種均衡勢態對激發、活躍內氣，具有十分重要的意義。

(4) 從煉球的心理過程來看，這種運演方法有著良好的心理基礎與生理基礎。

先從心理方面來說。從宇宙間的星球、月球、地球，到自然界的植物的果實，沙灘裏的石頭，乃至現實生活中許多的圓形物件（特別是各式各類的球），在人們的心中無數次地重複出現，從而在大腦裏建立起穩固的神經聯繫，並留下深深的記憶痕跡。當運演煉球動作時，儲存在記憶中的球的意象，便會很快從大腦中浮現出來，同時還會伴隨出現某種具體感受和體驗。這樣運演起來不但較易得心應手，還能提高功效。

再從生理方面來說。圓形是宇宙萬物存在的一種基本形式。人體的各種組織器官，也明顯受到宇宙間此一規律的制約：像眼球是圓的，口是圓的，鼻孔是圓的，耳廓是圓的，腦殼是圓的，胸圍是圓的，連血液中的白血球、紅血球也都是圓的，甚至遺傳密碼 DNA，也是正旋與反旋的雙螺旋形。顯然，假想中的球不但和人體的許多組織器官同具圓形，而且還和遺傳密碼裏的圓形訊息相呼應。

這樣煉球動作便很自然地易為生命體所接受，易與生命體發生共震，從而更好地發揮激發氣機、調整身體機能的作用。

(5) 從傳統氣功的功理方法來看，八卦學說是所有傳統氣功理論的基礎。

正如《慧命經》所說的，「庖犧（即伏羲）上聖畫八卦以示人，使萬世之下知有養生之道」。流傳於世的太極

圖就是一個圓，中間有一個 S 形的曲線，把圓分為一白
一黑，組成兩個互抱的陰陽魚。先天八卦卦序的排列是有
序的，從一到八，其運行路線呈 S 形，週而復始地運行
則構成兩個圓相接的「8」字形。又如大道圖，陰陽五行
圖，乾坤顛倒圖，火候圖等等，都是一個圓圈。因此，圓
形狀運轉便成為傳統各種功法的基本運演方式。古人認
為，圓則「運動無礙，周而不殆」。所謂「渾圓深藏，雲
臥天行，其妙無窮」。

太極拳家顧留馨說得好：「圓的運用最靈活，圓的力
量最大。」(《陳式太極拳纏絲勁陰陽妙法》)傳統氣功中
的周天功，氣沿任督運行，是一個圓；卯酉周天的氣沿身
前左升右降、右升左降的運行，是一個圓；《性命圭旨》
介紹的法輪自轉法(引氣在腹部打圈)，亦是一個圓。動
功如九部功(按八卦圖加中央的陰陽魚共分為九宮)，煉
時沿著九宮不斷跑圓圈；太極拳則處處求圓，所謂「手足
運動，不外一圓」。又如八段錦中的左右轉轆轤，晃海的
左右三十六轉，都體現了圓的要求。站樁功的基本姿勢，
要求達到足圓、臂圓、手圓所謂三圓。

由此可見，圓形旋轉是傳統氣功中的一個重要運演規
律，而煉球動作正是此一規律的體現和運用。因為球是一
個多維結構，故更能發揮圓形旋轉運動的特點和作用。

由以上論述可以看出，煉球動作確為一種具有豐富機
理的、能產生良好效應的修練方法，值得重視和研究。

(原載《東方氣功》1999 年第 2 期)

33. 氣功存想不是思維

有人以唐代名醫孫思邈的「禪觀」法為例，證明氣功思維的存在，並提出氣功的核心組成是氣功思維，促成氣功態的發生和存在的根本動因和核心形式乃是氣功思維的發生和繼續。

這種說法實在無法令人苟同，因為氣功的本質特徵，恰恰就在於它的非思維性。

什麼是思維？思維是指大腦對客觀事物的間接的概括反映，是主體在感知的基礎上對客觀訊息進行分析、綜合、推理、判斷的心理過程。

思維的本質特徵是它的社會性，思維由感知與現實打交道，也同社會積累起來的知識打交道。

思維的自然特徵是它與語言有密不可分的關係，思維的概括是藉助於詞、藉助於語言來實現的。人類思維是語言的思維。思維的重要功能是它的演進性和生產性，即能夠在對現實事物認識的基礎上，進行蔓延式的無止境的擴展（想像、幻想、理想和假設等），而且能夠製造思想產品去能動地改造客觀事物。

上述這些思維的特點和功能，均是煉功心態所沒有的，也是煉功過程最需迴避的。

煉功時強調六門緊閉、六根清淨，強調鎖心猿拴意馬，它要切斷外界事物對主體的刺激，從而引導主體逐漸進入虛極靜篤、杳冥恍惚的境界，所以氣功態的心理一開

始就同認識活動，同思維活動徹底脫鉤。它不僅不需要而且排斥對客觀事物的反映，以及在此基礎上所進行的分析、綜合等心理過程。

煉功心態的本質特點是返璞歸真，回到嬰兒時的元神顯露狀態。它要在特定時限內進行封閉式的修練，所以它是非社會性的。

煉功開始雖然也用內部語言進行自我誘導，但很快就讓意識同語言脫離成為原始狀態的「意蘊」，以此對功態進行模糊控制，更深的層次甚至連「意蘊」也被主動遺忘，而由煉功潛意識進行控制。

煉功心理不但沒有蔓延式無止境擴展，相反是要求心態不斷模糊化、虛空化，從外觀其形，形無其形，到內觀其心，心無其心，直至物我兩忘。

煉功心理更不能製造思想產品去能動改造世界。所以說，氣功態心理是非思維性的。

孫思邈「禪觀」法的內容是這樣的：「閉目存思，想見天空太和元氣如紫云成蓋，五色分明，下入毛際，漸漸入頂。如雨初晴，雲入山，透皮入內，至骨至腦。漸漸下入腹中，四肢五臟皆受其潤，如水滲入地若徹，則覺腹中有聲汩汩然。意專思存，不得外緣。須臾即覺元氣達於氣海，須臾則自達於湧泉，則覺身體振動，兩腳蜷曲，亦令床座有聲拉拉然，則名一通。」

「禪觀」法屬於傳統氣功中的存想類功法，它是透過想像活動來作功的，但這並不是思維過程，不能用來說明氣功思維的存在。

思維通常可分為邏輯思維與形象思維兩種，形象思維

是指利用直觀形象進行思維的過程。氣功的存想活動雖然利用了直觀形象，但它只是用來作為心理運作的手段，並沒有用之於思維，這是最根本的區別所在。

氣功以直觀形象為手段表現在：

第一，由存想活動以引起相應的情緒體驗

如「禪觀」法將太和元氣設想為紫雲成蓋，五色分明，就可喚起美好、恬適的感受。這為功法運演提供了良好的心境。

第二，由存想活動以引起相應的感知覺活動

如「禪觀」法設想太和元氣象紫雲成蓋，這是調動了視覺功能；太和元氣透皮入內，這是調動觸覺功能；太和元氣沿體軀下行，這是調動了動覺功能；四肢五臟皆受其潤，這是調動了機體覺功能。調動這些功能是為了氣功運演時能夠更好地對全身的生理器官進行激惹，從而提高生理機能和激發生理潛能。

第三，由存想活動以形成氣功運作的特定方式

如「禪觀」法借雲彩移動的形態，建構了瀰漫、滲透、充盈的作功方式，從而實現了對機體進行全方位的柔和的激盪。

從上述幾方面可以看出，氣功中直觀形象的手段作用是十分明顯的。

心理學上把思維的過程稱作思考，把思維的結果稱作思想。形象思維儘管是用直觀形象不用分析、綜合來進行思維，但它還是表現某種思想的，如像文藝創作由形象描述就是為了表現特定的主題思想。可是氣功的直觀形象並不用來表現思想，它僅僅是作為心理運作的手段，幫助主

體實現激盪臟腑氣機的目的。

思維是主體對外界輸入訊息進行加工和製造思想產品的心理過程，它具有分析、綜合、歸納、演繹、比較、聯想等許多特性，還有啟動、慣性、頓悟、靈感等特殊活動規律。可是氣功存想並沒有構成獨立的思維過程，它不具備思維的基本特性和特殊活動規律。

主體構想形象，重在進行心理實踐，重在進行想像性的體驗。所以說，氣功的存想過程是一個心理實踐和心理體驗的過程。

（原載《氣功》2000年第2期）

34. 道家腹臍鼓蕩法

以肚臍為中心的下腹，有丹田、命門、會陰等重要竅穴，是道家氣功修練的主要區位。

其中丹田為人體的中心，是生命力的焦點，為煉精化氣之處，所謂「此竅非凡竅，乾坤共合成，名為神氣穴，內有坎離精」（《金丹四百字》）；所謂「十二經脈皆自丹田生，散之為四肢百骸也」（《太極祭煉內法》）。

命門在兩腎之間。腎主水而藏精，為人身元陰之處；命門主火而升發，為人身元陽之處。元陰是先天的真水，元陽為先天的真火，只有陰陽水火相互作用，才能產生真元之氣。

會陰即丹經上說的陰蹻之竅，又稱「生死根」「復命關」，為任、督、衝三脈之源。該竅上通泥丸，下透湧泉。《八脈經》謂：「使真氣聚散皆從此關竅，則天門常開，地戶永閉，尻脈周流於一身，貫通上下，和氣自然上朝，陽長陰消，水中火發，雪裏花開。」激惹丹田、命門、會陰等竅穴，鼓蕩下腹部氣機，是傳統氣功健身的重要方式。

傳統內丹功強調意守丹田，凝神氣穴，用持續的靜守來孕育醞釀真氣，讓真氣不斷充實、活躍，進而激惹會陰、命門，鼓蕩整個下腹乃至全身經脈，最終實現健身強身的目的。但道家氣功中還有一類以動（意動、內動）引動，以動制動的方法，這類功法透過一定的意念存想活動

和吐納運動，可以直接激發腹臍氣機，促使真氣萌發。透過持續修練，真氣會不斷充實、活躍，從而產生良好的生理效應。

下面就介紹幾種易學易見效的道家腹臍鼓蕩法。

⑴ 意念打圈法

此法見於《性命圭旨》。

具體操作為：起初用意引氣圍著肚臍旋轉，由中而達外，由小而大，至 36 遍而止。及至收回，從外而旋內，從大而至小，亦數 36 遍而止。

開始時為單純的意念活動，以後出現氣感，即用意念引導氣感活動。修習久了，氣感強烈，可漸漸減弱意念活動，乃至最終不用意念，讓內氣自動旋轉。此法操作簡易，見效明顯。

《性命圭旨》引韓逍遙云：「當其轉也，瀚然如雲霧之四塞，颯然如風雨之暴至，恍然如晝夢之初覺，渙然如沉痾之脫體。」真是「美在其中，而暢於四肢。」

⑵ 用目內旋法

此法見於《尹真人寥陽殿問答編・秘授篇》。

具體操作為：移目下視臍內，自覺直達丹田，「隨目下注，須更用目內旋。初則自中至外，旋旋如此，自覺下田漸寬。乃復令目自外至中，旋旋如之。此中自覺淵如，而覺暖氣內發，漸至沸如」。

這是運用內視線在肚臍周圍旋轉。經過一段時間修習，會覺得丹田漸寬，甚至會覺得像深淵一樣，同時氣感也會越來越明顯，心中更會有暢快難言之感。久煉此法能使心腎相交，水火既濟，令人渾身輕鬆，暢快難言。

(3) 火輪運轉法

此法見於《道樞・修真拾玄篇》。

具體操作為:「默存丹田如火輪焉,甚轉不倦。」就是說,運演時心態放鬆,呼吸自然,默默地存想丹田部位出現一火輪,火輪有節律地不停地徐徐運轉。這會對整個下腹部產生廣泛的鼓蕩作用。

已故氣功家趙光設計的「靜煉內丹功」,與此法十分近似。該法要求思想集中在腹部的起伏上,意想腹內有一團火球,隨著呼吸在腹內起伏鼓蕩。該法腹部得氣快,功效明顯。(見《中國流行氣功選》)

(4) 內火燒臍法

許多道家典籍都載有此類功法。如《道樞・眾妙篇》說:「想大火焚丹田,丹田發熱時以意引太陽之光或月亮之光入體。」再如《活人心法》所載的「十二段錦」,為明清時期廣泛流傳的優秀功法,被譽為「上古遺法」,「古聖相傳」。其中的第七式,便是「盡此一口氣,想火燒臍輪」。演煉時要求存想心頭之火,下燒丹田,至丹田有熱感,再緩緩自鼻呼氣出。又如《攝生要義》載的「十六段錦」,其第十六式也要求:「以意念想丹田火生,由下至上,遍燒身體內外,全身熱蒸為止。」

總之,存想內火焚燒腹臍,能夠促使真氣萌發,血行旺盛,對強身祛疾有明顯作用。

(5) 吐納激惹法

主要有兩種運演方法:

其一為丹田呼吸法。它的特點是把呼吸運動的注意點從鼻咽部遷移到丹田部位,讓主體覺得是丹田在進行呼

吸，所謂「出從臍出，入從臍滅」（《攝生三要》）。這樣，就能將呼吸時產生的各種動覺，整合起來集中指向腹臍部，從而可以強化呼吸運動產生的震動波和內壓力對丹田、命門和會陰的激惹。

　　具體操作是：深吸氣，小腹外凸，覺得氣體正源源不斷進入腹腔，並有鼓蕩四周之勢，稍作停頓；再深呼氣，小腹內凹，覺得氣體正由丹田向腰骶瀰散。

　　反覆為之。其二為心腎呼吸法。明代宮廷名醫龔廷賢在《壽世保元》中曾倡導這樣一種呼吸法：「以意隨呼吸一往一來，上下於心腎之間，勿急勿徐，任其自然。」此法不但能激發丹田氣機，還可促使心腎相交，實現機體的穩態平衡。所以龔廷賢說：「人呼吸常在心腎之間，則血氣自順，元氣自固，七情不熾，百病不治自消矣。」

　　具體操作是：深吸氣，從丹田引氣下達會陰，稍作停頓；再深呼氣，從會陰引氣升至丹田。反覆為之。

　　　　　　　　　　　（原載《武當》2010 年第 3 期）

35. 內照功的特點及修練方法

　　內照是傳統氣功中一種重要的運演手段，如內丹功初期要求目光朗照下田，到養胎時則強調要寂照下田。《呂祖太乙金華宗旨》說得好：「聖聖相傳，不離返照。孔云知止，釋號觀心，老云內觀，皆此法也。」收錄於《二懶心話》的內照功，則是一個專門運用內照作功的獨立功法，其設計合理，構架嚴密，功效明顯，值得探究。

❋關於內照

　　內照在氣功典籍中常和內視內觀同義互用，如《太平經》云：「炫目內視，以心內理……猶火令明內照，不照外也。《洞玄靈寶定觀經注》曰：「慧心內照名曰內觀。」《黃庭經》也有「內視密眄盡見真」和「歷觀五臟視節度」之說。在這裏，內視、內觀和內照，均指逆用視覺功能，將視神經從外界引導到自身體內的意思。但有時候，三者的側重點又有區別。內視時意念只起駕馭內視線的作用，它不直接出現，而是隱藏於內視線的後面，像一般靜功配合意守丹田時的內視丹田。內照則是目光與性光同用，意念直接出現配合內視線一起運用。《道鄉集》說：「苟目光朗照下田，性光亦隨之凝聚於氣海，如寶鏡高懸，一切

陰魔無不頓化於無有。」性光即神光，亦即真念。內觀則是在內視中隱含自我意識對機體內部情況的直覺審察和體驗。所謂「內觀之道，靜神定心，亂想不起，邪淫不侵，周身及物，閉目思尋……內察一心，了然明靜。」（《太上老君內觀經》）

　　古人很早就知道運用內照來激發體內的氣機。《周易參同契》即已提出「內照形軀，閉塞其兌」。漢時流傳的《太平經》，曾一再談到過內照。唐宋興起的內丹功，更是重視內照在催丹、育丹中的作用。如王重陽注《五篇靈文》曰：「元神下照，回光靜定……大藥自此而生，金丹由是而結也。」

　　《二懶心話》一書記載的內照功，正是一個充分運用內照作功的好功法。《二懶心話》著者不詳。該書為清《道藏續編》所收錄。

❀內照功的修練方法

　　內照功的修練過程，可以分為互相連續的四個層次：

　　(1) 內照顱腦

　　先冥目調息片刻，再以意凝神於腦，以目光微向巔頂一看，覺有微明即用意引此光映照泥丸（在百會穴內），待得腦中光滿，而頭若水晶然。如此可持續映照一些時間，以便顱腦充分感受目光的照射。

　　(2) 內照任脈經線的重要穴位

　　引腦中光明由重樓達絳宮（兩乳之間膻中穴內一寸三分），存之片晌，覺絳宮純白。繼以意引到中黃（心後夾

脊雙關前夾縫中），亦存之片晌，覺中黃純白。接著覺光明隨氣下降到丹田，繼續映照，讓丹田部位逐漸變寬變深，直至愈久愈明，愈寬愈廣。亦持續一段時間，讓目光充分作功以激發丹田氣機。

(3) 內照督脈經線

待自覺有氣動於丹田中，這時一念清虛微以意引目光從海底（會陰穴）兜照上去，未幾，覺此光明已透尾閭，漸漸有光自下升上，竟透達巔。此過程應稍緩慢，以便目光能對督脈充分作功。光明到達顱頂後要稍作停頓，讓顱腦充分接受督脈上來的經氣。

(4) 首尾相顧

引兩目光存在半天空，如日如月下照巔頂，直透三關，照至極深海底，幾然，現有一輪月影，沉於海底，與上半天空月輪上下相映。此時唯用一意上衝下透並行不悖。繼續映照一段時間，覺此清光上透九霄，下破九淵。這是為了讓目光和神光對全身上下進行更深入的照射，從而鼓蕩全身的氣機。

行功至一定階段，如覺有幾縷涼氣由體內四周流下，這是良好效應，此時應凝神集氣於海底，並以兩目光推而蕩之。這樣便可煉精化氣。隨著功夫的不斷積累，會出現內氣氤氳、遍體通暢、物我兩忘、一靈獨覺的最佳氣功功能態。

❋內照功的運演特點

(1) 讓目光結合神光和存想之光一起做功，強調光感

對機體內部的激惹作用，這是內照功的第一個特點。

所謂神光，實為虛靜態下的良性意念。《呂祖太乙金華宗旨》云：「用心即為識光，放下即為性光。」「性光」即神光，「放下」便是指虛靜的心態。內照功一開始，即要求「凝神於腦，以目光微向巔頂一看，覺有微明，如黑夜月色然」。這實際上是在調動神光和目光一起做功，而且還結合存想「如黑夜月色」來強化光感。然後引此光感「映照泥丸」，「待得腦中光滿而頭若水晶然」，還要停留一定時間再引此光「沿重樓，達絳宮」。此後一直以此法做功。這樣運作有如下幾個好處：

第一，可讓目光同神光自然地、緊緊地結合在一起作功。因為人眼的神經細胞高度發展，視網膜的不同點在視覺的內導通路和皮層視區，有不同的空間對應代表點，由於每一個感受器的皮層部分，除有一個核心外，還有一個外圍部，其成分進入鄰近其他分析器的核心區域，這就形成大腦皮質的大部分參與個別感覺活動。引目光「向巔頂一看，覺有微明」，這樣就可以強化視覺的內導通路，迅速調動皮層視區乃至整個神經中樞的功能，從而使目光和神光自然地而且緊緊地結合在一起做功。

第二，可以使內視線從大腦沿任脈經線向體內照射，而不是由體外向體內照射。這一點很重要。它不但有利於凝神，而且可以提高內照的功效。因為目光習慣於向外部世界觀看，內照時很容易從外部直接進入機體的內部，這樣的照射會明顯影響功效。

第三，功中結合存想之光，可以調動視覺外感受器去

感受內在的目光和神光。像「如黑夜月色然」、「若水晶然」、「絳宮純白」、「如日如月」等的存想活動，都在強化主體對目光和神光的感受。這可以增強光感的作用。

(2) 內照功運演的第二個特點是以周天運轉為基線，以任脈經線上的幾個要穴為重點，將全身的經脈和要穴串聯起來，從而發揮了鼓蕩全身氣機的作用。

內照功從照射顱頂的百會開始，然後沿任脈經線依次對絳宮、中黃、丹田進行照射，再引目光內照會陰，然後順督脈照射至百會，這樣便完成了一個周天線路。

任脈為全身陰脈總匯，督脈為全身陽脈總匯，百會是全身的總樞紐，絳官、中黃屬中丹田部位，為內臟要穴，丹田是人體生命力的焦點，是五氣之元，而會陰則為陰蹻所在，此處發動，八脈皆通。內照功將上述這些經脈和要穴串聯起來，逐步照射，層層推進，這就激發了全身的氣機。因此，運演內照功時，要注意各個層次之間的氣機聯繫，當引導上一部位的氣機進到下一部位時，內照要緩緩下移，特別是從會陰兜照上去時，要儘量做到鬆靜、自然，緩緩推進，不急促，不用力。

(3) 上下映照，陰陽互動，促使水火相濟，乾坤交合，這是內照功的第三個特點。

內照功最後用了「首尾照顧法」，這不但增加了目光照射的廣度和深度，而且還讓上下氣機交互作用，產生良好的效應。運用此法時需結合存想。它先是讓目光存在半天空，如日如月，下照巔頂，直透三關，一直照至極深海底；然後再存想照至海底的月光變成「一輪月影」，反映至巔頂直至半天空；接下來還要讓半天空的「月輪」和海

底的「月影」，上下映照，並行不悖。也就是說，這時要一心兩用，讓目光和神光的「下透」和「上衝」同時進行，交互作用，融為一體。說「透」，說「衝」，只是強調照射的廣泛性和深刻性，強調照射的聯貫性，並無強調心理用力之意。相反，此時應特別注意保持鬆靜的心態。上下相映，陰陽互動，會促使心火下降，腎水上升，實現水火相濟。同時，這也促使乾坤交合，達到「泰」的目的。「交則泰」，這是《周易》的思想，因為腦為元神之府，小腹為生化之源，兩者交合即能強化一身生化的動力。

(4) 反覆地、全方位地對顱腦進行照射，是內照功的第四個特點。

內照功一開始，便對顱腦作功。它要求先「以目光微向巔頂一看。覺有微明，隨即用意引此光照泥丸」，一直至「腦中光滿，而頭若水晶然」，且「久之」，再引此明下達絳宮。顯然，這一層次已使顱腦全方位地、充分地受到照射。第二層次對顱腦的激惹，是在內照任脈、督脈完成周天經線之後。此時從督脈升上來的光明已透達巔頂，經內照激發起來的真氣，也隨之貫滿顱頂。接下來的首尾互照，則是第三層次對顱腦的激惹。此時既讓目光從半天空照射顱頂，又讓存想中的海底月影上映巔頂，如此不斷地給顱腦以柔和的鼓蕩。內照功反覆對顱腦進行照射，能明顯改善腦部的血循環，從而起到健腦益智作用。

總之，內照功是一個強調運用目光和神光做功的功法。其構架嚴密，層層推進，很有特色，確是一個好功法。但患有高血壓者不宜習煉此功。

（原載《武當》2010 年第 10 期）

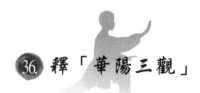

36. 釋「華陽三觀」

北宋道士施肩吾，自號華陽子，世稱華陽真人，所著《鍾呂傳道集》在內丹史和道教宗派史上具有不容忽視的地位，極受後世推崇。「華陽三觀」見北宋末、南宋初道教學者曾慥編的《道樞‧華陽篇》。

此法透過觀心法、觀天法和觀鼻法等內觀方法，引導心火下降，腎氣上升，讓上下氣交接，從而實現「氣入泥丸，神超內院」、「內定而結元神」的境界。功法設計顯得很有特色。

下文試予詮釋。

❋「華陽三觀」的具體內容

《道樞‧華陽篇》有如下一段記述：「內觀者何也？觀己不觀物，觀內不觀外者也。吾有觀心之法，一念不生，如持盤水，湛然常清焉。吾有觀天之法，終日靜坐，默朝上帝焉。吾有觀鼻之法，常如垂絲鼻上，升而復入，降而復升焉。內觀之至也，則氣入泥丸，神超內院矣。彼沙門入定，久而昏寂，止於陰神出殼而已；道家坐忘，久而頑著，神氣豈能成就哉？故內觀之法，以靜心為本，以絕想為目，下心之火於丹田，不計過程，如達摩所謂一念不

漏，自然內定而結元神焉。」

這段文字介紹了三個內觀法。

(1) 觀心之法

要求「一念不生，如持盆水，湛然常清焉」。這就是說，靜坐時先要排除一切雜念，然後輕輕地將內視線引導到腹腔內，此時設想腹腔內有一盆十分清澈的水，讓內視線停留在盆水之上，似觀非觀，只是在輕輕地感受腹腔內盆水之清澈。

如有雜念產生，應及時斬斷雜念，再輕輕地將內視線引導到腹腔內。

(2) 觀天之法

要求「終日靜坐，默朝上帝焉。」靜坐修持時要求「默朝上帝」。這裏要注意這個「朝」字，是「默朝上帝」，而不是「默想上帝」。

這意味著不是單純地想，而是要引導內視線向著上空默想天帝，故稱之為「觀天之法」。既是「默朝上帝」，當然要心念專一，心態虔誠。

(3) 觀鼻之法

要求「常如垂絲鼻上，升而復入，降而復升焉。」此法是內觀結合存想和呼吸。修練時設想有一根絲線掛在鼻腔內，絲線的下端可掛到腹部。隨著吸氣，內視線跟著這條垂絲從下面慢慢上升進入鼻腔，並沿著鼻腔而上；隨著呼氣，內視線又跟著垂絲從鼻腔上面慢慢下降，並一直降至下腹部。接著內視線跟著垂絲又隨吸氣上升，所以說「降而復升焉」。

以上就是「華陽三觀」的具體操作方法。

❋「華陽三觀」的作用機制

華陽三觀法，前後連接，彼此有著緊密的內在聯繫。

華陽觀心法，重在引導內氣下降，並激發丹田部位的氣機。

華陽觀天法，重在引導內氣上升，並激惹上丹田部位的氣機。

華陽觀鼻法，重在引導內氣升降，促使上下氣交合。

腹臍部位的丹田，是煉丹結丹的關鍵部位。一般修習內功，常強調意守丹田，凝神氣穴，但丹田是一個模糊定位，讓意念默守丹田，開始修習時很難掌握，如用力硬守，還容易產生副作用。華陽觀心法讓修習者內觀腹腔內清澈之盆水，這有兩個好處：

第一，透過假借物（清澈盆水），結合舊體驗（平時觀看清澈之水的感受），不但可以讓內視線有一個具體的對象，從而容易使心念集中、專一，而且還可以喚起主體清靜，恬適的心情。

第二，讓腹腔內出現一盆清澈之水，這是巧妙的丹田定位。它不著眼於腹臍下的丹田，而是包括丹田在內的一個較大部位，而且不像丹田那樣的虛擬定位，而是一盆清水這樣的形象定位。這樣，就比一般的意守丹田容易操作。

靜靜地內觀腹腔內這盆清澈之水，久而久之，不但會心淨如水，而且還會激惹丹田部位的氣機。

上丹田或腦部為元神之府，引導內氣上升，可以補養元神並激發上丹田氣機，故丹家十分重視「煉氣化神」的

功夫。但單純地用意念提升內氣，不但運氣過程不易掌控，而且意念做功的火候也很難把握。

華陽觀天法用心中「默朝上帝」來引導內氣上升腦府，便很好地解決了這個問題。

因為引導內視線向上「觀望」天空，「朝見天帝」，可以讓主體在心境開闊、心態虔誠、心念專一的情況下，自然地、不經意地引導內氣上升腦府並不斷激惹上丹田的氣機，這就可以避免刻意做功帶來的弊病。

古人認為，氣機升降是人體實現穩態平衡的重要生理活動。《內經》說：「出入廢，則神機化滅，升降息，則氣立孤危。故非出入，則無以生長壯老已；非升降，則無以生成化收藏。」《內經・素問・六微旨大論》因為腦為元神之府，下腹部為元氣滋生匯聚之地，讓上下氣升降交合，即能強化一身的動力，所謂「元氣本一，化生有萬」（《雲笈七籤》）。

但是，如果單純用意念引導內氣升降交合，運作過程頗難掌握，也容易出偏。華陽觀鼻法採用內觀結合存想、吐納之法，比較自然地引導內氣升降交合，這不但易於修持，也易見功效。

我們知道，吸氣時鼻翼肌收縮會產生動覺，氣體從鼻腔而入接觸鼻黏膜，會產生觸覺，將主體的注意力吸引到鼻腔的吸氣上來，便會產生氣體自下向上升的感覺。在這個呼吸動覺的制約之下，再設想有一根絲線從鼻腔下面隨吸氣慢慢進入鼻腔，並沿鼻腔而上，而且讓內視線跟著垂絲上升。這樣，隨著吸氣，會將坤腹的內氣引導致腦府；隨著呼氣，又會將上丹田的內氣引導致坤腹。如此反覆升

降，便會逐漸實現心腎相交，乾坤交媾，「內定而結元神」。

總之，華陽三觀修持內容前後緊相聯繫，修持過程逐層深入，很有特色。

❋修習「華陽三觀」應注意的幾點

「華陽三觀」的修習過程，既是三個階段，也是三個層次，修習時要注意它們的內在關聯性。

(1) **初始階段，應先修習觀心法**

觀心法可以誘導大腦入靜，又能激發丹田部位的氣機。這是煉功的基礎。因為只有在高度虛靜的心理基礎上進行內觀，才可能引導內氣升降，所以華陽子強調要「以靜心為本，以絕想為目」。

隨著心態的趨於恬靜，隨著持續的「觀心」，內氣自然地會下降，丹田部位的氣機也會開始萌動，並出現內氣匯聚、增強的現象。

(2) **觀心法修持有一定功夫之後，可以繼煉觀天法。**

這是第二階段。此階段每次煉觀天法之前均應先煉短時間的觀心法，為修觀天法創造心理條件。每次修好觀天法之後還要修短時間的觀心法，以此收功。因為修觀天法稍有不當，極易引起虛火上逆，產生副作用。而用觀心法收功，則可以引火歸元。

(3) **修了觀心法、觀天法之後，再修觀鼻法。**

這是第三階段。此階段在修觀鼻法之前，應先修習短時間的觀心法和觀天法，為修觀鼻法創造良好的功境。觀

鼻法修習有了一定功夫，分階段修持便告結束。

此後修練「華陽三觀」即應三法並重，不再有所側重。不過，由於觀鼻法能引導內氣升降，上下兼顧，其修習時限可以稍長一些。

修習「華陽三觀」，要處理好內觀和存想的關係。「華陽三觀」借用假想物在不經意間引導內氣升降，因此內觀時，對假想物只是無目的地、不在意地、靜靜地「觀」。這是一種模糊態的「觀」。既不要對假想物的狀態認真，也不要刻意地去觀想。如此才能順利地進入氣功態，從而產生良好功效。

修習華陽觀鼻法要結合呼吸。此時要注意讓吸與呼儘量做到柔長、舒緩。內觀垂絲升降要同吸與呼配合好，力求自然、順暢，不要著力，不要刻意。

（原載《武當》2012 年第 8 期）

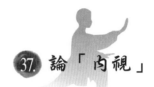

37. 論「內視」

　　內視又稱內照、內觀或反觀內照，是一種傳統的煉功方法。我們的古人很早就發現逆用視覺功能有利於提高煉功的效果，所以在許多氣功古籍中均提到此項鍊功方法。成書於東漢年間的《周易參同契》，即有「內照形軀，閉塞其兌」的闡述；稍後的《黃庭經》，也有「內視密眄盡見真」、「歷觀五臟視節度」的記載。隋唐以來此法運用已較為廣泛。那麼，內視在運演方面究竟有哪些要求和具體方法？內視為什麼能提高煉功效果？這是值得研究的。

✳內視的操作要求和具體運用

　　視感覺是由電磁波刺激眼內視網膜（視覺外周感受器）引起的。電磁波刺激外周感受器之後，產生了能量轉換，從而引起神經興奮。神經興奮的衝動沿著視神經達到大腦皮質枕葉，於是主體便感覺到客體的存在。而內視則不是由外界的電磁波引起，它是主體意識對視覺功能的逆用；是中樞神經發出指令，對視覺器官的反常調動和運用。它的基本操作要求是：

　　第一，必須輕閉雙目阻斷外界電磁波的刺激；第二，由主體的自我意識發出指令，調動視覺器官使其對機體內

部的經絡臟腑，作逆向反照；第三，兩目需先集聚神光於祖竅（在兩眼正中鼻根盡處內一寸的空間），在此處與意識重合。這是很重要的一著。因為祖竅是人身之要穴，有重要的生理作用。

就視覺活動同意識的關係看，內視有兩種不同的情況。一種是，意念結合內視。如已故氣功家胡耀貞傳授的意守丹田法，要求用意念配合內視線慢慢下移（下看）至丹田，然後用意看著它，用意想著它，就是這種運演方式。另一種是，想像結合內視。氣功學上稱此為「內觀存想」。比如孫思邈《千金要方》中介紹的禪觀法：閉目存想五彩祥雲進入體內，從上到下不斷移動、瀰漫、滲透，即屬這種運演方式。因為當心中出現這些意象時，不但建立了想像性的情景，而且還要求調動視覺功能，讓內視線看到這些情景。

由於煉功的要求不同，內視的操作方式也有所不同。這有兩種情況：

一種是以守靜、建立意守態為目的的一類功法，其運用內視常取靜態方式。像一般靜功的意守丹田，便是讓內視配合意守，靜靜地、固定地內視丹田部位，以此引導主體進入虛極靜篤的境界。隨著功法的進展，其運作強度要逐漸變弱，最終它還要同意念一起消失。

另一種是以直接激發臟腑功能為目的的一類功法，其運用內視則常取動態方式。所謂動態，一是指內視線不停地移動；二是指內視線指向的部位不斷地變動。這兩者均可強化視覺感受，從而有效地鼓蕩全身氣機。

這種動態操作方式又有不同表現：其一，打圈式移

動。如《尹真人寥陽殿問答編》介紹的「目視臍內」法，要求運用內視線圍著腹臍自內向外，又自外向內不停地打圈。其二，線型移動。如《二懶心話》介紹的內照功，要求意運兩眼神光沿著人體的任脈和督脈經線持續地進行照射。其三，輻射型移動。如孫思邈的禪觀法，隨著存想五彩祥雲進入體內從頭至腳的瀰漫、滲透，內視線也跟蹤對全身進行全方位深度的照射。

古人煉功還很注重內視運用的強度問題，認為要適其「節度」，無使太過與不及。不及，起不到應有的作用；太過，則會引起中樞神經亢奮，破壞煉功時的鬆靜心境。一般說，以守靜為目的的內視，其強度要弱一些，並且最終還要和意念一起消失；而以直接激發臟腑功能為目的的內視，其強度就相對要強一些。

❋內視的生理機制問題

一般的視覺活動經歷三個環節：刺激及刺激過程，向中樞傳導，大腦皮質下和皮質的中樞經過分析、綜合而產生視覺現象。也就是說，一般視覺現象的產生，是從生理活動再到心理活動的。這符合主體認識周圍世界和獲取各種訊息的需要，因為視覺是主體和客觀世界聯繫的重要管道，是人們獲得外界訊息的主要來源。但內視則不同，它是由大腦發出指令，讓眼睛這個效應器去逆向注視機體內部的特定臟腑或部位，然後大腦又設想已內視到特定臟腑或部位；在存想類功法中，還要設想已內視到特定的意象，並要求視覺的外感受器根據設想的內容，去感受特定

意象激惹臟腑的情況。所以說，內視是由意識發出指令，既調動了眼睛的效應器，又調動了眼睛的外感受器這樣一種複雜的心理生理活動。這符合主體守靜入定和激發臟腑功能的需要。顯然，內視是自我意識為提高煉功效果而有意採取的一種生理性手段。說它內視，其實它並沒有認識事物的要求，也不可能有認識事物的要求。它僅僅是逆用視覺的功能來為煉功服務。

⑴ 從中樞神經活動方面看，內視有調整中樞神經功能以及強化大腦皮質同特定臟腑聯繫的作用。

人眼的神經細胞高度發展，視網膜的不同點在視覺的內導通路和皮質視區，有不同的空間對應代表點。由於每一感受器的皮質部分除有一個核心外，還有一個外圍部，其成分進入鄰近其他分析器的核心區域，就形成整個大腦皮質的大部分參與個別感覺活動。

視覺活動是人們多種感覺中最活躍、最頻繁的一種活動，人們大腦裏的各種表象，絕大部分來源於視覺映像，它是引起中樞神經活動的重要機紐，故《陰符經》說，「心生於物」，「機在目」。由此可見，視覺活動對於煉功時的入靜，有很大的阻礙和干擾。而逆用視覺功能，則可促使大腦排除雜念，增強抑制，提高有序程度，並有利於大腦皮質同特定臟腑建立意守聯繫。

⑵ 從內外感受器的關係看，內視有密切二者之間的聯繫，以及強化內感受器的作用。

我們知道，內感受器產生的感覺（機體覺）為數並不多，因為在通常條件下，內感受器的信號被外感受器的工作掩蓋了，因而不能被主體意識到。透過內視的運用，即

可大大加強內外感受器的聯繫，提高內感受器的能力。

比如內視丹田，便運用了視覺的空間感受性和明度感受性等於丹田，這樣便能密切視覺外感受器同丹田部位內感受器的聯繫，並提高丹田部位內感受器的能力，從而發揮鼓蕩丹田氣機的作用。

(3) 從下丘腦同內臟、內分泌系統的關係看，內視能由對下丘腦的良性刺激，改善、提高內臟和內分泌系統的功能。

閉目內視需先聚合兩眼神光於祖竅，此處即為上丹田，係人身之要穴，解剖學上正是下丘腦所在的部位。下丘腦是植物神經中樞，也是內分泌系統（垂體—腎上腺—性腺）的總樞紐，是能使人產生愉快感覺的「愉快中樞」，在它的視交叉處，還是生理時鐘的中樞。內視運演過程，能不斷給下丘腦以良性刺激，並強化下丘腦同內臟、下丘腦同內分泌系統的聯繫，從而改善和提高後兩者的功能。

(4) 從中醫學的角度看，目是全身精華聚集的地方，目與心神，與其他臟腑關係密切。

《內經·靈樞·邪氣臟腑病形》說：「十二經脈，三百六十五絡，其血氣皆上於面而走空竅，其精陽氣上走於目而為睛。」又，眼的五輪八廓和臟腑相對應，目內眥角處的睛明穴，是手、足太陽、足陽明、陽蹻、陰蹻五脈之會，靠近眼外眥角的瞳子髎，則為手太陽、手足少陰之會。故運演內視，能對全身血脈和內臟起良好的回饋調節作用。《呂祖太乙金華宗旨》指出，「人之精華，上注於目，此人身之大關鍵也」，所以「回光者，非回一身之精

華，直回造化之真氣；非止一時之妄想，直空千劫之輪迴」。

總之，運演內視能有效地提高煉功效果。特別是內視祖竅，運目下注丹田，係性命雙修之法，為歷來煉丹家所重視。

❋內視的心理機制問題

運演內視能對心理活動產生一系列的影響。

(1) 在內視過程中形成了有利於建立氣功功能態的視覺注意。

運目沿一定線路和一定目標內視，這就形成了感覺注意力的集中和專一指向，而這種集中和指向又是根據煉功的要求來展開的，它具有明顯的內向性、單調性和重複性，所以它不會向知覺、思維發展，而是成為調整心態平衡、促進有序化和加強氣功功能態的有力因素。如是修練以守靜入定為目的的靜功，內視在達到某種要求之後，就會停止運演（進入高層次的氣功態）；如是修練直接激發內臟功能的一類功法，這種特殊形態的視覺注意，則伴隨著功法運演而表現於煉功的全過程。

(2) 運演內視能提高心理的感受能力和回饋調節能力

運演內視之後，由於外感受器停止接受外來刺激，並強化了同內感受器的聯繫，於是內感受器的敏度增加，大腦的感受閾限降低，這時主體的心理便較容易地發現和接受來自機體內部的各種感覺，包括一般的氣感、蟻動感、涼熱感、快感等等。心理在接受這些感覺之後，便及時地

將其回饋到機體內部，以便引發良性的生理效應和進一步提高良性的心理效應。這樣，在整個內視過程中，便提高了心理的感受能力和回饋調節能力。

(3) 運演內視還能增加心理強度

從煉功角度說，加強心理強度一方面是單純地加重意念，另方面是在意念之外增加其他器官活動的心理動量。一般說，煉功中如果一味加重意念，往往容易引起火候過盛而出偏，而在不加重意念的情況下，增加感覺器官或者呼吸器官活動的心理動量，只要掌握適當，則可增加煉功所必須的心理強度，從而提高煉功效果。

拿意守丹田一類功法來說吧，如果在意守丹田的同時，結合內視丹田，則較之單純意守丹田，其心理強度就要強一些，因之效果也就會明顯一些。

(4) 在存想一類功法中，運演內視尚可喚起視覺體驗和情緒體驗。

比如前文提到的想像五彩祥雲下降髮際，進入頭頂，漫及全身這種修練，當主體運目內視想像中的五彩祥雲之時，就會喚起記憶倉庫中的有關視覺體驗，並將這種體驗移植到當前的想像性情景之中，這樣就加強了主體的感受性，同時還可伴隨出現良好的情緒體驗。

這種情景想像同視覺體驗、情緒體驗的結合，便能轉化為一種生理能量而輻射於機體內部，從而發揮鼓蕩血脈、活躍臟腑、提高生理功能的作用。

總之，內視運演是一種具有多種功效的煉功方法，值得氣功修習者重視。

（原載《中國氣功》1990 年第 4 期）

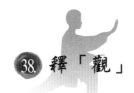

38. 釋「觀」

「觀」是佛道諸家氣功的一個重要運演方法。佛家講止觀，《小止觀》云：「若夫泥洹之法，入乃多途，論其急要，不出止觀二法。」

道家也十分重視「觀」，所謂內觀、定觀、返觀內照、回光等，都是指「觀」的運用。《性命圭旨》引丘長春云：「當時一句師邊得，默默垂簾仔細看。」可見「觀」在道家氣功中也居重要位置。《呂祖太乙金華宗旨》說得好：「本本相傳，不離返照。孔云知止，釋號觀心，老云內觀，皆此法也。」本文擬對「觀」的內涵、作用和運演機制做些詮釋和探討。

「觀」的內涵

觀的內涵較為複雜，特別是佛家典籍對觀有周詳的闡述，其中關涉到許多宗教修練問題。本文只從煉功的角度，來談一談觀所包含的幾個重要內容。

觀有觀照、觀想、觀察三義。

(1) 觀照：即真意加內視

自我意識在集中注意力於機體內部之時，特意運用目光逆視機體內部。比如意守丹田同時內視丹田，此即觀照

的運用。《道鄉集》說：「觀者何？將我目光溫煦於至善地之義也。」即此意。佛家所說的「照見五蘊皆空」，說的就是返觀內視。

(2) **觀想：存想加內視，為佛家密宗「三密」之一**

《童蒙止觀》說的假想觀：「如人患冷，想心中火氣起，即能治病。」即是一種寓觀的存想，因為此時不但有心中火起的存想，並且還有內視心中火起的觀。其他如「白骨觀」、「不淨觀」均屬此類。《上清握中訣》收錄的「存日在心法」，《千金要方》收錄的「禪觀法」，亦是存想加內視。

(3) **觀察：這是體察加內視**

所謂體察，是指自我意識對機體內部情況的審察和體驗。體察過程不用邏輯思維，不加探究，只是用直覺去細細體味，同時逆運目光追蹤體察的過程。《觀無量壽經義疏》謂：「觀者細念思索。」這個「細念思索」即指體察，並非運用邏輯思維。

如六妙法門的觀息，便是對氣息在機體內部運化的審察和體驗，並用內視線追蹤氣息運化的過程。

❋「觀」的作用

(1) 可以止念

《大丹直指》指出，用觀日久，「心內自悟，五賊先去。五賊乃眼耳鼻口意」。因為視覺活動最易引起妄想，所以「眼不見視而內照，則魂在肝而不外漏」。張紫陽說：「眼者神遊之宅，神遊於眼而役於心，心欲求靜，必

先制眼。」(《青華秘文》)而觀正是「制眼」的有效手段。

如觀照丹田、觀息等法，都可起到遏制各種雜念的作用。佛家五停心觀中的數息觀，於靜觀中默數呼吸，以對治雜念，亦是發揮了觀的止唸作用。

(2) 可以對治昏沉

煉功如長時間過分寂靜，便易陷入昏沉，這便是古人一再告誡的「枯木禪」。昏沉不但不能長功夫，反而會使氣血受阻。古人說，「散亂易治，昏沉難醫」，「若昏沉，則蠢蠢焉」，屬「麻木不仁之症」(《呂祖太乙金華宗旨》)。《大成捷要》云：「苟目光朗照下田，性光亦隨之凝聚於氣海，如寶鏡高懸，一切陰魔無不頓化於無有。」

從心理學的角度看，運用神光和目光內照機體，可使中樞神經在廣泛抑制的基礎上形成局部弱態的良性興奮，從而確保最佳氣功功能態。

(3) 可以促進機體內部的運化

在全身鬆靜的基礎上進行觀的運演，可以促使經脈活躍，氣血暢通；可以促使水火交融，陰陽和合，真氣凝集，大丹結成；還可以調動人體固有的潛能。丘處機曾有一偈云：「水火自交無上下，一團生意在雙眸。」《伍柳仙宗》說得更具體：「雙眸之光，乃神中真意之所寄，眸光之所至，真意至焉。真意屬土，土乃中宮之黃婆，黃婆即勾引之媒約也。黃婆勾引於上，則大藥自相隨而出現於下矣。」所以《五千文經序》說：「靜思期真，則眾妙感會；內觀形影，則神氣長存。」

(4) 可以制妄降魔

《天仙正理》說，功中或見奇異，或聞奇異，或有不

善事物或有可懼事物，或有心生妄念，或張妖邪魔力，凡此種種，皆是魔境。「魔來慧劍常懸」（《金丹真傳》），「所謂慧劍者，乃對於某魔關而以某智慧之方法制禦之，即採以慧劍斬斷之」（《武術匯宗》）。實際上慧劍即指寓覺性的觀照之力。所以功中如果出現妄念魔障，行對治之觀，便能使之降伏。

(5) 可以致慧

觀的持續運演，能提高覺性，提高智力，從而深達事理，乃至大徹大悟，所以《大乘義章》云：「觀達為慧。」著名學者南懷瑾說：「觀是什麼？觀是慧的因，慧是觀的果，般若智慧是現行的成果，觀修到了，般若就出來了，得大智慧，成佛了。」（《圓覺經略說》）

❋「觀」的強度問題

在觀的運演過程中，要注意強度的掌握。古人曾告誡，觀要適其節度，無使太過與不及。因為不及起不到應有的作用，太過則會引起中樞神經的亢奮，破壞煉功時的鬆靜態。

由於觀是意識活動同視覺活動的聯合運演，而視覺活動又是受意識活動控制的，所以觀的強度是受意識活動強度決定的。換句話說，如果用意重，則觀的強度就強；要是用意輕，則觀的強度就弱。由於不同功法有不同要求，同一功法的不同層次也有不同要求，故觀在意識運用方面存在重輕弱強不等的情況。

如道家存想類功法，佛家不淨觀、假想觀類功法，由

於構想了具體內景，注重體驗，所以用意就較重，而道家內丹功中的觀照丹田，佛家六妙法門中的觀息法，由於內景單一、模糊，並強調似守非守，繫念輕微，所以用意相對就輕。傳統內丹功開始階段，要求神光目光同時「朗照」下田，到了結丹階段，則要求「常寂而常照，不起寂照想」（《性命圭旨》）。

從朗照到寂照，顯示了意識活動的明顯減弱。佛家「四禪」從初禪的有覺有觀，到四禪的空明寂靜，意識運用也明顯減弱。而密宗修持多強調「強力觀想」。

觀的對象的性態也同觀的強度有關係。如果觀的對象性質強烈，輪廓鮮明，或呈活動態，則強度便會強一些；要是觀的對象性質柔和，輪廓模糊，或呈靜止態，則強度便會弱一些。

因為性質強烈，輪廓鮮明，呈活動態，刺激量便較大，引起的中樞反應也就較強，否則刺激量便較小，引起的中樞反應當然也就較輕微。比如存想、內視一輪火球在腹腔運轉，其熱流不斷漫向全身，同意守、內照丹田相比，前者強度就要強一些。

總的說，以守靜入定為宗旨的功法，觀的對象均從具體趨向抽象，從鮮明趨於模糊乃至虛空，觀的強度也依次不斷減弱，在靜功的高層次階段，佛道均講空觀。道家說，「觀空亦空，空無所空」（《清淨經》）；佛家說，「一切法空，是空亦空」，是名「空空」（《摩訶般若波羅密經》）。到了「空空」層次，連觀也不存在了。

所以掌握觀的強度，一要注意用意輕重，二要注意對象的性態。

❋「觀」與「慧」

前文曾談到觀可致慧。這一節要說的是用慧修觀。《壇經》云：「唵唵般若觀照，常離法相，自由自在。」般若即智慧。意為用慧修觀，慧心內照，即心性不迷。用慧修觀，這是觀與慧的又一重要關係。

佛家禪定的目的是修慧，所以禪定中要用慧修觀。慧分聞、思、修三種，理解、接受佛家經論叫「聞慧」，是修觀之本。用「聞慧」修觀而獲得一定感受，便得「思慧」，又稱「悟」。用「思慧」修觀，定境逐漸深入而獲得超越意識的直觀，名「修慧」。「修慧」是禪定追求的最高智慧。

道家也講慧。道家把性命雙修、神氣和合而結成的內丹叫做「慧命」，把功中的智慧明照叫作「慧風」。《至遊子·玄軸篇》云：「其識通明，其名曰慧。」《金丹真傳·張崇烈注》：「慧劍者，覺性也。」《天仙正理》提到的「覺靈」，道書中提到的「覺照」，也是指煉功過程中出現，又成為煉功指導的慧。

從現代科學觀點看，慧可以說是融進煉功知識經驗、覺性和技能的一種特殊能力。煉功伊始，必須以煉功的一般知識和特定功法的具體要求，來規範自己的心理行為，隨後便逐漸建立起自我煉功模式，並不斷取得煉功經驗，提高覺性，增長功夫。這些知識、經驗、覺性、功夫在心理深層匯聚一起，經過昇華和躍遷，便形成了一種超越意識的直觀，一種特殊的智力，它反過來又指導煉功行為，指導「觀」的運演，使「觀」的品位不斷提高，運作不斷

深化，效應不斷增強。如此往復轉化，最後達到大徹大悟，便是獲得真實智慧了。

由此可見，慧，具有推進和監護氣功態的高效能。觀所以能最終達慧，就是因為能夠用慧修觀，使觀的過程一直受到慧的指導和調控。

✾「觀」與「止」

觀與止，是佛家禪修的兩大方法。佛家認為止觀二者如鳥之雙翼，車之兩輪，不可偏廢，只有止觀雙運，才能實現定慧雙修，因定生慧。道家氣功也很重視守靜同觀照的配合運用，它一方面要求凝神止念，另方面又要求時時觀照下田。因為只有二者密切配合，才能順利地煉藥結丹。

觀與止，實際上是對應統一的關係，二者既互相制約又互相促進。二者互相制約表現為：觀不使止陷入昏沉、頑空境地，止不使觀陷入散亂、亢奮境地。二者互相促進表現為：止為觀創造了良好心態，保證了觀的良性運作；觀能促進止的潛在運化，使止顯得富有生機，並將止推向更高層次。

從觀的角度看，觀只有在止的基礎上運演，才能發揮良好的做功效能，離開了止的心理基礎，觀便失去意義。觀是一種內向性的心理操作，如果不能排除外來刺激的干擾，如果不能遏止隨時出現的各種雜念的衝擊，如果不能保持鬆弛、恬靜的心態，那麼觀照、觀想、觀察便均無法進行；即使進行了，也不能對機體生理功能產生良好作

用。再則，觀也只有時時受到止的潛在制約，才能專一地而不是散亂地，柔緩地而不是亢奮地進行，才能靜靜地感受內景，追蹤氣感，體察機體組織內部的運動變化。所以說，觀的運作，必須取得止的密切配合。

觀止最高層次的結合是：止中觀，觀中止，非止非觀，亦止亦觀，止觀合一。

❈「觀」的運演機制

觀所以在功中產生重大作用，是因為：

(1) 巧妙地逆用了視覺功能

古人認為，迴光返照之道在於「全用逆法」。凡人出生後便逐漸順生，至老未嘗逆視，以至陽氣衰微。惟諦視息靜，便成正覺。這是因為，用了逆法不但可以止念，還可調動一身真氣。《內經》云：「十二經脈，三百六十五絡，其血氣皆上於面而走空竅，其精陽氣上走於目而為精。」（《內經‧靈樞‧邪氣臟腑病形篇》）

所以《呂祖太乙金華宗旨》指出：「以兩目內照坎宮，光華所到，真陽即出而應之。」這樣便可實現坎離交媾，從而激發全身氣機。

從現代科學觀點看，人的雙眼是用來觀察世界，接受客觀事物刺激的。視覺是大腦獲得外界訊息的主要管道，因此視覺活動也就成為影響主體入靜的主要障礙。觀的運演，則是將視覺活動逆引至機體內部，這就切斷了雙眼同外部世界的自然聯繫，並讓它向大腦輸送單一的沒有認識意義的生理部位的訊息，使皮質的感受性因此逐漸鈍化而

趨於抑制。

另方面，逆運內視做功於機體內部，還可配合真意直接發揮鼓蕩臟腑經脈的作用。科學家在研究中發現，眼睛是大腦在眼睛裏的延伸，由大腦發出的 12 對顱腦神經，就有 5 對分佈在眼球上，直接影響視力和眼球活動，所以目光與神光同用，可以產生良好的生理效應。

⑵ 充分發揮了意識的能動作用

意識對物質的反映是能動的。從煉功角度看，這種能動作用不僅表現在煉功知識、經驗，對煉功過程起了指導和促進的作用，更表現在意識活動對機體的生理組織和機能，發揮了直接的激惹、鼓蕩作用。科學實驗已證實，煉功中的意念存想活動，可以透過腦電信號刺激動作神經而引起相應部位的微妙變化。意識活動還可直接影響內分泌活動、血液循環和免疫功能。觀是一種配合視覺內向性活動的意識運作，它從氣功的特點出發，很好地發揮了意識的能動作用。由於它將意識的注意力引向沒有認識意義的機體內部，排除了意識活動的思維內涵；由於它讓意識活動處在寬鬆、恬靜的心態上進行，排除了通常意識活動時的緊張、亢奮狀態；還由於它利用了視覺活動來增加運作動量，而不增加中樞神經的興奮，所以觀的運演不但能直接對內臟的生理組織和機能進行良性刺激，還可使在整個神經元系統中起互聯作用的突觸受到激惹，而恢復和改善其傳遞數據的功能。

國外科學家經過研究認為，老年人大腦衰退主要是由於神經細胞體變小和神經元突觸數量減少。而美好的想像，則可以活躍大腦，使那些已經減少了突觸數量的神經

元，部分甚至完全恢復其原有功能。

⑶ 恰當地運用了中樞神經的良性興奮

興奮和抑制是中樞神經的兩個過程。興奮能振作精神，活躍氣機，但長時間的興奮會引起心理緊張、著力，對身體不利。如果能在廣泛抑制的基礎上，形成局部的、弱態的興奮，使這種興奮引起的神經衝動，透過抑制態所提供的平時未能打通的神經通路，直接對內臟、對生理機能進行調節，這對強身祛病無疑具有重大作用。

觀正是這樣。觀是在「止」所形成的廣泛抑制的基礎上運作的，它處處受到「止」的制約。它利用輕微的意念活動和內視所形成的興奮，是局部的、弱態的、良性的。這種興奮由「止」所提供的良好生理條件，能直接作用於內臟，從而實現氣功態下大腦對內臟的直接控制和有效調節。

⑷ 符合動靜結合、陰陽協調的養生規律。

古人說：「太極動而生陽，動極而靜，靜而生陰，靜極復動。一動一靜，互為其根，分陰分陽，兩儀立焉。」（周敦頤《太極圖說》）顯然，動靜陰陽是一切事物發展的基本規律，也是養生的重要指導思想。《定觀經》云：「人若不動，又須放任，寬急得所，自恆調適。」氣功中的止境，屬靜屬陰，而觀境則屬動屬陽，只止不觀，孤陰難存，先止後觀，又止又觀，觀止合一，這才符合動靜陰陽的養生規律。

（原載《氣功與體育》1999 年第 2、3 期）

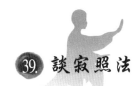

39. 談寂照法

　　有一位氣功師介紹他的煉功「絕招」，叫作「寂照法」。文章寫道：「寂照即是用靜寂籠罩自己。具體怎樣做呢？你總會想到最安靜、最寂寞的地方，這要根據你的經驗和想像。你可以想像這個地方是在太空或者高山頂，或者是冰天雪地的北極。我們把這種寂靜看成一種物質或者東西，把它納入到自己身體裏來，或者你自己想像親臨此境，相與混融，化為一虛空之大境，一念不生，寂然不動。」這個介紹實在令人有「丈二金剛摸不著頭」的感覺。

　　「靜寂」是一種抽象的心理感受，「照」則是一種具體的作為，「靜寂」怎麼能「照」呢？為了自圓其說，這位氣功師要求讀者把「靜寂」看成一種物質或東西，把它納入到自己身體裏來。

　　但是試想，靜寂的特點在於安謐、虛無、空靈，如果把它設想成物質或東西，豈不失之呆板、累贅、沉鬱嗎？這對煉功能起什麼作用呢？況且究竟能把靜寂設想成什麼樣的物質或東西呢？真是越說越令人糊塗了。

　　寂照法原是傳統內功中的一種修持方法，《性命圭旨》云：「常寂而常照，不起寂照想。」《仙佛合宗》云：「體用不分，寂照同用。」《道鄉集》說得更周詳：「大藥入中宮後，仍以寂照為主，但此時之寂照，必寂而照，照而寂，不寂不照，不照不寂。」又說：「十月養胎全憑寂照，但將昭昭之神與中下二田化一虛空境界，渾渾融融，無人

無我之相；熙熙皞皞，無散亂之心，愈寂而愈妙，益定而益微。此乃十月沐浴之真功，防危慮險之妙道也。」顯然，寂是指心態寂靜，照是指神光、目光內照，意謂應在寂靜的心理基礎上，引導神光、目光內照下腹部，根本不是「用靜寂籠罩自己」的意思。

「寂」在氣功文獻中主要是指無思無為、極度安靜的意思。《易‧繫辭上傳》曰：「此易無思也，無為也，寂然不動。」《道家‧太極門》曰：「動歸靜，靜歸寂。」佛家還有身寂靜和心寂靜之說。「照」在氣功文獻中常說成「內照」「觀照」「存照」「迴光返照」。《性命圭旨》有「內照圖」，《大成捷要》和《尹真人寥陽殿問答編》均有「返觀內照」的論述，《二懶心話》有「內照功」。

內照既是內視、內觀的更形象的說法，同時也擴大了內視、內觀的內涵。兩者的共同點是都逆運了目光（內視線）。不同點在於：

其一，內視時意念只是起著駕馭內視線的作用，它不直接出現，而是隱藏於內視線的後面；而內照則是神光與目光同用，意念直接出現配合內視線一起運作。其二，內視一般是目光以單一的投射線形態作用於腹部的特定部位；而內照則常是神光與目光採取大幅度的瀰漫照射的方式作用於腹部。其三，內視通常只作用於一個竅點（如丹田），而內照則常作用於一片（如整個腹部）。

《道鄉集》對「寂照法」的運演，做了精闢的說明，其要點為：

(1) 必須在「寂」的心態基礎上進行「照」的運作，「不寂」則「不照」。這是因為只有心態寂靜，中樞神經處於

廣泛性的抑制，神光目光照射時引起的良性興奮，才能順利由腦幹而到達內臟，從而實現對內臟的直接激惹。如果心態不寂靜，「照」的運作不但不能發揮積極作用，反而可能使心態更趨煩亂。

(2) 「照」的運作可以使心態更趨寂靜。因為神光目光專注於下腹部，中樞神經便形成了一個孤立的不強不弱的優勢興奮中心，由負誘導作用，它會引起中樞神經的廣泛性抑制；同時由於內照的運作，使得大腦活動同步性提高，相關性上升，全身各系統出現協同效應，因之心態會變得更為寂靜和安寧。如果不進行「照」的運作，則不能實現高層次的寂靜，所以說「不照不寂」。

(3) 「照」的做功範圍應是中下二田的一大片，即是以中下二田為基點，向整個腹腔做瀰漫性的輻射，從而化成為一個虛空境界。這可以對五臟六腑進行全面而柔和的激惹，更好地鼓蕩血脈，活躍氣機。

(4) 寂照時一方面要發揮神的主宰作用，另一方面又要掌握好火候，控制好心理強度，絕不能操之過度。其關鍵是，既要「無人無我之相」，又要「無散亂之心」；既要「渾渾融融」，又要「熙熙皞皞」。

(5) 隨著功夫的精進，心態會越來越顯得空靈、虛靜，直至進入大定境界；而「照」的運作也越來越趨輕微，模糊，直至消失。這是為了與高度寂靜的心態相適應，從而促進功態向更深層次進展。「愈寂而愈妙，益定而益微」，這是功態進展的必然表現，也是修持中應掌握的原則。

（原載《氣功》2000 年第 6 期）

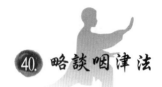

40. 略談咽津法

❋ 咽津法概述

傳統氣功十分重視吞嚥口津，稱口中津液為玉液、瓊漿、甘露、神水，認為經常咽津，可以強身祛疾。所謂「氣是添年藥，津為續命芝」，「咽下汩汩響，百脈自調勻」。古人還將咽津稱為「自飲長生酒」。《類經》說：「故咽氣吞津者，名天池之水，資精氣血，蕩滌五臟，先溉元海。」從現代科學觀點看，唾液內含有澱粉酶、溶菌酶、黏液蛋白等多種物質，具有多方面的生理功能；唾液還具有殺菌消毒以及抗癌的功效。

許多學者認為唾液中含的腮腺激素，是返老還童的激素，能增加肌肉、血管、結締組織、骨骼、軟骨和牙齒的活力。據此看來，傳統氣功重視咽津，是很有道理的。

傳統氣功還十分重視咽津的方法。其要點是：

(1) 先用舌撩華池。即用舌抵上齶並在口中攪動，以此刺激唾液腺，增加唾液腺的分泌。

(2) 再稍用力將口津沿任脈經線吞下，直送入丹田。

(3) 與此同時，運用意念和內視線跟蹤吞下的津液，並諦聽津液咽下之聲。這可以激發任脈經線和丹田的氣機。

(4) 口津進入丹田後，稍微在丹田存運一下，以強化咽津的效應。

✦咽津法的運演方式

傳統氣功中咽津法的運用，有時是作為獨立的功法修練，如《千金要方》所載：「玉泉者，口中唾也。朝旦未起，早嗽津令滿口，乃吞之。琢齒二十七遍。此者，乃名煉精。」但更多的是作為其他功法的一種重要運演手段和重要組成部分。

這種包含咽津動作的做功方式，又有多種表現：

⑴ 咽氣結合咽津

如《內經》介紹的引頸咽氣法：消除雜念，閉住氣息，吸而不呼，連做 7 次。伸直頸項，用力咽氣，像咽很硬的東西，連做 7 遍。然後吞咽舌下津液，反覆咽之，不拘其數。

⑵ 吐氣結合咽津

如《幻真先生服內元氣訣》介紹的調氣液法，凡出現口中焦乾、口苦舌澀等熱極症狀，即須大張口呵之，十呵，二十呵，即叩齒或 7 或 9，用舌撩華池而咽津。復呵復咽，令熱氣退，止。

⑶ 存想結合咽津

如蘇軾在《上張安道書養生訣論》中介紹的方法：意想內觀五臟（五色），繼意想心為火，光明洞徹照耀入下丹田，待腹滿氣極即徐徐吐氣，出入均勻。然後用舌尖舐住唇齒，內外漱練津液，如此 3 遍，津液滿口，即低頭咽下，用氣送入丹田。煉功時採日月之光華並津液咽之，古人稱之為「吞景咽液」。

⑷ 意守病灶結合咽津

如《遵生八箋》介紹的反舌塞喉法：先使精神集中，意守不適處，將舌抵上齶，反舌塞喉，待唾液滿口咽之，反覆數次，不寧之處即感舒適。如仍不寧，重複為之。

⑸ 氣運任督結合咽津

如源出《赤鳳髓》的十六錠金功，其口訣為：「一吸便提，氣氣歸臍；一提便咽，水火相見。」所謂「一提便咽，水火相見」，是指將提升至泥丸的內氣，和口津一起咽下丹田，促使心腎相交，水火既濟。

✳咽津法的作用機制

咽津法的操作程序簡單而精要。它雖為小功，但卻基本體現了以意守丹田為主要特徵的一類靜功的要求。由於它充分而高效地利用了人體自身的口津，並且恰當地運演了咽津的動作，可以說它還具有一些為一般靜功所不及的優點。總的說，咽津法根據傳統氣功的基本要求，透過調動生理手段和心理手段，很好地發揮了袪病強身的作用。

放鬆入靜，意守丹田，是一般靜功的基本要求，咽津法雖然不要求意守丹田，但它要求鬆靜，特別是它的吞咽動作，不但符合氣沉丹田的要求，而且較之一般靜功採取了更多的運演手段，來強化氣沉丹田的效果。

吞咽運動的自我感覺是明顯的，這就容易把思想集中在任脈線路；加之，它又結合繫念咽下之液，內視咽下之液，諦聽吞咽之聲，這就強化了氣沉丹田的效果。從客觀看，這是借咽津時的動勢、聲勢、氣勢和力度，來引導任

脈的真氣沉入丹田。實際上這已經初步進入氣功態。久而久之，可以激發丹田真氣，產生更大的生理效應。

從生理學的觀點看，咽津法的作用機制除了利用唾液本身的生理作用之外，還在於它有意地強化吞咽動作，增加吞咽的力度和動量，並調動了多種神經功能來配合，既發揮了它們之間的協同作用，又利用咽津動作對大腦的回饋作用，以此不斷產生良好的生理效應。

我們知道，唾液的分泌過程是，腺細胞從周圍攝取原料，並在細胞內將簡單分子結合成複雜分子，同時以顆粒等形式將這些複雜分子貯存起來，然後當腺細胞受到適宜刺激時，顆粒就會經過唾液腺分泌而進入口腔。進行吞津法的運演，能增強舌體、咽喉和食道的活動強度，這就對唾液腺進行了適當的刺激，從而提高了腺細胞攝取、合成的功能，促進唾液的分泌。同時，吞津運演透過傳入神經又能對存在吞咽中樞和消化液分泌中樞的延髓進行良性刺激，這種刺激引起了延髓反射活動，並透過傳出神經而對舌體、唾液腺、咽喉、食道等發出衝動，於是又進一步提高了唾液腺的功能，再度使唾液分泌增多。

另外，運演吞咽時由於加強食道的蠕動，提高了食道環形肌不斷收縮的緊張度，這就引發了較強的運動衝擊波，它對於消化系統、循環系統和內分泌系統均能產生良好的作用。

從心理學的觀點看，咽津法巧妙地利用了多種感覺的功能和集中注意的功能。唾液是吞入胃內，並沒有也不可能吞入丹田。

所謂咽津入丹田，這是利用吞咽時產生的動覺，組成

了一道從咽喉到丹田的動覺移動線。因為人體內部的運動感，其界限、動向是不大明確的，因之自我意識便可以按任脈的線路組成一道動覺移動線，並將此種動覺引至丹田部位。久而久之，便可形成條件反射，進而起了激發任脈經線和丹田氣機的作用。

在行咽津法時，這種動作本身已成為注意的中心，而繫念咽液，內視咽液和諦聽吞咽之聲，則是調動視覺和聽覺來強化這道動覺移動線，這就很好地加強了咽津時的注意。由於這種注意是單純的重複運演，不和思維發生關係，所以不易引起中樞的興奮，反而可以提高入靜度。久行此法，能敏化任脈線路的內感受器，提高這道動覺移動線的敏感度。這有利於真氣的萌發和運化。

從中醫學的觀點看，行咽津法除了上述促成心腎相交之外，還能滋陰壯水，平秘陰陽。中醫學把人體的活動機能和作用，稱之為陽；把器官實質與液體稱之為陰。陰陽二者互相依賴，互相制約，互相消長，不斷發生運動和變化。由於人體陰常不足，陽常有餘，故滋陰壯水，至為必要。口津係水液，屬陰，進入丹田後能滋助腎陰（元陰）的功能，讓它與腎陽（元陽）的功能相平衡，使命門之火不會越軌升發，而是與先天真水相糅合，從而陰陽互根，產生真元之氣。真元之氣不僅是人的生命動力，也是人身生化的源泉。

（原載《氣功與體育》1997 年第 7 期）

41. 感情應力與「笑功」

人處在大千世界，每天都經受著各種各樣的刺激。當客觀刺激違背主觀的意願，或超過主觀的承受能力時，主體便會產生消極的不愉快的情緒，諸如憤怒、恐懼、焦慮、憂傷、痛苦等等。這種不良情緒如不及時克服，時間一久，即會給機體帶來病害。由於客觀世界總是不斷發出刺激訊息，人們又總是不斷對各種刺激做出一定的反應，所以心理的社會應激是不可避免的。正是由於這個原因，現代醫學已越來越重視社會心理因素。

近年來西方國家出現了一種新的醫學理論——感情應力學說。這種學說提醒人們不要積累「感情勢能」，而應多從心理方面來防病治病。所謂「感情勢能」是指外界刺激在體內形成的潛在能量。這種能量會在體內積存起來，如果持續太久，超出一定的限度，即會由仲介活動——中樞神經、內分泌和免疫三個系統的綜合活動而轉變為致病因子，從而引發種種疾病，或者加重原有的疾病。

由此看來，在日常生活中及時克服心中出現的不良情緒，避免感情應力在體內的積存，對維護身心健康，具有重要的意義。

這裏要特別介紹微笑法在克服不良情緒方面所起的良好作用。

美國《讀者文摘》刊發過莫爾頓‧亨特寫的一篇文章，題為《微笑能夠改變你自己》，其中舉了一個頗有說

服力的實例。他說，有一天他的一位朋友弗賽德情緒不好，以往每當遇到這種情況，他總是避免見人。不巧的是，這天弗賽德有事要和老闆見面，於是他決定裝出一副「假象」。會面時弗賽德一直笑容可掬，談笑風生，儼然是一位豁達、愉快的人。令他吃驚的是，他很快就發現自己不再感到壓抑了。也就是說，不良情緒在特意裝出的歡笑表情的作用下，悄悄消失了。

為什麼裝出微笑表情會改變一個人的情緒呢？根據國外情緒心理學的研究，面部表情負載著某種訊息，這種訊息能為大腦所感受，並獲得相應的情緒體驗。另外，這可能和下丘腦功能受到積極影響也有關係。可能是，下丘腦的程序引起了面部的表情模式，而面部的表情模式又會反作用於下丘腦的功能。

科學實驗表明，下丘腦存在「憤怒」中樞，「痛苦」中樞和「快樂」中樞等等。有人曾對病人的下丘腦「快樂」中樞進行某種刺激，會使他產生愉悅感覺，並出現高興和微笑。面部微笑一個明顯的特點便是眉頭舒展，顯然這會對下丘腦的功能產生積極影響，從而促進情緒安定下來。

近年來心理學研究提出了一項新原理，即裝扮某一角色，可以幫助我們獲得所需要的心情，這也有助於說明此一現象。

裝出微笑的表情，其要點有三：一是舒展臉部，特別是舒展兩眉之間的部位；二是讓兩眼含笑意；三是讓嘴巴輕輕咧開，嘴角微微噘起。

這同虛偽的微笑那種突然、短促、勉強，只用嘴不用眼的狀態，是迥然不同的。裝出微笑表情的關鍵部位，是

兩眉中間和眼部。裝出微笑表情要力求舒緩、自然，並要持續保留這種表情，讓內心不斷地去感受、體味這種愉悅之情，儘量讓外在的笑變成發自內心的笑。這樣，先外後內，內外合一，不良情緒便會很快為笑意所取代，感情應力也就立時消除了。

在日常生活中如能經常保持微笑的表情和寧靜的心態，將有助於提高個體對外來不良刺激的承受能力，減少乃至消除個人的易罹患因素，避免或大大減輕不良情緒的產生。顯然，能經常保持這種微笑情態的人，是不易為外來的不良刺激所動情的，即使在不順心時，也能泰然處之，安之若素。

上面所述保持微笑的表情，可以說是廣義上的「笑功」。

在眾多的氣功功法中，微笑常作為調身的一項基本要求，但禪密功的「展慧中」一法，卻是以微笑作為功法的核心內容來運演的，顯得很有特色。「展慧中」是禪密功築基功的一個組成部分，慧中是指兩眉頭上凹陷處的一個窩。運演時先輕輕閉起眼，取自然呼吸，然後要把眉頭舒展開，有笑意，與「愁眉苦臉」相反，這是運演的重點。在把眉頭舒展開之後，即要進一步進行自我誘導，讓這種笑發自內心，是「笑從內心起的笑不休」，是「心笑」。也就是說，這時要集中注意力去感受、體味這種笑。

在這同時，還要實現「體鬆」，要在全身鬆靜的基礎上進行展慧中的動作。鬆時特別要放鬆人體下身的一個重要部位──密處，亦稱海底（即會陰穴）。禪密功認為，密處是氣機運行的主要通道和樞紐重地，是達到「人天合

一」的必由之路。鬆密處的方法同「似尿非尿」的意念活動接近，但要用意不用力。展慧中和鬆密處上下配合，同步運作，可以實現陰陽交泰，出現「體酥、心融、樂陶陶」的美好境界。（見《中國禪密功》）

禪密功認為展開慧中之後，就能為「舒五志」（憂、怒、恐、喜、思）打開通路，也就是說，能迅速平抑和安定不良情緒，及時清除由不良情緒引起的感情應力。其作用機理可能是透過慧中部的舒展，直接對下丘腦產生良性刺激，改變了下丘腦的情緒反應性質。因為密處即會陰部位是腎上腺、性腺所在之處，展慧中與鬆密處同步運作，還能使下丘腦和腎上腺、性腺之間交互影響，互相促進，從而提高了下丘腦——垂體——腎上腺軸系統的功能。而此系統功能的提高，可以改善人體的代謝和免疫功能，提高人體的應激和應變能力。

「展慧中（包括鬆密處）」可以作為一個獨立的小功法，不拘姿勢隨時隨地習煉，這對及時消除感情應力，優化情緒，乃至強健體魄，均具有良好作用。「展慧中」是以笑為核心內容的功法，也可以看為一種「笑功」。

著名將領張學良將軍是享年 101 歲的長壽明星。他自己摸索出一套「大笑長壽法」，很有特色，也可以看為一種「笑功」。

具體做法為：煉之前喝杯溫水滋潤口腔喉嚨，再吐掉全身的濁氣，直至不能吐為止，然後全身再吸入新鮮空氣，同時身體不斷放鬆。這可以說是「預備功」。接下來的做法是：

(1) 稍微提肛，對群山發出笑聲、吼聲，把體內的濁

氣全部吐出去。笑三次以後，放鬆一會兒，讓整個身心完全恢復寧靜。

(2) 再重新吸氣，重新提肛，像剛才那樣哈哈大笑，笑聲從丹田裏發出來。不斷地笑，笑到沒有力氣為止。笑時要有種感覺，就是把所有的煩惱都笑出去了。再放鬆片刻，自然呼吸幾分鐘。

(3) 再開始大笑，從腳底開始，經過兩腳的關節、兩腿、臀部，到達兩手、胸部、頭頂，想像著全身每一個細胞、每一塊肌肉、每一條神經都在大笑。

以上這些做法可以說是「正功」。最後，放鬆整個身體，緩慢地呼吸，再喝一杯溫水。這可以說是「收功」。

《類修要訣・養生要訣》說：「笑一笑，少一少；惱一惱，老一老。」為了防止和及時消除感情應力的產生，為了永葆青春，讓我們在日常生活中經常保持寧靜和歡笑吧。

（原載《氣功與體育》1999 年第 7 期）

42. 論「凝神入氣穴」

　　凝神入氣穴是傳統氣功修練的一個要訣。它以最精煉的語言，揭示了修練內丹的基本要求，關鍵性的運演手段，以及作功的部位和線路。如果能夠深刻領會並熟練掌握凝神入氣穴的要領，結丹就指日可待了。

　　宋元以來，道家氣功包括南宗、北宗以及伍柳派，都非常強調此一方法。白玉蟾曾說：「自得仙師真口訣，只教凝神入氣穴。」《道鄉集》在引了此訣後特地指出：「（此話）明明說破天機，惜乎學人輕輕看過，不知凝神，坐到老死，亦無絲毫之益於我。」《性命圭旨》引石杏林之口訣：「以神歸氣穴，丹道自然成。」

　　為什麼凝神入氣穴在內丹修練中如此重要呢？應該怎樣理解凝神入氣穴的內涵？本文擬對此作一些探討。

❋「凝神」解

　　歷來對凝神有三種解釋，實際上這三種解釋並行不悖，可以說是凝神所包含的三層意思：

　　一是指精神集中專注，即擯除雜念形成專一正念的意思。凝神一詞出自《莊子・達生》：「用志不分，乃凝於神。」原為精神凝聚之意。《道鄉集》說：「夫凝者，聚也；

神者，心中之正念也。」要形成單一的正念，就先要排除雜念。所謂「常能遣其欲而心自靜，澄其心而神自清。」（《清靜經》）這種慾念驅除、心靜神清的心態，便是凝神。

二是指以正念為主導和核心，將正念、內向性目光和氣息三者凝抱一起，亦即將正念（神）凝於氣息之中，並逆運目光注所凝處。《天仙道程寶則》：「所謂凝也，先以目光注所凝處，微以意斂真氣，氤氳而歸。」《青華秘文》說：「凝者，以神凝於精氣之內。」

三是指，將正念凝聚於丹田之內，亦即將內向性注意指向丹田，並在丹田停守。《玄機直講》說：「凝神者，收已清之心而入其內者也。」《道言淺近說》：「心止於臍下曰凝神，氣歸於臍下曰調息。」《玄膚論》說：「所謂凝者，非塊然不動之謂，乃以神入於氣穴之中，與之相守而不離也。」（「塊然」，指讓神木然地停在那裏。）

根據上述三層意思，凝神的運演過程可以分為以下三個步驟：

第一步，主要要求是形成正念，並伴隨出現寬鬆恬靜的心態。

這是凝神的基礎和關鍵所在。它要做到下列三點：

第一，將散亂之心收回，並驅除各種雜念。《道言淺近說》：「心未清時眼勿亂閉。先自勸自勉，勸得回來，清涼恬淡，始行收入氣穴，乃曰凝神。」還說：「心平則神凝，氣和則息調。」

第二，要在寬鬆的心態上形成正念，亦即真意。煉功時的正念不同於日常生活中的注意，它不伴有緊張的心態，沒有實用性的追求目標，也不開展思維活動。它只是

輕鬆地、柔和地、愉悅地把注意力集中起來，集中於一點。

第三，要將正念停於山根。山根在兩眼中間，為上丹田所在，是修性功的重要穴位；山根又是下丘腦的部位。下丘腦係人體內分泌系統的總樞紐，將正念止於此處，既有利於安靜神經，同時又為上下丹田的交應打下基礎，並能強化下丘腦的內分泌功能。《呂祖太乙金華宗旨》一書閔一得注曰：「而山根為人身之性戶，上達泥丸，中達黃中，下通臍後者。故凝聚光於此處，由此而下注，是乃不易之功法。」《性命圭旨》詩云：「一條直路少人尋，尋到山根始入門。」確非虛言。

第二步，主要要求是將真意同內向性目光以及氣息凝抱一起，透過目光內注和神息相依，來強化凝神的態勢，提高凝神的品位。

其心理操作過程，先是讓真意和內向性視線聚合，然後再同氣息融匯。具體要求：

一是，要逆引兩眼神光至兩眼正中處匯為一線，並在山根處與真意凝抱一起。我們知道，視覺活動是引起中樞神經活動的重要機紐，所謂「心生於物」「機在目」（《陰符經》）。張紫陽說：「心求靜，必先制眼。眼者神遊之宅，神遊於眼而役於心。故抑之於眼而使之歸於心，則心靜而神亦靜矣。」（《青華秘文》）這就叫「靜心在目」。顯然視覺活動對煉功入靜有極大干擾，而逆用視覺功能，不但可以促使大腦排除雜念，增強抑制，還能推動真意的育丹功能。這是因為眼睛不僅是視覺器官，而且還是中樞神經的效應器官，它受大腦支配，能根據大腦的指令進行視覺活動。返觀內照，正是由大腦發出指令而進行的特殊視覺活動。

二是，真意和內視線一起下移，在鼻咽處與氣息聚合，使三者凝抱一起。也就是說，讓真意融入氣息之中，做到「神息相依」；讓內視線內照氣息，做到「瞬息相依」。《道鄉集》說：「神依息而定，息依神而安，互相依附，始歸大定。」還說：「神息依戀，腹自溫暖，先天祖氣受此煦照而後始發生焉。」《脈望》說：「瞬屬目，為神出入之門；息屬鼻，為氣出入之門。神屬性，氣屬命，瞬息依，則神與氣相抱，神氣相抱，則魂與魄相附，魂魄相附，則性命在我而聖域不遠矣。此存心養性之第一關也。」

　　三是，真意、內視線和氣息凝抱一起，其結構特點是：在真意的統攝下，氣息成為真意和兩目神光的依附點和依附線，三者膠結一起，同步運行，一起發揮催丹育丹的功能。因此，柔長緩慢的呼吸，有利於三者的凝抱聚合。

　　四是，為了加強神息相依的效果，還可運用聽息法。《呂祖太乙金華宗旨》談到聽息法時曾說：「息之出入，不可使耳聞，聽唯聽其無聲，一有聲即粗浮而不入細。當耐心，輕輕微微，愈放愈微，愈微愈靜，久之忽然微者遽斷，此則真息現在，而心體可識矣。」這是逆用聽覺功能來促進神息相依，係莊子聽法的具體運用。

第三步，要求真意準確地落入丹田，並安守丹田。

　　這是上述兩個步驟運演的結果，但同時也是凝神穩定性的體現。因為實現「心止於臍下」，不僅表明雜念已經清除，神、息和內視線已經聯繫密切，而且表明中樞神經和丹田已建立較為牢固的條件聯繫。這正是凝神穩定性的體現，同時也是一種高品位的凝神態勢。

　　具體做法是：讓真意跟隨吸氣或呼氣，自然地準確地

3

落入丹田，止於丹田。丹田的位置，一般均說在臍下一寸三分，但《脈望》指出：「臍下一寸三分者，謂仰臥而取之，入裏一寸三分為是，即腎前也。」應該說，《脈望》這個說法比較穩妥。

丹田位置雖然有具體要求（臍後一寸三分），但又是一個界限模糊的定位。初煉時丹田位置不易掌握，真意落入點常會出現或前或後或上或下的不穩定性。經過一定時間的修練，定位即可準確穩定了。這時凝神的品位也隨之提高。繼而，真意不再隨吸氣或呼氣落入丹田，而是漫不經心地安守丹田，即真意同丹田從線性聯繫（由任脈經線進入丹田），變為竅點聯繫（真意停守丹田）。此時，呼吸也變為丹田呼吸，內視線也變為直接照射丹田了。至此，即可進入在丹田直接進行武火鍛鍊的階段。

應該指出，上述分為三個步驟的說法，只是為了便於說明凝神的內涵，以便更好地掌握凝神的要領和規律；並不是說，凝神可以分為獨立的三個階段，要依次逐段演煉。相反，修練時，隨著每次吸與呼，三個步驟均需聯貫進行，不能停頓；只是根據凝神的進展情況，先後可有不同的側重點。比如開始時，可多留意排除雜念，形成正念；在精神已初步專注之後，再多留意真意和內視線的結合，以及真意、內視線同氣息的結合；最後再多留意丹田定位，並逐漸過渡到留守丹田。

❋「凝神」是怎樣「入氣穴」的

凝神入氣穴是一個聯貫的完整的過程，上文已就凝神

的內涵作了闡述，下文擬從如何入氣穴的角度，進行一些探討。

這個問題可以分為四個方面來談。

(1) 凝神入氣穴的線路：

要沿身前正中線的任脈經線進入腹臍後一寸三分的氣穴，即丹田部位。這是因為任脈是陰經的總匯，它在天突、廉泉穴與陰維脈交合，在中極、關元穴與足的三條陰脈交合，最終與所有的陰經相通。沿任脈行功，能對任脈線路進行良性刺激，可激發並強化任脈的氣機，從而對全身機能產生積極影響。

從生理學的角度看，任脈的重心是中宮，這是胃的部位，任脈經線可以說是順著食道管進行的。食道管，道教稱為「十二重樓」，密宗叫作「喉輪」。密宗認為打通了「喉輪」氣脈，便可沒有妄念煩惱。任脈實際上包括了植物神經系統、內分泌系統和臟腑的所有功能。顯然，沿任脈行功，疏通任脈經線，具有十分重要的生理意義。

對初煉功者來說，凝神之後要防止真意和內視線自體前方曲徑進入丹田。因為人的精神習慣於外逸，目光習慣於外注，煉功時如不改變這種心理和生理定勢，便不易沿著任脈經線進入丹田。

(2) 凝神入氣穴的動態特徵：

凝神入氣穴是跟隨由呼吸運動諸多動覺組成的動覺移動線下移，並進入丹田的。也就是說，呼吸運動時，主體將空氣進出鼻腔、咽喉的觸覺（這種連續性的觸覺反映在大腦裏，便成為氣息流動的動覺），以及肋間外肌、膈肌和腹肌運動所產生的動覺，組成為一道沿任脈延伸的動覺

移動線。因為機體的這些內感覺，其定位不明顯，具有模糊性，故由集中注意可以將它們整合併強化成為一道向丹田延伸的動覺移動線。凝神入氣穴時，真意和內視線正是依附於這道動覺移動線而進入丹田的。主體這時會感到有一道氣流正在緩緩地向丹田流入。由於具體內感覺的加入，便強化了入氣穴的效果。

(3) 凝神入氣穴的主要動力：

呼吸運動產生的震動波、力度和節奏，是凝神入氣穴的主要動力。古人曾把吐納時的氣息出入，比喻為「橐籥」（古人冶鑄工具，猶今之風箱），比喻為「巽風」，正是肯定它在作功中的動力作用。

我們知道，吸氣時由於吸氣肌收縮，肋骨前端上提，使胸腔前後徑和橫徑擴大；同時膈肌收縮，橫膈下降，使胸腔上下徑也擴大，而腹腔則因之縮小。呼氣時，主要是肋骨外肌和膈肌鬆弛，肋骨前段因為重力作用自然回位，膈肌也因腹內壓力而回位，於是胸腔縮小，而腹腔則因之擴大。在深呼氣時，還伴有呼氣肌——肋間內肌的收縮。

總之，呼吸運動時，其牽涉的部位和範圍是較大的，其震動波的覆蓋面也是較廣泛的，但由於呼吸運動所產生的動覺，定位不明顯，具有很大模糊性，故煉功時可以將它整合為一道沿任脈運行的動覺移動線，而透過這種動覺的整合，便可以把呼吸運動所產生的震動波、力度和節奏感集中起來，向丹田部位衝擊，這就有力地推動凝神入丹田了。

(4) 凝神入氣穴的心理強度：

這包括真意運用的強度（用意輕重），呼吸運動的強

度（氣息進出的輕重緩急），以及內視的強度（目光內注的輕重）。呼吸運動是介於隨意和非隨意之間的一種骨骼肌運動。氣功的調息屬於隨意控制性運動，受大腦皮質控制。因此上述三個方面實際上均屬於心理強度的調控問題。凝神入氣穴應以弱或偏弱的心理強度為宜。這是因為此時鬆靜度還較淺，功中各種條件聯繫尚未建立，如果心理強度偏強，不但影響凝神的效果，而且還容易出偏。丹書中把用意重、呼吸之氣急重稱之為武火，把意念輕、呼吸之氣柔緩稱之為文火。顯然，用武火時心理強度偏強，用文火時則心理強度偏弱。煉功中或者意念配合吸氣（呼出無意），或者意念配合呼氣（吸入無意）。

雖然古人也有呼吸並用，所謂「半文半武之風火」的說法，但一般說，以單結合吸或呼為好。因為這有利於心理和生理調節。由於用意輕重的不同，結合吸或呼實際上存在著四種情況：

第一，用意重，配合吸氣也重；

第二，用意重，配合呼氣也重；

第三，用意輕，配合吸氣也輕；

第四，用意輕，配合呼氣也輕。

這四種情況其心理強度也依次從強、偏強到偏弱、弱。凝神入氣穴心理強度的調控，以取第三種或第四種方式為宜。這就是古人說的種藥階段要取「文風文火」。

✽凝神入氣穴之後如何進一步修為

如果說，凝神入氣穴時的主要任務，在於建立真意同

內視線以及氣息的條件聯繫，在於建立山根、任脈經線和丹田的條件聯繫，在於建立大腦中樞同氣穴的條件聯繫，從而為激發丹田氣機打下堅實的基礎，那麼凝神入氣穴之後的主要任務，則是在上述諸條件聯繫的基礎上，使落入穴內的真意帶動氣息和內視線，對丹田進行更有效的激惹和鼓蕩，從而引發並涵養先天祖氣，促使結丹。

凝神入氣穴之後的修為，可以分為兩個階段：

⑴ **凝神入氣穴之後直至先天祖氣發動之前，為第一階段，即丹書上所說的武火烹煉階段。**

這個階段總的特點是，在上述凝神的基礎上，適當加強心理強度，並運用多種手段，對丹田進行多方面的激惹、鼓蕩，以凝集、強化丹田的真氣。下面分兩個方面來談：

第一，入氣穴之後為什麼要用武火烹煉？因為用武火烹煉，其激發、鼓蕩氣機的力量較大，而此時只有透過武火烹煉，才能引發先天祖氣。同時，由於經過一段時間的「凝神」修練之後，心態已轉寧靜、安詳，中樞神經的抑制過程已大為增強，這就為用武火烹煉提供了良好的心理基礎。《大成捷要》說，初守臍下，迴光返照，原是一團黑球，係純陰之地，純陰之下須用風火鍛鍊，方得陽氣發生。《道鄉集》說：「人之祖氣原不自生，必藉神光煦照，而後氣機發動。」古人曾用「鼓動巽風，煽起爐焰」來形容武火，但修練時還應強調，要根據個體入靜程度的深淺來隨機調控火候，絕不是說，風勢越大，火勢越猛，功效就越好。

第二，武火烹煉的具體方法。這裏把心理強度偏強的意念運用、呼吸運用和內視運用，均歸入武火範疇。主要

有三種方法；

一是，在真意的統攝下，加強內視線的激盪作用。《性命圭旨》說：「神既凝定氣穴，常要迴光返照，照顧不離，則自然旋轉真息，一降一升，而水火木金相為進退矣。」《道鄉集》提出，凝神後要「將目光朗照下田」，「要緊識得這個朗字」。

二是，在真意的統攝下，加強氣息的激盪作用。這時可在腹式呼吸的基礎上運用丹田呼吸法，即主觀上有意忘掉口鼻呼吸，覺得是丹田在吸進呼出。《道鄉集》說：「先天祖氣的行止，唯聽命於後天氣。先天氣不在口鼻而在氣穴，只有後天氣息息歸根，進行氣穴呼吸，才能引發先天祖氣。」

三是，加強意念的直接激惹作用。這可用意念輕輕刺激丹田，也可想像有一個小球在丹田不斷旋轉。張錫鈍在《醫學衷中參西錄》中說的「採陽生時用心中識神，所謂武火也」，指的就是這種加強意念對丹田激惹的方法。

⑵ **先天祖氣發動之後，便應轉入第二階段，即丹書上說的文火燻煦、溫養階段。**

《金仙證論》說：「神氣既交（武火之功），陽氣已定，又當忘息忘意，用文火養之，不息而噓，不存而照。」這個階段總的特點是，心理強度明顯減弱，各種運演手段要從「有為」轉為「無為」。具體論述如下：

第一，為什麼要改用文火燻煦？根據傳統丹功理論，煉精化氣需用武火烹煉，而產藥結丹則需文火燻煦。這有三個原因：

一是，先天祖氣發動、神氣相交之後，只有小心護

持，時時溫養，才能使之逐漸充盈、壯大，否則便易滲漏走失。

二是，真種只有達到虛極靜篤的境界才能產生，而文火溫養，既符合培養虛極靜篤心態的要求，又能不斷對丹田進行柔和的刺激，促使真氣進一步充盈、壯大，直至真種產生。《性命圭旨》說：「心中無物為虛，念頭不起為靜。」致虛而至於極，守靜而至於篤，陰陽自然交媾而產陽精，陽精產後以法追攝、聚結便成仙家所說的真種。而文火正可發揮追攝、聚結陽精的作用。

三是，神氣相交之後，如火勢偏猛，可能出現丹火發熱，不但無益，反易傷丹，即所謂「壯火食氣」。《崔公入藥鏡》早就提出警告：「採藥時，調大功，受氣吉，防成凶。」清代李德洽在《上品丹法節次》中鄭重告誡：「（結丹階段）念不可起，念起則火炎；意不可散，意散則火冷。第令無過不及，唯以爐裏溫溫為是，別無他法也。若有作為，危險立至。慎之哉，慎之哉！」

第二，文火熏煦的具體方法亦有三種：

其一，真意運用方面做到不守而守。即要安神氣穴，不即不離，若存而非存，若無而非無，心理強度降至覺醒態的最低水準。

其二，內視方面做到不照而照。即內視線默默地停在丹田，似有心，又似無心，內視強度亦降至最微弱的程度。

其三，呼吸方面做到胎息伏氣。即吐唯細細，納唯綿綿，出現細緩、柔長和無為的腹式呼吸，就好像呼吸之氣復還於氣海，而成不呼不吸的狀態。

古人稱此為胎息或伏氣。《天仙正理》說：「唯能伏

氣則精可返而復還為先天之氣，神可凝而復還為先天之神。」《胎息經》:「胎以伏氣中結。」幻真先生註:「修道者常伏其氣於臍下，守其神於身內，神氣相合而生玄胎。玄胎既結，乃自生身，即為內丹，不死之道也。」可見古人對胎息在結丹中的作用，是多麼重視。

由於經過武火烹煉階段，真意、氣息和丹田已形成相當牢固的條件聯繫，故文火溫養階段，只要神不離竅，若存若亡，並形成胎息狀態，就能神氣和合而產真種。

✤凝神入氣穴的作用機制

凝神入氣穴所以能在丹功修練方面發揮重大作用，有如下幾個原因：

⑴ 它能更有效地組織和調控中樞神經的興奮和抑制過程，既可促使形成廣泛性的抑制，又能強化對丹田的良性刺激。

這對氣功功能態的形成和真氣的萌發、聚集，具有重要的意義。我們知道，煉丹、結丹必須具有三個條件：一是準確而穩定的丹田定位。二是形成虛極靜篤的內環境。三是純淨、集中、微弱的精神活動。

這三個方面實質上均牽涉到中樞神經的抑制過程和興奮過程的組織調控問題。也就是說，煉丹時既要形成廣泛的抑制，同時又要保留局部的弱態的良性興奮；既要讓廣泛的抑制過程在良性興奮的制約下，發揮自我修復、發掘潛能以及儲能等作用，又要讓局部的弱態的興奮在廣泛抑制的基礎上，發揮激發真氣、活躍經脈的功能。凝神入氣

穴，正充分體現了這個獨特的要求。具體說：

第一，由於真意先後同內視線、氣息結合，並同步進入丹田，這就有效地封閉了感覺器官（特別是視覺器官）對外來刺激的感受，從而使大腦皮質的一級功能區（對傳入訊息的簡單反應）和二級功能區（對某種感覺的整體認識和經驗的復現），均處於抑制態；但因為凝神的結果集中了神的指向，提高了神的品位，這就使大腦皮質的三級功能區（完成最複雜和最高層次的整合功能）出現並保持局部的弱態的良性興奮。大腦皮質一二級功能區的廣泛抑制和三級功能區的局部弱態興奮的和諧統一，這既為煉丹創造了虛極靜篤的內環境，又使真意得以發揮激盪丹田氣機的作用。

第二，凝神入氣穴，這樣便在大腦皮質形成了一個優勢興奮中心。這個優勢興奮中心是一個孤立興奮灶，它既不吸引其他興奮到自己方面來，也不將自己的興奮向周圍擴散。它透過負誘導作用，能促使大腦皮質形成廣泛的乃至深層的抑制。

⑵ 它能促使氣功態下深層意識控制乃至自動化控制的形成。

這對建立氣功功能態，培育、涵養真氣以及發掘人體潛能，均具有重要意義。按照控制論觀點，任何系統的演化過程都是訊息控制過程，任何系統都有控制中心，由控制中心按照程序設計過程，逐步在時間推演中發展變化。一個人的控制中心在於大腦，但氣功修練歷來強調下腹部的丹田為控制中樞。《內經‧素問‧本病論》說：「神失守位，即神遊上丹田。」故神宜居下而忌浮上。《雲笈七

籤》說：「丹田者，人之根也，精神之所藏也，五氣之元也……合和陰陽之門戶也。」《還丹秘訣養赤子神方》以神室為萬神聚會之府，認為修真之士「若能靜守其室，則靈神自化」。神室位置在黃庭之下，關元之上，當為腹臍部位。可見古人多麼重視腹臍部的丹田在煉丹中所處的中樞地位。實際上煉功中起主導作用的仍然是大腦的自我意識，煉功時的控制中心還是在大腦，古代丹書強調下腹部為控制中心，從現在來看，可能出於下列三個原因：

第一，神明居下，即凝神入氣穴，可以降低整個大腦的覺醒和興奮水準，可以提高大腦皮質特別是額葉部分的有序度，可以使全腦相乾性增高，使全腦內部的通訊功能增強，從而可更有效地弱化自我意識，達到識神退位、元神主事的目的。這樣就提高了氣功態的自控能力，並可能逐步過渡到深層意識控制，乃至形成自動化控制。

第二，在凝神入氣穴之後，由於丹田、氣息、內視線等結合在一起，出現了胎息伏氣，特別是先天祖氣發動，形成神氣相抱的態勢，這就使人體磁場中心的丹田，真氣匯聚，水火既濟，對全身進行良好的雙向調節；同時還回饋到大腦，促使大腦進入恍兮惚兮的氣功態，這就能加速深層意識控制乃至自動化控制的實現。

第三，丹田是人體的中心部位，是生命力的焦點，古人說：「一切氣，一切精，一切力，一切脈，一切筋，一切聲，一切志，一切智，皆從此生，言十二經脈皆自丹田生，散之為四肢百骸也。」（《太極祭煉內法》）

武術家教導徒弟練武時，非常重視傳授肚臍用力法，他們認為，唯有肚臍能用力呼吸，才能學好武術。歌唱家

練習發音，也非常重視丹田發聲。發自丹田的聲音，必定洪亮、有力而動聽。常人平時如能經常把重心放在丹田，則自然身心調和，甚至百病不生。印度瑜伽術認為人身含有七種力量的源泉，並命名為七輪或七個「加庫拉」，其中臍輪便是控制力的源泉。

由此可見，丹田部位正是人體生命力的中心。凝神入氣穴，能有力激發並大大強化這個生命力的中心，使之對全身機能進行更好的統攝，發揮更大的制約作用，從而促進深層意識控制乃至自動化控制的實現。

(3) 它有助於打通額葉與下丘腦——垂體系統的聯繫管道，從而調整植物神經系統的功能，強化內分泌系統的功能。

這對實現人體的穩態平衡和促使真氣的萌發，均具有重要意義。凝神入氣穴先要讓正念與內視線在山根聚會，山根是下丘腦所在部位，此處乃植物神經的高級中樞，也是內分泌系統（垂體—腎上腺—性腺）的總樞紐，它上連大腦皮質，是大腦中樞的「中轉站」，又是神經——體液，心理能—生物能的轉換裝置。在凝神入氣穴的沿線附近有甲狀腺、胸腺、腎上腺、性腺等內分泌腺體。經過凝神入氣穴的修練，不但有助於打通額葉與下丘腦——垂體的聯繫管道，使氣功態下的意念調控內臟成為可能，且能調整和強化內分泌系統的功能，並增強人體的代謝和免疫能力，以及應激應變能力。

我們知道，植物神經細胞和分泌細胞含線粒體多，在凝神入氣穴的持續作用下，細胞內的線粒體腺三磷受到激發，便會產生大量 ATP 能量，這種能量又會激發其他細

胞的能量，於是在丹田部位便會有大量能量集聚的現象。這可能是真氣萌發的重要物質基礎。

現在普遍認為，丹田是人體生物場的中心。人體的電荷來源於體內的臟器活動，尤其來源於肌肉活動；還有一個來源是從神經末梢發出的電荷。丹田部位的神經末梢很豐富，肌電的發電能力也較其他部位發達。凝神入氣穴，透過調整植物神經系統和內分泌系統的功能而強化了臟腑的活動，提高了丹田部位的發電能力，促進了丹田部位的電荷積聚，這也可能是真氣萌發的重要原因。

歷來煉丹家均認為，用取坎填離的手段，可以逆轉人體的陰陽生化。如果將人體生殖之精（坎水）中的元陽物質，與生命中樞（離火）中的元陰物質互相置換，則人體生殖之精和生命中樞的神，均可返還到原始生命的物質狀態，於是生命得到再造，衰老機制得到逆轉。凝神入氣穴，由於調整了植物神經功能，強化了內分泌活動，特別是性腺受到良性激惹，精液充盈，功能大為增強，這就為煉精化氣取坎填離，創造了良好的物質條件。

⑷ 它有助於生命體內各系統、各部分、各層次之間的連結和聯繫，促使它們協同運作，從而大大激發了生命力，並催助真氣的萌發和集聚。

具體說：一是，促進神氣和合，心腎相交。《道鄉集》說：「神棲於心，氣寓於腎，不能自相和合，非必神入氣穴，始能神氣相抱而為一，而後始有真種發生。」腎為水臟，心為火臟，經由凝神入氣穴，能使心液中正陽之氣的「龍」下降，腎氣中真一之水的「虎」上升，於是心腎相交，水火交融，真種也就產生出來了。

二是，促使性命交接，任督貫通。古代煉丹家認為，小兒在母腹時性命原不可分，及降生後臍帶剪斷，性命從此分開，性歸心發於二目，命歸腎發於淫根。還說，小兒在母腹時，舌接任督二脈，先天祖氣在任督二脈輪流周轉，氣血通暢。小兒降生之後，剪斷臍帶，從此性命立即分開，祖氣不能自轉，任督亦斷。而凝神入氣穴，則可促使性命交接，任督貫通。

三是，促使全身經絡氣脈以丹田為中心緊相連結，相互溝通。據中醫學說，丹田乃「五臟六腑之本」，「十二經脈之根」，「呼吸之門」，「三焦之原」。如氣運到丹田，可轉達五臟六腑，十二經和十五絡。古人曾說，用心意集中丹田內，先呼後吸，一呼百脈皆開，一吸百脈皆合，呼吸往來，百脈皆通，氣血充足，身體健康。凝神入氣穴，由於強化了丹田的真氣，從而疏通了全身經絡；由於進行了丹田呼吸，從而活躍了全身的氣脈，這就大大促進生命體內部的溝通和聯繫，並有利於真氣的進一步充盈。

四是，能增強人體各臟器各系統之間的聯繫，促使產生良好的生理效應。人體的下腹部是太陽神經叢及性腺神經的部位，人體許多植物神經集中在太陽神經叢中。凝神入氣穴，必然引起腹部神經機能的活躍，於是這時腹部至腰部的血管和毛細血管也隨之活躍起來，而且很快吸收了神經末梢中衰老的廢物，經肝、腎和大腸等器官將它排出體外。這對人體的健康具有重要意義。此部位在生理上與腎、胰、肝、延髓，均有植物神經聯繫，性腺還與腦垂體發生連鎖性的條件反射，活躍性腺功能，又能回饋到下丘腦的植物神經中樞，增進植物神經功能。

五是，增強生命體的凝聚力和向心力，有利於實現生命體內在的穩態平衡。在宇宙中親和力（表現為陽，正，向心力，凝聚力）和排斥力（表現為陰，負，離心力，分散力），既互相抗衡又互相依賴，當兩種力處於勢均力敵之時，萬物就保持生存的狀態。

　　生命的原理也一樣。所謂健康，在某種意義上說，就是人體這兩種力處於高度均衡的狀態。但人們或由於世事困擾，使神不守舍；或由於疾病侵蝕，使臟腑功能失調，這樣就會導致體內凝聚力的削弱和分散力的乖張，以致大大破壞了生命體內在的平衡狀態。凝神入氣穴，使人體的上下兩端緊密連結，使元神和元氣在丹田交媾，使全身的經絡氣脈緊緊圍繞丹田流轉，使全身各系統、各臟器都與丹田發生最緊密的聯繫，使丹田這個人體的中心成為生命體強有力的重心，這樣，就能大大增強體內的凝聚力和向心力，大大遏制體內的分散力與離心力，從而實現機體內在的穩態平衡。

　　日本的氣功家岡田，曾把人類分為三等，說以頭為主的人屬於第三等，以胸為主的人是中等，而以腹為主的人，才是第一等。因為腹中有神奇的殿堂，能夠建築殿堂的人，才是最偉大的人。我們說，凝神入氣穴正是為了實現以腹為主，以便能在腹中建築起神奇的殿堂，迸發出強大的生命力量。

　　總之，凝神入氣穴，是修練內丹的基礎，是傳統氣功的關鍵性運演手段，也是一種具有相對獨立性的優秀靜功功法，值得我們深入探究。

（原載《東方氣功》1995 年第 1、2 期）

43. 張三豐煉功八字訣解說

　　明代著名道士張三豐，在《道言淺近說》裏曾這樣說：「凝神調息，調息凝神。八個字就是下手功夫。」其實後面四個字是前邊四個字的重複。那為什麼不說「凝神調息」四個字是下手功夫，卻說八個字是下手功夫呢？這是值得仔細玩味和探究的。

　　根據《道言淺近說》的有關論述來看，這八個字實際上包含了四層意思：一、凝神；二、調息；三、進一步調息；四、進一步凝神。凝神調息的極境，便出現了神息兩忘。《道言淺近說》指出，這八字「須一片做去，分層次而不斷，乃可」。意謂這八個字要全面實行，且要按順序一層層做去。下面就依八字順序逐層加以解說。

✷第一層功夫　凝神

　　張三豐把凝神而不把調息作為第一層功夫，是有道理的。我們知道，呼吸是介於隨意與不隨意之間的一種骨骼肌運動。氣功調息屬於隨意性運動，由大腦皮質來管轄。大腦皮質可以改變呼吸的速度，也可改變呼吸的動型（如腹式呼吸、逆呼吸、停閉呼吸等）。只有大腦安靜下來，並將注意力轉移到機體內部，才有可能對呼吸運動進行有

效的調整。如果心煩意亂，雜念紛呈，那是根本無法調控呼吸的。古人說：「元神凝則呼吸之神自然泰定。」（《性命圭旨》）正是這個道理。

《道言淺近說》：「凝神者，收已清之心而入其內也。心未清時，眼勿亂閉。先要自勸自勉，勸得回來，清涼恬淡，始得收入氣穴，乃曰凝神。」這裏有幾點值得注意：

⑴ 凝神之前，先要清其心。

就是說，煉功伊始，先要整理一下錯雜的思緒：把正在考慮的問題先了結一下，把準備辦理的事情先掛一掛，把糾纏心頭的煩亂情緒先清除一下。總之，要努力把一切都放下。這樣心就基本清了。

⑵ 如果功前思緒比較雜亂，就不要急於收心入內，
應先做好疏導工作。

其一，「眼勿亂閉」。心未清時最好是沒有目的地、靜靜地看著眼前的東西。因為眼睛看著前面的東西，實際上在大腦皮質已不自覺地形成一個新的興奮灶，而沒有目的地看，則能控制其興奮水準，防止興奮擴散。由於出現了新的興奮灶，可以通過負誘導的作用，讓原來的興奮灶（由雜念所引起）受到抑制。這樣就容易控制住雜亂的思緒。如果心未清時隨意閉上眼睛，那腦裏可能是一片混亂，越發理不清。

其二，「要自勸自勉，勸得回來」。所謂自勸，便是自我疏導。思緒雜亂較嚴重，其在大腦皮質的興奮灶，不可能一下子便消失，這時進行自我疏導，可以透過對主體的認知結構施加影響，促使雜念形成的興奮灶受到抑制並趨消失。自我勉勵，更是調動主體的意志力量，來加強對

雜念的抑制。

(3) 只有初步實現清涼恬淡的心態，始得收入氣穴。

因為從日常的心態變為氣功的意守態，這要改變固有的心理習慣，即要讓意識活動同思維脫鉤，將注意力集中到機體內部沒有認識意義的生理部位。

這實際上是實現從注意到意守的轉移。而清涼恬淡的心態，正是實現這種轉移的前提和基礎。離開這一點，根本不可能將心收入氣穴。

(4) 收心入氣穴，應微閉雙目，默運意唸經山根循任脈經線，緩緩落入丹田。

山根在兩眼中間，為下丘腦所在部位。下丘腦系人體內分泌的總樞紐，任脈經線實際上包括了植物神經系統、內分泌系統和臟腑的所有功能。沿山根、任脈經線進入丹田，具有重要的生理意義。開始修習時，可連續運演多次，以求初步建立起條件反射關係。

✿第二層功夫　調息

《道言淺近說》：「調息不難，心神一靜，隨息自然，我只守其自然，加以神光下照，即調息也。」初步實現了凝神，這就十分主動，就像「坐高山而視眾山眾水，燃天燈而照九幽九昧」，所以對呼吸的調控就不怎麼難了。這一層調息，應做到以下幾點：

(1) 意念要隨息自然進入丹田

初步凝神之後，心神開始安靜下來，心神一靜，氣息也就會平和起來。這時，主體便要默運意念不斷地隨吸氣

和呼氣沿任脈經線自然地進入丹田。《道鄉集》說：「神依息而定，息依神而安，互相依附，始曰大定。」做到神息相依，這是調息的基本功。反覆為之，便可建立起意念、氣息、任脈經線（包括腹臍部位的丹田）三者間的條件反射關係。

⑵ 意念默守丹田的自然呼吸

在意念隨息自然進入丹田之後，便要改為默守小腹的自然起伏，即意念隨吸氣而守鼓起之小腹，隨呼氣而守凹進的小腹。此乃所謂丹田呼吸。修持一段時間，便可建立起意念、氣息、丹田三者間的條件反射關係。

⑶ 默運雙眼神光下照丹田，與丹田呼吸相結合。

小腹自然地一起一伏，意念同內視線合一，下照一起一伏的小腹，形成瞬息相依、神氣相抱的態勢。《脈望》說：「瞬屬目，為神出入之門；息屬鼻，為氣出入之門。神屬性，氣屬命。瞬息相依則神與氣相抱……此存心養性之第一關也。」可見古人對神光下照、瞬息相依的重視。

❋第三層功夫　進一步調息

為什麼在第二層提了調息之後，接著又提出調息呢？這一層的調息與上一層的調息，有什麼不同的要求？可以這樣說，上一層的調息，主要是為了幫助凝神入氣穴，即促使意念在氣息的牽引下，同丹田建立起條件聯繫，實現神息相依、神氣相抱的態勢，為培養、激發丹田真氣創造條件，打下基礎。而這一層次的調息，則是要以主動性的呼吸運動為手段，進一步發揮氣息的催丹、育丹功能。古

人曾把吐納時的氣息出入，比喻為「橐籥」、「巽風」，正是肯定它在功中的動力作用。因為透過大腦中樞的整合，可以把呼吸運動產生的震動波、力度、節奏以及因此形成的胸腹腔壓力，集中起來，對丹田及會陰部位進行有力的激惹、鼓蕩，從而促使先天祖氣發動。

《道鄉集》說：「人之祖氣原不自生，必藉神光煦照而後氣機發動。」又說：「先天祖氣的行止，唯聽命於後天氣，先天氣不在口鼻而在氣穴，只有後天氣息息歸根，進行氣穴呼吸，才能引發先天祖氣。」可見《道言淺近說》這樣的提法，是有道理的。

《道言淺近說》：「調息者，調度陰蹻之息與吾心中之氣相會於氣穴也。」陰蹻乃會陰穴，丹道修練稱之為生死根、復命關，是任、督、衝三脈所起之處，又是奇經八脈的總源。李時珍說：「八脈者，先天大道之根，一氣之祖。採之唯在陰蹻為先，此脈才動，諸脈皆通。」（《奇經八脈考》）王沐在《悟真篇研究》一文中說：「陰蹻以會陰位置為體，以生精產藥為用。」可見陰蹻為生殖系統內分泌的源頭，是人體青春活力萌動之處，在生理上具有獨特的作用。

所謂「調度陰蹻之息與吾心中之氣相會於氣穴」，其具體做法為：在默守丹田的同時，意想中將吸氣的起點移至會陰，隨吸氣柔緩地將陰蹻之內氣吸至丹田，與丹田的內氣相交會。呼氣時仍守丹田，聽其自然。此即心腎相交，水火既濟也。這是以調息為主、調息與凝神相統一的進一步體現。此運作稍有難度，需在一、二層功夫有一定根底的基礎上進行，否則不易收到功效。

丹田內氣與會陰內氣由調息進行交會，張三豐在《玄機直講》中提出了另一種運作方法。其法為：凝神入氣穴後，「斯時也，於此念中活活潑潑，於彼氣中悠悠揚揚，呼之至上，上不衝心，吸之至下，下不衝腎」。這樣，丹田氣暖，息不用調而自調，氣不用煉而自煉。

《三豐先生輯說》引陸潛虛又論調息法云：「凡調息以引息者，只要凝神入氣穴，神在氣穴中，默注陰蹻，不交而自交，不接而自接。」這又是一種溝通上下兩氣的調息方法。

❈第四層功夫　進一步凝神

這一層的凝神與第一層的凝神不同。第一層的凝神是心神的初步凝集，它要求將未清之心先收回再送入丹田，以便能夠在鬆靜的心理基礎上，有效地控制主動性的呼吸，為培養、激盪真氣創造條件。

這一層的凝神則要求：認真掌握好凝神氣穴的火候，從而不斷溫養、強化真氣，以期丹田之氣日充月盛，達乎四肢，流乎百脈。在此基礎上再逐漸減弱意守的心理強度，提高凝神的品質，為神息兩忘創造條件。

《道言淺近說》：「心止於臍下曰凝神，氣歸於臍下曰調息。神息相依，守其清靜自然，曰勿忘。順其清靜自然，曰勿助。」

這一層次的凝神，具體要求是：

(1) 神息相依於丹田，神氣相抱於丹田。

所謂心止於臍下，是指意念已固定地停守在丹田，意

念同大腦的固有聯繫已減弱到最低點，此即老子所謂「虛其心，實其腹」。所謂氣歸於臍下，意為形成丹田呼吸後，在真息的激盪下，自然之氣和從會陰上提之氣，以及丹田萌發之氣，歸會一起。心止臍下，氣歸丹田，便在丹田形成神息相依、神氣相抱的態勢。這不但強化了真氣，而且也提高了凝神的品質。

(2) 勿忘勿助

勿忘就是「守其清靜自然」，勿助就是「順其清靜自然」。所謂「清靜」是指虛無的心態，所謂「自然」是指柔緩的呼吸。《三豐先生輯說》引陸潛虛論調息法這樣解釋「守」和「順」：「如何守？曰依息。如何順？曰平息。」這是說，意念輕輕跟隨著柔緩自然的呼吸，便是守其清靜自然；讓氣息平和地一吸一呼，聽其自然進出，便是順其清靜自然。這就是古人說的若即若離、不沾不脫之態。《道鄉集》說得好：「稍放空，則入於荒渺；稍著跡，則敗於凝滯。非如秋月映澄泉，不足朗徹其妙性；非如旭日映紅梅，不足融和其祖氣。」上引陸潛虛論調息法還說，守與順「是二是一，原是不錯，由博返約，唯在凝神，切勿用意」。

這說明，勿忘勿助的關鍵在於嚴格掌握意守的心理強度。即既要讓意念輕輕繫住丹田的氣息，保持適當的心理強度，以鞏固並深化凝神的態勢；又要儘量控制意守的心理強度，以維繫恬淡的心態，並為神息兩忘創造條件。

❋ 凝神調息的極境　神息兩忘

《道言淺近說》：「勿忘勿助，以默以柔，息活潑而心

自在，即用鑽字訣，以虛空為藏心之所，以昏默為息神之鄉，三番兩次，澄之又澄，忽然神息相忘，神氣融合，不覺恍然陽生而人如醉矣。」

這段話的意思是，在進一步凝神之後，還要保持一段時間勿忘勿助、神默氣柔的功態，以便不斷溫養真氣，鍛鍊心神。待神抱住氣，氣繫住息，在丹田婉轉悠揚、聚而不散，即氣機活潑、心神自在之時，便要行鑽字訣。所謂鑽，就是要讓心神深入到杳冥虛空之中。實際上這是要求在勿忘勿助的心理基礎上，進行「守空」、「忘我」的運演。

具體做法是：冥冥之中覺得心神已鑽入幽深浩渺的虛空中，繼而覺得自己已融化在虛空中和虛空同一了。如果還有一絲「我執」，那就需繼續運演，一定要澄之又澄，直到自我感知完全消失，這便是神息兩忘的極境了。

此後，神益靜而氣益生，神生氣，氣生神，精神益長，真氣益充，自然會坎離交媾，乾坤會合，神融氣暢而如痴如醉了。所謂「恍然陽生」，是指恍恍惚惚之間，一陽來復，即真氣激惹了性腺和性神經而出現陽物勃舉的現象。這是凝神調息的良好效應，應繼續保持恬淡虛無的心態，不可有絲毫邪念。

總之，張三豐提出的八字下手功夫，確為言簡意賅、深中肯綮的至理名言，對初習氣功者，有很大的指導意義。

（原載《中國道教》2007 年第 5 期）

44. 釋「意雙則和，和則增壽」

《抱朴子》的《大丹問答》篇曾有「意雙則和，和則增壽」之語。近代醫學名家張錫鈍在《醫學衷中參西錄》裏，將「意雙」解釋為「一念在心，一念在腎」，並認為這可能就是道家書中默運心火下行與腎氣互相交感之法。應該說，張氏對「意雙則和」的理解，已經接觸到問題的核心，只是說明還欠充分和全面。至於為什麼「意雙」之後便能「和」，而「和」後又能「增壽」，張氏則未作探究。本文擬結合現代科學對上述問題，試作解說。

❋「意雙」解

意雙，即雙意，亦即一心兩用，是指在同一時限內同時注意兩個對象，或一個對象的兩個方面。心理學稱之為注意的分配。

《抱朴子》提出的「意雙則和」的「意雙」，原意應該是指元神和元精的上下交媾。《周易參同契》在闡述內丹的修練過程時，將人體當作爐鼎，以體內的元精與元神為藥物，動用元氣去烹煉，使元精與元神凝聚互結，產生真種，然後經過溫養及反覆烹煉而結成內丹。所以說，元神和元精的交媾，是修練內丹的關鍵。

《周易參同契》云：「太陽流珠，常欲去人，卒得金華，轉而相因，化為白液，凝而且堅。」太陽流珠指元神，金華指元精。這是說，作功時一方面要引導元神慢慢下降，同時又要引導元精徐徐上升，然後讓二者在丹田結合，聚而成丹。這種同時引導元神和元精相交的活動，便是一心兩用即「意雙」的表現。

《周易參同契》以周易的陰陽八卦思想作為基礎。八卦中的乾卦體屬純陽，坤卦體屬純陰，陰陽互用，就生出了離、坎、兌、艮、震、巽六卦。乾卦得到坤卦的中爻成為離卦，屬於陽，代表火；坤卦得到乾卦的中爻成為坎卦，屬於陰，代表水。乾為天在上，坤為地在下，坎與離就是月和日，升降在天地之間。乾坤為陰陽之體，坎離為陰陽之用，千變萬化，均出於此。這是周易的綱領。

從內丹修練來說，乾與坤是爐鼎，爐即小腹的丹田，鼎即頭頂的泥丸（百會）；坎與離是藥物，坎為元精，離為元神。因此，內丹修練中的元精和元神交媾，又稱為坎離交媾，水火交融。

中醫學根據五行學說和周易的陰陽八卦之說，認為五臟中的心屬離火，腎屬坎水，坎水潤下，愈下則陷；離火炎上，愈上則焚，只有益水降火，滋陰潛陽，促使心腎相交，水火既濟，才能維持人體生命活動的穩態平衡。因為心在中醫學裏不只包括了心臟的功能，還包括了腦的功能，故傳統氣功也將坎離交媾說成心腎相交。張錫鈍以「一念在心，一念在腎」來解說「意雙則和」，而在同書介紹心腎相交之法時，則又說，應「運心中元神隨呼吸之氣息息下降，與腎中元氣會合」。

由此可見，元神元精交媾，坎離交媾，水火交融，心腎相交，實際上所指是相同的。

　　《周易參同契》之後，在道家氣功中，心腎相交這種「意雙」的運演方法便屢見不鮮。像唐張果的「九轉大還丹」，便是透過多種意念運演和具體想像，來突出心腎相交的效應。如該功的「真一秘要」，作功時先意守下丹田，然後想像腎中坎水化為黑龜，心中離火變成赤蛇，赤蛇緊緊地纏繞黑龜，龜蛇相吞，合成一氣，其氣流行全身，無所不通。

　　之後像鍾離權「三成丹法」中的「小河車法」，陳摶「無極圖」功法中的「得藥」階段，張伯端的「金液還丹」功法，白玉蟾的「丹法十九訣」等等，都十分重視心腎相交這種「意雙」的運演。

　　由於道家向以泥丸為元神之舍，腎為元精之府，泥丸屬上丹田區域，腎屬下丹田部位，故元神和元精交媾，又可解為上下丹田互相照應，或同時意守上下丹田。這是「意雙」原意的擴展。

　　明《正統道藏》載「長生胎元神用經」有「二景相連，可救老殘」之說。所謂「二景相連」，便是指上下丹田互相交通，彼此照應。道家修命功代表功法之一的「龜守法」，說「守玄關，頭沉腹，臍內出，兩相如」，更是一種將上下丹田一齊守的巧妙方法。《二懶心話》所載「內照功」中有「首尾照顧法」，謂：「以我之兩目光存在半天空，如日如月，下照巔頂，直透三關，照至極深海底，幾然現有一輪月影沉於海底，與上半天空月輪上下相映。我於斯際萬籟皆空，唯用一意上衝下透，並行不悖。」這

是上下交媾的進一步運用。

現代一些優秀功法如王培生創編的「三田合一功」，徐伯威介紹的「自然功」（均見《中國流行氣功選》），黃潤田介紹的「捧月華法」（見《醫家秘傳氣功》）等等，也均有類似的運演手段。

✷「意雙」為什麼能「和」

「和」是我國傳統養生家的基本觀點。管子說：「和乃生，不和不生。」儒釋道醫諸家雖然在養生的側重面及方法上有所不同，但在「和」字上卻有共識，如儒家主「中和養生」，道家主「守一處和」，佛家主「守中調和」，醫家主「調和陰陽」。

從現代科學觀點看，「和」是指全身各系統協調、穩定，從而實現了生命體穩態平衡的意思。

為什麼「意雙」就能使陰陽和順呢？

這可以從元神和元精交媾的效應，以及「意雙」這種運演手段的獨特作用等兩個方面來看。

傳統內功以神和精為煉丹之大藥，神棲泥丸，精藏腎府，透過「意雙」的運演，便能使神精交合而結內丹，而內丹的出現則是機體生機勃勃、陰陽和順，出現高度內平衡的標誌。

正如《悟真篇》所說：「取得坎位心中實，點化離宮腹內陰，從此變成乾健體，潛藏飛躍總由心。」

根據陰陽學說，人體的一端是陰、是水、是精，在下；另一端是陽、是火、是神（心），在上。這可以說是

一種生命訊息的排列秩序。它是一個完整的系列。由於常人精神經常外越，陰精不斷外洩，故往往容易出現火炎水枯、陽盛陰衰之象，使內平衡失調。如果上下能夠交合、貫通，不斷進行生命訊息的傳遞，那麼機體就會陰陽和順，從而實現生命體的穩態平衡。

從現代科學觀點看，元神和元精的交媾，可能具有調整、激惹和旺盛下丘腦——垂體——腎上腺軸系統功能的作用。由於煉功進行了「意雙」的運演，從而改善了人體的代謝和免疫功能，提高了人體的應激和應變能力，並旺盛了人的生命力，使人體出現陰陽和合、精滿神旺的氣象。由此看來，內分泌系統功能的調整和強化，正是「意雙則和」的根本原因。

以上是就元神和元精交媾的效應來說的。現在再從「意雙」運演手段的獨特作用來看。

煉功時在同一時限內，既引導元神下降，又引導元精上升；或既繫念上丹田，又繫念下丹田；或讓上下丹田互相照應，交互貫通，這種運演過程，可以產生共生效應。即此時兩個同步進行的活動，能夠互相影響，互相促進，從而提高了彼此的功能。比如說，進行「意雙」運演時，腎上腺和性腺不但受到「繫念下丹田」的直接刺激，它還受到來自「下丘腦——垂體」的激惹（後者的功能是繫念上丹田時激發出來的），從而提高了煉功效應。

「下丘腦——垂體」的情況也一樣，它除了直接受到「繫念上丹田」的刺激外，還同時接受了腎上腺和性腺活動的回饋，這也就增強了作功效果。

進行「意雙」的運演，由於同時繫念人體上下兩端，

使之緊密聯結，互相交通，這就大大增強了體內的凝聚力和向心力，遏制了分散力和離心力，促使體內各系統和所有組織器官更緊密更和諧地聯結一起，並發揮協同的作用。釋迦牟尼在靈山說法時曾云：「和合凝集，決定成就。」「意雙」的運演，正是實現「和合凝集」的有效手段。

為什麼「和則增壽」

「和」是陰陽和順的體現。《內經》早就指出：「陰平陽秘，精神乃治；陰陽離決，精氣乃絕。」這是因為，「生之本，本於陰陽」，「人生有形，不離陰陽」，陰陽是「壽命之本」。當陰陽處於相對平衡的狀態時，就能按照陰陽互根、陰陽消長和陰陽轉化的規律變化，使人體始終保持發展中的平衡，洋溢著一片生機。正如《老子・河上公章句》所說：「和氣潛通，故得長生也。」這是從陰陽學說來看「和則增壽」的。

「意雙則和」的「和」，還有心腎相交、水火既濟的意思。傳統醫學認為，只有心火下交於腎，腎水上承於心，才能維持一身的穩定。內丹功尤為重視坎離交媾、水火既濟在養生中的重要作用。

內丹術認為，一個人出生之後，便出現乾坤錯位，需要經由修練內丹，使坎離相交、乾坤復位，返還先天，來永葆華年。內丹術還認為：「神即火也，精即水也，水多則火滅，火多則水乾。」（《性命圭旨》）只有水火相交，才能維持生命體的穩態平衡。內丹術還說：「水遇火乃受器，受器則生而不竭，故不走；火遇水乃成形，成形則活

而不滅，故不飛。」(《存神固氣論》)只有水火相交，才能激發出機體的固有生命力，所以《崔公入藥鏡》說：「水火交，永不老。」這是從心腎相交說來看「和則增壽」的。

現代科學認為，人的衰老和中樞神經調節功能的減退，內分泌功能的減退和紊亂，以及免疫功能的降低有密切關係。「意雙則和」，正是中樞神經活動功能得到提高，內分泌和免疫功能得到改善，並且彼此協同運作實現了生理穩態平衡的綜合體現。

我們知道，引導上下丹田同守，能夠打通大腦同腦下垂體的聯繫通道，而腦下垂體是內分泌的中樞器官；引導上下丹田同守，還能夠激發位於任脈經線上的胸腺，而胸腺同免疫功能密切相關，它分泌的胸腺素，作用於淋巴系幹細胞，使之轉化為 T 淋巴細胞，從而參與機體的細胞免疫。同時，腦、腦下垂體和胸腺，它們還是同源性器官，均由上皮細胞演化而來，關係密切，彼此可以互相影響。所以「意雙則和」能從根本上遏制衰老因素的到來，從而延長了人的壽命。

據此來看，「和則增壽」是有充分科學依據的。

（原載《中國氣功》1995 年第 4 期）

45. 釋「動處煉性，靜處煉命」

清末內丹學家黃元吉有一段關於「動處煉性，靜處煉命」的談話，對身心修練很有啟發和幫助。他說：「昔人云：『動處煉性，靜處煉命。二語已包括性命雙修之要，獨惜人不知耳。』」接下來他便對此作了具體說明。

本文擬對他的說明，再作一些闡釋。（以下有關引文均見《樂育堂語錄》）

關於修性和修命

什麼叫性？什麼叫命？性是指人的靈明慧覺，命是指人的氣血身軀。性即是心性、精神；命即是生命、軀體。《性命圭旨》說：「何謂之性?先天至精，一氣氤氳是也。」又說：「性之造化繫於心，命之造化繫於身。」人的性命實際上就是精神與軀體的結合體。性是命的主宰，命是性的基礎。為此，我們既要重視精神、心理方面的煉養，也要重視生理肌體的煉養。性命雙修正是內丹功的基本煉養原則。北宋著名道士張伯端說：「道家以命宗立教，故詳言命而略言性；釋氏以性宗立教，故詳言性而略言命。」張氏認為兩者均有失偏頗，故唯有性命雙修最為上乘。

這是內丹家的共識。內丹修練不但要求六門緊閉，六

根清淨，徹底與外部世界隔絕，而且有固定的時空模式和規範化的心理運演手段，但黃元吉說的「動處煉性，靜處煉命」，卻提出了一個與前者全然不同的修練方式。這種方式的最大特點，就是要在日常生活中，隨時隨處進行性命的修練。這是將氣功與日常生活密切結合起來之良法。所謂「行住坐臥，不離這個」。如同《入藥鏡》所說：「一日內，十二時，意所到，皆可為。」

❋關於「動處煉性」

黃元吉說，「動處煉性」的這個「動」，「乃有事應酬之謂」。「要知此有事之時，即是用功修練之時」。接著他便進行具體的解說：「我於此時，視聽言動，必求中禮；喜怒哀樂，必求中節；子臣弟友，必求盡道；衣服飲食，必求適宜。如此隨來隨應，隨應隨忘，已前不思，過後不憶，當前稱物平施，毫無顧慮計較。」此外，還要「對境而有返勘之念」，「稍有念動欲起，人不指責於己，即己亦有不自安之處」。

黃元吉認為，「我無慾而心自定，心定而性自定，煉性之功莫此為最」。黃元吉這段文字既提出了「動處煉性」的原則要求，又談到具體的心理操作。

下文稍作闡釋。

(1)「動處煉性」的原則要求

第一，從主體的主觀角度看，「動處煉性」要求做到「視聽言動，必求中禮。喜怒哀樂，必求中節」。所謂「視聽言動，必求中禮」，是指「有事應酬」時的一言一行，

都要符合社會的規範，要遵守社會的基本規則。一個人在日常處理各種事務的活動中，如能隨時注意「中禮」，這不但能提升自己的精神境界，且易與別人和諧相處，並受到別人的尊重和歡迎。這樣，便會自然而然地產生一種祥和、安泰、愉悅之情。這樣的內心體驗，正是對「性」的很好修練。

這是從思想道德修養方面提出的要求。「喜怒哀樂，必求中節」，則是從感情活動方面提出的要求。

這句話源自《禮記・中庸》：「喜怒哀樂之未發，謂之中，發而皆中節，謂之和。」意謂喜怒哀樂的情感還沒有發生的時候，內心是一種非常寧靜的本源狀態，這就叫「中」。人們在處理各種事務時，不可避免地會產生各種情緒變化，並在表情、言語、行動諸方面表現出來。如果表現出來的情緒，能符合法度常理，並且合乎節度，這就叫「和」。因為人們在「有事應酬」時，難免會產生出各種情緒，這時最重要的是要控制好自己的情緒，既要讓情緒的內涵不違背法度常規，又要讓情緒表現有所節制，適時適度。

情緒的失控，不但會嚴重破壞自身的免疫力，而且還會造成人際間的不和，從而加劇自身的情緒失控。喜怒哀樂如能「中節」，便會始終保持一種和諧、安泰、淡定的心態。保持這樣的心態，便是對「性」的很好修練。

第二，從人際關係方面來看，「動處煉性」要求做到「子臣弟友，必求盡道」。所謂人際關係包括親情關係、朋友關係和一般社會關係（包括同事關係和臨時的工作、事務關係）。在處理這些關係時，如能遵守社會基本的道

德規範和各種規則，這便是「盡道」的表現。比如說，在親情方面，要做到孝敬長輩，愛護同輩，關懷下輩；在朋友關係方面，要做到誠信、謙遜、寬容。如能做到這一些，不但提升了自己的人品，而且還會得到別人的友善回饋。這樣，內心便會產生一種溫暖感、滿足感和恬適感。這樣的內心體驗，便是對「性」的很好修練。

第三，從個人的生活角度看，「動處煉性」要求做到「衣服飲食，必求適宜」。這是強調一個人對日常物質生活的要求，應該適度，不要奢求，不要攀比，不要追求時尚。這樣，就能始終保持一種淡泊、恬靜的心態。反之，如果不加控制，一味追求物質享受，將會使自己的精神世界庸俗化，甚至墮落。一個貪圖物質享受的人，其內心世界是永遠不可能安靜的。這實際上是對精神的傷害。所以說，控制物慾也是對「性」的很好修練。

⑵ 「動處煉性」的具體心理操作

上述的「動處煉性」的幾個原則，是日常事務應酬時總的指導思想和行為準則。在這個前提下，就具體場合而言，在心理操作方面還應做到以下幾點。

第一，「隨來隨應，隨應隨忘」。它強調辦理任何事情都要從容、淡定，事情過後即要馬上把它忘掉。要忘得徹底，過後再也不要回憶當下發生的事情。這是因為，在處理事情時需要反覆動腦筋，這樣大腦便會持續處於興奮狀態，如果事情過後迅速予以淡忘，即可讓交感神經的張力降低，副交感神經的張力提高，中樞神經的抑制過程會隨之增強，於是便能較快地恢復平靜的心態。所謂「心定性自定」，這對「性」的修練是十分重要的。

第二，待人接物，公平大度。黃元吉說，處理日常事務要「稱物平施，毫無顧慮計較」。「稱物平施」出自《周易》，原意為根據物品的多少，公平合理分給他人。這裏強調辦理任何事情要做到公平、公正。「毫無顧慮計較」即是寬容大度的意思。一個人如能公平、公正地待人，毫不計較個人得失，便會得到別人的尊重和歡迎，並且使人際關係融洽。這樣，內心便會充滿祥和、歡樂之感。這當然大大有益於「性」的修練。

第三，及時進行自我反省。黃元吉說，在日常處理事務時，要「對境而有返勘之念」，「稍有念動欲起，人不指責於己，即己亦有不安之處」。這是強調做任何事情，都要及時進行自我反省，及時清除私心慾念。這是高度自律的表現。這樣便能不斷淨化自己的心靈，不斷提高自己的品行和德性。

總之，在日常的事務應酬中，如能做到「隨來隨應，隨應隨忘」；如能做到待人接物公平大度；如能做到及時進行自我反省，那便是很好的「動處煉性」。

❋關於「靜處煉命」

黃元吉說，「靜處煉命」這個「靜」，「亦非不動之謂，乃無事而未應酬之謂也」。也就是說，這個「靜」並不是指人一動不動地坐在那裏，而是指平常生活中沒有應酬時的狀態。比如說一個人在看書看電視，或和家人、朋友一起聊天，一同散步。此時心態輕鬆、悠閒。這個時候可以不經意地、自然地進行命功修練。黃元吉說：「我能於無

事之際，無論行住坐臥，總將一個神光下照於丹田之處，務使神抱住氣，意繫住息，神氣戀戀兩不相離。如此聚而不散，融匯一團，悠揚活潑往來於丹田之中。如此日積月累，自然真氣沖沖包圍一身內外，而河車之路通矣！」這段文字明確指出了「靜處煉命」的幾個修練要點：

(1) 神光下照丹田

這是指意念默運內視線觀照丹田（腹臍部位），讓意念、內視線和丹田建立起條件反射關係。丹田為真氣萌發、集聚之所，《難經》稱之為「生氣之源」「呼吸之門」「十二經之根」。意念結合內視下照丹田，會不斷激惹丹田的氣機，激發生命體的原動力。這是傳統內丹功修持最重要也最基本的方法。

但內丹修持有嚴格的時空限定，有規範化的心理操作要求，而「靜處煉命」則沒有這些要求。它強調隨意、自然，每天無事時，只要有意無意地讓神光沿著任脈經線下照丹田即可。它可以斷斷續續地做，它可以邊看電視邊做，也可以邊聊邊做。重在堅持與積累。

(2) 神息相依，往來丹田。

黃元吉說：「務使神抱住氣，意繫住息……悠揚活潑往來於丹田之中。」這是指意念和氣息相依相戀，緊緊聯結在一起，不斷來往於丹田。具體地說，吸氣時意念跟隨氣息，自然地、緩緩地由任脈經線進入丹田之中；呼氣時意念隨氣息，又從丹田自然地、緩緩地由任脈經線向上端移動。這是讓意念、氣息同任脈經線、丹田建立起條件反射關係。

實際上人們吸氣時氣體是由氣管進入肺泡，沒有也不

可能進入丹田。這是修練時主體將吸氣時的各種動覺（主要是膈肌下降和腹肌外凸時產生的動覺），整合成一道向丹田移動的動覺移動線，這樣主體便會產生氣息進入丹田的感覺。人們呼氣時，氣體也是從肺泡經氣管排出體外，這是修練時主體將呼氣時的各種動覺（主要是膈肌上升和腹肌內凹產生的動覺），整合成一道由丹田向任脈上端移動的動覺移動線，於是主體便會產生氣息自丹田上移的感覺。神氣如此相依相戀，「悠揚活潑往來於丹田之中」，會不斷激惹任脈經線和丹田的氣機，從而促使真氣的萌發和集聚。

⑶ 要抓緊時機，要日積月累。

黃元吉對弟子說：「如此煉命，一日十二時中又有幾時不得聞？只怕生等不自打緊耳。」的確，由於慣性思維和惰性心理的影響，人們在日常生活中會很不習慣這種「靜處煉命」。因此，思想上必須有修命的緊迫感。另外，「靜處煉命」要想長功夫，取得良好效應，全在「日積月累」。只要每天抓緊時機，或神光下照丹田，或神氣相依往來丹田，不斷激惹丹田氣機，如此日積月累，「自然真氣沖沖包圍一身內外」，那時真氣便會從丹田自動經尾閭沿督脈上升至巔頂，再沿任脈下降回到丹田。如此週而復始，循環不已，這就叫打通河車之路，亦稱小周天。

總之，如能在日常生活中「動處煉性，靜處煉命」，那便是另一種方式的「性命雙修」。

（原載《現代養生》2014 年第 8 期）

46. 肩井、湧泉配伍正誤

——兼談氣功鍛鍊中的經穴配伍

在氣功鍛鍊中，常將作用和主治能夠相得益彰的腧穴配合應用，以便使其產生更大的功效，如百會同會陰、丹田（神闕）同命門等等。氣功鍛鍊中經穴的配伍應用，主要有三種作用：

(1) 可以發揮協同作用

如丹田（神闕）同命門配合應用，能大大強化人體生物場，明顯增強對腎間動氣的激惹；上中下三丹田（印堂、神闕、會陰）同守，能激發下丘腦——垂體——腎上腺軸系統的功能等。

(2) 可以發揮溝通和疏通的作用

這是指幾個經穴配合應用，能將體內濁氣排出體外。如以百會為始點，沿丹田（神闕）、會陰、湧泉，將濁氣排入地下。

(3) 可以煉成某種特殊功能

如命門煉氣經腎俞運至商陽，可煉成一指禪功點穴治病；意守聚氣於百會、前頂、玉枕，再配合適當擊打，可煉成頭部硬氣功等。

氣功鍛鍊經穴配合應用的規律是：

(1) 處於同一經脈聯繫緊密的要穴

如督脈上的百會同命門同用，任脈上的丹田（神闕）和會陰同用。

⑵ 處於不同經脈但治療功效近似的要穴

如手厥陰經的內關，可治胸腹諸般痞脹；足陽明經的足三里，諸症皆治而以治胃為主；任脈的神闕，既可治外感急症，又可通暢矢氣，消化水穀。故配合應用可治慢性胃炎、慢性腹瀉等症（先同時意守內關、足三里，再意守神闕，並配合腹部按摩）。

⑶ 生理上接近的要穴

如前述百會、玉枕和前頂配合應用，可煉成頭部硬氣功；又如印堂、承泣、迎香同時意守，並配合面部按摩，可防治感冒和祛除面部皺紋。

⑷ 經實踐證明能起特殊聯繫作用的要穴

如百會同湧泉，丹田同湧泉的聯繫。因為它們之間的配合應用，可以驅除體內濁氣。

由此看來，氣功鍛鍊中經穴的配合應用，既有經絡學、治療學、生理學諸方面的依據，又有實踐的驗證，是科學的、嚴謹的。

但是，在當前新創編的有些功法中，卻出現了某種隨意配伍經穴的情況，比較明顯的例子，是把肩井同湧泉相配合。其依據是：井下有泉，泉向井湧，井泉配合應用，正可活躍氣機，滋潤臟腑。因此，便要求行功時以意引雙湧泉的氣機上貫雙肩井；或想像井口正對著泉水，上下一條線，覺得泉水源源不斷地湧到井口。

這種說法和做法不但缺乏科學依據，而且是對肩井、湧泉這兩個腧穴命名的莫大誤解。

肩井因為處在肩上凹陷處，故名肩井。湧泉處於足心，《內經・靈樞・本輸篇》曰：「足太陰也，腎出於湧

泉，湧泉者，足心也。」少陰屬六經之最裏，湧泉穴又為全身孔穴之最下，少陰根於湧泉，猶天一之水由地下湧出，故稱湧泉。

顯然，這兩個穴位均是根據其自身特點而命名，兩個名字之間根本沒有任何關係。抓住「井」「泉」兩個字面來做文章，真是「望文生義」，「風馬牛不相及」。

從經絡學看，肩井屬足少陽膽經，湧泉屬足少陰腎經，沒有表裏相屬關係；從治療學看，肩井主治風痛，為推拿、針灸常用穴位；湧泉主治頭胸之病，有降火退熱作用，二者治療作用不相同；從生理學看，一在肩上，一在腳下，相去甚遠；從實踐觀點看，大量的氣功典籍看不到有這樣的配合煉功，也找不到今人採取此種方法煉功的體會和實驗報告。因此可以說，肩井、湧泉配伍之說，是不足取的。

（原載《氣功》1997 年第 9 期）

47. 說「得意忘形」
——丹功中的形意關係

氣功修練，功夫日積月累，一旦得「意」，便會忘「形」。

所謂得「意」，得的是真意，而真意正是元神的體現。在元神主事的情況下，主體忘卻了客觀社會，忘卻了物質世界，乃至忘卻了自我，讓自己融入宇宙之中，真正實現了天人合一的境界，這樣當然便會忘「形」了。

那麼，怎樣才能得「意」呢？實際上要想得「意」，正需要在忘「形」上不斷用功夫。具體說，必須經過以下三個階段修練，即清除雜念，破除身見，忘卻自我。

古人說：「夫形者，生之舍也。」（《淮南子》）「人所以生者，神也；神之所托者，形也。」（《養性延命錄》）人作為生命體，就是因為有了「形」，才產生七情六慾的，就是因為以「形」的存續為基點，才產生人的自然需求和社會需求。

氣功修持強調清除雜念，而雜念產生的最根本動因，正是人的種種自然需求和社會需求。這就是佛家所說的「我執」——以我為中心、為出發點的種種執著。

所以，氣功修練清除雜念的過程，也是不斷克服人的自然需求和社會需求的過程。平抑、制伏、清除了人的自然需求和社會需求，也就在不知不覺間淡化了人對自我形體的執著，這便為忘「形」奠定了基礎。

要想忘「形」，還需破除身見。破除身見就是要消除對身軀的迷戀，淡化對形體的感知，以便逐漸讓形體消失、融化在宇宙之中。

佛家用白骨觀和不淨觀來讓修持者洞見自身的污穢，徹悟形體的不值得留戀，這是基於宗教教義的一種實修。道家的凝神入氣穴，虛心實腹，在激發丹田真氣的同時，也淡化了對軀體的感知。但是，要實現忘「形」，還需要在此基礎上進行忘「形」的心理運演。

因為不論是內觀白骨，還是虛心實腹，其意念活動還是落在人的生命實體上，只有最大限度地弱化對自己軀體的感知和注意，最大限度地淡化腦子中自我身軀的形象，才能有效地破除身見。《常清靜妙經》說：「內觀其心，心無其心；外觀其形，形無其形；遠觀其物，物無其物。」這就是一種忘「形」的心理運演。

作功時自我意識不斷暗示自己：心看不見了，形體也隨之看不見了，客觀世界什麼也沒有了，這時只剩下一點虛無縹緲的感覺。不斷進行這樣的心理運演，就會逐漸產生忘「形」的感覺。

不少功法修持的深層次，都讓修練者感受自己和宇宙同化。這實際上是讓修練者在腦子裏形成一種虛無的意象——從有形到無形，從生命實體到融入浩瀚的宇宙之中這樣一個瞬間過程的景象。設想這種意象，然後又忘卻這種意象，讓它隱入潛意識領域。經過一段時間的修持，便會有忘「形」的感覺。

破除了身見，有了忘「形」的感覺，還不能算是徹底的忘「形」。因為這個忘「形」感覺的存在，說明在心理

深層還留有形體的印痕。只有連這種感覺也消失了，作為「神之所托」的形體才可能徹底遺忘。所以忘卻自我，是忘「形」最深層的表現。

所謂自我，這裏指自我意識活動。自我意識活動是人類特有的精神活動。這是主體對自己的心理、機體狀態、外部行為以及我與客觀情況關係的意識。而忘我，就是要將自我意識活動降至覺醒態的最低水準。那麼如何才能實現「忘我」呢？

佛道兩家對此都主張虛空化。《永加證道歌》說：「無相無空無不空，即是如來真實相。」《圓覺經》說：「彼知覺者，猶如虛空。」《楞嚴經》認為，修練者入於空寂無相的境界以後，還要將空寂無相的境界也一併空去，到了空無所空之際，才算歸於無所得之大定。

道家也認為：「大道以空為本。」（《諸真聖胎神用訣》）「觀空亦空，空無所空；所空既無，無無亦無；無無既無，湛然常寂。」（《常清靜經》）這說明透過不斷觀空的心理運演，可以使自我逐漸虛無化，最終實現元神主事的高層次心態，即得「意」忘「形」的心態。

得「意」與忘「形」的關係，實質上反映了神與形的關係。得「意」忘「形」正是形神高度統一的體現。傳統氣功一向強調「形與神俱」，「形神相守」，「形神相親」。因為「形恃神以立，神須形以存」。（《養生論》）

《脈望》曾論述了形神統一的具體進程：「神形相顧，入道初真；形神相併，名曰得真；形神相入，名曰守真；形神相抱，名曰全真；形神俱妙，與道合真；形神雙舍，名曰證真。」

從煉功實際情況看，摒除雜念可使神形相顧；破除身見，淡忘形體，可使形神相併，形神相入，乃至形神相抱；而忘掉自我，便是形神俱妙和形神雙舍了。形神雙舍，就是自我意識降至恍惚杳冥的原始意蘊狀態。這是元神主事、識神退位的狀態，也是得「意」忘「形」的狀態。

　　得「意」忘「形」是氣功修練有了相當功夫，體內生理機能出現高度平衡與協調的結果。古人早就指出形、氣、神的辯證關係。《淮南子・原道訓》：「夫形者，生之所也；氣者，生之元也；神者，生之制也。」意謂形是生命的軀殼，氣是生命的功能，神是生命的主宰。《道家・丹鼎門》秘訣：「形以氣全，氣以神全，神以形全。」氣功修練到較高層次，內氣充盈，全身經絡暢通，血脈旺盛，各個生理系統特別是神經系統和內分泌系統的功能，得到明顯的調整和改善，於是全身機能出現了高度的平衡與協調。這時中樞神經活動抑制過程加深，有序度提高，相關性上升。正是在這樣的生理狀態下，主體才會得「意」而忘「形」。

（原載《現代養生》2007 年第 2 期）

48. 談丹功中對抗意念的運用

在丹功修練中有這麼一種比較特殊的心理現象，即讓兩個相反的意念在同一時限內一起運演，而且是十分和諧、協調的運演。比如：《道鄉集》介紹的養胎功法：「大藥入中宮後，仍以寂照為主。但此時之寂照，必寂而照，照而寂，不寂不照，不照不寂，寂照至極處，自有天然之火候，自然之運動，不須神馭，不須吸吹，如天地之氣自行運用而不息也。」

一般而論，「寂」屬靜態，「照」屬動態，二者顯係對立。既然心裏繫念寂靜，便不可能「照」；既然心裏繫念神照，便不可能「寂」。但是，在內丹修持中，這兩種對抗的意念，卻可以協同運演。《道鄉集》還特別指出「寂照為養胎之本」，可見它在丹功中的重要作用。

《悟真外篇》的《交會論》有一段「採取交會口訣」：「忘裏覓，覓裏忘，忘中見，見中忘，陽生矣。忘中採，採中忘，忘裏升，升裏見，見裏變，鉛成矣。定中起，意中升，忘中用，鉛引汞矣。鉛合汞於內，精會神於外，交會矣。鉛汞精神，合二為一，卻將一念使之落黃庭，歸鼎矣。」

這裏的「忘」與「覓」、「見」、「採」、「用」等顯係對抗的意念，一般而論，既「忘」，忘掉一切，就不可能再尋覓、相見並採取、運升和運用了。但在內丹修練中，二者卻能協同運演，並產生良好的功效。

《合宗明道集》的《小周天河車綱領論》引沖虛曰：「當機在吸，則順吸機而升乾。升不降非全不降，以滅闔闢，乃不重於降，而專重於升，只見升不見降也。當機在呼，則順呼機而降坤，降不升非全不升，但其升若無，而專重於降，只見降不見升也。此乃周天先後二氣消息之機也。」升同降是兩個對抗的意念，一般而論，在同一時限內，意既在升就不能降，意既在降，就不可能升。

但在丹功修持中卻可以讓二者協同運演，以適應內外氣的升降規律。

所以會出現上述這種情況，這是由於丹功修練到一定階段的獨特需要。

就寂與照的協同運演來說，丹功在實現了凝神入氣穴之後，便要固守丹田進行溫養，以便孕育、催化、集聚真氣。這時除要保持並深化虛靜心態之外，還要透過微弱的心理運演，以促進內丹的形成。所謂「寂而照，照而寂」，正是在這樣的情況下出現的。此時，主體既要用無念之念來儘量弱化自我意識，又要輕輕運用神光和目光激惹丹田部位，以引發內在氣機。

因為只有依靠寂靜的心態，「照」才得以進行，才能夠對丹田發揮激惹作用；而神光、目光的默默下照丹田，又可以促進心態的進一步虛靜。二者是相反而相成的。「寂而不寂，照而復照」，神的品位便不斷提升，真氣也就不斷激發出來了。

就忘與覓等的協同運演來說，內丹功在採藥結丹過程中，一方面要運用「忘」字訣，同時又要進行覓、見、採等心理作為。不斷進行主動性遺忘，是為了保持虛靜的心

態，而金丹的基礎真精，也只能在虛靜的心態中去覓、去見，去採，即所謂「恍惚之中尋有像，杳冥之內覓真精」（《悟真篇》）。

王沐說：「稱恍惚，稱杳冥，均闡明此基礎之物並非有形有質，乃氣氤氳於五臟百骸之中，講尋、講覓，即指出必須以神為體，以意為用，從似有如無之中取而煉之。」（《內丹經典〈悟真篇〉介紹》）。所以說，此時修練既要在恍恍惚惚之中尋覓，又要在尋覓中恍恍惚惚，絕不可顧此失彼。要儘量讓兩個對抗的意念緊密配合，相互依存。這樣，才能取得良好的效果。

就升與降的協同運演來說，當人體深吸氣時，吸氣肌收縮，胸部外擴，腹部鼓起，外部呈上升態勢，但此時膈肌下降；當人體深呼氣時，吸氣肌舒張，腹部凹陷，外部呈下降態勢，但此時膈肌上升。古人將人體呼吸時膈肌的升降和腹肌的張縮及其對丹田、經脈的激惹作用，稱作內呼吸或先天之氣。這樣外內呼吸便出現了這樣的關係：吸氣時後天之氣升，但先天之氣降；呼氣時後天之氣降，但先天之氣升。

《金仙證論》說：「外面之氣降，裏面之氣則過我而升；外面之氣升，裏面之氣則過我而降。」《道竅談》說：「以內息踵外息，以外息踵內息，以息息踵息息。」說的都是這種內外呼吸的升降關係。古人說：「人之呼出，則氣樞外轉而闢；吸入，則氣樞內轉而闔，是氣之常度也。」（《天仙正理》）。這是就外呼吸而言。

古人又說：「天根闔闢，猶人之呼吸也。呼則接天根，是謂闢也；吸則接地根，是謂闔也。」（《中和集》）。

這是就內呼吸而言。

這樣外內呼吸又出現了這樣的關係：當呼氣時，人體內在氣機便處於「開」的態勢；當吸氣時，人體內在氣機便處於「合」的態勢。

上面便是人體氣機的升降開合規律。根據這一規律，周天功運演，在吸氣升乾時，雖然要「專重於升」，但同時又要稍稍留意降，而不是「全不降」；在呼氣降坤時，雖然要「專重於降」，但同時又要輕輕留意升，而不是「只見降不見升」。這樣兼顧升降的協同運演，將大大有助於真氣的萌發和真氣的循周天運行。

丹功中兩種對抗意念所以能夠協同運演，有下面幾點原因：

(1) 因為它僅僅是一種心理運演，心理運演是可以一心兩用的。

(2) 因為高度虛靜的心態，給相互對抗的意念創造了一個可以互相結合、互相滲透、互相融化的內環境。

(3) 因為有真意在進行潛在的調控。《青華秘文》說：「意者豈特為媒而已，金丹之道自始至終不可離也。」所謂真意，其實就是氣功態中表現出來的高度純化、淨化和模糊化的自我意識，是全部作功意念和修持體證的凝縮，它自始至終對功態發揮調控作用。功夫越深，真意的調控功能便越強。

對抗意念的協同運演，符合陰陽和合、陰陽運轉的規律。古人早就指出：「一陰一陽之謂道。」（《周易·繫辭》）《太平經》說：「天地之性，陽好陰，陰好陽，故陽當變於陰，陰當變於陽。」《丹經極論》說：「陰陽運轉，

皆乾坤之妙用。」因為陰陽二氣是始終不停地在運動變化著的；氣的聚散，就是陰陽的相互推盪；氣的升降，就是陰陽的相互感召；氣的氤氳，就是陰陽的相互糅合。

「若陰陽之氣，則循環迭至，聚散相盪，升降相承，氤氳相揉。蓋相兼相制，欲一之不能。此其所以屈伸無方運行不息，莫或使之。」宋張載在《正蒙》中說的這段話是很在理的。

丹功中的「寂而照，照而寂」，「忘裏覓，覓裏忘」，和「升中降，降中升」等等，正是體現了陰陽和合、陰陽運轉的規律。

（原載《現代養生》2007 年第 7 期）

49. 談意守的心理過程

意守的心理過程，經歷了三個階段：

第一個階段，轉移舊注意，將心力與目力輕輕指向沒有認識意義的新客體。

這是建立意守態的第一步。煉功初始，通常總是雜念紛呈，大腦裏出現一個或多個興奮中心。為了消除雜念，平抑這些帶有社會性和思維性內涵的神經興奮，最好的辦法就是將心力和目力集中地、單一地指向沒有認識意義的新客體。

靜功修持一般均為指向下腹部的丹田。這個階段的心理操作應注意這麼幾點：

第一，這不是一般的注意轉移，而是從注意到意守的轉移。所謂注意的轉移，是指根據新的任務，主動地把注意從一個對象轉移到另一個對象上。這樣，在注意轉移時總是伴隨著明顯的認識活動和思維活動，因此，指向新的客體的注意力也必然受到它的制約而具有認識和思維的內涵。可是意守開始時的這種轉移，卻摒棄了認識和思維活動的內涵，它沒有新的任務，只是要求將心力和目力轉移到新的客體上。這是徹底擺脫認識和思維內涵的特殊注意力。實際上意守也從這裏開始了。

第二，同一般的注意不同，意守時大腦指向新的客體，總是輕輕地、柔和地、似有意似無意地看著它，守著它，而不是像注意那樣激奮地、用心地、又認真又嚴肅地

看著它或想著它。

第三，一般的注意轉移，新的客體需要經過主體的思維加工，並提出對它的認識和處理方法，但意守指向的客體，因為它對主體不具有認識意義，故大腦沒有出現這個過程。由於這個客體是柔和、清淨、單純的刺激物，所以，大腦開始指向這個客體時，還平靜地接受了它的良性訊息。

這個階段的心理操作，有這樣的作用：

其一，可迅速地使原有的興奮中心自然地消褪。因為心緒雜亂時，如果採取強行壓制的方法，越壓制越引起心理反彈，以致原來的興奮中心反而更趨強化，根本安靜不下來。而實現從注意到意守的轉移，根據巴甫洛夫的大腦活動「優勢原則」，則可使原有的興奮中心自然地化解。

另外，由於新的興奮中心是一個由良性刺激形成的中等強度的興奮灶，它不但不會擴散，反而可透過負誘導的作用，引起鄰近神經細胞的抑制，這更可促使原來的興奮中心消褪。

其二，可以有效地阻斷內外刺激，有利於形成煉功所需要的封閉狀態，從而徹底與認識活動脫鉤，因為內外刺激正是引起大腦認識活動的始動因素。

其三，根本改變了意識活動的內容和狀態。日常生活中，人們總是在感受著什麼，思慮著什麼，真是千頭萬緒，紛繁蕪雜。把注意力引向沒有認識意義的客體，一下子便改變了意識活動的內容：具有認識和思維意義的事物，全都被清除了，取而代之的是一種不具有認識意義的、單純和單一的客體。同時意識活動態也從訊息量密

集、訊息流神速多變，而變為訊息量單一而稀少、訊息流緩慢而和諧。

這個階段實際上已完全改變了注意的性質——從通常的集中注意變為氣功態的意守。

第二個階段，變主動的指向為被動的反映，將主客體間的動態關係，變為靜態關係。

清末氣功家史從龍對弟子談到意守時，曾說：「余今傳汝止念之法。譬如我心看水，此念即在水上；我心看月，此念即在月上；設將此眼光專看氣穴，我心即在氣穴矣。」（《道鄉集》）

史從龍這段話實際上點出了意守的奧妙，就在於變主動的指向為被動的反映。所謂「我心看水，此念即在水上」，其意思便是叫人意守時不要老想著我在看水，老是用心將注意力與目力集中指向於水，而是無所用心地看著水，並且要讓看水這個念頭一直靜靜地停在水上，讓水自然地反映到大腦，讓大腦被動地出現水的映像。

也就是說，大腦並不因此引起任何認知活動。這與集中注意時大腦對客體的能動反映截然不同。這個階段的心理操作，有兩點值得注意：

第一，變主動指向為被動反映，是從弱化、淡化注意力和目力開始的，最終要形成無所用心的態勢。意守開始時心力和目力需要強一些，只有這樣才能把興奮中心從原來的注意中轉移出來。隨著意守態的初步建立，即要逐漸弱化、淡化心力和目力，慢慢地形成熟視無睹、視而不見的心態。呂純陽說：「對境無心莫問禪。」《壇經》云：「外

離相為禪。」都是指的這種心態。

第二，在「對境無心」的基礎上，要讓神光與目光靜靜地停在意守的客體上，即是一忽兒也不讓念頭離開客體。這樣便可逐漸形成大腦對客體的被動反映。這時，大腦會被動地出現客體的映像，而主客體之間原來的動態關係（**主體看著、想著客體**），也隨之變為靜態關係。

這個階段的心理運作，有這樣的作用：

一是，可以明顯減弱心理強度。心理的興奮度、著力度和緊張度均可顯著降低。這當然有利於入靜。

二是，可以更好地發揮客體的良性刺激作用。如上所述，讓大腦被動地留下止水或月亮的映像，便能喚起人們恬適的情緒，從而強化客體自然屬性對主體的良性刺激，並促進抑制過程的形成。

三是，有助於穩固良性興奮中心。剛開始意守時，雜念紛呈，興奮是非良性的。當大腦把注意力集中指向沒有認識意義的客體時，興奮中心開始轉移，但這時原來的興奮灶還留有痕跡，有著潛在的干擾，新的興奮灶還不穩固。

經過這一階段的操作，原來興奮灶的痕跡，得到徹底的清除，良性的興奮中心因此而得到穩定和鞏固。

第三個階段，逐漸讓主客體模糊化和混同化。

經過上述兩個階段的鍛鍊，主體已建立了穩定的意守態，出現了恬靜的心境，但腦子裏畢竟還留著客體比較鮮明的映像，相應地也保持了一定強度的優勢興奮中心，而這些此時卻已成為深度入靜的障礙。因此，在這一階段，

便要將主體的自我感知意識和客體的映像逐漸模糊化,進而混同化——分不清主客體,讓主客體在朦朧之中混融一起。這正如禪宗修練者所體驗到的:「一切即一,一即一切。」他們透過「轉山河大地為自己,轉自己為山河大地」,使自我與萬物在一種平和寧靜的共存狀態中自然地融為一體。

這個階段的心理操作應注意:

第一,要透過不斷弱化自我感知意識,降低覺醒水平,來實現主客體的模糊化。上一階段,儘管大腦是處在被動反映的情況,但畢竟還是接受和感受了這種映像,心理上也出現由這種映像所引起的恬適感。這一階段就要有意無意地、不斷地去弱化和淡化這種映像和恬適感受,朦朧之中覺得已看不清客體的輪廓,分不清客體的境界,總之是一片模模糊糊。實現這種模糊態,是進入深層止境的基礎。

第二,再透過主客體模糊化的不斷進展,自然而然地進入混同化的境界。這一層次要靠功夫積累,不能強自為之。到了混同化層次,已是主客不分,物我兩忘,不但雜念已被徹底消除,連正念之念、無念之念也統統消失了。這是高層次的止境。

這階段的心理運作,有如下幾點作用:

一是,可以最大限度地降低良性興奮。前兩階段出現的中等強度的興奮灶,雖屬良性興奮,可以促使抑制過程的形成,但興奮本身畢竟又是深層入靜的一種潛在阻礙,只有連良性興奮也降至最低閾限時,主體才能真正進入清淨無念之境。主客體的模糊化和混同化,正是降低良性興

奮的有效途徑。

二是，可以提高抑制過程的品質。由於興奮度的進一步降低，使得中樞神經的抑制過程，不但範圍更廣，而且程度更深，其所產生的心理、生理效應也更明顯。

三是，有利於全身生理機能的高度平衡和協調。主客體的模糊化和混同化，使大腦活動的有序度和相干性大大提高，全身氣血充盈、通暢，這就調動了全身各個系統的功能，並使之產生協同效應。

意守的過程，總的說，開始時是有守有念，以一念止萬念，主客體之間表現為主動指向的動態關係。接下來便變為似守非守、亦有念亦無念，主客體之間變為被動反映的靜態關係。最後則變為不守不念、無守無念，主客體混融一起，二者之間既無主動，也無被動，而是讓隱入心理深層的意守態潛意識進行潛在的控制。

（原載《東方氣功》2000 年第 10 期）

50. 意守態的心理結構

　　意守是靜功修練的入門階梯，也是靜功修練初級階段和中級階段較為穩定的一種心態。靜功強調萬念歸一，一念歸無，這很容易使人誤解意守是一種十分簡單的心態，談不上什麼心理結構。其實不然。意守態實際上是一個由顯意識、潛意識、感覺、情緒、意志乃至技能建構起來的多維度的綜合態。下文試作分析。

✤意守的顯態心理結構

　　意守的顯態心理結構，由下列諸因素組成：
　　(1) 意念活動
　　包括意念本身、意守對象、意念投射線和意守強度。意念是顯意識中的自我意識控制的心理活動。它是整個意守活動的主導者。它有三個作用：
　　其一，引導自身活動；
　　其二，指令其他心理因素配合；
　　其三，平衡各種心理活動。
　　意守對象是意念激發內氣的作功場所。多數靜功均以下丹田為意守點，因為下丹田係生命之根，元氣聚集之所，內氣發動之源。意念和丹田保持似守非守、勿忘勿助

的關係，是意守態的一種最基本的關係。意念投射線是意念和丹田結合的活動線路，是自我意識把作功意念送至丹田的作功過程。意念投射線的體位以採取任脈的運行線路為宜。開始作功時需有投射線位的具體界限，隨著意守態反射弧的形成，投射線便逐漸模糊化，投射的移動態也隨之消失，形成一種潛在的固定關係。

意守強度是指意念對意守部位的專注程度。開始建立意守態時，心理強度較強，隨著意守態的初步建立，即要逐漸地乃至最大限度地減弱心理強度，最終進入恍兮惚兮的朦朧境界。

⑵ 意念控制下的內感覺

傳統氣功在意守丹田時，常結合運用內視、內聽、隨息、數息等方法，這實際上是調動視覺、聽覺和動覺（呼吸動覺和語言動覺）等多種感覺器官的功能，來強化意念投射線以及意念同丹田的聯繫，以促使意守態條件反射的建立。調動這些內感覺，既可阻斷外界刺激對主體的干擾，又能增加作功的動量；並且只要運用得當，不但不會引起興奮擴散，還可誘導抑制過程的形成。

⑶ 良性心境

這是實現和維持意守態的心理基礎。所謂心境，是指使人的一切體驗和活動都染上情緒色彩的、比較持久的、微弱的情緒狀態。它具有瀰漫性的特點。

煉功時一定要培養鬆靜恬淡的心境。有了這種良性心境，就能為意守的心理運作創造必要的和良好的基礎。

上述三個方面組成了意守的顯態心理結構。這是一個以意念為主導，以良性心境為基礎，有內感覺參與的低水

準的結構。在這個結構裏，意念的恰當運演，會帶動其他心理因素並促使良性心境的出現和穩定；而良性心境的出現和穩定，又會提高意念活動的效率，並發揮其他心理因素的作用。這樣，便會形成一個和諧協調、渾然一體的模糊結構。反之，則會互相干擾、對抗，使之失去平衡，從而影響或破壞意守態的建立。

❋意守的隱態心理結構

上述三個方面，是意守運演中能夠自我感知的心理活動，實際上意守時還有一些心理活動處於感覺閾限之下，不為主體所感知；還有一些心理活動雖不處於感覺閾限之下，但通常大都隱蔽在上列諸心理因素的後面，或者是融入這些心理活動中間，在煉功心態中一般不明顯地表現出來。這幾個方面便組成了意守的隱態心理結構。

它包括下列三個方面：

(1) 煉功潛意識

這包括兩個內容。一個是潛在的有關煉功的認知結構，諸如對煉功作用的認識，對氣功運演機理的認識，以及對特定功法修練要領的掌握等等。這些認識原為顯態意識，在煉功時經主動「遺忘」，而融入潛意識領域之中，它悄悄地和煉功心態相呼應，隨時對作功意念進行隱蔽的制導。

另一個內容是，在修練中逐漸形成的自我煉功模式。它以經驗形式隱藏在潛意識之中。它同認知結構一起，調控著意守的心態，並不斷為煉功實踐所完善。經過完善的

自我煉功模式，又以經驗形式進入潛意識中制約著煉功實踐，從而不斷提高煉功的層次和功效。

(2) 煉功意志

意志是人自覺地確定目的，並據此支配其行動以實現預定目的的心理過程。但是在煉功時，不允許有明顯的意志活動。意守時的意志是隱伏在煉功顯態心理的後面，悄悄地起著兩個作用：

其一為驅動煉功主體堅持煉功，強化其內驅力；

其二為抑制與煉功目的、煉功行為相違反的心理活動，如促使主體及時制止雜念，以及克服消極畏難情緒等。《黃庭內景經》云：「積功成煉非自然，是由真誠亦由專。」正是強調意志的這種作用。

(3) 心理操作技能

心理學上把透過練習而鞏固下來的，轉變為「自動化」完善化了的動作系統，稱之為技能。

氣功特別是靜功修練中存不存在技能問題呢？應該說是存在的，只不過其表現形態有所不同。在意守過程中，技能的形成主要表現為對心理操作程序的熟練掌握，以及意守態心理動作系統的形成。

意守開始，意念的運演，意守點和意念投射線的定位，意念同內視、內聽的結合，意念同呼吸運動的聯繫，意守強度的掌握，以及良性心境的維持，均會顯得不自然、不順暢，特別是各個心理因素之間的協同關係，更顯得顧此失彼，不易配合。這往往造成心理緊張度增加，進而阻礙意守態的建立。

隨著心理操作的不斷運演，不但操作技術日趨熟練，

而且各種心理因素之間能夠聯合成為一個完整的操作系統。這時，意守操作的反應時間縮短了，意守的心理動作準確度提高了；同時，和意守無關的不必要的心理動作消失了，緊張的心態也消除了。於是，只要主體的自我意識下達指令，意守態的心理操作系統，便會自動化地而且是比較完善地顯現出來。當然功效也就隨之提高。這就是意守態心理操作技能形成的表現。

在日常生活中，技能的形成，既需要意識的調控，更需要透過具體動作的訓練。意守沒有具體動作，純是心理運演——一種簡單的、超低水準的運演，所以心理操作技能是融化在這種簡單的、超低水準的運演之中，不具有獨立的明顯的心態。

煉功潛意識、煉功意志和意守態心理操作技能三者，組成意守的隱態心理結構。此隱態心理結構在較深的層次對煉功起著引導和調控的作用。

✤意守態心理結構的特點

意守態心理結構有如下幾個明顯特點：

(1) 顯態心理結構和隱態心理結構互相制約

意守時顯態的心理操作，一直受到隱態各種心理因素的制約，如煉功潛意識、潛在的自我煉功模式，可使意守活動在更準確的軌跡上運作；煉功技能可使意守過程趨於自動化、系統化；煉功意志可以幫助維繫意守過程，等等。這是一方面。

另方面，顯態的意守實踐，又能不斷豐富、完善煉功

潛意識，提高心理操作技能，增強煉功意志，並且使這些隱態的心理因素，形成為一個完整的心理結構。

⑵ **顯態心理結構隨著功態的進展而不斷弱化，直至基本消失。**

意守開始時，意念活動尚具有一定的鮮明度和著力度，之後隨著功夫增進，便不斷弱化、淡化乃至模糊化。當顯態心理結構基本消失之時，意守便進入高層次，這時只剩下一絲朦朧未分化的「意蘊」。

這個「意蘊」是煉功顯態心理的凝縮，它處在覺醒態閾限的臨界線，還保留著最基本的自我感知功能，但沒有表現出自我感知的活動。如果有必要，它即迅速提高覺醒水準，恢復常態心理。

這個模糊化的「意蘊」，能直通潛意識領域，和隱態心理結構保持著緊密的聯繫，並同它一起維繫著意守態，使之繼續向更高更深層次進展。

⑶ **隱態心理結構中的煉功潛意識，可以隨機轉化為顯態心理。**

在顯態心理基本消失之後，如果功中發生偏差或受到干擾，這時煉功潛意識在自我「意蘊」的召喚下，會馬上躍入顯意識領域，轉化為顯態心理，及時進行有效的制導。當功態恢復正常後，它又會迅速融入潛意識領域。這種隨機轉化出沒的情況，可保證功態的正常維持和健康的進展。

⑷ **透過生理效應的回饋，不斷促進心理結構的自我完善和自我提高。**

在日常生活中，隨著緊張的強烈的心理活動，體內的

能量大量消失，在某種情況下，人體的生理功能還可能受到影響甚至破壞（如過度的緊張、焦慮，會引起免疫力降低，甚至出現神經失常等）。

意守的心理操作，卻能引起生理機能的改善，以及體內能量的儲藏和增加。由於生理功能的改善、提高和協調，會不斷給心理帶來良性訊息，這就進一步促使意守態的穩定和意守態品質的提高。

特別是經由一段時間的意守，還可引發、強化體內的特殊物質——真氣。一旦丹田真氣充盈並自動循經運行，主體更會感到一種特殊的快感，並產生種種良好效應。這又能大大提高意守態的品質。生理效應的回饋，先是讓顯態心理感受到，然後又給隱態心理帶來積極影響，並使兩種心理結構在良好的生理環境中，更緊密地膠結在一起。這樣，意守態的心理結構便通過生理效應的回饋，而不斷地得到自我完善和自我提高。

✷幾點啟發

瞭解意守態的心理結構，對氣功修練有如下幾點啟發：

(1) 煉功前對氣功的內容應有基本的瞭解，特別是一定要掌握所煉功法的基本要領，這樣才能保證功法修練的順利進展。可以說，對所煉功法的瞭解越全面，越深刻，有關煉功知識在潛態心理中將越能發揮制導和促進的作用，功法演煉也將越能沿正確的方向發展。

(2) 在氣功修練中，要努力提高煉功技能，不斷完善

自我煉功模式，建立起正確的煉功動力定型，這樣才能保證功夫的不斷提高。如果運演方法不規範，違反特定功法的要求，甚至形成錯誤的動力定型，這將在潛態中不斷干擾和阻礙功夫的提高。

(3) 功前要樹立煉功的信心，要有堅定的煉功意志，要有克服困難挫折的思想準備。這樣，在煉功實踐中意志便能在隱態裏強化內驅力，並發揮「保駕護航」的作用。

(4) 要注意各種心理因素之間的和諧結合，並使其發揮協同作用。意念是煉功的主導因素，良性心境則是功法得以進展的基礎。功中既要時刻駕馭好意念，又要不斷保持和優化良性心境。

（原載《氣功與體育》1998 年第 3 期）

51. 意守丹田的幾種方法

意守丹田是傳統內功的基礎功夫。丹田（腹臍部位），古人稱之為「性命之祖」，「呼吸之門」，「生氣之源」，「五臟六腑之本」。《難經》：「臍下腎間動氣者，人之性命也，十二經之根本也。」楊玄操註：「臍下腎間動氣者，丹田也。丹田者，人之根本也。」《脈望》：「天機者，臍下一寸三分也，聖人下手養胎仙之處。」由此可見丹田部位的重要性。

現代研究也證明，意守丹田除可促進入靜外，尚能調整植物神經功能、內分泌功能，以及旺盛血液循環，改善機體的營養狀態等。所以，意守丹田便成為最常見的一種氣功修練方法。根據具體操作的不同，意守丹田有下列幾種修練方法。

❈丹田靜守

所謂丹田靜守，是說固守丹田時表現為寂然不動之態。又有如下三種情況：

(1) 單純靜守

這是最常見的意守丹田法。在全身鬆靜之後，默運真意順任脈經線緩緩落入丹田，以後即靜靜守住丹田。

⑵ 意守結合內視、內聽

全身鬆靜後逆引兩眼神光至兩眼正中處匯為一線，同時將真意下移至此與內視線合一，再隨吸氣或呼氣自然地落入丹田，隨後即讓真意與內視線一起固守丹田。為了提高煉功效果，還可再結合內聽丹田。

⑶ 意守結合丹田呼吸

全身鬆靜後，真意隨吸氣或呼氣慢慢落入丹田，運演幾次後即靜守丹田，並配合丹田呼吸，即覺得是丹田在輕輕地一吸一呼，真意自然地跟隨著小腹的起伏，儘量做到輕緩柔順，毫不著意。古人一再強調，意守丹田要勿忘勿助，若即若離。

《道言淺近說》：「守其清靜自然曰勿忘。順其清靜自然曰勿助。」開始修習時，如果守不住丹田，則需從頭開始演煉，即讓真意和內視線合一，再隨呼吸之息緩緩進入丹田。只要堅持習煉，經過一段時日，便可建立起真意與丹田的條件反射關係，固守住丹田。丹田守住以後，就要逐漸減弱心理強度。

✳丹田動守

所謂丹田動守，是指意守丹田時，結合進行內動、意動的運作。這是一種較為特殊的意守。常見的有以下三種方法：

⑴ 打圈式意守

《尹真人寥陽殿問答編》介紹了這樣一種煉法：在全身鬆靜之後，移目下視臍內，繼而「用目內旋，初則自中

至外，旋旋如此，自覺下田漸寬；乃復令目自外至中，旋旋如此，此中自覺淵如」。也就是說，用內視線在丹田處打圈，先自內向外打圈，一圈圈擴大；再從外向內打圈，一圈圈縮小。動作要緩慢、均勻，心態要保持虛靜。經過一段時間的修練，小腹內會感到氣機勃發，左右盤旋，這時先要「一意守之以目，迎之以心」。待內氣旺盛，再以兩目內視深淵處，並以心意引導內氣，使之旋轉腹中，初則自小而大，後則復收為小，最後導歸氣海。

⑵ 滾球式意守

已故氣功家趙光設計的靜煉內丹功，實際上也是丹田動守的一種煉法。

這裏的「靜煉」是指沒有外形動作、全身處於虛靜狀態的修練，其實它含有明顯的意動、內動成分。

具體煉法為：思想集中在腹部的起伏上，意想腹內有一團火球，隨著呼吸在腹內起伏、鼓蕩。該法認為，思想集中於腹部的起伏，就是入靜，腹部就是丹田的位置，腹部起伏處就是意守部位，腹部一鼓一凹就是呼吸方法。這確是一套簡單易學、迅速見效的功法。

⑶ 呼吸移動式意守

已故氣功家胡耀貞傳授的意守丹田法，在意守時結合呼吸上下移動。

具體做法是：腹臍不動，不管口鼻呼吸，呼氣時以丹田為基點引氣向上，但上不過心口；吸氣時引氣向下，但下不過腎（腹下高骨處）。如此柔緩地持續進行。

此法來自張三豐的《玄機直講》，其《煉丹火候說》云：「呼之至上，上不衝心，吸之至下，下不衝腎。一闔

一闔，一來一往，自然息不用調而自調，氣不用煉而自煉。」丹田動守，特別要注意將意守點落在意想中的動作上，跟著動作轉。動作要盡量柔緩。這樣既能促進大腦的入靜，又可很好地激發丹田部位的氣機。

❋丹田聯守

所謂丹田聯守，是說以中丹田為基點，將中丹田同上丹田、下丹田、後丹田聯合起來進行意守。這有下述四種情況：

(1) 上中下三田聯守

如王培生的三田合一功，其法要求演煉時，意守一想到上丹田（在腦門下一寸和兩眉中間後一寸的交點上），立即轉想下丹田（會陰），在意念中，三田貫穿在一條直線上。待下丹田有發熱、發脹等得氣感後，就把意念轉向中丹田（腹臍）。此時將上中下三個丹田意想為三個球。三田真正合一時會產生一種異常舒適感。以後要專心注意守住這種感覺（《中國流行氣功選》）。《黃庭經》云：「琴心三疊舞神仙。」所謂「三疊」，即指以腹臍為中心點的上中下三田合守。

此法對調整下丘腦、腦垂體、腎上腺軸這個內分泌系統的功能有明顯的作用。

(2) 中下丹田聯守

如已故氣功家胡耀貞介紹的一種守丹田法：意達丹田後，以意引氣隨呼氣從中丹田（腹臍）下達會陰（下丹田），隨吸氣再由會陰提至中丹田。如是往返呼吸，久坐

久守（《氣功精選》）。明代陸潛虛論調息法，謂凝神入氣穴（丹田），神在氣穴中，默注陰蹻（會陰），不交而自交，不接而自接（見《道言淺近說》所附《三豐先生輯說》）。這也是中下丹田聯守的一種方法。

⑶ 上中丹田聯守

道家通關展竅功有一種獨特的意守法：先集中注意力守住玄關（兩個眉頭和兩個眼角之間的一小塊地方，即上丹田），再用意識暗示自己，覺得自己的頭即在自己的小腹裏，然後即一直默默守住小腹。道家雜修法訣所說的「守玄關，頭沉腹，臍內出，兩相如」，與此相似。這是上中丹田聯守的巧妙安排。

⑷ 前後丹田聯守

命門又稱後丹田，這是丹田與命門聯守。一般配合腹式深呼吸。演煉時隨呼氣凹腹，意想丹田向命門逼近，相貼；繼之吸氣，鼓腹，意想命門向丹田逼近，相貼。意守點落在凹腹與鼓腹上。反覆為之。此法能激發腎間動氣，旺盛命門之火，改善腎上腺的功能。

（原載《現代養生》2001年第4期）

52. 論「意守」和「注意」的區別

　　有人認為氣功學上的「意守」即是心理學上的「注意」。我們不能同意這樣的說法。

　　當然，應該看到，意守和注意其基本形態確很近似，確有許多相通的地方。有意注意的心理活動過程，一般可以歸結為：最初是主體認識活動對客體的選擇，於是確定了認識的指向；繼之主體排除、抑制與特定客體無關甚至與之相爭的東西，使注意中心明晰，突出，這便是注意的集中；接下去是強化注意，提高認識活動的功率，這便是注意的緊張度或強度；在這同時，為了特定需要，儘量保持已經形成的注意中心和注意強度，這便是注意的穩定性；最後根據主體認識活動的需要，出現了注意的轉移。於是舊的注意結束，新的注意開始。

　　意守的心理活動過程，在表現形態上和注意是很相似的。比如首先要定下意守點，這是確定指向；繼之是排除各種干擾，要求意守對象突出，這便形成集中；接下去是強化意守點，加強氣功功能態，這就出現了意守的強度；在這同時要儘量保持已形成的功能態，這是意守的穩定性；最後意守停止，氣功功能態結束，出現了心理活動的轉移。

　　但是，意守和注意在本質上顯然是不同的。意守是實現和保持氣功功能態的一種獨特的心理活動。它在目的、

效能和心理活動特徵上，均同注意有根本的區別。嚴格區分這種差別，是氣功學和心理學的共同任務。

下面試從八個方面對二者的不同，加以比較分析。

❈從腦電圖上看

先看意守和注意在腦電圖上有什麼區別。

心理學把覺醒分為三種形態：消極的覺醒（安靜的，輕鬆的），積極的覺醒（警覺的，緊張的）和過分的覺醒（強烈的興奮，恐懼不安）。

有意注意屬於積極的覺醒。根據許多科學工作者的實驗，有意注意能使 α 節律受到抑制，代之以低頻快波，同時可觀察到大腦皮質節律的失同步現象，出現高頻低幅的無規則的波動。可是經過意守而出現的氣功功能態，在兩半球前部卻出現 θ 波，隨著煉功的進展，θ 波增高而且向後半球擴散。與此同時 α 節律同步性增強，有波幅增高、週期延長的趨勢。顯然這時大腦活動的有序化得到提高，同時抑制過程也得到加強。

據研究資料，腦電圖快波占優勢時，腦具有高的代謝率；慢波占優勢時，腦具有低的耗氧量。這說明有意注意興奮水準高，而意守時興奮水準低。

腦電圖的表現是大腦中樞神經活動的真實記錄。兩種不同類型的神經活動，提示了意守同注意存在著不同的心理狀態。顯然，意守是一種特殊的覺醒態，特殊的興奮態。這是一種獨特的心理氣功態。

✻從自我體驗的角度看

人們的認識活動，由於某種目的，或者為了某種需要，從而制約著把某種對象分離出來作為注意的客體，這便是心理學上所說的有意注意。它是指人們有意地把自己的意識指向和集中於他所需要的事情。

在這種時候，主體便會出現一種積極覺醒態所特有的心境：持續興奮、緊張、活躍；不斷地思索、想像、體察；充滿了期待和追求；表現了實用感，緊張感，強烈感；還伴隨較強的情緒。可是氣功態時的意守，自我體驗就完全不同了。

這時候的心境是：持續的抑制、鬆緩、安靜；不作想像，或僅作單一的模糊的設想（如想著丹田有一個球在輕輕旋轉）；不進行思維活動；清淨無為，沒有期待和追求；充滿超脫感，輕鬆感，恬適感；心如古井，一片空靈，拋棄一切情緒。總之，這是兩種完全不同的自我體驗。

✻從主客體的情況和關係看

首先從客體的情況來說。注意指向的客體是根據主體的需要而千變萬化的。這種客體和周圍事物聯繫緊密，並且表現為一種動態；它對於主體具有明顯的認識意義，並能透過主體的認知結構，引起主體一系列有關的記憶、聯想和思維。比如說現在「氣功治病」成為注意中心，那麼這時「氣功治病」這個客體不但和病理學、生理學、診斷學、心理學等等互相聯繫，而且它還會再分化為氣功調整

中樞神經系統功能，氣功提高人體免疫功能，氣功起著按摩內臟作用等一系列新的客體，所有這些都可能在注意過程中出現。而意守則不同。意守指向的客體是固定的，孤立的，靜止的；它對於主體不具有認識的意義，更不會引起主體有關的記憶、聯想和思維。不論是意守內部的丹田（內臟相對於意識而言也是客體），還是意守外部的景物，在整個意守過程中均是固定不變的，而且它們作為一種孤立的、靜止的存在，也不會引起主體對它的任何思維活動（誰也不會在意守丹田時，對丹田的本質、名稱起源和作用作任何思考和聯想）。

其次從主體（意識）的情況來說，注意時主體是處於一種開放的、活動的、活躍的狀態，這時的意識活動具有動力特徵。它不僅感覺著客體，而且是思考著客體，還常常伴隨著強烈的情感。而意守時的主體則是處於一種封閉的、靜止的、虛無的狀態，這時的意識活動不具有動力特徵。它僅把活動引導並限制在單一感覺的水準，摒除一切思維活動和情感活動。比如在意守丹田時，結合「內視」「內聽」丹田，便只是為了強化和維持意守丹田這個感覺，而不會向知覺和思維發展。

再次，從主體對客體的關係（即反應方式）來說。我們知道，注意時主體指向於客體，集中於客體，並強化和維持這種指向與集中。可是意守卻有別於此。它一方面需要指向和集中，但同時又需要在一定程度上淡化、弱化這種指向和集中。注意的指向和集中是為了形成優勢興奮中心，並使這種興奮廣泛擴散，從而有利於客體的突出；而意守的指向和集中卻是為了形成大腦思維區廣泛的抑制。

為了形成這種抑制，就需要在主體的定向反射中淡化、弱化客體。顯然，意守丹田等部位所形成的興奮中心，其範圍是小的，其程度是淺的，其活動是非動力性的。這樣既有利於大腦皮質形成廣泛的、深度的抑制，又有利於在丹田形成強烈的人體生物場，調動並充盈內氣。

正是基於此，古今煉功家都十分強調意守時主體對客體的「似守非守」「若即若離」「勿忘勿助」的關係，並反覆告誡人們不要用力硬守，不要「著相」，否則不但達不到良好效果，還會帶來副作用。

從具體的活動過程看

注意開始於意識活動對客體的選擇。這種選擇是一種根據主體需要而進行的不受限制的自由自在的心理活動。它可以從一個空間跳到另一個空間，從一個時間跳到另一個時間，從一個事物跳到另一個事物，而且一開始就伴有分析、綜合、比較等思維活動。

可是意守並不存在這種自由自在的隨意選擇。它只是根據功法規定而作出一種確定，同時多數功種都是確定丹田為意守點，它沒有也不需要千差萬別的選擇對象。這樣，意守一開始就排除了思維活動。

從選擇、指向到形成集中，注意便形成了優勢興奮中心，使心理活動的範圍限於特定的客體。這時客體對主體的刺激強烈，客體在認識活動中位置突出，形象鮮明，主體對客體的定向反射開始強化。而意守在確定指向後，一方面固然需要把興奮性集中於特定部位，但同時它又需要

讓這種集中模糊化。這時客體（意守部位）在主體（意識）中的位置，既突出，又不突出；形象既鮮明，又不鮮明。也就是說，意守同非意守，意守點同非意守點，界限並不分明。這實際上是集中與模糊的統一。

注意在形成集中之後，便要強化這種集中，這時的特點是興奮性增強，緊張度增加，心理活動的效率得到明顯提高。而意守出現的強度卻是抑制性增強，緊張度降低，心理活動受到良好控制，使之處於接近靜止的最低水準。注意的穩定性是一種積極的過程，意味著心理活動的持續強化。這是保證主體活動效率所必須的。意守的穩定性意味著心理指向和集中的持續淡化和弱化，以至最後達到「物我兩忘」的虛空化，這是一種消極的過程。

注意的轉移，一般是指主體根據需要，有意識地從原來的客體轉到另一個客體。這是舊的注意的結束，新的注意的開始。這種轉移同選擇一樣，也是注意的一種功能。意守從總體上說，它只有結束，並沒有轉移。從調身到調息再到調心，這在總體上屬於同一個活動，是一個活動內部的小轉移。意守結束，便從氣功功能態轉到一般的覺醒態，或者說轉到注意上來了，這不是轉移而是結束。總之，意守和注意的具體活動過程，是很不相同的。

✿從心理活動的特徵看

根據上文的比較分析，把它概括起來，可以看出意守同注意除指向性和集中性這兩個表現形態相同或相近外，至少存在著下列三點明顯不同的心理活動特徵：

第一，意守的心理活動系非動力結構，注意則和動力特徵相聯繫。意守的整個過程都是靜態的，封閉的，消極抑制的；而注意的心理過程卻是動態的，開放的，積極興奮的。

第二，意守的心理過程具有明顯的模糊性，而注意則具有突出的鮮明性。模糊性是意守的一個非常突出的特徵，煉功能否入門，是否出偏差，都同能否掌握模糊性有關。所謂模糊，是指客體的界限不那麼清楚，客體的形象不那麼鮮明，主體對客體的定向反射不那麼著力，不那麼認真，處於一種若明若暗、恍恍惚惚的狀態。誘導並形成這種心態，是氣功入靜的基本要求。而注意在確定指向後，即由集中使客體型象鮮明、突出，繼之又由加強興奮度、緊張度，來進一步突出形象的清晰性。主體對客體的定向反射則顯得著力，專注，處於一種洞察秋毫、窮根究底的狀態。形成這種心態，則是注意的基本要求。

第三，意守在發展趨向上表現了弱化效應，而注意則表現了強化效應。意守引起的負誘導作用使大腦皮質形成廣泛的抑制，隨著這種抑制的逐漸深化，主體對外界刺激的反應，也便漸趨遲鈍，意識活動也漸趨停止，情緒也漸趨淡漠以至麻木，最後達到「明鏡高懸」「物我兩忘」的虛空境界，連意守本身也不存在了。這是一種弱化效應。而注意則不同，它使意識活動處於積極的狀態，由於緊張度的增加和持續，感受性也隨之提高，思維也隨之活躍，情緒也隨之高漲，從而使主體的反應及時準確，行動專注有力。這時主體對客體的定向反射顯得高效化。這是一種強化效應。

❈從運用語言機制的情況看

認識主體在集中注意時，其心理活動的頻率是快的、程度是強的。表現在運用語言機制上則為：深層的心理結構不斷由語言符號這個第二信號系統，轉化成為表層的各種心理活動。其特點是，轉化系從深層到表層，且過程較迅速；同時諸如想像、判斷、推理等心理活動，都是在表層結構中以語言符號的形式進行。比如醫生集中注意對病人聽診，這時他認真捕捉從聽覺獲取的訊息，並很快將它轉化為語言符號（如心臟二級雜音），然後對之進行比較分析，再作出某種診斷。這時醫生出現了頻繁的以語言符號為媒介的表層心理活動。

可是意守時的語言運用機制，卻不是這樣：它是由語言符號的回饋，再引起深層的心理活動。其特點是：轉化係從表層到深層，且過程較緩慢。隨著入靜程度的加深，心理活動也漸趨微弱。這時這種低水準的深層心理活動，已不需要透過語言符號系統來進行，它是直接以未分化的、未和語言符號發生關係的最初的感覺，來展開模糊活動的。最後甚至連這種模糊活動也漸趨消失。

這是因為注意的心理活動趨勢是一種強化效應，而意守卻是弱化效應。比如意守開始時分別用「鬆、靜」和「意守丹田」來進行自我誘導，這時主體由顯在語言符號的回饋，喚起自體的「表象記憶」和「情感記憶」，從而引起相應的心理體驗。這是先從表層再到深層。隨著意守的深度入靜，體內會出現氣感或其他反應，而這時主體也可能有各種模糊的意念活動，所有這些都未轉化為語言符

號。這時的心理活動是以各種模糊的感覺來進行的。

✳從目的和效能看

意守同注意的心理活動機制，所以會出現一系列不同，最根本的原因在於它們的目的不同。意守的目的，是為了強身袪病，益壽延年。透過意守，不但可以鬆靜情緒，形成良好的心境，以至煉成良好的品性；更重要的是，可以引起一系列生理反應，諸如改善中樞神經功能，提高人體免疫力等等，從而達到強身袪病的目的。

比如意守丹田可以說有三個作用：(1) 創造良好心境，給全身以良性刺激；(2) 誘導中樞神經形成廣泛的保護性的抑制；(3) 積聚內氣，誘發真氣，在全身做良性衝擊。這三個方面的結合，能引起一系列明顯的生理變化，這些變化能直接發揮強身袪病的作用。

所以說，意守的心理機制和它所產生的效能，是為它的目的服務的。而注意的目的則在於調動、激發心理活動的積極性，並使之集中於一定的方向，從而提高機體的反應能力。注意這種心理活動經常轉化為行為，並產生某種社會效應。比如醫生集中注意診察了病人的病症之後，經過分析、比較，便要作出診斷並採取相應的治療措施，隨著診斷和治療的實施便會產生一定的社會效應。

✳從生理機制看

由於目的不同，具體活動過程不同，所以表現在生理

機制上也是不同的。根據巴甫洛夫學說，在刺激物的作用下，興奮和抑制過程開始雖然發生於大腦皮質一定部位的神經細胞之中，但它們要向臨近部位的神經細胞擴散，從而引起臨近細胞的興奮和抑制。

其規律是：當興奮和抑制的強度過大或過小時，易於擴散；當它們的強度適中時，就容易集中。很明顯，注意時大腦神經的優勢興奮中心，是一個強的興奮灶，隨著這種興奮的擴散，會引起臨近細胞的興奮。這樣，神經細胞之間便容易建立起臨時的聯絡通路，這有利於思維的開展和注意的轉移。同時由於注意是一個開放的、活動的過程，它具有動力特徵，所以隨著興奮的擴散，大腦的神經中樞特別是思維區，便會出現廣泛性的興奮。

可是意守卻不同。煉功時強調「勿忘勿助」「似守非守」，正是屬於不強不弱的中等強度。這種中等強度在大腦皮質形成的興奮灶，容易集中。因為集中，所以透過負誘導作用，便會出現臨近細胞的抑制。這樣，不但不會出現細胞之間的臨時神經通路，而且大腦皮質的興奮點是單一的，孤立的，非活動性的；隨著抑制的擴散，大腦皮質特別是思維區便處於廣泛的抑制。這是意守同注意在生理機制上的最大不同。

根據研究資料，腦幹網狀結構中存在著兩個相互對立的調節興奮和抑制的系統，即腦幹網狀結構啟動系統和腦幹網狀結構抑制系統。它們參與調節和控制意識活動的水準。集中注意時，腦幹的網狀結構把由感覺器官傳來的刺激傳導到大腦皮質，並增強皮質的興奮水準；同時由於優勢興奮中心所引發的廣泛興奮，維持了網狀結構的緊張

度，並保證它有持久的選擇性的啟動。而這時網狀結構的抑制系統則處於抑制態。這樣，就使集中注意時大腦活動得到普遍啟動。

意守時的情況便不同。它可能是：意守點在大腦皮質形成的孤立的興奮灶，一方面激發了網狀結構啟動系統，使啟動系統同孤立的興奮灶一起維持覺醒的狀態；另方面意守透過負誘導形成的廣泛抑制，又激發網狀結構的抑制系統，並使之對抗啟動系統，把啟動系統壓制在維持覺醒的最低水準。這樣，意守時在保持覺醒態的前提下，又出現了廣泛的深度抑制。這可能是意守同注意在生理機制上的又一不同。

研究資料還表明，集中注意同額葉和下丘腦後部有關，而意守出現的抑制則可能同下丘腦的前部有關。

正因為注意和意守的生理機制有明顯的區別，所以在腦電圖上才出現不同的腦電波現象。

從以上八個方面看來，意守同注意雖然在心理過程的基本形態上存在著共通點和相似點，但二者的本質是不同的。我們只能說，意守是一種獨特的心理氣功態。如果用心理學的注意來解釋氣功學的意守，認為意守就是注意在氣功學上的運用，那不但混淆了二者的界限，還會給氣功實踐帶來不好的影響。因為要是按照集中注意的要求來煉功，那就非「著魔走火」出偏差不可。為了氣功學的研究，為了更好發揮傳統養生法的強身祛病作用，我們應該嚴格區別意守同注意的不同心理特徵。

（原載《東方氣功》1989 年第 2 期）

53. 「止」的層次探討

　　止觀雙運是佛家禪功修習的基本方法和指導原則。清末氣功家史從龍曾對止觀的定義作了簡要的歸納，他在《道鄉集》中說：「觀者何？將我目光溫煦於至善地之義也。止者何？將我真意止於至善地之義也。」也就是說，「觀」相當於傳統氣功中的內觀、觀想之類；「止」相當於傳統氣功中的意守丹田之類。但這只是就止觀的通常表現而言，實際上止觀還有著更豐富的內涵。本文擬就「止」的層次問題作一探討。

　　「止」，即止念，就是思想念頭的停止。但「念」有雜念，也有正念，還有無念之念。真正的止念，應該是不念有無，連無念之念也消失。所以說，「止」是有淺深層次之別的。仔細探究起來，「止」作為一種心理狀態，可以說有三個層次，自我意識明顯控制層次；自我意識模糊控制層次；潛意識控制層次。

　　下面對這三個層次進行分述。

❋自我意識明顯控制層次

　　《大乘義章》說：「守心住緣，離於散動，故為止。」僧肇在《注維摩經》中說：「繫心於緣謂之止。」《因是

子靜坐法》說:「唸唸歸一為止。」它們說的都是這一層次。佛家四禪中的初禪,六妙法門的數息、隨息也是指的這一層次。

這一層次的主要要求是以一念代萬念,以正念壓雜念,以有序的良性興奮取代無序的非良性興奮,從而初步建立起氣功態的條件反射關係。因為要讓大腦從日常生活的開放態轉為氣功修練的封閉態,則要改變原來的思維習慣(與認識活動脫鉤)、心理習慣(由隨意思想轉為單一意念乃至無念)和呼吸習慣(由粗短變為細、柔、長),這就需要不斷進行心理運作。總的來說,這一層次的心態有如下幾個特點:

(1) 有明顯的心理操作過程

如意守丹田法,就要讓自我意識指令大腦逆運內視線和神光在祖竅交會,並一起下注丹田。如數息法,就要調動語言動覺和呼吸動覺,反覆從 1 默數至 10,持續為之。這些均有明顯的心理活動軌跡。

(2) 出現較多的抗干擾和抗反覆活動

因為思維習慣、心理習慣和呼吸習慣不是一下子就能根本改變過來,它們會潛在地不斷進行頂抗,破壞氣功態條件反射的建立和穩定。特別是雜念,會時時冒出來同正念相抗衡。這樣,就必須不斷排除干擾,防止反覆,理順心態,使建立起來的條件反射得以迅速恢復。一般常用自我勸導的方法輕輕拉回脫軌的心念。

佛家氣功所說的「制心止」和「體真止」,實際上就是指這一階段的抗干擾和抗反覆活動。蔣維喬在《因是子靜坐法》中,把「繫緣止」、「制心止」和「體真止」作

為「止」的幾個進展層次，值得商榷。蔣氏說，「制心止直從心的本體上下手，就是看清我們心中念頭起處，隨時制止它，斷除它的攀緣」，所以「比繫緣止為周密，是由粗入細、由淺入深的功夫」。

蔣氏認為體真止「比制心止要高」，他說：「體是體會，真是真實，仔細體會心中所想的事物，倏忽都會過去，不必去想它，這樣所有雜念不必有意去制止它，自然會止息。」從煉功實際看，「制心止」就是抗干擾活動，它和「繫緣止」是同一心態的兩種表現。在「繫緣止」受干擾時，出現了「制止心」，隨之又轉入「繫緣止」。兩者均屬於自我意識明顯控制層次。

至於「體真止」，只不過是抗干擾活動的一種方法，且不是經常運用的方法。它不是一個獨立的「比制心止要高」的心理層次。這是因為「體真止」有更明顯的心理活動。這種活動會帶來中樞興奮性的提高和心理強度的強化，而這對於維持和深化入靜是不利的。

就拿意守丹田來說吧，當雜念紛呈、正念脫軌、意守態受到破壞之時，只要自我勸導，輕輕把心念再引到丹田，繼續「繫緣止」就可以了。如果這時「仔細體會心中所想的事物」，那效果可能並不好。只有當某種雜念反覆糾纏，難於排除之時，才可考慮用「體真止」去盡力化解它，以恢復單一的意念和安靜的心態。

⑶ 功法運演和抗干擾活動，基本上是由比較明晰的內部語言來表現的。

如意守丹田法，在逆運內視線循任脈經線進入丹田時，目光、神光、祖竅、任脈、丹田等都運用了內部語言

的形式，進行自我提示和自我誘導。數息法的默念數字，也是用了明確的內部語言。抗干擾活動時的自我誘導，如「一切都放下」、「安──靜──」、「放──鬆──」等，也是用了內部語言的形式。

(4) 初步出現安定、恬適的心境。

透過面含微笑、全身放鬆等動作的提示和引導，透過意守、數息等手段的不斷運演，浮動、煩雜甚至緊張不安等情緒會逐漸安定下來，並形成恬適的心境。這時主體會明顯感到雜念排除後的一種輕鬆感、安靜感和舒適感。

(5) 心理強度包括心理興奮度、著力度和緊張度，相對說還比較強。

由於初始階段心理習慣等一時改變不過來，加之功法流程不熟悉，心理操作往往出現困惑和偏頗，故需要加強心力的集中，需要心理著力；還有由於運演不自然而出現的緊張。總的來說，這一層次心理強度的特點，表現為有時強（控制不好）、有時弱（控制較好），由較強逐漸變為較弱。隨著功夫的精進，心理強度會不斷地而且是明顯地弱化。

❊自我意識模糊控制層次

經過一段時間的修練，雜念已被降伏，其在大腦皮質留下的痕跡，亦已基本消褪，此時意守態的條件反射關係已經建立起來，自我意識已沒有必要對意識進行強控制，於是不但原有的控制關係大大減弱，而且自我意識本身也在明顯弱化，這便進入了自我意識模糊控制層次。佛家氣

功中的二禪、三禪便是指的這一層次，六妙法門的止息、觀息及傳統內功的寂照，也是屬於這一層次。

這一層次的主要要求是，在已建立的氣功態條件反射關係的基礎上，儘量弱化意念（正念，即以一念代萬念的一念），並向無念的境界推進。

這樣，就必須調整原來的心理運作方法，使自我意識對功態由明顯控制變為模糊控制。

具體說來亦有如下幾個特點：

⑴ 心理活動軌跡明顯淡化、模糊化。

這時雖然仍有一定的心理運作，但其活動軌跡已明顯弱化和模糊化。如意守丹田，這時只是要求輕輕繫念丹田，讓意識同丹田保持著似守非守、若即若離的模糊關係。道家氣功所說的「寂而照，照而寂，不寂不照，不照不寂」，便是這一層次心理活動軌跡淡化、模糊化的寫照。

⑵ 抗干擾和抗反覆活動顯著減少，抗干擾的方法也變為簡易而快速。

由於氣功態心理定勢已基本形成，心態已相對穩定，所以，此層次的雜念干擾和心理反覆等情況已明顯減少。有時心念外逸，或突然冒出雜念，只要輕輕一閃念予以制止，即可奏效。

⑶ 功法運演已不採取內部語言的形式，而是以「意蘊」的形態表現出來。

這也是為了適應這一層次的心態需要。入靜已漸入深境，它要求心理運作儘量輕柔、微弱，以促進而不是影響已經建立起來的這種功態。

比如意守丹田，此時像大腦、任脈經線、丹田、氣息等內部語言，在意識裏已經模糊不清了。相應的語言動覺也不復存在。只是隱約間感到腦子同丹田緊緊連在一起，一切都顯得杳杳冥冥，朦朦朧朧。這實際上是返回到由「意蘊」模糊掌控的混沌狀態。

⑷ 心境出現明顯的快感

道家氣功用「醍醐灌頂，甘露灑心」來形容這一快樂境界。這種快感來源於三個方面：

一是全身氣脈打通之後出現高度平衡和協同效應所帶來的輕快感、恬適感；

二是內分泌系統特別是位於下腹部的性腺和性神經受到內氣激惹後所產生的快感；

三是大腦由於有序度提高而分泌大量腦啡肽類快樂物質所產生的快感。這種快感對於維繫功態和推進功態都有好處。

⑸ 心理強度已明顯減弱，即興奮度大大降低了，心理著力度也明顯減弱了，特別是煉功初始因功法不熟練而出現的緊張感已被排除，並出現高度的寬鬆感。

這樣，便出現由低水準的良性興奮、微弱的心理著力和高度的心理寬鬆所組成的一種特殊心態。

✺潛意識控制層次

隨著功夫日深，不但功中正念已告消失，連自我存在也自然而然地「遺忘」了。從心理學角度看，這時自我意

識已降至覺醒態的最低閾限，正處於或接近於臨界線（過此即進入睡眠態），只留著一點極為微弱的自我監控功能。這便進入了潛意識控制層次。

佛家所說的「空無所空」的「寂滅」、「大定」境界，道家所說的「形神雙舍」的「證真」境界，都是指的這一層次。《安般守意經》云，「止於無相」，「息出入亦不復覺，是為止也」，便是這一層次心態的寫照。

具體說來，這一層次有以下幾個特點：

(1) **由心理持續運演所形成的自我煉功模式，已從顯態隱入心理潛態。**

煉功潛意識正以心理定勢的形式來維繫氣功態。也就是說，原先的心理運作已經消失，功中形成的自我煉功模式已隱入潛意識領域，此時煉功主體就像「定格」在那裏，無需施加任何意念，即能自動地固守著原來的煉功模式。這便是由心理定勢在發揮作用。

(2) **一般說此層次的心理基本上已沒有抗干擾和抗反覆活動，偶有出現，即以覺性迅速予以平復。**

所謂「慧劍斬斷魔關」，便是指這一層次可以運用功中修成的「智慧」，來迅速而有效地排除干擾。

(3) **自我意識雖已降至接近覺醒態的臨界線，但仍保持著一點極微弱的感覺，一種由功夫積累而昇華為智慧的靈覺。**

《肇論》曰：「萬累都盡而靈覺獨存。」這個靈覺實際上就是煉功高層次顯露的精神本元狀態。它能產生一切意識活動，但又沒有任何意識活動。它的狀態是淨，淨就沒有任何內容附於其上；它的性能是覺，覺就能洞悉一

切。

(4) **既沒有意識活動，也沒有情感活動。**

因為情緒亦是心態未完全寂定的反應，故隨著功態的進展，原先的快樂情緒便不斷被淡化直至完全消失。

此時真正是：心如明鏡，一塵不染，又如止水，一波不興，呈現出一種清淨、圓寂、空明的境界。所謂「性寂情空心不動」，即是此一層次心態的概括。

(5) **心理強度已降至覺醒態的最低水準。**

保持靈覺的最低心理興奮度和維繫功態的最弱心理著力度同最高的心理寬鬆度融為一體，組成一種覺而不覺、不覺而覺、鬆而又鬆、鬆而不懈的獨特心態。

（原載《中國氣功》2000 年第 8 期）

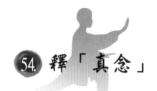

54. 釋「真念」

　　真念，也稱正念、真意。《道言淺近說》引丹家云：「一念從規中起，即真神，即真念也。」《玄機直講》云：「萬念俱泯，一靈獨存，謂之正念。」《規中指南》說：「蓋無念之念，謂之正念。」佛家則稱之為念無為。《安般守意經》云：「意向道行，雖有所念，本趣無為也。」佛家認為，「自性念起，雖即見聞覺知，不染萬境而常自在」（《壇經》）。

　　從現代科學觀點看，真念是指處於最低或接近最低閾限的自我意識活動，是一種高度純化、淨化和模糊化的自我意識活動。

　　自我意識是人類意識的本質特徵。自我意識的產生和發展，是人和動物在心理上的最後分野。「人和綿羊不同的地方只是在於：意識代替了他的本能，或者說他的本能是被意識到了的本能。」（《馬克思恩格斯全集》）自我意識是人類意識之一，其作用對象不是自然界與社會，而是個體自我。這包括主體對自己的心理、機體狀態、外部行為，以及我與客觀情況關係的意識。這是一個由自我覺知、自我認識、自我概念、自我評價和自我監控組成的多層次系統。

　　氣功修練的過程，實質上就是在特定時限內，主體的自我意識對主體的一切意識活動，包括自我意識活動本身在內，進行改造和調整的過程。

所謂過程，是指將意識的社會性內涵，改變成為生理性的內涵，乃至虛無性的內涵；將意識的外向性活動，改變成為內向性活動。也就是說，讓意識專注於體內特定的生理部位，從守一變成守空直至空無所守。

所謂調整，是指將內向性的意識活動，從較強的心理強度調整成為較弱乃至最大限度弱化的心理強度；讓偏於緊張、執著的心態，調整成為高度寬鬆、恬靜的心態。從神經心理學的角度說，是將中樞的神經過程，從偏高的興奮水準調整至較低乃至最低閾限的興奮水準，從而使大腦皮質出現廣泛的深度抑制態。氣功典籍中提到的真念，便是指的這種降至最低或接近最低閾限的自我意識活動。

主體自我意識對自己的意識活動進行改造和調整的過程，也是主體的自我意識活動不斷得到純化和淨化的過程。所謂純化和淨化表現在如下幾個方面：

第一，形成單一、單純、沒有認識意義的意念，即所謂心雖有念而意則不著萬有。

第二，不但顯在的雜念已被摒除，連雜念留在神經通路的痕跡也已消褪。

第三，自我意識已同空靈、圓淨之感結合在一起。這是一種高品位的意念。

自我意識的純化、淨化過程，也是自我意識從一般覺醒態進入模糊態的過程。這個過程經歷了這麼幾個階段：

首先，用微弱的單一意唸作功。如內丹功中開始時的「凝神入氣穴」，便是用意念引神光和目光沿任脈進入丹田。

繼之，用模糊意識團作功，這時自我意識的覺醒態水

準已明顯降低，意識活動已同語言脫鉤，於是便出現了一種未分化的模糊態的意識，但它凝縮了主體的全部作功意念和煉功經驗，它會和煉功過程形成的心理定勢一起，控制整個氣功態。內丹功中靜養階段的「寂照」功夫，即「寂而照，照而寂，不寂不照，不照不寂」的心理作為，便是用的模糊意識團作功。

最後，用「意蘊」作功。這是已降至最低閾限的自我意識，是模糊意識團的進一步模糊化，是恍恍惚惚中的一點靈覺。它也是氣功態顯意識活動的凝縮。佛家功的寂定層次，便是用「意蘊」配合氣功態潛意識進行潛在的調控。自我意識凝縮成為「意蘊」，是其純化、淨化和模糊化的最高表現。

《青華秘文》說：「意者豈特為媒而已，金丹之道，自始至終作用不可離也。」真念所以能在功中發揮如此重要作用，就在於它是元神的體現。《聽心齋客問》說：「此意者即元神之用。」《壇經》說：「真如是念之體，念是真如之用。」佛家的真如即道家的元神。

從現代科學觀點看，元神是人類大腦皮質高級神經功能同人類自我感知、自我主宰本能的統一體現。它是體內一種自動導向系統，能使我們機體的生理運動，同自然界的有機規律，同宇宙的物質規律保持一致性，它能使我們的經驗具有統一性和連續性。它那主動、活躍的功能，時刻調控著機體內部的生理運化，使之實現穩態平衡和高度協調。古人說：「人之真性，以其靈明而莫測，妙應而無方，故名之曰神。」（《養真集》）正是說的這種情況。

而真念，正是在自我意識層面體現了元神的作用。古

人有時曾據此把作功的意念也說成元神。比如《醫學衷中參西錄》介紹心腎相交之法時，這樣說：「應運心中元神隨呼吸之氣息息下降，與腎中元氣會合。」這裏的元神便是心中的真念。《黃庭外景經·石和陽注》則乾脆把元神解釋為「心中之意」。可見元神為體、真念為用，正是真念在功中發揮重要作用的根本原因。

那為什麼說元神是體、真念是用，真念是元神在自我意識層面的表現呢？這是因為：

(1) 真念是在「萬念俱泯」的情況下產生的，而「萬念俱泯」正是元神主事的時候。只有形成元神主事的心態，才有可能出現「不著萬有」的真念。

(2) 要維持元神主事的心態，必須建立和維護恬淡虛無的心境，真念由於是長期修持所形成的，蘊含著全部的做功意念和修持體證，能有效控制氣功態，所以真念能保證元神充分發揮其主事的功能。

(3) 由於真念是全部做功意念和修持體證的凝縮，它同隱入心理深層的氣功態潛意識一線相連，並不斷對全身的生理功能進行有效的激惹和調控，這實質上就是配合、協助元神行使其自我主宰、自我調控、自我完善的功能。

由此看來，真念同元神的作用，實質上是一致的。正因為如此，古人才那麼重視和強調真念在功中的作用。

（原載《現代養生》2000 年第 10 期）

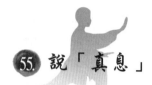

55. 說「真息」

真息，即胎息、內息、內呼吸、先天呼吸。《針灸大成》曰：「細其心，令息微微，此為真息也。」《武術匯宗》曰：「蓋息不調而自調，是謂真息。」它們都強調真息的細微和自然。《玄膚論》曰：「凡息者，口鼻出入之氣也。真息者，胎息也。」《性命圭旨》曰：「妄念既止，真息自現。真念無念，真息無息。」它們都強調真息即胎息，猶如嬰兒在母腹中，氣息悠然自在，毫不著意，就像無息一樣。《道竅談》說：「以內息踵外息，以外息踵內息，以息息踵息息。」《打坐淺訓》說：「初學必從內呼吸下手，此個呼吸乃是離父母重立胞胎之地。人能從此處立功，便如母呼亦呼、母吸亦吸之時，如像重生之身一般。」又說：「然調後天呼吸，須任它自調，方能調得起先天呼吸。」這裏的內息、內呼吸和先天呼吸，同上述真息、胎息的要求一樣。可見，所謂真息、胎息、內息、內呼吸、先天呼吸，其所指是相同的。

從現代科學觀點看，真息實際上就是在心態深度虛靜、心念高度專一的情況下所形成的腹式呼吸，以及腹式呼吸時膈肌升降所產生的激惹作用和氣機變化。

真息首先要求呼吸自然、細微、柔長。吸入之息要緩緩落入丹田，呼出之息要緩緩上越喉腔，其息似有似無，就像口鼻停止呼吸一樣，只是腹臍在一鼓一收，一切均順其自然。這正是腹式呼吸的特點。我們知道，腹部肌肉有

節奏地波動，容易使注意力集中於腹部的動作上，從而放棄其他雜念。它還可逐步形成皮層—腹部肌肉，皮層—內臟的條件反射關係。這對於形成大腦皮質的抑制過程和誘導心態入靜，是十分有益的。大腦皮質的抑制能使呼吸更趨於均勻、柔和，反過來又進一步促進大腦皮質的入靜。當大腦皮質處於廣泛抑制狀態時，皮質下的呼吸中樞便被釋放而完全進入自動調節狀態，意識不再專注於呼吸，於是主體便進入鬆適自如、無思無為的狀態。

腹式呼吸是以膈肌運動為主的一種呼吸方式。膈肌位於胸腔與腹腔之間，周緣附著於體壁。吸氣時膈肌收縮下降，胸腔上下徑變大，容積擴大，因此壓迫腹腔臟器，使腹壁向前鼓起。反之，呼氣時膈肌鬆弛，中央腱上升，腹腔受壓解除，腹壁凹陷。所以隨著深呼吸，便形成膈肌一升一降，腹部一收一鼓的動型。這樣的呼吸動型在氣功修持中能發揮重要的作用。一是能對丹田的上下部位進行有效的激惹，促進內臟特別是心腎等重要器官的氣機變化。二是能上接天根（乾頂），下接地根（會陰），促使內氣同天地之清氣相交接。

氣功運作時，由於心態虛靜，意念專一，並且內守丹田，神息相依，所以吸氣時，隨著膈肌下降，其產生的壓力可以作用到腹臍部位，甚至可及氣海、會陰一帶；而呼氣時，由於膈肌上升，其產生的壓力則可上達喉腔，甚至可以影響到乾頂。《難經》裏就有「呼出心與肺，吸入腎與肝」的說法。從喉腔至會陰正是任脈所經之處。

任脈是陰經的總匯，其中丹田是人體磁場的中心，是「人之根」，「精神之所藏」，「五氣之元」，「合乎陰陽之

門戶」（《雲笈七籤》）。

會陰即陰蹻竅位，為先天大道之根，生藥採藥之所，此處發動，八脈皆通。所以對丹田上下部位進行柔和而有節律的激惹，能產生明顯的生理效應。

傳統內功認為煉精化氣階段，必須取坎填離，有無相入，用有物之坎水與無物之離火相運化，使水火結合而成真氣。《悟真篇》詩云：「恍惚之中尋有像，杳冥之內覓真精，有無自此自相入，未見如何想得成？」詩中講尋講覓，就是指出要從似有如無之中取而煉之。而腹式呼吸時膈肌升降和腹部收鼓所產生的激惹、鼓蕩作用，正是催化、運煉元氣的有效手段。《呂祖百字碑・三豐注》曰：「呼則龍吟雲起，吸則虎嘯風生。」《玄機直講》曰：「呼之至上，上不衝心；吸之而下，下不衝腎；一闔一闢，一來一往，行之一七二七，自然漸漸兩腎火蒸，丹田氣暖，息不用調而自調，氣不用煉而自煉。」它們都說明腹式呼吸能促進坎離交媾，水火交融。

古人認為呼吸能同天地之氣相應接。《性命圭旨》曰：「乾坤之氣闔闢者，內呼吸也。」《天仙正理》曰：「人之呼出，則氣樞外轉而闢；吸入，則氣樞內轉而闔，是氣之常度也。」《中和集》曰：「天根闔闢，猶人之呼吸也。呼則接天跟，是謂闢也。吸則接地根，是謂闔也。」就是說，深呼氣時，由於膈肌上升，其作用和影響可上達天根，此時氣機外開；深吸氣時，由於膈肌下降，其作用和影響可下達地根，此時氣機內收。

《修真十書・陰陽升降論》曰：「人能效天地橐籥之用，沖虛湛寂，一氣周流於百骸，開則氣出，闔則氣入。

氣出則如地氣之上升，氣入則如天氣之下降，自可與天地齊其長久矣。」這說明，腹式呼吸及其所產生的氣機變化，可與天地之氣相應接，從而永葆生命的活力。

真息與先天元氣關係密切。元氣又稱真氣，也是生命的源泉。此氣形成於受胎之先，在人出生後即「氣落丹田」，成為啟動臟腑經絡功能活動的原動力，並司後天呼吸之氣，故稱為「呼吸之根」。

人降生後，先天元氣的出現、聚集和活動，均有賴於後天呼吸。黃元吉說：「無後天凡息，則先天之氣無由寄，欲招先天元氣伏養於身中，必凝其神，調其息，迨至後天息平，先天胎息見，似有似無之內，先天元氣寓焉。」他又說：「第無真息，真氣不能自升自降會合溫養結成玄珠。」（《樂育堂語錄》）

煉功形成腹式呼吸並引動先天元氣之後，元氣便同真息交融一起，密不可分。隨著呼吸出入，膈肌升降，小腹鼓收，元氣也悠悠來往，流動不息。所以李涵虛說：「吾人以後天之呼吸配先天之呼吸，而先天之呼吸乃是身中真氣被息引動，悠悠來往。斯時也，是息動耶？是氣動耶？息動氣亦動，兩不分明。息中有氣也，故曰真息氤氳；氣中有息也，故曰真息橐籥。」（《道竅談》）

真息與伏氣亦關係密切。所謂伏氣，是指元氣歸伏深藏於丹田。古人認為只有「將呼吸復返於氣穴，而後元氣能歸，元神能凝，三者皆能伏於氣穴。」（《內煉金丹心法》）所以只有真息往來，才能引發、積聚元氣將之伏藏於丹田，才能收攝真意使之融於氣穴。伏氣正是真息、元氣、元神三者統一的體現。故《玄微心印》云：「須知伏

氣黃庭，即胎息之法。」

古人十分強調真意對真息的調控作用。黃元吉說：「既得真息，若無真意為之號令攝持嚴密，則真息亦不能往來進退，如如自如。」（《樂育堂語錄》）但真意的調控不可強為，亦不能著意，而要體現在「神融於息」。李涵虛說：「蓋其存神於虛，則內息方有。所以息戀神而住，神依息而留，神息兩平，若存若忘，不知神之為息，息之為神也。」那麼，怎樣才能做到神融於息呢？

李涵虛說：「法在心息相依之時，即把知覺泯去，心在氣中而不知，氣包心外而不曉，氤氤氳氳，打成一片。此煉心合氣之功也。」（《太上十三經註釋》）

具體做法是：先輕輕守著小腹的一鼓一收，儘量順其自然；然後逐漸淡化意守直至完全遺忘，讓潛意識進行控制。傳統氣功稱丹田為「闔闢處」，因為它是人體氣機開合升降的核心所在，後天呼吸、先天呼吸、元氣藏伏、元神凝守即在此處匯合，真意默注此處，便能駕馭真息，調攝元氣。

總之，正因為腹式呼吸出現細微、柔長的氣息，悠悠自在，若有若無，猶如胎兒在母腹內的呼吸一樣，所以古人稱之為胎息，先天呼吸；正因為腹式呼吸時，膈肌有節律地一升一降，小腹有節律地一收一鼓，自然地同外在的呼吸相呼應，所以古人稱之為內息、內呼吸；正因為細微、柔長的呼吸之息，在真意的統攝下同真氣交融一起，能令人返回先天狀態，所以古人稱之為真息。

（原載《現代養生》2001 年第 8 期）

4

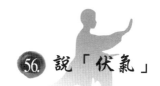

56. 說「伏氣」

傳統氣功十分重視伏氣的作用。《性命圭旨》引前輩云：「服氣不長生，長生須伏氣。」伍沖虛說：「聖凡之分，只一伏氣也。」(《天仙正理》)黃元吉說：「吾示學人欲求長生，先須伏氣。」(《道德經註釋》)可見伏氣是一個關係到煉功成敗和能否長生的重要問題。

那麼，什麼叫伏氣呢？

伍沖虛說，伏氣之義，「乃為藏伏，而亦為降伏」。又說：「藏伏者，深藏歸伏於元氣之根。降伏者，管攝嚴密，不許馳於外。」(《天仙正理》)

這就是說，伏氣首先是指將功中萌發的先天元氣，集聚、深藏到丹田裏；同時也包含對元氣嚴加護持，不使外馳流失的意思。

伏氣是內丹功凝神入氣穴之後提出的修練要求。因為神凝則火聚，火聚於下，水自上升，這便出現水火交融。神凝氣穴，息也自歸根，這樣就形成了柔長、細緩的腹式呼吸，即胎息。

一方面神凝則氣生，氣生則機發，此靜中生動，乃是微陽出現；另一方面，綿綿的呼吸之息，以風助火，以火銷金，更能促使元精化為元氣。微陽初現，最易流失。

黃元吉說，先天元始祖氣，「其機甚微，其氣甚迅，當前即是，轉念即非，不啻石火電光，俄頃間事耳」(《道德經註釋》)。所以及時將之納於氣穴，予以深藏，並嚴

加護持，便顯得十分必要了。

《道鄉集》說：「當微陽發生，只可以神逆歸原處，以涵養之，時來時凝，迨至陽氣充足，自然有藥產之景。」這就是《易經》所說的：「初九潛龍勿用。」

要實現伏氣，必須從兩個方面進行：

一是要發揮神的主宰作用；

二是要藉助呼吸氣息的催發、留歸和護持。

黃元吉說：「欲招先天元氣伏養於身中，必凝其神，調其息。迨至後天息平，先天元氣寓焉。」（《道德經註釋》）其實凝神和調息不但缺一不可，而且兩者也是相互促進、協同運作，才使元氣得以在丹田藏伏。

神的主宰作用表現為真意對元氣的催發、攝招和固戀。古人十分強調，伏氣時必須「以元神化為真意主宰之而運用之」。這是因為，只要凝神氣穴，勿忘勿助，便能發揮催發元氣的作用，久而久之，腹自溫暖，就有微陽出現。元氣產生後，神又能起攝招的作用。

《道鄉集》說：「當元氣動時，原擬外出，神一凝於氣根，元氣自不能向外，仍與神相合處。息為神氣所吸收，亦同神氣相依相戀，三家相見，五行攢簇，此為結丹之正功。」

《道竅談》說，元氣萌生之後，「即宜凝其神，柔其意，以柔制剛，自然入我內鼎」。

它們都強調元氣萌發之後，神仍要靜守丹田，儘量做到順其自然，毫不著意。這樣就能源源不斷地將元氣吸攝到丹田。元氣集聚丹田後又會同真意、後天氣息扭抱一起，相依相戀，這就進一步強化了元氣，並提高了元氣的

品質。

調控氣息，逐漸形成細緩、柔長的腹式呼吸，是藏伏、降伏元氣的又一重要手段。因為後天氣息既能催發元氣萌生，又能吸攝元氣伏於氣穴。

《道鄉集》說：「先天氣非後天氣溫暖不生，亦非後天氣相戀不住，故先天氣之行止，唯聽命於後天氣。」

《伍柳仙宗》說：「先後原有兼用之法。若不兼用，元氣順流而出，不能成丹矣。必假呼吸之氣留歸以煉之。」

《天仙正理》說：「伏者，欲將呼吸還復歸於氣穴，而為不呼不吸之故也。必此氣伏於氣穴，而後元氣能歸，元神能聚，三者皆伏於氣穴也。」

因為煉功中的呼吸屬於隨意性呼吸，由大腦皮質來調控，隨著凝神入氣穴，後天呼吸在神的調攝下也變得細緩、柔長，並逐漸形成腹式呼吸，於是神息相依，神依息而定，息依神而安。

腹式呼吸的功夫日深，真意便逐漸由顯態轉入潛態（成為潛意識），氣息也更趨細微、柔長，此時但覺後天氣息「出從臍出，入從臍滅，調得極細」，如在胞胎中一般（《攝生三要》），這便是古人所說的胎息。

實現了胎息，意味著後天氣息不但與神相互依戀，而且與功中萌發的先天祖氣即元氣凝抱一起。所以實現胎息是增強、護攝元氣的最佳方法。古人說，「須知伏氣黃庭即胎息之法」（《玄微心印》），「然胎息與伏氣本是一事」（《天仙正理》），正是這個道理。

呼吸之息調控得好，固然有助於元氣的萌發和藏伏，

但是如果調控不好，或者在功夫已達較深境界時，忽然失控，出現粗短氣息，那就不但不能護持元氣，反而會有損固有之神氣。

黃元吉在《道德經註釋》中就特地提出這個問題。他說：「伏有二義，一是伏藏此氣歸於中宮，如如不動；一是管攝嚴密，降伏後天凡息，不許內外呼吸出入動搖吾固有之神氣。」

就是說，管攝嚴密，除了要管攝住藏伏丹田的元氣之外，特別要管攝好後天凡息，使其降伏於丹田，形成胎息狀態。這樣，才能更好地管住元氣，不會有動搖固有神氣之虞。這確是中肯之論。

伏氣實現了，反過來又能對調息和凝神產生積極影響。《性命圭旨》說，內呼吸之息原從天命中來，非同類之物不能相親，所以聖人用伏氣之法，逆引元氣歸聚丹田，讓「母之氣伏子之氣」，子母眷戀於其間，自然就會息息歸根了。

《天仙正理》說：「唯能伏氣則精可返而復還為先天之氣，神可凝而復還為先天之神。」從煉功的實際情況看，丹田潛伏的元氣，在神息的共同作用下，不斷積累和強化，自然會產生良好的身心效應。全身各系統的生理功能，會得到很好的調整和改善，並出現高度的平衡與協調，心態因此會顯得更虛靜、更鬆適。這樣一來，呼吸也就會變得更自然、更柔順，元神的潛在調控能力也會得到進一步提高。

伏氣的過程實質上是一個不斷採藥和煉藥的過程。微陽初現，「其氣始升，神即隨其升而逆入鼎內，就便引

來」，這就叫「不採之採」。不斷將元氣引入丹田藏伏，待元氣漸充，便開始「不煉之煉」。

《道竅談》說：「彼在我家，即藥是火，相融之久，其陰自化，陽即因之而長，積在爐中，自然運化，故曰不煉之煉。」按古人的說法，這叫「陰施陽受」，是為了煉去陰氣，體變純陽。元氣煉得純陽不散，即是金丹。可見伏氣是一個不斷集聚、擴充和提煉元氣的過程。元氣經過伏氣階段的修練，不但有量的增加，而且有質的飛躍。

所謂胎、丹，其實就是高質量的不散的元氣。《慧命經》說：「蓋胎者非有形有象，而別物可以成之，實即我之神氣也。先以神入乎其氣，後氣來包乎其神，神氣相結而意則寂然不動，所謂胎矣。」所以說，藏伏元氣，煉氣成胎，正是伏氣的最重要功用。

元氣藏伏丹田最終結成金丹聖胎，這是人體「三寶」精氣神高度統一、高度協調與高度活躍的體現。精氣神是生命的根本，是人體生化的來源，是生命的原動力。《論衡》說：「人之所以生者，精氣也。」《難經》說：「故氣者人之根本也，根絕則莖葉枯矣。」如果精氣充盈，生生不已，則青春長駐，生命之火不滅；反之，則根絕葉枯，生命之火也就熄滅了。這正是許多氣功典籍將伏氣同長生聯在一起的原因。

伏氣是一種後天返先天的「逆修」之法。伍沖虛在《天仙正理》裏曾對此作了論述。他說，未生此身之時，二氣初結之基在丹田，隱然藏伏為氣根。久伏於靜，則動而生呼吸。由此可知，這是由靜伏而後生呼吸之氣以成人道，屬於順生。

但要修成仙道，當必由呼吸之氣而返還藏伏為靜。這便是伏氣之理，它屬於逆修。古人說，「順為凡，逆為仙」，「順去生人生物，逆來成佛成仙」，就是強調逆修的重要。

伍沖虛在同文裏還說，要想取得伏氣成功，必須做到三真：「呼吸合於天然者為真，元氣得合當生當採之時者為真，元神合虛極靜篤者為真。三者皆真，而後得所合之理，行之而必成。」這便是伏氣真機。

總之，伏氣是內丹功凝神氣穴之後，吸攝、護持元氣的有效手段，也是煉氣結丹的一個關鍵性步驟，更是能讓人永葆生命活力的修持良法。

（原載《現代養生》2002 年第 8 期）

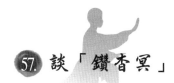

57. 談「鑽杳冥」

李涵虛在《收心法雜談》中曾說:「凡做功夫,鑽杳冥是第一樁難事。但先天一氣自虛無中來,必有真杳冥,乃有真虛無。」他還說:「大道者,先要清淨身心,調理神氣。其甚者,要能一切放下,鑽入杳冥。必有此等真功夫,然後有真效驗。」可見,「鑽杳冥」在氣功修練特別是內丹功修練中所起的重要作用。

✤什麼是「鑽杳冥」

所謂「鑽」,這裏是指心念深入;所謂「杳冥」,原指昏暗、深遠,這裏是昏寂虛無的意思。「鑽杳冥」即「虛空藏心,昏默息神。」就是讓心念深入到昏寂虛無的境界中去。

「鑽杳冥」是一種特殊的心理運演。凝神入丹田採用的方法如內視、內聽、丹田呼吸等,均係有為之法,而「鑽杳冥」則是一種無為之為。因為它是在凝神丹田這個心態比較寂靜的基礎上運作的,它通過鑽入昏寂、深遠這麼一個特殊的意象來實現虛無的心態,而且其運演過程又是一個不斷弱化心念,不斷降低覺醒水準的過程,所以說,這是一種無為之為。

✳「鑽杳冥」的運演

那麼，應該怎樣進行鑽杳冥的運演呢？

(1) 首先要進行微弱的、模糊的想像性體驗和感受。運演時隱約之間覺得自己正在逐漸沉入浩渺迷茫、無邊無際的昏寂、虛無之中，越沉越深，越沉心念越弱，直至心念與杳冥融為一體。這同道家典籍所說的「觀空亦空，空無所空」，佛家典籍所說的「不但見空，見空亦為空」，有些近似。所謂「觀」、「見」，亦是一種心理運演，只不過「鑽」字更強調心念融入杳冥的深度和具體感受。

(2) 想像杳冥的境界，應以中下二丹田聯在一起為基線，再向四周逐漸擴大、延伸，然後構成一昏寂、虛無的大境界。《道鄉集》曾說，凝神丹田之後，「神雖居中田而必合下田，化一虛空境界」，這時「但將昭昭之神與中下二田化一虛空境界，渾渾融融，無人無我之相，熙熙暤暤，無散亂之機」。因為「若僅滯於中田，不能連合下田，則二氣不能隨時生發，涵養我之元神，亦不合玄妙天機」。《仙佛合宗》云：「元神雖居中田，卻連合下田二氣以為妙應。必元神寂照於中下二田，相與混融化為一虛空之大境，使二氣助神結胎。」

(3)「鑽杳冥」必須「心神默默，氣息綿綿，皆入於杳冥中」（《明道語錄》）。也就是說，除了強調心態靜之又靜，清之又清，一切放下，全體皆忘之外，還要做到氣息出入自然、輕柔、細緩，而且是神息相依，神息兩忘。

(4)「鑽杳冥」雖然重在引導心念進入虛無境界，但不能忽視元神的主宰作用，即在「鑽杳冥」的過程中，既

要儘量減弱意念的強度，降低覺醒水準，又要始終保持一點微弱的控制功態的自我感覺。道書中稱此為靈覺，亦即古人所謂「將道心返入虛無」。黃元吉在《道德經註釋》中說：「每靜坐一次，管他杳冥不杳冥，總將我元神發為真意以為之主，即至杳冥久久，我亦以元神主宰之而變化之，此外不參一見，不加一意，方是上上乘修練之道。」他還說，萬象皆空，一靈獨覺，此為真意。意發而心仍無物，始為真意。所謂靜則為元神，動則為真意。可見，「鑽杳冥」時如果沒有真意的內在統攝，或則心神散亂，或則陷於昏瞶枯坐，便會達不到預期的目的。

(5)「鑽杳冥」並不是一次運演就能深入虛無境界，往往需要多次運演。《道鄉集》說得好：「以虛無為藏心之所，以昏默為息神之鄉，三番兩次，澄之又澄，忽然神息相忘，神氣融合，不覺恍然陽生而人如醉矣。」《收心法雜談》云：「我勸人先在虛空中團煉，靜之又靜，定之又定，無人無我，無無亦無，自然入得杳冥。」

「鑽杳冥」是為了實現真正虛無的心態。因為「先天一氣自虛無中來」，「先天之氣原無形象，非虛極靜篤不生」（《道鄉集》），所以內功修練必須「無中生有採先天」（《合宗明道集》）；必須「恍惚之中尋有象，杳冥之內覓真精」（《悟真篇》）。古人曾具體描述了「鑽杳冥」後的情況。李涵虛說，杳冥久久，神息自然進一步融合，於是陰陽「不交媾而自能交媾，從至陰中生出至陽來」（《收心法雜談》）。他還說：「杳冥中有氣，一神獨覺，此乃真息也。真息發現，薰心酥癢，還要按入腔子裏虛無竅內，積之累之，則命蒂生而陽氣自長，乃可以開關運氣矣。」

（《三車秘旨》）黃元吉說：「至虛至靜，不異痴愚，似睡非睡，似醒非醒，此鴻蒙未判之氣象，所謂道也。忽焉一覺而動，杳冥衝醒，我於此一動之後，只覺萬象成空，一靈獨運，抱元守一，或云真意，或云正念，或云如來正等正覺。」（《道德經註釋》）史從龍說：「坐到靜極，忽然一動，此動即先天氣也。先天氣既動，即欲拱關而出，我以目光靜照動處，後天氣自然與心相依，亦回至動處也。」（《道鄉集》）這就叫後天見先天。二氣相接，便覺恍恍惚惚，似乎有物，杳杳冥冥，似乎有信。

綜上所述，「鑽杳冥」確為凝神氣穴後實現煉精化氣的一個重要運演步驟。

❋「鑽杳冥」的生理意義

從現代科學觀點看，隨著凝神入丹田，大腦皮質便形成了一個中等強度的孤立興奮灶，亦即優勢興奮中心。這時大腦皮質同丹田也建立了條件反射關係。經過一段時間的固守丹田之後，這種條件反射關係便不斷得到強化。但是，當功夫有了相當積累，功態要求向虛無之境進展之時，這種比較明顯的條件反射關係，又會影響虛無心態的實現。正是基於這樣的情況，才提出了「鑽杳冥」的要求。因為這時意念同丹田已不應再是「勿忘勿助」的關係，而是要「空空忘忘」，主動遺忘了。

實際上，這是要使上述條件反射關係隱入潛意識領域，只讓尚保持的一絲微弱的自我感覺即「意蘊」來控制功態。這「意蘊」既是元神的顯露，又是做功意念和煉功

經驗的凝縮，它同隱入潛意識領域的具體煉功要求、煉功經驗和煉功技能一脈相連。時時保持這一「意蘊」，便能在潛態中繼續維繫大腦皮質同丹田的條件反射關係。

「鑽杳冥」所以要以中下丹田的聯結為基線，再化成一大虛無境界，除了有利於在潛態中保持皮質同丹田的條件反射之外，還為了促進中下丹田氣機的交融。因為下丹田會陰穴為陰蹻竅位，此竅乃先天大道之根，一氣之祖。竅位雖在會陰，但上通泥丸，下達湧泉，此處發動，八脈皆通。引導心念深入這一境界，雖然已經心息兩忘，但在潛態中依然能不斷推動中下丹田的氣機運化，促使陰陽交媾，一陽來復。

從生理學的角度看，腹部是太陽神經叢及腎上腺、性腺神經的部位，人體許多植物神經集中在太陽神經叢中，此部位在生理上與腎、胰、肝、延腦均有植物神經聯繫，性腺、腎上腺還與腦垂體發生連鎖性的條件反射關係。

將中下丹田聯結起來，化為一大虛空境界，讓心念深入此境界中，不但能活躍腹部乃至全身的血液循環，加速營養物質的輸送和體內廢物的排除，而且能激惹、增強下丘腦——垂體——腎上腺——性腺這——內分泌系統的功能，以及提高植物神經的功能。

另外，腹部植物神經豐富，而植物神經細胞和分泌細胞含線粒體多，由「鑽杳冥」的運作，細胞內的線粒體腺三磷受到激惹，便會產生大量 ATP 能量，這種能量又會激發其他細胞的能量，於是中下丹田部位便會出現大量能量積聚現象。上述這些對煉精化氣，均具有重要意義。

（原載《現代養生》2007 年第 2 期）

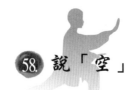

58. 說「空」

空是佛家氣功的一個常用術語。所謂「如來藏中，性色真空」（《楞嚴經》），所謂「無相無空無不空，即是如來真實相」（《永加證道歌》），所謂「彼知覺者，猶如虛空」（《圓覺經》），等等。《摩訶般若波羅密經》還進一步提出，一切法空，是空亦空，因此名為空空。道家典籍中也一再提到空。《定觀經注》說：「但凝空心，不凝住心。」《性命圭旨》說：「以如來空空之心，合真人深深之息。」《諸真聖胎神用訣》說：「大道以空為本。」《常清靜妙經》更提出：「觀空亦空，空無所空。」

空作為靜功的一種獨特心態，歷來受到煉功家的重視。下文試從境界、內涵、生理基礎及層次進展等角度，對空作些詮釋。

❋「空」的境界特點

著名學者南懷瑾說：「空是學佛的第一步，也是學佛的最後一步。」（《圓覺經略說》）據此，也可以說空是靜功修練的起點，也是靜功修練的終點。在煉功實踐中，空的境界是不斷深化、不斷向高層次發展的。總的說，空有以下幾個明顯的特點：

(1) **無念**

即無六根外境所引起的雜念、妄念。《大乘起信論別記》云：「一切諸法唯依妄念而有差別，若離心念，則無一切境界之相。」《壇經》云：「於一切境上不染名為無念。」要做到真正的無念，應該是連「無念」這個念也沒有。所以說，「不念有無」，才是真正的無念。

從心理學的角度看，無念，包括感官活動的自動封閉和顯意識活動的自然消失。

(2) **無慾**

即破除一切情慾，沒有愛憎、樂苦、親怨等一切情慾活動，真正是心如止水，紋絲不動。《定觀經》云：「夫欲修道，先能捨事。」《聽心齋客問》提出，要煉出空的高境界，就應「情識兩忘」。

(3) **無我**

這有兩層意思：一是忘形，作為物存在的客體的我，不存在了，只剩下一片清淨光明；二是忘神，作為精神活動的主體的我，即自我感知的意念也不存在了，於是便出現混沌杳冥、一片虛無了。此即古人所說的進入「形神雙舍」的「證真」境界（《脈望》）。從心理學角度看，這不但是一般意識活動和情感活動的消失，而且連自我意識也降至接近閾限的極低水準。

✸「空」的深層內涵

煉功高境界的空，從字義表面上看乃是空無所有的意思，實際上它有著豐富的內蘊。清代氣功家黃元吉在《道

德經註釋》中，十分精闢地提出：「空與道兩不相離，無空即無道，無道則無空，空而無狀，即屬頑空。必須虛也而含至實，無也而賅至有，方不為一偏之學。」《性命法訣明指》說：「觀空為不空，為真道；觀空為空，為偽道。」所以佛家華嚴宗謂「真空即妙有」。密宗也認為，空是非有非空，空有雙運，「空即自性心，自性與空無二無別」。也就是說，一切法就在此虛空體性上任運明現。

那麼，空的深層內涵究竟有哪些呢？可以說，它包括下述三個方面：

(1) 處於心理深層的煉功潛意識

主體修練過程中積累起來的煉功知識經驗，和逐漸建立並穩固的自我煉功模式，隨著入靜度的加深，空靈心態的出現，而不斷融入潛意識領域，並成為氣功態的潛在支配力量。這種潛意識依靠臨界線模糊未分化的自我「意蘊」，而和空靜心態相維繫。正是由於潛意識的潛在制約，虛空的心態才顯得寧靜、有序而充滿生機，不會變成空而無狀的頑空或枯禪。

《諸真聖胎神用訣》說：「澄其神，絕其慮，亡其我，滅其境，抱其真，此謂妙靜之道。」澄神絕慮亡我滅境，可以說是虛空的心態，而「抱真」正是指空和道合一，空受到煉功潛意識制約的情況。《道樞‧觀空篇》云：「真空一變而生真道，真道一變而生真神，真神一變而物無不備矣，是謂神仙者也。」這是因為真空含妙有，故能生道生神而煉成大智大慧。

(2) 元神主事

所謂元神，即是排除了識神活動的一種特殊精神狀

態，用現代科學觀點看，可以說是深層心理的自控功能同大腦皮質的高級整合功能的綜合體現。虛空心態顯意識活動已經消失，而自我意識經由凝神聚念和斷念忘我的修練之後，既高度集中又降至覺醒態的臨界線，這時深層心理的自控功能同大腦皮質的高級整合功能便高度統一併活躍起來。這正是元神主事的表現。

《黃庭外景經·石和陽注》云：「元神者，心中之意，不動不靜之中活活潑潑時也。」「不動」指元神排除了識神的干擾；「不靜」指元神正發揮它獨特的功能。因此說，空正是元神主事的最佳心態。

⑶ 氣功態的心理定勢

煉功過程中由心理操作而逐漸形成了煉功習慣。由於這種習慣是經過反覆練習而建立起來的，是一種完整的、自動化了的反應系統，已經達到熟練自如的程度，它在大腦皮質留下了較深的印記，所以會形成較穩固的心理定勢，會使主體繼續保持一種較固定的心理習慣，表現出一種較固定的心理方向。這種心理定勢，也是虛空心態得以維持的重要保證。

以上三者，就是隱含在空的深層的三種心理因素。

「空」的生理基礎

徹底虛空的境界，是長期修練的結果。這個修練過程，不但改變了原來的意識狀態和原來的心理習慣，形成了氣功態獨特的心理定勢，而且還改變了機體的一系列生理功能，形成了新的內部關係；而這種生理狀態的改變，

又為虛空境界的出現和維持，創造了良好的和必要的生理環境。

這種良好生理環境首先表現為大腦抑制過程的增強和大腦活動有序化的大大提高。我們知道，大腦皮質前額葉聯合區是人類最高層次功能的整合中樞，特別是人類一切精神活動或心理活動以及行為調節的高位整合中樞。

據科學實驗報導，氣功態時腦電出現 α 波，隨著煉功的進展，α 波增高且擴散，與此同時，在額葉出現高度同步化和高效率的 α 的節律，並呈額—枕逆轉。這說明，一方面大腦抑制過程得到增強，另一方面大腦活動出現高度有序化。這正是虛空心態得以產生和賴以維持的生理基礎。如果大腦興奮過程增強並出現失同步現象，那是不可能出現虛空心態的。

其次是機體內部實現新的穩態平衡。長期潛心修練，可以引起機體生理功能的種種變化，並使全身各個系統之間和諧協調，實現生命體的穩態平衡。而穩態平衡的實現，正是虛空心態得以產生和維持的重要生理基礎。因為機體功能平衡失調，將會明顯干擾主體的心理和情緒，這必然導致虛空心態的破壞。所以歷來煉功家均十分注重機體穩態平衡的實現。

《老子・河上公章句》說：「和氣潛通，故得長生也。」《周易參同契》說：「三五為一，天地至精。」《參同契直指三相類》說：「三五和諧，渾然一氣，大道成矣。」《慧命經》引釋迦牟尼語：「和合凝聚，決定成就。」他們都在強調實現機體穩態平衡的重要性。

以上兩者便是實現空的生理基礎。

✳「空」的層次進展

空可有不同的層次。《常清靜妙經》說:「內觀其心,心無其心;外觀其形,形無其形;遠觀其物,物無其物。三者既無,唯見於空。觀空亦空,空無所空。所空既無,無無亦無。無無既無,湛然常寂。」

這段話不只概述了空的不同層次,還提出,空是應該向更深更高層次進展的。

靜功初始階段總是強調凝神聚念,當心態進一步發展就要逐漸向虛空境界進展。這時可以採取觀想之類的方法,上述《常清靜妙經》就是用觀想法來自我暗示以逐步實現虛空化的。其具體自我誘導過程是:

(1) **觀心**:

心消失了,沒有了。古人云:「心之官則思。」(《孟子》)心是思想活動的發源地和統帥部。心沒有了,也就沒有思想活動了,這是心空。

(2) **觀形**:

整個形體也消失了,沒有了。古人云:「夫形者,生之舍也。」(《淮南子》)形體沒有了,自我生命體也就不存在了,這是形空。

(3) **觀物**:

整個物質世界也消失了,沒有了,於是只剩下混沌一片,這是物空。實現了心空、形空、物空,便是歸化自然,與宇宙同體了。

但是,上述這個虛空境界,從更高要求來看,還是空得不徹底的,即還有「空」的執著。這正如禪宗所說的,

得到空的境界，但仍抓得緊緊，怕失掉空境，於是雖然「得到法身」，但「為法執不忘，己見猶存。」《楞嚴經》裏須菩提向佛匯報修練經驗時這樣說：使身心世界一切心物和事理等所有現象，了然不留於心中，放下一切意念的染著，入於空寂無相的境界，最後將空寂無相的境界也一併空去，到了空無可空之際，才是萬緣都寂，萬法皆空，歸於無所得之大定。這便是第一妙法。

所以在實現心空、形空、物空的空境之後，還要向更高更深層次進展，要「不但見空，見空亦為空」，直至「空無所空」。這就是說，這時還要輕輕自我誘導，這個空也是空的，既然空無所空，那就無需觀了，讓它不觀而自空。從心理學的角度看，這是在繼續降低覺醒水準，讓已經極為微弱的自我感知意念，再進一步弱化。

為了進一步讓空境深化、昇華，《常清淨妙經》還提出：「所空既無，無無亦無。」就是說，不但觀空是空的，是沒有的，連沒有也沒有了，這是肉體和精神的徹底解脫。這時自我感知意念已降至覺醒態的最低水準，它僅靠一絲微弱的自我「意蘊」來維繫空境，但深層心理的自控功能和大腦皮質的高級整合功能，卻潛在地發揮著更大的作用。

（原載《中國氣功》1996 年第 11 期）

59. 論無為與有為

「無為」是道家的哲學概念，也是傳統氣功的重要指導思想。

❈什麼是「無為」

無為一詞來自《老子》「道常無為而無不為」。老子認為宇宙萬物的根源是「道」，而「道」是無為而自然的。人傚法「道」，也應無為以順應自然的變化。傳統氣功接受了老子的這一哲學思想，並在具體實踐中予以運用。

在氣功學中，無為有以下三個層次的內容。

(1) 從修練的根本要求來說：

無為是指修練要達到自然而然的境界，讓機體按照其自身固有的規律發展變化。修練的最終要求是回到虛無的境界，即無為的境界。

(2) 從修練的主宰─神的狀態來說：

無為是指修練過程中精神處於自然而然、無念無動的狀態。《胎息經》所云「心不動念，無來無去，不出不入，自然常住」，這便是修練中的無為神態。

佛家說，無為有二輩，有外無為，有內無為。眼不觀色，耳不聽聲，鼻不受香，口不味味，身不貪細滑，意不

妄念，是為外無為。數息、相隨、止、觀、還、淨，是為內無為（《安般守意經》）。

(3) 從修練的方法來說：

無為是指修練中意識活動、心理行為要合乎自然，不強施為。老子云：「聖人處無為之事，行不言之教。」莊子云：「無為為之之謂天，無為言之之謂德。」《道家·太極門》將無為而為、自然而然、無得而得，列為修為三大法決。傳統內丹功在結丹溫養階段，強調不守之守，於念無念，不息而煦，不存而照，便是無為法的具體運用。

總之，採取無為的方法，養成無為的神態，最終達到無為的極境，這便是無為的完整內涵。

✿什麼是「有為」

有為，即有作、有所施為的意思。有為和無為是道之兩大法門。丹經宗奉無為，但要臻於無為之境，卻需先通過意守、觀想、吐納等心理行為和呼吸動作，來不斷進行身心的修練。這種修練即是有為。

《悟真篇》云：「但見無為為要妙，豈知有作是根基？」就是強調有為是通向無為的必經之路。

有為的特點：

一是，有指導、規範煉功行為的要求；

二是，有較為明顯的意念活動和心理行為；

三是，有不斷完善的運作過程，包括意識控制的提高和操作技能的提高。

這樣，由規範化的心理操作和不斷完善的修持過程，

便可逐漸改變一個人的思維模式、心理習慣和機能狀態，從而返還先天的虛無、混沌狀態，真正達到無為之境。

但是，有為容易造成執著、著相的偏頗，丹書稱之為「執有為」。如果修練時火候掌握不好，用意太重，則不但達不到煉功要求，反而會破壞恬靜的氣功態。《武術匯宗》說：「調息功夫亦不難，有無二字用詳參，切忌不可微用力，用力必致傷本原。有作有為皆是病，無作無為自抽填。」這裏說「有作有為皆是病」，就是指不恰當運用有為所造成的弊端。

還應指出，無為之為嚴格說也是一種有為，但它同通常意義上的有為自有區別。這主要表現在，前者幾乎沒有「為」的形態表現。如果說，它還有意念活動，那其活動已極為微弱；如果說，它仍有某種心理行為，那其作為已極為輕微，幾乎不著痕跡；如果說，它還有不斷完善的運作過程，那這種過程是不自覺的。

總之，無為之為是一種強調順其自然、不經意、不執著、沒有明顯動態的行為。意守同不守而守，觀照同不照而照，便是有為和無為之為之間的區別所在。

✽「無為」與「有為」的關係

無為同有為，是對立而又統一的關係。從煉功角度說，主要是研究它們之間的統一關係。無為同有為的統一關係，主要表現在下列幾個方面：

(1) **無為是體，有為是用。**

《金華宗旨》云：「無為大道之體，而為大道之用。

無為本也，而為用也。」無為是體，有為是用，這是事物固有的變化規律。從煉功角度說，無為係機體的先天自然狀態，是機體按照其自身規律活動的狀態，煉功中的一切作為，都要服從於這個根本，並受到它的指導和制約。

(2) **無為是目的，有為是手段。**

《金華宗旨》說：「為者手段，無為者目的。故成道者，須無為而生有為，復有為而歸無為也。」這就叫「無中生有有歸無」。氣功修練是為了後天返先天，回覆到自然而然的狀態。由於後天識神的干擾，造成了心腎背離，而透過氣功修為，則能實現心腎相交、水火交融，返還先天神氣合一的狀態。

返還先天的無為狀態是煉功的目的，而具體的種種修為，則是實現這種目的的手段。有為不但最終還歸無為，實現無為，而且在實現過程中，它也在逐步淡化、弱化、虛無化，直至最後完全消失。所以古人曾說：「無為即是有為，有為即是無為。以無為生有為，以有為入無為。」（《太上一乘海空智藏經》）

(3) **無為制約有為，使有為得以不斷淨化和高品位化。**

氣功修練中的種種作為，包括數息、隨息、觀想、內照、意守、凝神氣穴、氣運周天等等，只有在無為的潛在制約下運演，只有在順其自然、不強施為的思想指導下操作，才能產生種種良好效應，才能不斷得到淨化和高品位化，並逐漸向無為極境推進。

如果有為失去無為的內在制約，則不是失之執著，便易落入散亂，這就可能產生氣機亂竄、走火入魔等弊端。

(4) 有為制約無為，使無為之心態得以保持和不斷深化。

當精神處於無為狀態時，忽然生起雜念，這時就要靠有為的觀想制止雜念，安定心神。內丹功無為階段的不守而守、不照而照，實質上也是由無為之「為」，來維持和深化恬靜自然的心態。

✿無為修性　有為修命

呂祖《損益論》云：「欲養有形，必用有為之法。欲養無形，必尚無為之道。」清劉一明《悟真篇》註：「蓋金丹之道，為修性修命之道，修命有作，修性無為。有作之道者，以術延命也；無為之道者，以道全形也。」丹家所說的性，即心，亦即先天之神；修性即修心煉神。丹家所說的命，即精氣，亦即生命；修命即煉氣養身。

為什麼養命需用有為之法，養性要取無為之道呢？這是因為，有形之身，只有透過存想、觀照、吐納等有為之法，才能疏通經脈，活躍氣機，溝通任督，交接心腎，從而達到強身袪病的目的。而無形之神，其特點是「虛中一靈，混混寂寂，無來無去，不增不減」（《脈望》）。所以就只能「固守虛無」取無為之道。

性命必須雙修，這是氣功家的共識。就二者關係來說，普遍認為應該先修命後修性，先取有為之法，再用無為之道。清劉一明云：「金丹之道必先有為，於後天中返先天，還我本來命寶。命寶到手後，主宰在我，不為造化所移。於是抱元守一，行無為之道，以了真空本性，直超

最上乘之妙道矣。」（《悟真篇・注》）

古人把煉精化氣、煉氣化神稱作有為階段，而將煉神還虛稱作無為階段。

修命修性，固有前後之分、有為無為之別，但二者也不能截然分開。從修命來看，命功的有為之法，既為性功的無為之道打好堅實的基礎，提供良好的生理條件，同時在機體的精氣得到充分調整之中，主體的先天元神也已悄悄地得到煉養。就修性來說，性功的無為之道可使命功原來的有為之法，在心理深層繼續發揮潛在的作用，同時在先天元神充分發揮其靈覺的態勢下，機體的精氣也進一步得到激發和鍛鍊，機體的生理功能也進一步得到提高。所以《玄膚論》說：「性非命勿彰，命非性勿靈。」《中和集》也說：「性無命不立，命無性不存。」

❋無為而無不為

無為而無不為，可以說有兩層意思：

其一，無為是其表現形態，無不為是其內在實質。這是說，無為在表面上在形態上，雖然安靜，無所施為，但實際上，其內部仍在按照其自身的固有規律不停地活動，到處均是有所作為。只是這種作為不同於常態的有為，而是一種不易覺察到的、自然而然的、潛態下的作為。

其二，無為是條件，是原因，無不為是結果。只有在無為的條件之下，才可能出現無不為的結果。《青華秘文》有謂：「心靜極則生動也，非平昔之所謂動也，用精氣神於內之動也。」《五篇靈文・重陽注》：「身心無為，而神

氣自然有所為，猶天地無為，萬物自然化育。」

為什麼無為就能無不為呢？從傳統氣功理論來看，這符合《周易》提出的「太極」原理。太極原理是天地萬物運動變化總規律的體現，運用於人體，則是生命運動基本規律的體現。在這裏，太極包括兩層意思：

一是，太極為萬物之始，所謂「太虛之初，廓然無象，自無而有，生化肇焉，化生於一，是名太極。」（《類經圖翼‧太極圖論》）就人體說，父母未生之前一片太虛，父母施生之始，一片靈氣投入胎中，此即太極時也。

二是，太極為陰陽五行的綜合體，其外在形態雖然「惟恍惟惚」，「寂兮寥兮」，但內部卻生生不已，其用不竭，表現了陰陽對立而又相依的運動狀態，所謂「天地只此動靜，動靜便是陰陽，陰陽便是太極。此外更無餘事。」（《類經圖翼‧太極圖論》）

就人體說，「致虛極，守靜篤」，「專氣致柔能嬰兒」，「無執」，「無為」，就是回到先天的太極境界。在這種境界，便會陰陽相推，剛柔相摩，出現生機勃發的運動狀態。

從現代科學觀點看，無為而無不為運用於人體，主要體現在精神、神經因素同機體內部運動的關係上。也就是說，當一個人精神處於恬淡虛無狀態，中樞神經處於廣泛性抑制狀態，這時機體內部的血液循環和生化反應，都會得到明顯的改善和增強，內分泌等功能也會大大提高，整個機體會形成一種良性有序的運作態勢。精神、神經方面的「無為」，會帶來生理組織內部的「無不為」。其機制可能是：

第一，大腦的虛無安靜，可使中樞神經處於保護性的抑制狀態，這就降低了大腦的覺醒水準，提高了大腦皮質特別是額葉部分的有序度，並使中樞神經內部的通訊功能增強，使機體內部能夠更好地按照其自身的規律，進行有序的、高效的運動。

第二，大腦特別是額葉部位的安靜，使它對下位中樞的抑製作用得以解除，植物神經活動相對增加，這就強化了受植物神經支配的內臟的活動。

第三，大腦的虛靜，使大腦額葉皮質出現高度同步性電活動，並使調節內臟活動的中樞主要存在部位——腦幹，處於易化狀態。

所謂易化狀態是指可興奮細胞或組織處於易於興奮的狀態。腦幹的易化，一方面使機體內部的活動訊息，包括真氣運行的訊息，可以傳入衝動從閾下刺激變成閾上刺激而產生主觀感受，使主體在氣功態下容易感受到內部活動的種種訊息。

另方面，中樞神經由良性興奮所產生的神經衝動，可以順利由腦幹而到達內臟，從而實現對內臟的直接激惹，這就大大促進和強化了內臟的種種運化。

由此可見，「大腦靜，內臟動」，大腦的「無為」，是能夠產生機體內部的「無不為」的。

（原載《氣功與體育》1999 年第 6 期）

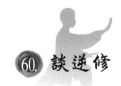

60. 談逆修

　　張三豐《無根樹》云：「順為凡，逆為仙，只在中間顛倒顛。」這「逆為仙」，是說逆修可以成仙。逆修是道家內丹修練的一個最重要也最基本的法則。

　　什麼叫逆修？《性命圭旨》這樣解釋：「順：心生於性，意生於心，意轉為情，情生為妄……逆：檢妄回情，情返為意，攝意安心，心歸性也。」意謂一個人在日常生活中由於內心的需求和客體的刺激，會不斷產生種種慾念和情感活動，如果順其發展下去，這便是生老病死的自然過程。要是能夠經常抑制、清除內在的種種慾念和情感，讓內心回歸到恬淡虛無、童稚無邪的純真本性，這便是逆修的功夫。

　　逆修之道源於《易》理。《易·說卦傳》：「數往者順，知來者逆，是故《易》逆數也。」意思是說，瞭解歷史是由以往順推至目前，而推測未來則是由目前逆推至未來，因此易卦是由下位向高位逆向推算的。

　　道家受此啟發，洞察於天道之數，知命於逆修之道，所以崇尚逆修。所謂逆，即逆於大自然的規律。《易·繫辭》謂：「易有太極，是生兩儀，兩儀生四象，四象生八卦，八卦定吉凶，吉凶生大業。」《老子》說：「道生一，一生二，二生三，三生萬物。」這就是大自然規律。而逆修，即要返八卦、四象、兩儀於太極，返萬物於道，返有

於無；亦即讓形化為精，精化為氣，氣化為神，神化為虛。這就叫「順去生人生物，逆來成佛成仙。」

逆修有下述三種情況。

❉有無逆修

世上的萬物，都是從無到有的，人們的思想感情活動是世上萬物的反映，也是從無到有的；而逆修即要化有為無，從後天返先天。

具體說，即要讓人們從思緒紛呈、雜念叢生的心態中解脫出來，返回到恬淡虛無、物我兩忘的童真境界。這是逆修最基本也最重要的要求。古代養生家透過多種方法來進行從有到無的修練。

(1) 致虛守靜

老子說：「致虛極，守靜篤。」莊子說：「至道之精，窈窈冥冥；至道之極，昏昏默默。無視無聽，抱神以靜，形將自正。」這種將思想意識活動逐漸淡化、靜化、虛無化的修練，是實現從有到無的重要途徑。

(2) 觀空忘我

道家認為「大道以空為本」（《諸真聖胎神用訣》）。《常清靜妙經》說：「觀空亦空，空無所空。所空既無，無無亦無。無無既無，湛然常寂。」

透過不斷觀空的心理運演，可以使自我意識活動這個「有」，逐漸淡化、空化、虛無化，最終變成「形神兩忘」的「無」。

(3) 凝神氣穴

張三豐說：「凝神者，收已清之心而入其內也。心未清時眼勿亂閉。先要自勸自勉，勸得回來，清涼恬淡，始得收入氣穴，乃曰凝神。」又說：「心止於臍下曰凝神。」（《道言淺近說》）

將雜亂之心變為清淨之心，將外向性的雜念變為內向性的正念（即無念之念）；將大腦的識神活動變為元神（丹田）的臍下默守，這便是逆修的功夫。

(4) 心息相依

《道鄉集》說：「神依息而定，息依神而安，互相依附，始曰大定。」《道言淺近說》：「調息不難，心神一靜，隨息自然，我只守其自然，加以神光下照，即調息也。」《莊子》說：「若一志，無聽之以耳，而聽之以心。」

他們都強調要把思想意識活動引導到氣息出入上來，讓心意輕輕地跟隨氣息的出入，久之，就能萬念歸一、一念歸無了。

❋升降逆修

常見的升降逆修有下述三種方法：

(1) 乾坤易位

傳統氣功以人體之首為乾，常以百會穴為代表，稱乾首、天根；以人體下腹部為坤，常以會陰為代表，稱坤腹、地戶。腦為元神之府，下腹部為元氣滋生匯聚之地。《周易・泰卦》說：「天地交而萬物通也，上下交而其志同也。」乾本在上，坤本在下，而泰卦卻上下移位，變為

坤上乾下。根據《周易》的原理，氣功修練時引導乾首的元神下降到坤腹，引導坤腹的元氣上升到乾首，這樣就能神氣相交，達到泰的目的。這就是逆修。

如道家氣功「乾坤交媾法」，修習時先繫念於兩目之間的天根，久之沉至地根，是謂以汞投鉛（*丹經以汞喻元神，以鉛喻元氣*）；復念地根，久又升至天根，是謂取坎填離。如是精修熟練，自能交媾中央。即所謂「乾坤交媾罷，一點落黃庭」。

⑵ 心腎相交

《周易‧既濟傳》說：「水在火上，既濟。」本卦上卦為坎，坎為水；下卦為離，離為火，水處火上，水澆火熄，大功告成。《周易精義‧離》謂：「坎水潤下，愈下則陷矣，故以行為尚。離火炎上，愈上則焚矣，故以蓄為吉。」根據《周易》原理，氣功修練應將原來居上的心火下降於腎，應將原來居下的腎水上升到心，這樣才能心腎相交，水火既濟。這就是逆修的功夫。

張伯端「金液還丹」大道的立丹部分，便要求「心火元神下降，腎中元精上升，相交丹田」。張三豐在《道言淺近說》中說：「調息者，調度陰蹻之息與吾心中元氣相會於氣穴也。」張錫純在《醫學衷中參西錄》中說：「欲心腎相交，須於有意無意之間，運心中元神隨呼吸之氣息息下降，與腎中元氣會合。」他們都強調要使心腎相交，必須坎離顛倒，火降水升。

⑶ 升督降任

根據中醫學理論，任脈是陰經的總匯，督脈是陽經的總匯，一行於身前，一行於身後。任督兩脈乃人身之乾

坤，人能通此兩脈，則百脈皆通。陰升陽降是人體陰陽運化的常態，但氣功修練通任督兩脈時，卻反其道而行之，要讓督陽上升，任陰下降。此即丹經上說的「黃河水逆流」。

蕭天石先生說：「督脈在脊柱中，脊柱之精道而向下行，此乃淫慾之路，精竭必髓枯，故為死亡之路。為使精不下洩，需積精聚氣，逆之上行，以還精補腦。」（《道家養生學概要》）這便是逆修的功夫。

如傳統的小周天功法，先以意引氣沿任脈從丹田下達會陰，再越尾閭逆督脈而上，經夾脊、玉枕而達崑崙，最後倒下鵲橋而至丹田。丹功以此煉精化炁，還精補腦。

❈外內逆修

將機體的外向性功能，逆用為內向性功能，此即外內逆修，有下述三種表現。

(1) 逆用感覺功能

最明顯的是丹經上經常看到的內視、內觀和內聽。內視、內觀均是視覺功能的逆用。視感覺是由電磁波刺激眼內視網膜引起的。神經興奮衝動沿著視神經到達皮層枕葉，於是主體便感覺到外界客體的存在。而內視並非外界的電磁波引起，而是由中樞神經發出指令，阻斷外界電磁波的刺激，讓視覺器官對機體內部的經絡臟腑作逆向照射。如意守時的結合內視丹田，便能增強意守的效應。

內觀是內視結合存想。像孫思邈的「禪觀法」，存想五彩祥雲由上而下瀰漫全身，便是結合內視進行的。此時

主體進入想像性的視覺體驗和觸覺體驗，「禪觀」的效應便大為加強。

內聽是聽覺功能的逆用。聽覺的功能，在於透過接收聲波而獲取外部世界的訊息，從而為主體認識世界提供感性材料，故聽覺是人體同大自然、社會溝通的重要管道。但運用內聽時，耳朵內的鼓膜沒有接收到聲波，因此沒有震動，耳蝸液體也不發生震動傳導，而是由中樞神經發出指令，讓聽覺神經感受器去逆聽體內特定部位或特定狀態實際上並不存在的聲音。如配合意守的內聽丹田，如為誘導入靜、排除干擾而內聽氣息的出入等。

⑵ 逆用呼吸功能

呼吸是人同大自然交換氣體的一種本能性運動。人們平靜呼吸時，以肋間肌活動為主要動力，膈肌常隨胸內壓力改變而被動移位，腹壁運動不明顯，這種呼吸稱為胸式呼吸。

而傳統氣功則常取腹式呼吸作功。這種呼吸是以膈肌活動為主要動力，而且腹壁運動也明顯。傳統氣功正是利用腹式呼吸時膈肌活動和腹壁運動所產生的震動波和內壓力，對經絡臟腑和丹田等重要竅穴進行良性激惹，從而促使真氣萌發和循經運行。

古人把腹式呼吸時外在的氣體交換叫外息，把腹式呼吸時膈肌有節律地一降一升，腹壁有節律地一鼓一收叫內息。《道竅談》說：「以內息躍外息，以外息躍內息，以息息躍息息。」這便是內外息的關係。

古人特別強調真意對內息的調控作用。《道竅談》說：「蓋其存神於虛，則內息方有，所以息戀神而住，神依息

而留。神息兩平，若存若亡，不知神之為息，息之為神也。」這種利用外息帶動內息，利用內息引發內氣，正是呼吸功能的逆用。比如丹功中的「氣沉丹田」，修習時主體的意念隨長吸氣時的膈肌下降而緩緩進入丹田，呼時聽其自然，久而久之，就有氣沉丹田和丹田得氣之感。這便是內息的妙用。

(3) 化外勁（剛勁）為內勁（柔勁）

人體發力的過程是這樣的：根據大腦指令，肌肉收縮，拉動筋骨，將人體儲存的化學能轉化為機械能，於是骨架就有了動能，勁就出來了。這便是日常生活中常見的外勁、剛勁。而傳統氣功中的樁功，運用的卻是內勁、柔勁。樁功是介於靜功和動功之間的一種氣功修練模式。它的最大特點就在於有特定的站姿和手勢要求。

樁功站姿一是要求臀部略向下里（似坐高凳），二是要求兩腳穩穩抓地，如樹生根。

樁功的手勢要求，是配合意念做出特定架式，如抱球式。煉功時主體要稍運內勁於腰臀和兩腳，再稍運內勁於手勢上，覺得手在輕輕地抱住球體。

由站姿和手勢的持續運勁，就能不斷地激惹全身的氣脈，旺盛內氣的運行。樁功運用的這種內勁，和外勁有明顯的不同：

其一，它是在全身鬆靜的基礎上發勁，這種鬆靜要貫穿運勁的全過程。就是說，它要求把放鬆和用勁和諧地統一起來，是放鬆中用勁，用勁中體現放鬆。與外勁的緊張、剛性相反，它是舒緩、柔性的，所以稱柔勁。

其二，這種內勁的動向是向體內瀰散，即稍用意念輕

輕引導勁力向體內作全方位的瀰散，而且要做到持續、均勻的瀰散，讓內勁去激盪全身的氣脈。這與外勁的集中指向外部某一特定目標，完全相反。據此來看，化外勁為內勁，化剛勁為柔勁，正是外內逆修的一種表現。

　　蕭天石先生說得好：「逆人欲，所以存天理；逆人情，所以存道情；逆人心，所以存天心。順則失之，逆則得之。」（《道家養生學概要》）因此可以說，只有透過逆修，才能奪天地之造化，盜天地之真機；才能「無中生有有還無」（《道家·丹鼎門》）。

　　　　　　　　　　（原載《中國道教》2010 年第 2 期）

61. 論氣功中的交泰觀

　　交則泰，這是傳統氣功學的一個重要觀點。氣功典籍中常見的「乾坤交泰」、「神氣和合」、「坎離交媾」、「水火交融」，以及「攝三歸一」、「三才合真」等等，均是這種交泰觀的體現。交則泰的觀點來自《周易》。所謂「交」，即是交合、交融、緊相聯繫、互相統一之意；所謂「泰」，是通暢、安寧、太平、正常之意。《周易・泰傳》說，泰，「則是天地交而萬物通也，上下交而其志同也。」它強調只有經由「交」，才能達到「泰」的目的，如果不相交，則成「否」卦。否，「則是天地不交而萬物不通也，上下不交而天下無邦也。」這是氣功學交泰觀的主要依據。又，《周易・既濟傳》說：「水在火上，既濟。」本卦上卦為坎，坎為水；下卦為離，離為火，水處火上，水澆火熄，大功告成。

　　中醫學認為腎居坎位，心居離位，腎水上交於心，心火下交於腎，這樣水火交融，全身便會出現陰陽平衡協調的最佳功能態。這是氣功學交泰觀的又一重要依據。

　　傳統氣功體現乾坤交泰的方式，主要有上下交合、體內小天地與體外大天地交合兩種，而體內同體外的交合又是常常伴隨體內上下交合來進行的。交則泰的觀點，一直是傳統氣功修練和功法創編的一個重要指導思想。現就交泰觀的有關問題，作些初步闡述。

✳上下交合

傳統氣功以人體之首為乾，常以百會穴為代表，稱乾首、天根；以人體腹部為坤，常以會陰為代表，稱坤腹、地戶。所以乾坤交泰主要是體現在人體上下兩端的相互交合上。

人體上下交合的內容，按照氣功典籍的說法，有這麼幾個方面：

其一是神氣交合。腦為元神之府，故稱元神宮，下腹部為元氣滋生匯聚之地，故稱氣穴、氣海。《雲笈七籤·元氣論》：「夫元氣者，乃生氣之源，則腎間動氣是也。」讓元神與元氣交合，即能強化一身生化的動力，所謂「元氣本一，生化有萬。」

其二是水火交合。火即離心，心火。《金仙證論》說：「火者神也……皆我之真意。」實則指受元神制約的意念活動；水即坎水，亦即腎精、元精。真意與腎精相交，讓心火鼓動元精，即能滋榮五臟六腑。按《道家太極門》的說法，水逢陽火則蒸而為氣，返其成水時之天一真氣，如逢陰寒則凝為冰霜，化為死物。

其三是陰陽相交。人體頭部屬陽，腹部屬陰。《丹經極論》謂陰陽運轉乃乾坤之妙用，「使天地不運轉，則一氣停積，萬物不生。人若不運轉，則一氣否塞，不產丹藥，豈得與天地同其長久也？」這實際是指人體上部氣機和下部氣機緊相聯繫，相互激盪。頭部有主宰全身的神經網絡，有控制內分泌的總樞紐，而腹部則有重要的消化吸收器官和腎上腺、性腺等重要腺體。上下交合，陰陽運

轉，則可旺盛生命力，實現全身的穩態平衡。

上下交合的方式，大致有如下幾種：

第一，不交而自交，即不取意念升降的運作方式，只是默默地存守下腹部，讓神氣自然交合。常見的意守丹田類功法即屬此類型。《脈望》云：「火上水下，何以能交？若能存守中黃，端凝靈府，內守不出，外想不入，則水火陰陽，自然交合。陰陽交合，五行顛倒，靈芽自生，胎元結就，為先天至精，生生化化之基。」《呂祖太乙金華宗旨》認為，「一自斂息，精神不為境緣流轉」，即是坎離真交。」

第二，上降下升同步運作，即以下腹部的丹田為中心點，一方面引導心火下降丹田，另一方面又引導腎水上升丹田，上降下升，同步運行，在丹田實現交會。張伯端的「金液還丹」大道立丹部分所謂「心火元神下降，腎中元精上升，相交丹田」之法，即屬此類。「十六錠金」中的「一吸便提」（吸氣入丹田的同時，又提腎氣至丹田），張錫純在《醫學衷中參西錄》裏提出的心腎相交之法，亦屬此類。

第三，上降下升相繼運作，或先上降再下升，或先下升再上降，以此實現上下交合。如道家氣功「乾坤交媾法」，修定時，端身正坐，繫念於兩目之間的天根，久之自沉至地根（兩陰之間）；復念地根，久自又升至天根。如是精修熟練，自能交媾中央，即所謂「乾坤交媾罷，一點落黃庭。」古法：「夜間守定泥丸宮，日間守定臍腹中，行住坐臥無間斷，丹田裏面暖溶溶。」（《類修要訣・抱一子逍遙歌》）也是升降相繼運作的一種方式。

古人認為，夜屬陰，陽氣下降，故當守上竅以逆修之。白天為陽，陰氣降而陽氣升，故當守下竅導引之。這樣日夜升降相繼運作，便能實現陰陽交合。

人體前後交合，左右交合，以及表裏聚散之法，是人體上下交合的幾種特殊運作方式。以丹田為基點，沿脊背的督脈直上顱頂，再隨體前的任脈下降丹田，這種後上前下，前後交合，是傳統周天功的運行特點。先從腹臍左升乾頂，少停，從右降下腹臍，重複 36 次；再右升乾頂左降腹臍，重複 24 次。這種左右交合是卯酉周天功的運行特點。人體前後交合、左右交合，實際上是在更深層次上體現了上下交合。還有表裏聚散之法，演煉時隨吸氣將全身體表之氣向丹田集中，呼氣時則將丹田之氣向全身體表發散。這種表裏聚散有合有分，聚時體現了上下交合，分時則表現為上下背離，但這種背離仍有強化交合的作用：

其一，它是在聚合基礎上背離的，是將聚會到丹田的真氣再發散到上下左右直至全身體表，這顯然強化了全身氣機的聯繫。

其二，它是從丹田這個聚焦點向上下左右的原徑路背離發散，因此受到丹田和原徑路的制約，並因此而強化了丹田同原徑路的聯繫。所以表裏聚散法也是在更深層次上體現了上下交合。

❋內外交合

所謂內外交合，是指人體這個小天地同自然界這個大天地之間的互相聯繫，彼此溝通。《周易‧繫辭上傳》：

「故闔戶謂之坤，闢戶謂之乾，一闔一闢謂之變，往來不窮謂之通。」《修真十書・陰陽升降論》曰：「人能效天地橐籥之用，衝虛湛寂，一氣周流於百骸，開則氣出，闔則氣入。氣出則如地氣之上升，氣入則如天氣之下降，自可與天地齊其長久矣。」這說明，人是不能孤立存在的，必須上下內外緊相聯繫，才能順利而健康地成長。

也就是說，體內各臟器要相互溝通，形成一個有機的整體，同時又必須與大自然發生聯繫，以實現天人合一，天人同體。《陰符經》云：「天人合發，萬變定基。」人天相應，萬變定基而後人能安和。《內經・素問・六微旨大論》明確指出：「出入廢，則神機化滅，升降息，則氣立孤危。故非出入，則無以生長壯老已；非升降，則無以生成化收藏。」顯然，上下相交，內外相通，升降出入，正是維持生命的重要活動方式。

人與大自然相互溝通的內容指什麼？現在普遍認為是實現能量交換和氣體交換。按傳統氣功的說法是：

第一，人向大自然吸取清氣（向下吸取地氣，向上吸取天氣），並排出濁氣。根據現代科學觀點，應為吸入氧氣，呼出二氧化碳。

第二，人向大自然吸取精華之氣（如日精、月華、太和元氣等）讓它激盪、充實體內元氣。《內經・素問・寶命全形論》云：「夫人生於地，懸命於天，天地合氣，命之曰人。」古人認為，元氣是人的生命與天地自然統一的物質基礎，生命活動過程，即是元氣的消長變化及升降出入的運動。故吸取天地精華，可以強化體內氣機。

內外交合常見的有下述兩種方式：

其一，以氣波活動的方式進行內外交合。如劉佩凡結跏趺坐功中的毛孔開合法，呼時意想體內元氣透過全身衝出毛孔，吸時意想全身毛孔納進自然清氣歸於丹田。孫思邈的禪觀法以及古代的吸日精、採月華法，均屬此類。

其二，以機體擴大與自然同化的方式進行內外交合。如劉漢文慧功的「放在全身」，作功時要求遙想自然界日月山川等宏偉壯麗景象，繼而把體殼、膚毛鬆散到宇宙的無邊無際，把內在的氣放大到宇宙的無邊無際，自覺身軀「似有似無」，「不空而空」，最後讓身軀融於宇宙之中，與宇宙同體。

✤交合的方法和具體過程

上下相交，內外相交，升降出入，是維持生命體的重要活動方式，那麼氣功又是由哪些具體方法來實現這樣的交合呢？氣功實現交合的方法主要有四種：

(1) 意念運作

即在全身鬆靜的基礎上，輕輕用意念引導氣機升降出入。這是最常見的方法。

(2) 觀想運作

即假借某種良性意象，由具體觀想過程來實現交合。如《二懶心話》載的內照功，其中「首尾照顧法」，作功時設想天空一輪明月，下照巔頂，直透三關，照至極深海底，這時海底出現一輪月影，與天空明月上下相映，並行不悖，習煉者只覺此光上透九霄，下破九淵。這樣內外、上下便交融一起了。

⑶ 吐納運作

即運用主動性呼吸來引動、催動氣機升降出入。由主動控制呼吸的快慢、強弱、長短，以及改變呼吸的方式（腹式呼吸），再結合意念存想，可以有效地進行交合活動。如利用長吸氣引導體內上氣下降，利用長呼氣引導體內下氣上升。

如利用丹田吸氣，想像並引導宇宙的清氣源源不斷地從全身毛細孔進入丹田；利用丹田呼氣，想像並引導體內的濁氣源源不斷地從全身毛細孔散發出去。

⑷ 導引運作

即由特定的動作並結合意念，引導氣機升降出入。如雙手心向上，慢慢上提，再結合意念（或再結合吸氣），引導氣機上升；雙手心向下，逐漸下移，配合意念（或再配合呼氣），引導氣機下降。再如兩手相背，在小腹前輕輕分開，再結合意念以導出體內濁氣；兩手相向，慢慢向小腹前靠近，再結合意念，以引入大自然清氣。

上下交合和內外交合的具體過程，根據古人的論述，應注意如下幾點：

第一，心態要虛靜，心理運作要柔緩。《清靜經》說：「人能常清靜，天地悉皆歸。」《五篇靈文》指出，「但安神息，不運火而火自運」，這時先天元神、元氣便能「刻刻相合，漸漸融化」。所以心態虛靜不但為交合活動提供了有利條件，且能促進這種交合。為了能和虛靜心態相適應，升降出的心理運演，宜輕柔和緩。

第二，在氣機升降出入的過程中，要對機體的若干重要竅點，進行適當的激惹，以加強運作的強度。所謂重要

竅點，從上下交合的情況來看，主要是指上下氣的始發點，以及二者的交會點。下部氣機的始發點一般為會陰或氣海，上部氣機的始發點一般為百會或祖竅，而上下氣的交會點則常為丹田。從內外交合的情況看，內外氣進出的主要竅點為會陰、百會、勞宮、湧泉以及十指尖等。所謂適當激惹，或繫念該處，或在該處作輕柔激盪，或在該處作短暫停留，或運用神光內照該處，等等。

第三，要運用內視來促進交合活動。運用內視線，用雙目神光內照氣機的升降出入和具體交會，可以促進交合活動的進展。《金華宗旨》說，在上下交合之時，應以兩目內照坎宮，光華所到，真陽即出以應之。因為光華注照，坎中之純陽由於同類必親，便會出而上騰，與離火相交，二物一遇，便扭結不散，氤氳活動。

✵「交則泰」的機理

(1) 乾坤交合能引導和促進陰陽和合，水火既濟，從而使機體出現穩態平衡。

古人認為：「乾陽在上，坤陰在下，而一身之陰陽萬物，變化終始，皆在其間。」（《周易參同契考異》）古人還說，「乾之性情在於坤，坤之性情在於乾」（《性命圭旨》）；「陰潛陽內，陽伏陰中，陰得陽蒸，故能上升，陽得陰制，故能下降」（《仙籍語論要記》）。可見乾坤陰陽不但相互為根，而且還是對立的統一體，所以乾坤交合便能使「一身之陰陽萬物，變化終始」處於最佳功能態。此即所謂「乾坤交泰而萬化成焉」（《仙籍語論要記》）。

從現代科學觀點看，乾坤相交，陰陽和合，正是機體實現了穩態平衡，並出現全面的高效能的協同效應。上下內外相互溝通，全身氣脈便通暢無阻，血液循環也因此旺盛起來，特別是引起微循環大量開放，並且各個系統、各個臟腑之間的固有聯繫也大大增強，它們相互依附，相互促進，協同運作，形成一個嚴密的生機勃勃的整體，顯示出強大的生命力。

古人說：「百脈通流，百竅相望，百關相鎖，百節相連，故一穴閉則百病生，一脈塞則百經亂。」（《太清中黃真經》）這說明人體內部是一個錯綜複雜、緊密相聯的整體，如果其中一個「部件」出了問題，則會引起整體的混亂，而氣血通暢，陰陽相交，則能使「百關相鎖、百節相連」的內在固有聯繫，進一步強化，使機體不斷煥發出生命的光彩。

⑵ 乾坤交合能使神精交媾而結內丹，從而提高生命的品質，從根本上改變一個人的體質。

傳統內功以神和精為煉丹之大藥，神棲泥丸，精藏腎府，而乾坤交合，則能使神精交媾而結內丹。丹珠結成，真氣旺發，體內形成一股高能級的能量流，它可自動循任督乃至全身經脈運行，並掃除一切病氣、邪氣。這樣，便可大大提高生命的品質。正如張紫陽所云：「取將坎位中心實，點化離宮腹內陰，自此變成乾健體，潛藏飛躍盡由心。」（《悟真篇》）

傳統內功一個重要的理論就是「顛倒」、「逆反」說，它強調「順則生人，逆則成仙」。所謂「顛倒」、「逆反」，就是煉精化氣，煉氣化神，煉神還虛。完成這個過程，就

從根本上改變了一個人的體質。而交合運動正是逆修的具體實踐和根本大法。

(3) 乾坤交合特別能增強上端的腦部同下端的腹部之間的內在聯繫，這對維繫機體健康、提高生命品質，具有極為重要的意義。

其一，上下交合能使大腦活動與臟腑的生理活動同步化。人的各種生理活動各有其自在的節律，由低級神經中樞自動進行調節。人的意識活動不但不能控制生理活動，有時還會給它帶來損害。上下交合，將意念引向機體的內部和下部，這就克服了由於勞作思維所造成的上下背離的偏頗，並使意念能直接對內臟產生積極作用。

其二，上下交合能增強下丘腦——垂體——腎上腺軸系統的功能。下丘腦是植物神經系統皮質下中樞，也是調節內分泌活動的主要環節。腦垂體是人體最重要的一種內分泌腺，由於它分泌多種激素，具有控制其他腺體的功能，故有主腺之稱。腎上腺則能調節體內的水鹽代謝、糖代謝，分泌一定量的性激素以及發揮「應激反應」的作用等。上下交合能對這個系統進行良性刺激，加強這個系統的上下聯繫，從而大大激發這個系統的功能。內分泌功能的改善和增強，對保持機體的完整性和穩定性，對保持青春活力和延緩衰老，具有十分重要的作用。

(4) 乾坤交合可以提高生命運動的有序度。

這可以從兩個方面來看：第一，從刺激、反射的角度看。人生活在自然環境和社會環境中，不斷受到各種刺激，並由反射發生各種反應。因為刺激是隨時產生，沒有什麼規律的，所以反射也是十分散亂的，由此產生的生物

電活動在體內各部位的強弱、方向也就不一致，於是便會出現相互抵消、削弱、干擾的情況，從而容易造成機能失調。而進行上下、內外交合，則可使生命運動在整體上趨於統一，在方向上趨於一致，這就提高了生命運動的有序度。第二，從機體內部的固有機能看。根據中醫學說，氣的升降是人體臟腑器官本身固有的功能。如心氣推動運化血液，上能升至頭頂，下能降到足尖，又能從足尖再升到頭頂，回歸於心，如此不停地循環。肺的功能既可宣散上升，亦可肅清下降。腎氣上升可達心肝脾肺等各個臟器。上下交合可使臟腑固有的升降運動得到進一步完善和加強，這就提高了生命運動的有序度。生命運動有序度的提高，是人體強健的重要標誌。

⑸ 人體內部氣機同大自然氣機的密切交合，更可增強體內的能量，提高臟腑的功能。

《內經》早就提出，「天食人以五氣」，「五氣入鼻藏於心肺」（《內經・素問・六節臟象論》）。高士宗在《素問直解》中說：「生氣通天者，人身陰陽五行之氣，生生不已，上通於天也。」《性命圭旨》說：「天人一氣，聯屬流通，相吞相吐，如扯鋸焉。天與之我，能取之得其氣，氣盛而生也。」可見人體不僅從大自然吸取氧氣，還從強大的宇宙能場納進某種高能物質，來強化自身的功能。而內外交合正是自覺地、主動地強化這種吸納過程。

總之，「交則泰」是傳統氣功學的一個重要觀點，為了掌握氣功訣竅，提高煉功效果，充分瞭解交泰觀的內涵，是十分必要的。

（原載《東方氣功》1998 年第 5 期）

62. 論氣功修練中的動靜交養

唐代大詩人白居易寫過一篇《動靜交相養賦》，十分精闢地提出氣功修練應該動靜交養。他說：「天地有常道，萬物有常性，道不可以終靜，濟之以動；性不可以終動，濟之以靜。養之則兩全而交利，不養之則兩傷而交病。」動靜交養一直是傳統氣功修練的重要指導原則。所謂動靜交養，一方面是指在煉功方式上要強調靜功與動功的適當配合，另一方面是指在煉靜功時要注意靜中求動，在煉動功時要注意動中求靜。

本文擬著重從靜功修練角度來探討動靜交養問題。

✽靜體動用

靜體動用是靜動兩者之間的最基本關係，也是靜動交養的前提。正如《道鄉集》所說：「要識動靜原是一物，靜時為體，動時為用。無有體安有用也。」

氣功修練為什麼要以靜為體，以動為用呢？這是因為：「凡有起於虛，動起於靜，故萬物雖並動作，卒復歸於虛靜，是物之極篤也。」（《老子‧十六章王弼注》）白居易也說：「且有者，生於無也。斯則無為母，有為子，以母養子，生成之理，則靜養動之理明矣。」可見動起於

靜而歸於靜，是事物變化的規律。煉功健身當然必須遵循這一規律。

具體說，靜體動用表現為以下三個方面：

⑴ 靜為動提供了必要的和良好的生理環境和心態

人處鬆靜態，內心恬適，大腦活動有序化提高，交感神經張力下降，副交感神經張力提高，植物神經同內臟的良性聯繫增強，全身血脈暢通，微循環大量開放。這樣，不論是形動，還是意動，均能充分發揮其疏通經絡、活躍氣機的作用。

⑵ 靜為動提供了能量，使之不斷進行良性運作。

靜是儲能狀態，是氣機內伏狀態，而動則是耗能狀態，是氣機激發狀態。正是由於靜的儲能，才有動的耗能。白居易說，靜「在蟲為蟄，在水為止，在門為鍵，在輪為柅」，而動則是「在氣為春，在鳥為飛，在舟為楫，在弩為機」，「不有靜也，動奚資始？」可見靜為動之源。《太平經》說：「求道之法靜為根。」《金仙證論》說：「蓋靜者大道之體，造化之根。」《朱子語類》說：「靜者養動之根，動者所以行其靜。」《道鄉集》說：「靜乃動之基，不靜不能動也。」他們都在強調靜的根基能源作用。

⑶ 靜對動進行了潛在的制約，使之成為一種輕柔、和緩的活動。

在日常生活中，一般的動易引起緊張、興奮和用勁，這顯然對機體不利。強調靜體動用，正可以從力度、頻率和節奏等方面，對動進行有效的制約，使之同靜既對立而又能統一。白居易說「動兮靜所伏」，正是強調靜對動的潛在制約。

✳動靜交替

一動一靜，動靜交替，是動靜交養的最重要的一種表現形態。

《易‧繫辭上傳》：「動靜有常，剛柔斷矣。」太極動而生陽，靜而生陰，動靜有常，陰陽交替，萬物便呈現一片生機。白居易在《動靜交相養賦》中曾以「日明則月晦，日晦則月明」，和「陽進則陰退，陽退則陰進」，來闡明動靜交替的必要性。就人體本身說，也無時不進行著動靜交替：夜臨則眠，日出則起，久坐思立，久立思坐，久動欲靜，久靜欲動，一動一靜，有利於人體健康。可見，動靜交替，陰陽化生，是自然界的一條重要規律。

在氣功修練中，動靜交替由於功法不同，而有種種不同的表現：

傳統內丹功謂煉精化氣屬動，還虛屬靜。《仙佛合宗‧真意第二》：「何謂動靜兼用之動？答曰：初關煉精，真意採煉屬動，封沐屬靜；三年哺乳，真意出收屬動，歸宮還虛屬靜。此動靜兼用之功也。」《金仙證論》說：「氣機既然發動，則當以靜應之，一動一靜，不失機緘，是謂調藥，是謂交合。」

有一種周天功法，在運氣升督時強調運用吸、抵、撮、閉四字訣（鼻中吸氣，舌抵上齶，撮提穀道，目閉上視），這既有形動，又有意動；而在降任時則順其自然，這顯然是相對安靜狀態。如此一動一靜，交替運作。

佛家氣功六妙法門的數息、隨息，是輕微的意動，止息則進入靜境，到觀息又轉為明顯的意動，接著的還息是

從意動轉向意靜的過渡態，最後的淨息又回到更高層次的靜態。一動一靜，動後是更高層次的靜，這種動靜交替運作，是六妙法門鍛鍊身心的一個明顯特色。

上述幾種動靜交替，主要表現為意念運作和意念停止的交替出現。在吐納功中，動靜交替則主要表現為吸時有意（主動性吸氣，並加觀想）和呼時無意（自然呼氣，不加觀想）的交替進行。如禪密功納氣法中的一字勢，它要求納氣時有意且長，呼氣時無意而短。

所謂有意，指既要注視目標，又要繫念掌、臂、胸、腹、大腿內側和會陰部都在吮吸外來之氣，而且還要體察外氣攝入體內又流入地下的實感。

顯然，納氣時既有呼吸運動，又有意念活動和感官活動，而呼氣時則相對處於恬靜狀態。吸動呼靜，動靜交替，反覆為之，外氣便可通透全身，從而可實現天地混元一體。在運氣類功法中，動靜交替常表現為內氣運行（意動、氣動）和停頓（意停、氣停）的交替出現。

✳動靜合一

動靜合一是動靜交養的又一種重要表現形態。

所謂動靜合一，是說二者融洽一起，或靜中寓動，或動中寓靜。動靜合一可以充分發揮各自的優點，克服各自的弱點，更好地發揮強身祛病的作用。《周易精義》引胡炳文曰：「靜中有動而不滯於靜，動中有靜不偏於動，此惟至精至變，極天下之至神，故無思而無不思，無為而無不為。」確為中肯之談。

我們知道，一般所說的動，有如下三個特點：其一，有外顯的動作或內在的意念存想活動；其二，全身肌肉、筋絡、血管出現明顯的緊張；其三，心理強度明顯增強，中樞神經興奮性明顯提高。

靜則有如下三個特點：一是，既沒有外顯動作，也沒有意念存想活動；二是，肌肉、筋絡鬆弛，血管舒張；三是，心理強度明顯減弱，中樞神經抑制過程增強。

顯然動靜這是兩種截然相反的狀態。而動靜合一，則是將動靜各自的特點加以糅合、融化、溝通，從而形成靜中有動、動中有靜，對立而又統一的獨特運演方式。這種動靜合一具有如下一些特點：

第一，如有外顯動作，則動作輕緩、柔和，呈慢節律；如是意念存想活動，則是在恬靜的心態上進行，且表現了單純性和重複性，不和思維掛鉤。

第二，在全身肌肉鬆弛、血管舒張的基礎上，出現局部肌肉的輕度緊張。

第三，在心境恬靜、大腦皮質廣泛抑制的基礎上，出現局部的弱態的良性興奮。

可以說，動靜合一是氣功運演的一個重要特色，不論是哪一種功法，均不同程度地反映了這一特色。從靜功角度說，動靜合一有兩種表現形態：一是以靜為主，靜中寓動；二是以動（意動）為主，動中寓靜。

傳統內丹功在凝神入氣穴時，十分強調「寂照」的功夫。因為念起神弛則入荒渺，而止不得所，不入昏沉，即生煩躁，只有採取「寂照」之法，始能不即不離，不沾不脫。所謂「寂照」，正是心靜和意動的和諧結合。神光下

照，係意功：而心境寂然則是恬靜的表現。在這裏，「寂」是基礎，「照」要服從「寂」並為「寂」服務。《摩訶止觀》說：「法性寂然為止，寂而常照名觀。」止觀合一，止中寓觀，是佛家修心的重要法則。朱熹說：「有以主乎靜中之動，是以寂而未嘗不感，有以察乎動中之靜，是以感而未嘗不寂。寂而常感，感而常寂。此心之所以周流貫徹而無一息之不仁也。」（《宋元學案·晦翁學案上》）「寂而常感，感而常寂」這正是靜中寓動、靜動合一的心態。

❈動靜相宜

　　為了實現動靜交養，必須注意動靜相宜。

　　方開在《內功圖說》中云：「動靜合宜，氣血和暢，百病不生。」因為「過動傷陰，陽必偏勝；過靜傷陽，陰必偏勝」。只有動靜相宜，才能合乎陰陽，順乎五行，發其生機，神其變化，從而通和上下，分理陰陽，去舊生新，充實五臟。那麼，怎樣才能做到動靜相宜呢？

　　⑴ 動靜要適度

　　一般地說，功中不論動或靜，都要適度，不要過分。比如靜功修練到一段時間，可能靜極生動，出現自發動作，這種自發動作並不是動量越大越好，而應適當控制其動量和力度，並及時引導歸靜，否則將對機體不利。

　　又如坐禪一類靜功，強調實現空寂入定，但也並不是一味死靜，而應在「一靈獨覺」的制約下，達到高度有序化的高層次的空靜。特殊地說，應根據不同功法的具體要求，靈活掌握好動靜的程度。比如在以靜為主、寓動於靜

的功法中，相對說，就要不斷強化靜的程度，弱化動的程度，要使動在靜的基礎上運作，服從於靜，並促進靜向更高層次進展。而在以動為主、寓靜於動的功法中，相對說，則要維持心理動作的一定動量和力度，但同時又要不斷涵養和強化寂靜的心態，讓靜更好地制約動和配合動，使動能向機體的更深處運化。

(2) 動靜要適時

《性命圭旨》說：「當動則動，當靜則靜，自有常法。」白居易的《動靜交相養賦》也說：「知動之可以成功，不知非其時，動必為凶。知靜之可以立德，不知非其理，靜亦為賊。」他還說：「先之則過時，後之則不及時，交養之間不容毫釐。」古人所說的動靜適時，常指內丹修練中玄關闢發、陽氣潛萌之時，要抓緊時機做功。《道鄉集》說，「必也虛極靜篤時，忽然一動，方是真動」；「乘此關機，凝神於內，動氣也自返回本根，與神合成一體，方為著落也」。這就是說，體內陽氣萌動之時，意念要及時抓住它，並密切配合，形成一種氣動、意動之勢。

但《道鄉集》對此也著意告誡：「動時凝神於氣機，乃有事也。然而有事幾同無事。設惑於有事，妄自搬運，反礙活潑之機，非清靜無為之大道也。」意思是，此時仍要控制動量、動勢，儘量保持恬靜心態，力求動中寓靜、動靜相宜，方合修持大道。

實際上，動靜適時也體現於動靜結合的各個方面。比如周天功，任督運轉時側重動，丹田溫養時側重靜，修練過程就要先動後靜，適時而行，但同時前者動中又要含靜，後者靜中又要含動，如此便能動靜合宜。

⑶ 動靜要協調

所謂動靜協調是指兩者要配合默契，渾然無間，既互相制約，又能互相促進。具體說，如一動一靜要按功法的固定程序運行，不可畸輕畸重，不可偏廢。比如卯酉周天功，它是意動和停頓交互進行，因此每一次周天運行，都要按照一定的程序有節律地運轉，既不可省去停頓，也不可停頓時限忽長忽短。又如動靜交替要緊密相扣，互相呼應。一動一靜之間，當意動向意靜過渡之時，要適當減弱意動的強度，讓動態輕輕地融入靜境，使動靜順利交接，融洽無間。而進入靜境之後，則要留意讓心態自然地順應動的氣勢，讓動在靜境中繼續進行潛在的運化。

如前文提及的禪密功一字勢，吸時要繫念機體的多個部位，呼時無意。這時的無意不是神光渙散，而應該是順應吸時的動勢，若無其事地、輕輕地存守上述機體的多個部位，這有利於動勢在這些部位進行潛在的運化。

動靜相濟

白居易早就提出，道不可終靜，濟之以動；性不可終動，必須濟之以靜。只有動靜共濟，充分發揮各自的優點，克服各自的缺點，才能實現動靜交養，從而達到強身祛病、益壽延年之目的。這就叫「能動能靜，所以長生」（《養性延命錄》）。

靜者由於清淨無慾而有益身心，故三國時著名學者何晏說：「仁者無慾故靜，性靜者多壽考。」（《論語集注》）從現代科學觀點看，靜能減慢生理運動的頻率，從而減少

耗能，增加儲能，這顯然有益壽考。但滯靜則廢，過靜會損害人體的機能和活力，反而成為疾病和衰老的因素。動者能活躍機體，疏通經絡，使氣血暢通，新陳代謝加強，這當然能增強體質，提高機體的免疫功能。三國時的華佗曾指出：「動搖則穀氣得消，血脈流通，病不得生，譬猶戶樞不朽是也。」（《三國志‧華佗傳》）

從現代科學觀點看，個體只有依靠外界負熵的輸入，來抵消機體內部的正熵積累，使體內「有序」，才能達到延緩衰老的目的。為了輸入負熵，就要加強與外界的交換，而運動正是輸入負熵的重要途徑。但過動則損，過動會消耗人體大量的能量，損害人體的機能，造成機體平衡失調，從而危害健康。而動靜互濟，以靜制動，以動化靜，正可發揮二者各自的優點，克服各自的缺點。所謂動靜交養正是以此為依據的。

動靜相濟實質上是陰陽互根、陰陽消長、陰陽轉化規律的體現。古人說：「太極動而生陽，動極而靜，靜而生陰，靜極復動。一動一靜，互為其根，分陰分陽，兩儀立焉。」（《太極圖說》）動靜陰陽是一切事物發展的基本規律。《內經》說：「陰平陽秘，精神乃治；陰陽離決，精氣乃絕。」只有陰陽處於相對平衡的狀態，才能按照陰陽互根的規律發展變化。而動靜共濟，正是為了實現陰陽的相對平衡狀態。元陳致虛說：「修丹者，不離陰陽，以立根基。」（《周易參同契分章注》）顯然，只有明確動根於靜、靜根於動、動靜互根，動靜相濟的道理，並在氣功修練中貫徹此一道理，修丹之根基才有可能立起來。

動靜相濟還是內外合一、形神共煉的體現。形神共煉

是傳統養生的一條重要指導原則。《內經》早就提出「形與神俱」的觀點，它通過內守與外煉的方法來實現形神合一。其後還出現了「形神相守」、「形神相親」、「形神俱妙」等說法。煉功家向來還有「外煉筋骨皮，內煉精氣神」之說。人之一身，神為身主，形為神舍，形神相依，陰陽相對，方能共存。所以養生家常以守靜來養神，常以吐納、導引的微動來強形，並且使二者交替運作，共濟互養，從而實現強身長壽之目的。

從心理學的觀點看，靜可以使大腦皮質處於廣泛的抑制態，而動則可使大腦皮質處於廣泛的興奮態。動靜相濟，動中有靜，靜中有動，可使大腦皮質兩個過程處於更高層次的協調狀態。具體說，大腦皮質高級功能區保持局部的弱志興奮，可使大腦出現既朦朧而又有一絲清醒的最佳功能態，避免抑制過程陷入昏迷、痴寂的境界。而大腦皮質形成廣泛的抑制態，則能為皮質高級功能區的良性興奮，提供良好的和必要的做功條件。因為廣泛性的抑制，能有效消除和遏制傳入訊息在皮質形成的干擾，使神經衝動原來不能或難以通過的區域，可以順利通過，久而久之，便可實現中樞對內臟的直接調控。

綜上所述，氣功修練應該堅持以靜為體，以動為用，切切實實進行動靜交養，這樣才能實現強身祛病、益壽延年之目的。

（原載《東方氣功》1996 年第 5 期）

63. 集義生氣 養生大法

清代氣功宗師黃元吉說過一段集義生氣的話，對養生有很好的指導意義，值得仔細玩味和學習。

黃元吉說：「若性地之鉛（『鉛』指體內元氣），即孟子所謂浩然之氣，由集義而生者是。」（見《樂育堂語錄》，下同）就是說，人的真陽之氣，是由許許多多「義」的行為和感受的積累、昇華而產生的。

黃元吉這樣解釋「義」的表現：「夫義之所在不止一端，或於敦詩說禮而有得，或於談今論史而有感，或於朋友相會而有所悟，或於觀山玩水而有所見。更有行仁禮讓、濟困扶危種種義舉，偶然感附忽地悟入大乘。」顯然這裏的「義」，既包括人的崇高思想境界，也包括人的良好道德風範，更包括濟困扶危、樂善好施的具體行為。因為這幾方面都和「氣」的產生有密切關係。

那麼「義」是如何「集」起來的呢？黃元吉說：「人能於機關偶露之際，實實認得為我家本來故物，一眼覷定，一手握定，日夜用綿密寂照之功。如此之悟是為真悟，如此之得是謂永得。此為集義妙法。」又說：「隨時隨處將所發情景，常常醞釀，不使隨來隨去，旋滅旋生，即是擴充集義之真實行持也。」

黃元吉強調要善於從日常生活的感受和作為中，及時捕捉那種機關偶露的本來故物，即人性中善良的本性，並不斷加以醞釀和昇華。黃元吉認為這才是「真真踏實行

持」，最好最實在的修練。

從有關「義」的感受和作為，到「氣」的產生和集聚，這經歷了怎樣的過程呢？可以說，它經歷了感悟、護持和潛化這三個心理修持階段。

一個人讀書論史，如果從古人的吟唱或事例中，感悟到人生的價值就在於奉獻，就在於愛人，這便是「義」的體現；一個人與朋友相會，或互相切磋，或互相勉勵，十分融洽，十分默契，忽地感悟到友情的純樸，人性的善良，這便是「義」的體現；一個人尊老愛幼，行仁禮讓，在尊重別人的同時也得到別人的尊重，於是感悟到和諧相處的可貴和自己對社會的責任心，這便是「義」的體現；一個人觀山玩水，見到山川壯麗，由此感悟到浩氣蕩腸，進而激起奮發上進之心，報效國家之志，這便是「義」的體現；特別是一個人濟困扶危、樂善好施，體驗到助人之樂，並感悟到解救他人、普度眾生是自己的天職，這更是「義」的體現。凡此種種，均是日常生活中隨時可能出現的有關「義」的感悟。

出現了「義」的感悟之後，就需要善加護持。用黃元吉的話說，就是要「隨時隨處將所發情景，常常醞釀，不使隨來隨去，旋滅旋生」。因為生活中偶然出現的這種「閃光的一剎那」，是「來無跡，去無蹤」，極易消失的，這種自然顯露的良好的心理原生態，讓它消失是十分可惜的。因此，必須抓緊時機，「將所發情景時時醞釀」。

這裏的「醞釀」，不是指事後常常記起有關感悟情景的具體細節，而是要求在粗略重現那些情景之後，重新體驗情景中顯露出來的善良本性，那種體現真善美的精神境

界。這樣，就能不斷淨化自己的心靈，不斷強化自己的良知，不斷提高自己的品性。

在善加護持之後，還要進一步使之潛化。用黃元吉的話說，就是「一眼覰定，一手握定，日夜用綿密寂照之功」。他的意思是，在重複體驗所感悟的情景之後，便要集中注意力，在這種良好的精神狀態和心理基礎上，進行「寂照之功」。

即靜心、放鬆、調整好呼吸，把大腦中有關的感悟，輕輕地模糊化，虛無化，並自然地將之凝縮成為一個沒有顯意識內涵的「意識團」，然後又輕輕地把這個「意識團」沿著任脈線路，投放到腹臍部位（丹田），就像《打坐淺訓》所說：「總要無人心，有道心，將此道心返入虛無，昏昏默默存於規中（丹田）。」這之後，再對腹臍部位進行「寂照」。

所謂「寂」，是指心態極為虛靜；所謂「照」，是指意念指揮內視線對丹田部位進行照射。這樣的「寂照之功」，不但能夠激發體內的真氣，同時還能將生活中的感悟予以昇華，使之悄悄地進入潛意識領域，成為以後影響一個人的思想行為的潛在力量。

《道鄉集》說得好：「人能將此靈性，返照於命宮，即是日照月留，照之既久，先天一氣始從虛無中來。須知修道者修此氣，採藥者採此氣。《孟子》所謂集義所生者，亦是集行此氣。」這種蘊含仁義理念的潛意識，一旦顯露出來，便是貫滿一身的凜然、浩然之正氣。誠如黃元吉所說：「即如貞女烈婦矢志靡他，一旦偶遇不良，寧捨生而取義；又如忠臣烈士惟義是從，設有禍起非常，願捐

軀以殉難,此真正陽生也。」這個「陽生」,就是潛態仁義理念的顯露。

那麼「集義生氣」有沒有科學根據呢?

現代腦科學研究已經證實,當人們某種慾望得到滿足時,大腦便會分泌出一種 β-內啡肽的物質。這是一種快樂激素,它能使人產生強烈快感。與此同時,腦波則會呈現 α 波。α 波顯示大腦對外來的刺激,採取了一種柔和、平靜和樂觀的處理方式。α 波的出現,說明腦內正在分泌 β-內啡肽。α 波的狀態和 β-內啡肽的關係,難以說清誰先誰後,二者可以說同為一體。

大腦裏有一種快樂神經,受到刺激時便產生快感。這個神經從性慾、食慾、調節體溫等原始性的生理慾望,一直聯結到運動、學習、記憶,最後到達掌管人精神的最高級腦和前額聯合區,而控制快樂神經的關鍵性物質便是 β-內啡肽。

現代科學研究還證實, β-內啡肽隨著慾望層次的提高而增大。也就是說,一個人如果具有良好的助人濟世的目的,時時有「義」的作為和感悟,其大腦便能持續地分泌出和保持著較大量的 β-內啡肽。

這樣,大腦前額聯合區的機能會隨之迅速活躍起來,意識與潛意識合為一體,這樣,便可以將內心邁向成功的積極設想,化為具體的行動步驟;可以促使機體的各種潛能活性化,並使直覺和悟性變得睿智敏捷。

另外,大腦還存在一種內環境穩定機制,一般稱之為恆常性調整系統。比如當體內去甲腎上腺素、腎上腺素產生時,必定還會分泌出一種稱為血清素的激素進行抑制,

有人稱此為負回饋。但是，當高級腦（高級腦控制人的理性行為，原始腦控制人的感性行為）為社會、為他人做貢獻時，沒有任何東西能阻止 β-內啡肽的分泌。也就是說，此時恆常性的調整系統並不進行負回饋工作，於是便能使人源源不斷地產生愉快、舒適的心情，使人持續處於心情的最佳狀態。

人本心理學創始人馬斯洛，用「高峰體驗」來表述人們實現最高慾望時出現的那種最佳心理狀態。實際上，這時人體內的 β-內啡肽正呈現出汩汩流出、用之不竭的狀態（參見春山茂雄：《腦內革命》）。

由此可見，「集義」所以能夠「生氣」，其物質基礎便是大腦內分泌出來的 β-內啡肽這種快樂激素。由於「義」的感悟是人的最高層次慾望得到滿足時的內心體驗，所以 β-內啡肽能夠持續地、不受阻止地並且是大量地分泌出來。如果這種感悟能夠常常「醞釀」，時時「集聚」，則更能使之增多增強。因為人體內各個組織甚至睾丸細胞裏都存在著它的受體，所以這種快樂激素便成為能對機體身心產生全面影響的物質力量。一個人應激狀態時外顯的浩然正氣和靜煉時內發的丹田真氣，都是在 β-內啡肽的作用下形成的。

「集義」時產生的快感，則是修練內功、萌發真氣的心理基礎。我們知道，「集義」時產生的快感，一方面是來自最高層次慾望得到滿足時的體驗；另方面則來自大腦分泌出來的 β-內啡肽這種快樂激素。修練內功時，這種潛藏著仁義理念的快感，便成為一種高品位的真意，在功態中不僅起著主宰作用，還發揮著整合、調控和修復等作

用。同時，它還為修練內功提供了良好的心境。

　　心理學上把心境定義為一種使人的一切其他體驗和活動，都感染上情緒色彩的、比較持久的情緒狀態。它具有瀰漫性的特點。當一個人處於某種心境中，他往往會以同樣的情緒狀態去看待一切事物。積極、良好的心境，有助於積極性的發揮，有助於克服困難、提高效率。由「集義」產生的愉悅心境，不但有助於真意的運作，而且也有利於內氣的萌發、集聚和運行。

　　正如黃元吉所說，「日夜謹慎，不稍使此心有不仁不義之處，以負慚於幽獨，抱憾於神明，則我心無不歡暢，我志自然圓滿」；「果能持守不失，神常返於穴中，氣時歸於爐內，久久真陽自發生矣」。

　　據此看來，集義生氣確為養生之大法。

（原載《現代養生》2007 年第 4 期）

「虛心實腹」並非「寬心飽腹」

蘇軾曾寫過一篇《養生三字經》，全文不長，抄之如下：「軟蒸飯，爛煮肉。喝羹湯，厚氈褥。少飲酒，惺惺宿。緩緩行，雙拳曲。虛其心，實其腹。喪其耳，亡其目。久久行，金丹熟。」這篇文字前部分談了日常生活中應該注意的一些問題，後部分則是概述了傳統內功的修練要領。

近讀《益壽文摘》報（1999 年 1 月 5 日），看到有人竟將後面這段文字作了如下解釋：「心境要放寬，不可空腹無實物；還要少用耳朵和眼睛，以清心怡情，休息得更好。」（原刊《人民保健報》）這真是解釋得太離譜了。

虛心實腹出自《老子‧三章》：「是以聖人之治也，虛其心，實其腹，弱其志，強其骨。」虛心實為恬淡虛無之意，亦即心無雜念，讓大腦皮質處於廣泛抑制態。《內觀經》云：「虛心者，遣其實也。」《性命圭旨》云：「心中無物為虛。」均此意。實腹則為氣凝丹田，使小腹精氣盈滿之意。《悟真篇》云：「不若煉鉛先實腹，且教守取滿堂金。」所謂「煉鉛先實腹」，意思是說，要先煉養元氣，讓元氣充滿臍腹。古人稱此為「坎（腎）底尋鉛（元氣）」。如是久久，就能氣滿丹田，達到蘇軾所說的「金丹熟」了。《脈望》云：「虛心實腹，飢氣渴津。」說明虛心實腹可以氣滿充飢，津生解渴。

虛心是實腹的前提和先決條件。只有做到心無雜念，

清靜無為，丹田才能萌發精氣，並不斷充盈壯大。所謂「出入有無順其自然，心機無為，天機自轉」（《道家‧太極門》）；所謂「身心無為而神氣自然有所為，猶天地無為萬物自然化育」（《五篇靈文‧重陽注》），就是強調虛心對實腹的開啟和推導作用。

這是因為大腦虛靜，可使中樞神經處於保護性的抑制狀態，從而提高了大腦皮質特別是額葉部分的有序度，提高了人體這個巨系統的自控功能，進而大大強化了受植物神經支配的內臟活動。

再說，實腹也可提高虛心的品質和層次。小腹精氣充盈，水火既濟，這能回饋到大腦，促使大腦進入恍兮惚兮的氣功態，從而加速深層意識控制乃至自動化控制的實現。這就提高了虛心的品質。

清代氣功家黃元吉曾說，神氣兩者凝住中宮，打成一片之後，便進入混混沌沌、恍恍惚惚之態，「斯時也，不知神之入氣，氣之歸神，渾然一無人無我、何天何地之景象」（《道德經註釋》），這便是虛心品質提高的寫照。

另一方面，實腹還能對全身進行良好的雙向調節，促使生命體實現穩態平衡，而這種平衡的實現，既是虛無心態得以維持的重要生理基礎，又是虛無心態向更高層次推進的物質動力。

至於「喪其耳，亡其目」，不是說「少用耳朵和眼睛」，而是要求「閉聰掩明」，關閉耳朵和眼睛，徹底切斷聲波對耳的刺激和電磁波對眼的刺激，以促進主體儘快進入虛無的心態。這是因為視覺和聽覺活動，是對入靜態的最大干擾，正如古人所說：「目視色則神從目漏，耳聽

聲則精從耳漏。」（《五篇靈文・序》重陽注）《大成捷要》就曾指出，採大藥時必須先將六根（眼、耳、鼻、舌、身、意）斬斷，只有六根不漏，然後才能結成聖胎。由此可見，「喪其耳，亡其目」和「虛其心，實其腹」有著密切的關係。

　　古人在長期的煉功實踐中，還進一步提出「內聽」、「內視」的修練方法。即不只是要對外關閉耳朵和眼睛，還要將聽覺和視覺活動引向機體內部沒有認識意義的生理部位。這不但可以更有效地切斷外界事物對主體的干擾，還能增強做功的動量，推進內部氣機的運化。《黃庭內景經》說：「恬淡閉視內自明。」《尹真人皇極闔闢仙經》說，「時時收視返聽，照顧不已」，不但「睡魔自遣，且能應抽應添，運用自如」。莊子倡導的「聽息法」，即為逆用聽覺功能來為煉功服務的一種方法。總之，古人煉功是十分重視逆用視覺和聽覺功能的。

（原載《氣功》1999 年第 6 期）

65. 虛心實腹的一個好方法

老子在《道德經》裏提出的「虛其心，實其腹」，是傳統氣功修練的一個重要指導原則。虛心，是指人的精神狀態要達到恬淡虛無；實腹，則要求丹田（小腹部）精氣充盈。這是說，進入氣功態，在空靈虛靜的心態下，要納氣於丹田，要鼓蕩丹田的氣機，要以丹田為始發點和中心點，引動全身產生強大的生命能量。

虛心和實腹存在著既矛盾又統一的關係。它們之間的矛盾表現在：虛心是一種靜態，而實腹是一種動態，在通常情況下，兩者是互相排斥的。如何在虛靜心態下恰當運用良性興奮，以鼓蕩丹田的氣機，這正是氣功修練中需要認真解決的一個重要問題。

虛心和實腹同時又存在著密切配合、互相促進的關係。煉功中，只有做到虛心，才有可能達到實腹。這是因為丹田氣機的發動和充盈，需借虛靜心態下真意的激惹和呼吸氣息的鼓蕩。古人說的「心安而虛，則道自來止」（《坐忘論》），即此之謂。

另一方面，由於實現了實腹，丹田氣機旺盛，全身經脈暢通，這便出現了心腎相交、水火既濟的現象，它是機體功能協調、平衡穩定的體現，它能使中樞神經受到良好的涵養和調節，從而有利於鞏固和深化虛靜的心態。

古人為了實現虛心實腹，曾經提出了許多行之有效的主張和方法。《周易參同契》以「耳目口三寶，固塞勿發

通」,「真人潛深淵,浮游守規中」,來實現虛心實腹。白玉蟾說:「昔日遇師親口訣,只要凝神入氣穴。」(《性命圭旨》)他要求在虛靜心態下,集中精神進入丹田,鼓蕩丹田氣機,以使小腹精氣充盈。從心理學角度看,虛心,便要實現大腦廣泛區域的深度抑制;而實腹,由於要運用良性意念在腹臍部位做功,便必然會引起中樞神經一定程度的興奮,這就出現了矛盾。

所謂意守丹田,便是解決這一對矛盾的最常見的方法。它一方面利用大腦皮質孤立的優勢興奮灶,透過負誘導作用,來引起大腦皮質的廣泛抑制;另方面又由優勢興奮灶同丹田建立起的條件聯繫,來慢慢發動丹田的氣機。這確實不失為虛心實腹的有效方法。但由於意守需要集中注意力,開始習煉時,往往容易出現興奮度過強的現象,甚至引起興奮擴散和全身緊張,這就不但達不到虛心,更無法實現實腹了。

道家「通關展竅功」,是一種效驗顯著的治病強身氣功,它除了特殊的臥姿要求外,還有一種獨特的意守方法,這就是:先集中注意力守住玄關(兩個眉頭和兩個眼角之間的一小塊地方,即上丹田),再用意識暗示自己,覺得自己的頭即在自己的小腹裏面。道家「通關展竅功」稱此為胎兒在母腹內的形式,是個「太極圖」。此法和道家雜修法訣所說的「守玄關,頭沉腹,臍內出,兩相如」完全相同。應該說,這是虛心實腹、上下丹田合守的一種既簡易又實效的好方法。

徐伯威介紹的「自然功」,即採取「通關展竅功」的獨特意守法。他說自己經過幾十年實踐,深深體驗到此法

效果至為顯著（見《中國流行氣功選》）。

先守住玄關，再暗示自己，覺得自己的頭即在自己的小腹裏，此法有如下幾個明顯的優點：

⑴ 在虛心實腹的同時，可有效地降低和控制大腦皮質的興奮度。

因為通常的意守丹田，總是由大腦集中注意力指向丹田，大腦和丹田保持著一定的空間距離，大腦要通過任脈經線再和丹田建立起條件聯繫。這樣，相對說不但自我做功意念較強，而且做功動量也較大，從而便容易引起中樞神經的過度興奮，乃至影響鬆靜心態的形成。而上述方法則消除了大腦和丹田的空間距離，覺得頭就在小腹裏，這就大大降低了中樞神經的興奮度，使大腦顯得空靈、虛靜，它為虛心實腹提供了良好的心理條件。

明代著名學者高攀龍 25 歲始志於學，見朱子《大學或問》中有「入道之要莫如敬」一句，便專心用力肅恭收斂，持心方寸間，結果只覺氣鬱身拘，不大自在，及放下又散漫如故，實無可奈何。久之，忽思程子謂「心要在腔子裏」，遂悟心下不專在方寸，要把心放在腔子裏，腔子就是身子，於是頓覺輕鬆快活（《明儒學案》）。高攀龍這個例子也很好地說明：為了形成寬鬆的心態，即使是良性意念，也不能太執著於某個特定部位。

⑵ 有利於丹田定位的掌握

意守丹田是靜功修練的一個重要環節，但對於丹田的位置，修練時頗不易掌握。這是因為丹田並不是生理上的一個組織結構，而是氣功修練中確定的一個竅點或區域，其位置的界定較為模糊，要讓主體的意念準確地投射到它

的上面，確較困難。而自我暗示，覺得自己的頭就在自己的小腹裏，這就使丹田定位容易掌握。

⑶ 可以提高實腹的做功效果

通常的意守丹田，側重意念的作用，且限於較小的意守點，而上述方法則由具體想像（自己的頭在自己的小腹裏），強化了內感覺的作用；且意守範圍較大而又不失空虛散失（頭部可占有腹腔，而又能集中注意力），這就強化了對丹田部位的刺激，特別是強化了對腎間動氣的激惹，從而提高了實腹的效果。

⑷ 實現上下丹田同守，有利於乾坤交媾，神氣相抱，從而產生良好的生理效應。

通常守住上丹田就無法守住下丹田，守住下丹田就無法守住上丹田。上述方法卻透過兩種意念在丹田重合，巧妙地把上下丹田一齊守住。它先讓自我意念守住玄關，初步建立起條件聯繫；然後暗示自己，覺得自己的頭正在自己的小腹裏，這時實際上是把頭腦想玄關移到小腹，讓守玄關和守丹田兩個意念在丹田重合，這就同時守住了上下丹田。上下兩田同守，可使乾坤交媾，神氣凝抱，促使人體出現陰陽和合、精滿神旺的氣象。

總之，「守玄關，頭沉腹，臍內出，兩相如」，確是虛心實腹的一個既簡易又有實效的好方法。

（原載《氣功與科學》1995 年第 5 期）

習煉健身氣功怎樣做到「虛心實腹」
——應《健身氣功》雜誌之約而作

「虛心實腹」是健身氣功鍛鍊的基本要領。習煉健身氣功要想取得良好效果，應領會並掌握這一要領。

「虛心實腹」出自《老子‧三章》：「是以聖人之治也，虛其心，實其腹，弱其志，強其骨。」「虛心」有二義：一為虛無。是指淡泊名利的那種曠達的思想境界。二為虛靜。是指保持一種恬靜、平和的心態，讓大腦皮質處於廣泛的抑制狀態。實腹就是由氣沉丹田，讓精氣充滿腹臍的意思。

那麼，在健身氣功鍛鍊中怎樣才能達到「虛心實腹」的狀態呢？

❋先談「虛心」

要做到「虛心」，應注意以下幾點：

⑴ **平時要加強自我修養，涵養道德，逐漸達到寧靜、曠達的思想境界。**

這是實現「虛心」的思想基礎。在這樣的思想狀態下，人會持續出現一種平和、恬適的心境。在這種心境下習煉健身氣功，容易使人快速進入鬆靜自然的狀態。

⑵ 在煉功的過程中，要摒除雜念，讓全身上下內外都處於鬆靜的狀態。

摒除雜念不能急躁、勉強，應該用三調的方式，來輕輕收回離散之心。隨著功法動作的熟練，可以達到形意結合，逐漸排除雜念，並將注意力引導到機體內部來。

⑶ 收心斂神，要用「正念」來統攝寧靜的心態。

「虛心」要求虛無、寧靜，但這並非昏沉。清代黃元吉在《道德經註釋》中指出：「空而無狀，即屬頑空。」一個人睡意很濃，全身鬆軟，什麼也不想，這是昏沉，並不是「虛心」。「虛心」應該在虛無、寧靜的基礎上仍然保持著一點「清醒」。所謂「萬念俱泯，一靈獨覺」，這「一靈」便是「正念」。

古人解釋「正念」為「無念之念」（《規中指南》）。從現代心理學觀點來看，「正念」就是降至最低或接近最低閾限的自我意識。潛在地保持這種微弱的自我意識，能夠明確煉功時的心理定向，讓心理活動沿著一個既定的方向進行，不分心，不離心，不鬆懈，不昏沉。

⑷ 要重視不同功法對「虛心」的不同要求。

傳統靜功對「虛心」要求最高，所謂「恍惚之中尋有象，杳冥之內覓真精」，就是要求在高度虛無、虛靜的心理基礎上進行修練。吐納功對「虛心」的要求則不同。吐納功主要靠運用主動性的呼吸運動，來促進體內的氣機變化。因此，煉功時讓呼吸保持柔緩的慢節律，使之與寧靜的心態和諧地結合在一起，便成為吐納功的最大要求。

如健身氣功六字訣，它屬於吐納功，但它不是單純的吐氣做功，而是吐氣結合發聲和導引動作，因此不僅要讓

柔長勻細的發聲吐氣同寧靜的心態結合在一起，還要讓舒緩圓活的導引動作同虛無的心態結合在一起，要讓這幾方面配合得和諧協調。這樣，煉功過程才能保持「虛心」的狀態。如果吐氣急促，或時有雜念，或發聲過重，或動作僵硬，都會削弱甚至破壞虛靜的心態。

再拿導引功來說，八段錦、易筋經、五禽戲，都是以肢體運動為主，它們透過各種姿勢的變換，一方面起到有規律地拉伸肌肉、關節和按摩內臟的作用；另一方面又能激發體內氣機，促進內氣流向全身氣脈。這正是導引功同現代體操的根本區別所在。因此，導引功在演煉過程中要十分注重動作的柔和、聯貫和協調。只有「導氣令和，引體令柔」，不斷地和寧靜心態保持平衡，才能在煉功過程中始終保持著「虛心」的狀態。

❈再說「實腹」

要做到「實腹」，應注意以下幾點：

⑴ 煉功時要似有意似無意地意守腹臍部位（氣沉丹田）。

因為這裏是人體生命力的中心，是內氣萌發集聚之處。這個部位以丹田為基點，後及命門，下連會陰，時時照顧這個部位，讓它成為一個易於接受作功手段激惹的敏感部位，對「實腹」具有重要意義。

⑵ 應根據不同功法的特點，採取不同的煉功手段來激發腹臍部位的氣機。

傳統氣功常採取「凝神氣穴」、「意守丹田」等手段，

來激發丹田氣機。吐納功則常採取「氣沉丹田」的方法，讓吸氣時膈肌下降、腹肌收縮產生的振動波、諧振波和內壓力，來不斷對腹臍部位進行激惹。吐納功中以呼氣為主的功法如健身氣功六字訣，又有不同。健身氣功六字訣系採取逆腹式呼吸，它要求在呼氣時以腹臍為中心，配合進行舒緩圓活的升降開合動作。把吐氣發聲同逆腹式呼吸配合好，是習煉健身氣功六字訣的關鍵。

這裏應特別留意，在發聲呼氣時，意念要跟隨膈肌下降、腹肌舒張，體會從喉部、胸部直至腹部逐步放鬆和充實的感覺。這樣，不僅深吸氣時腹肌收縮產生的內壓力，對腹臍部位起了激惹作用，更重要的是，發聲呼氣所產生的振動波和諧振波，能激盪臟腑，激發內氣，打通氣脈，從而使腹臍精氣充實。

像導引功的表現又有不同。八段錦、易筋經和五禽戲，均是以形體鍛鍊為主的功法。它們透過各種姿勢和動作的變換，牽拉人體各部位的大小肌群、筋膜和關節，促進這些部位軟組織的血液循環，從而提高骨骼、關節、肌肉等組織的活動功能。

這些功法的習煉，要求動作鬆靜自然，柔緩聯貫，鬆緊結合，剛柔相濟，且不少姿勢或動作都能直接對丹田、命門、會陰等重要部位進行激惹，所以還起到調動內氣、促進腹臍氣滿的作用。比如健身氣功八段錦的「調理脾胃須單舉」一式，其兩掌捧於腹前，指尖相對，便能對腹臍部位產生激惹作用。又如健身氣功易筋經的左右「摘星換斗勢」，分別要求左右手背輕貼命門，同時意守命門；健身氣功五禽戲中鹿戲的「鹿抵」動作，運演時要求加大腹

臍部的擰轉幅度，兩掌下上畫弧擺動時吸氣，會陰部提起，向後伸抵時呼氣，會陰放下等等，這些姿勢和動作均能對腹臍部位產生激盪作用。

(3) 煉健身氣功時做好預備勢和收勢，對「實腹」有重要意義。

如健身氣功五禽戲預備勢的鬆靜站立，意守丹田；健身氣功八段錦預備勢的腹前抱球，均有啟動腹部氣機的作用。再如健身氣功五禽戲收勢的兩掌在腹前畫平弧，意將氣息合抱引入丹田；健身氣功八段錦收勢的兩掌相疊置於丹田處，並氣沉丹田；健身氣功易筋經收勢的上肢上抱下引、氣回丹田等，都有鞏固內氣、加強「實腹」的作用。

✵「虛心」和「實腹」的關係

「虛心」和「實腹」二者之間有著十分密切的關係。

(1) 「虛心」是「實腹」的前提和先決條件。

第一，「虛心」為功法運演提供了良好的心理基礎。心無雜念，清淨無為，祥和安定，這就容易做到意念自控，呼吸柔緩，動作圓活，進展自然。

第二，「虛心」為體內氣機的運行創造了必要的條件。如果沒有「虛心」，就不可能達到「實腹」。《內經・素問・上古天真論》說：「恬淡虛無，真氣從之。」這是因為「身心無為而神氣自然有所為」（《五篇靈文・重陽注》）。

第三，「虛心」能不斷提高「實腹」的品質。維持寧靜的心態，可使內氣不斷強化，不斷循經運行。從現代科

學觀點看，大腦虛靜，可使中樞神經處於保護性的抑制態，從而提高了大腦皮質特別是額葉部分的有序度，提高了人體這個巨系統的自控功能，進而大大強化了受植物神經支配的內臟活動。

(2) 「實腹」能提高「虛心」的品質和層次

第一，腹臍部位精氣充盈，能回饋到大腦，促使大腦加速深層意識控制乃至自動化控制的實現。從現代科學觀點看，人體的下腹部是太陽神經叢及性腺神經的部位，人體許多植物神經集中在太陽神經叢中。內氣萌發，小腹精氣充盈，必然引起腹部神經機能的活躍，於是腹部至腰部的血管和毛細血管也隨之活躍起來，它們能將營養物質源源不斷輸送至大腦，從而提高大腦的活動能力。

此外，性腺還與腦垂體發生連鎖性的條件反射，小腹內氣充盈，能活躍性腺功能，進而回饋到下丘腦的植物神經中樞，使植物神經功能得到改善。

第二，「實腹」還能對全身進行良好的雙向調節，促使生命體實現穩態平衡。因為腹臍部位，是人體的中心部位，是生命力的焦點，是「五臟六腑之本」，「十二經脈之根」，「三焦之原」，所以腹臍部位精氣充盈，能有力激發並強化這個生命力中心，能大大促進生命體各系統、各部位、各層次之間的連結和聯繫，促使它們協同運作，實現穩態平衡。

這種穩態平衡的實現，既是「虛心」得以維繫的重要生理基礎，又是「虛心」向更高層次推進的物質動力。

（原載《健身氣功》2008 年第 5 期）

67. 略論氣功運演中的暫時停頓

　　在氣功功法的運演過程中，有時可以看到「稍停」、「守一守」和「存一存」等暫時停頓的情況。這種暫時停頓是功法組成的有機部分，自有其重要的內在意義，但初煉氣功的人對此常常忽視，或者沒有認真運用，這就難免會影響煉功的效果。

　　「稍停」是功法運演中較常見的一種暫時停頓。它只要求在心理運演過程中，做有節奏的、短暫的停頓，不需用意。如傳統的卯酉周天功，它要求以丹田為基點，以意領氣先從左升至乾頂，這時要稍停；繼之引氣自右下降坤臍。如此為 1 度，反覆行功 36 次。

　　接著以意領氣自右升至乾頂，這時仍要稍停；然後引氣自左降至坤腹，如此為 1 度，反覆行功 24 次。兩者合在一起算作 1 周，故稱作卯酉周天。做 1 周或 3 周即可收功（《性命圭旨》）。

　　又如結跏趺坐功中的「毛孔開合法」，當吸氣時意想元氣從身體各部向中丹田聚集凝結（丹田部位自然向內收合），在吸氣完時要稍停，並做片刻閉氣；隨後進行呼氣，呼氣時意想元氣自中丹田向身體各部擴散充盈，呼氣後仍然要稍停，並做片刻閉氣。如此反覆進行（《氣功精選續編》）。

　　「守一守」也是一種暫時停頓。它與一般稍停的不同，在於要運用真意在特定的部位或竅點輕輕地意守一

下。如流行的三線放鬆功，要求每放鬆完一條線，均要在一定部位的止息點，輕輕意守一下。

「存一存」則是專用於丹田部位的一種暫時停頓。它在心理行為方面，也跟一般的稍停和守一守略有區別。這裏的「存」，含有存守、存運之意。因為丹田是生氣之源，人體生物場的中心，故歷來煉丹家均十分重視丹田部位的修練。存守即存神守住丹田，使之溫養並堅固真氣。《壽世傳真》引《太益》語：「存神可以固元氣，令病不生。」存運，係指存神丹田以引導內外氣糅合運化。實際上也可以說，是讓真意引導呼吸震動波的餘波，在丹田部位輕輕地進行激惹、鼓蕩，從而促使真氣萌發、強化。

故「存一存」的意思是：在短暫的停頓時限內，運用真意在丹田部位輕輕地守一守、想一想、運一運。

運用「存一存」的功法很多。如十六錠金功，在咽津、鼻吸清氣一口之後，即「以意會及心目，寂然直送至腹臍下一寸三分丹田元海之中，略存一存，謂之一吸。」又如虞沛霖的吞月鬆靜法，在把月亮「吞進」丹田之後，借內視、內聽之意，要在丹田裏存一存（《中華氣功精選二》）。張錫純在《醫學衷中參西錄》裏說：「呼氣外出之時，心中元神默默收斂，內氣下降，與腎中元氣會合渾融，不使隨呼氣外出，則息息歸根，存之又存，而性命之根蒂自固也。」這是說，呼氣時以意領氣納入丹田與腎中元氣會合，這時要存一存，不使真氣隨呼氣外出，每息均如此，即是「息息歸根，存之又存」，這樣性命之根便堅固了。

「稍停」、「守一守」和「存一存」，亦是一種心理行

為。其心理操作有幾個共同的要求：

一是心態要力求寬鬆、恬靜，既不用勁著意，也不渙散疲軟。

二是要順著呼或吸的氣勢，或者存想、運氣的態勢，或者導引動作的動勢，進行主動的、有節奏的停頓，要特別留意根據功法的特殊要求，自然地承續停頓前的做功心態。

三是各種停頓一般均要配合閉氣進行，即要在閉氣的時限內作稍停、守一守或存一存。

其配合方式，或者是吸→暫時停頓（同時閉氣）→呼；或者是吸→呼→暫時停頓（同時閉氣）。

三者的區別主要在於運用真意方面：稍停基本不用意念；守一守略微用意指向特定的部位或竅點；而存一存，不但運用真意要略強於守一守，且還常常結合內視、內聽以加強意守的強度。

氣功功法習煉中所以需要進行各種暫時停頓，其作用機理大致如下：

第一，為了強化對重要竅穴的刺激和刺激效應，以此培育、涵養真氣。進行暫時停頓的竅點，大多是人體的要穴，諸如丹田、神闕、會陰、命門、百會、湧泉等，其中以丹田停頓最為常見。

在這些要穴進行暫時停頓，可以把呼吸運動、導引運動和存想、運氣等心理活動所產生的動勢、動覺，以及伴隨這種動勢、動覺的本體衝動和內氣衝動，及時凝集起來，這就能強化對重要竅穴的刺激效應。它對培育、涵養真氣，無疑起著重要的作用。特別是丹田，為生氣之源，

強化對丹田的激惹和涵養，更具有意義。

古代煉丹家在運用吐納激發了真氣之後，便強調要在丹田「封爐」以涵養之，因為真氣一經發動，很易衝關而出，而凝神氣穴，則可使真氣同歸本穴，形成神氣相抱的態勢。

第二，可以利用心理定勢，促使某一運演動作所產生的衝動，在其覆蓋的部位，進行深一步的運化，從而使機體在潛態下產生良好的效應。

如上述「毛孔開合法」，當吸氣時意想全身元氣向丹田聚結，吸盡要稍停，這時的稍停便有涵養、封固之意；而當呼氣時，意想元氣自中丹田向全身各部擴散、充盈，呼盡要稍停，這時的稍停，即利用了呼氣運動和存想活動所造成的心理定勢，在默守停閉之間，讓擴散至全身的元氣，在潛態下進行深入的運化，這可以促使機體的微細血管開放，以及生化反應的進行。

馬家氣功的貫氣法，在兩手配合意念貫氣從上向下移動到最下端時，要求自然下垂，並稍微停頓一下（10 餘秒），然後再做第二遍。此時的稍停「目的是讓濁氣充分下降，併入地三尺」（《強身氣功》）。

第三，為下一步的功法運演積蓄了能量（真氣），提供了良好的心理態勢，從而可以促進真氣的循經運行。當兩個運演動作之間，在某個重要的竅點（特別是丹田）進行暫時停頓，就其對下一個運演動作來說，它還具有助其啟動、促其運行的作用。因為由短暫的停閉默守，有利於內氣的聚集，這就為下一步的運演蓄積了能量；而暫停時的空靈虛靜心態，又可以掃除經脈中的阻遏，為下一步的

運演提供良好的心理態勢。

第四，有利於機體進行內部調整和產生良好的生理效應。煉功進行各種運演之後，體內的真氣便隨之出現，經絡血脈也隨之暢通，這時人體內部的各種機能，也跟著不斷進行調整，以實現和完善內平衡。我們知道，人體的感受器在受到刺激之後，便由傳入神經把這種衝動傳到中樞神經，中樞神經又由傳出神經將其傳到效應器。這就組成通常說的反射弧。

煉功中進行有節奏的稍停、守一守或存一存，有利於機體各種神經之間的聯繫，這對促進機體的內平衡，以及產生各種良性的生理效應，都有積極作用。另外，在重要竅點進行各種暫時停頓，還可促使竅點的良性神經興奮擴散，這也有利於體內生化反應的進行。

總之，煉功運演中的稍停、守一守或存一存，雖不是關係全局的運演手段，但亦有其重要意義，不容忽視。

（原載《氣功》1992 年第 12 期）

68. 論樁功的心理機制

椿功是介於靜功和動功之間的一種氣功修練模式。它的最大特點就在於有特定的站姿和手勢要求。

椿功在心理機制方面和靜功有什麼區別？它有哪些明顯的心理活動特點？本文試作論析。

✵ 心理鬆靜態和心理著力態的統一

一般靜功強調意守，要求實現心態的高度鬆靜；而動功則在動作運演過程中表現出一定的心理著力度。椿功呢，則是心理鬆靜態和心理著力態的高度統一。

站椿伊始，一般均要求意守片刻時間，以期身心鬆靜和氣沉丹田，為進一步調動體內氣機打好基礎。像胡耀貞的站椿功，便要求站好姿勢，微微用意守著丹田；秦重三的站椿功則把意守丹田列為站椿的基本原則之一；王薌齋的健身椿十分強調要「凝神定意」「清虛空洞」「獨立守神」。當經過一段時間的意守之後，椿功便要集中注意力指向特定的站姿和手勢，這是椿功鍛鍊身體的獨特之處。

椿功在站姿上的突出要求，一是臀部略向下里（似坐高凳），二是兩腳穩穩抓地，如樹生根。椿功在手勢上的突出要求，是配合意念活動做出各種架式，如托球式，抱

球式，揉球式等等。

所謂集中注意力於特定的站姿和手勢，是指在全身鬆靜的基礎上，稍運柔勁於腰臂部和兩腳，同時略施意念力於手勢上，如感到手在輕微用力抱住球體，同時又感到球體向兩手掌微微反撐。這樣，當然會出現某種程度的心理著力態。

應該指出，樁功的心理鬆靜態並不同於靜功的意守入靜；樁功的心理著力態也不同於動功的動態心理。因為樁功不要求透過意守以實現忘我境界，它不像靜功那樣要求高度入靜；為了配合站姿和手勢，它反而需要保持一定的心理興奮度和著力度。同動功相比，樁功並沒有形體上的動作變化，它在運用柔勁和意念力的過程中還時刻受到鬆靜心態的制約，所以其心理著力度較之動功也要弱得多。

總之，樁功心理鬆靜態和著力態的統一，表現為：

(1) 以鬆靜態為基礎，心理著力態要受到心理鬆靜態的嚴格制約。

(2) 要將鬆靜和用勁（即心理著力）和諧地結合起來，即在鬆靜中體現出心理著力，在心理著力中隱含鬆靜。就用勁說，這是一種柔勁，鬆勁，暗勁，它緊中寓鬆，緊而不僵；就鬆靜說，它是鬆而不懈，鬆中寓緊，靜而不滯。

(3) 要將心理緊張態排除在心理鬆靜態和心理著力態之外。

運用柔勁和意念力，往往容易引起心理緊張，這是因為在日常生活中，二者之間有著緊密的聯繫。但樁功中則要努力排除心理的緊張態，只有徹底排除緊張態，心理的鬆靜和用勁才能很好統一起來。

❖定勢心理和動勢心理的密切配合

一般靜功在建立意守態後，即開始形成一種定勢心理。這時主體的顯意識活動已逐漸減弱，並最終消失，但這種定勢心理卻一直潛在地支配並維持著氣功功能態。動功一開始便出現動勢心理。樁功呢，則是定勢心理與動勢心理的密切配合，一起發揮著作用。

樁功的意守階段便是建立定勢心理階段。此後雖不再進行意守，但這種寬鬆、恬靜和氣沉丹田的心理定勢，則一直維持到煉功結束。

樁功的特殊站姿和手勢架式，雖沒有動作系列，但應該說，是心理的外顯行為，是煉功模式的一種特殊的動態表現。這種姿勢和手勢架式以及相應的意念活動，便構成了樁功的動勢心理。具體說，樁功的動勢心理表現為：

(1) 大腦根據樁功的煉功模式而發出相應的動作指令，表現為特殊的站姿和手勢架式。

(2) 樁功在完成特殊站姿和手勢架式之後，雖然沒有發展為系列動作，但這種特殊站姿和手勢架式在樁功煉功模式的制約之下，不但具有一定的心理動勢（如揉球、抱球等意念）和心理著力度，而且還表現了一般外顯動作所特有的肌群緊張度。

(3) 樁功這種具有一定動勢要求和動作要求的站姿和手勢架式，自然會不斷向中樞神經輸送動態訊息，進行固定式的動作回饋。這樣，樁功在斂神聚念的定勢心理基礎上，又形成了動勢心理。

定勢心理為樁功的動勢心理奠定了鬆靜的功境，使之

能更好地發揮作用;同時它又適當地制約動勢心理,使之自然地納入定勢心理之中,不會失去氣功的特色。而樁功單一的持續的動勢心理不但阻斷了外界對定勢心理的干擾,還使定勢心理動態化。二者的密切配合,會大大促進功態的順利發展。

應該指出,樁功的動勢心理畢竟不同於日常生活中的活動心理,這不僅因為這種動態沒有表現出動作在時間、空間中的演變過程,僅是一種姿勢和架式,還因為它的「活動」是單一的,固定的,它不具有現實生活中活動心理複雜多變的特點,它僅僅是作為一種強化機體功能的生理性手段。

正因為這是一種單一的、固定的動勢心理,所以才能同定勢心理密切配合,從而一起發揮其特殊的強身效能。

✽心理外化促進心理內化

日常生活中的活動心理,一個顯著的特點,便是心理的內化促使和完善心理的外化。這就是說,當主體針對具體對象形成了活動動機,並確定了活動謀略之後,接下來便要經由動作把謀略變為實際活動,這個過程心理學上稱為心理的外化。在主體的活動過程中,還要根據作用對象返回的訊息,不斷調整著動作,從而使動作更準確,更有效果。這個過程心理學上稱之為心理的內化。顯然,在這裏動作持續返回訊息,是為了不斷改進和提高動作的效能。因此說,是心理的內化促進心理的外化。

但是,樁功的動勢心理卻不是這樣,它是以心理的外

化促進心理的內化。

樁功由站姿和手勢架式以及相應的活動意念，把主體的煉功模式變為實踐活動，接下去這種帶有假想動作成分的煉功行為，便不斷把特殊的動作訊息返回大腦，大腦在接收到此種動作訊息回饋之後，並不是據此去改進和提高動作的技能，而是讓這種動作訊息在臟腑經脈中發揮良性的刺激作用，使之成為產生生理效應的一種獨特手段。

所以說，樁功的心理活動過程，是心理的外化促進心理的內化。也就是說，日常生活中，心理外化是實現活動目的、提高活動水準的手段，而在樁功中，心理內化是實現煉功目的、提高煉功水準的手段。

樁功在心理內化過程中受到兩個方面的制約：

⑴ 是受到自我意識定向作用的制約

當大腦皮質接收到動作回饋的訊息之後，自我意識根據樁功的獨特要求，不讓它同思維掛鉤，不讓它高速轉化為外顯行為，而是讓它在機體內部泛化，讓外部傳來的動感、力度和神經衝動，在全身均勻地分佈，從而對全身的生理系統產生良好影響。就以抱球式的健身樁來說吧，大腦接收到「抱球」的動作訊息回饋之後，並不據此去改進和提高抱球的動作技能，而只是讓抱球的動感、力度和神經衝動在體內泛化，形成對機體內部的一種良性刺激。

⑵ 是受到定勢心理的制約

這表現在大腦皮質始終是平靜地、漫不經心地對待回饋的動態訊息，不想它，而只是讓感官似有意似無意地感受它，體驗它。這樣，樁功透過心理內化過程，可使體內血液重新分配，內臟的血液被動員，循環血量大大增加，

肌肉裏面的毛細血管也可大量開放。

❈抑制和興奮的協同運作

　　一般靜功，靜中有動，但以靜為主，故中樞神經過程是以抑製為主；一般動功，動中有靜，但以動為主，故中樞神經過程是以良性興奮為主；樁功呢，亦靜亦動，不動之動，則是一定強度的抑制同一定強度的良性興奮協同運作的體現。

　　樁功這種看似矛盾實為統一的心態，是由功法本身的特點所決定的。樁功要求意守，要求氣沉丹田，要求實現全身鬆靜和丹田蓄氣，這就必然形成中樞神經的抑制態；但樁功又要求運用注意力於特定的站姿和手勢架式，並對之施加活動意念（初始時明顯，以後逐漸不明顯），這不但使肢體出現一定的緊張度，也使心理強度有所增強，這當然又會使中樞神經出現興奮態。

　　樁功的抑制和興奮，由於下面幾個原因，故能和諧地統一起來：

　　(1) 樁功一開始便要求意守，鬆靜，這就使主體型成了一種良性心境，在這樣的心理基礎上出現的局部興奮，便會受到良性心境的有效控制，從而和諧地統一起來。

　　(2) 樁功的興奮活動主要在大腦皮質的一級區（前中央皮質運動區）和二級區（由前中央回向額葉延伸而發展起來的前運動區），而完成高層次整合功能的皮質三級區，相對說則處於較抑制態。這樣，樁功的興奮便易受到控制。

(3) 椿功的興奮是一種單純的、固定的良性興奮，這種興奮容易引起恬靜的心態，從而有利於同抑制過程的密切配合。

(4) 由於功法本身的特點，椿功要求的入靜，相對說是一種淺入靜；而椿功出現的興奮，則是一種低位中樞的弱興奮，這也使兩者易於協調。

椿功的抑制和興奮均能對全身產生良好作用。椿功的抑制態能調整中樞神經的功能，切斷局部病灶傳向大腦皮質的惡性刺激，從而促使疾病部分得到良好修復。椿功的興奮不但可以使肌肉筋骨得到鍛鍊，而且還由中樞神經系統向周圍神經傳送衝動，這不但增強神經系統的功能，還能對體內的經脈臟腑產生鼓盪作用，進而引發真氣，增強內臟的生理功能。

椿功的抑制和興奮的協同作用，還能使全身其他系統產生明顯變化。如循環系統由於靜力性緊張的作用，肌肉血流會增加，消化系統由於膈肌、胃腸運動對中樞神經的反射作用，調節了交感和副交感神經的機能，從而出現腸蠕動增快，食慾亢進，營養狀況改變等情況。

總之，心理鬆靜態和心理著力態的統一，定勢心理和動勢心理的密切配合，心理外化促進心理內化，抑制同興奮的協同運作，便是椿功心理活動機制的主要特點。

（原載《氣功與體育》1998 年第 3 期）

69. 試談功前的心理準備

做好比較充分和比較紮實的心理準備，是煉功取得成效的一個十分重要的條件，但是，一般人對此往往認識不足。有些人煉功收穫甚微，甚至半途而廢，這與功前缺乏充分的心理準備有很大關係。

所謂功前的心理準備，除了總體上要有正確的煉功動機，要有實事求是的煉功期望值（從自己實際情況出發，不做過高期望），要有堅定的煉功信念之外，在每次煉功前，還應認真做好幾項必要的心理準備。這種心理準備在時間上說，也許只需 3～5 分鐘，但卻可以對整個功態發揮重大的潛在作用，實在不容忽視。 那麼，每一次具體煉功前，應該做好哪些心理準備呢？

(1) **要整頓自我意識，明確心理定向。**

自我意識是人類意識的一種，是個體對自己心理、機體狀態、外部行為以及自我與客觀世界關係的意識。這是一個由自我感知、自我認識、自我監控等組成的高級心理機能系統。煉功時自我意識作為主體，不但調控著自我的機體狀態和行為，而且還調控著自我的心理狀態（包括意識狀態）。煉功開始時通常均需進行「三調」，而「三調」就是要靠自我意識來指揮的。

我們知道，在日常生活中，個體意識活動的對像是自然界與社會。自我意識大多處於隱蔽地位，而煉功開始，自我意識則躍居為主導地位，這時的活動對象便是自己的

意識心理。它要改變原有的思維定勢和心理習慣，要將注意力指向沒有認識意義的生理部位和心理行為。這就需要在煉功開始前，先整頓一下自我意識，把自己從日常生活的雜務中，從紛繁多變的雜念中解脫出來，專心致志地投入到當前的煉功活動中去。這就叫明確心理定向，讓心理活動朝著一個既定的方向進行，不分心、不離心。古人稱此為「收心」。

《坐忘論》謂：「學道之初，必須安坐收心。」《覺世真言》謂：「治心者要先知收心。」《武術匯宗》說得更具體，它指出功前所以需「先收放心」，是因為心易為外物炫耀而動，如見美色而起慾心，見利祿而起貪心，此皆忘卻真我，心為形役，故均需即境收回。

忘卻真我，即是自我意識失去對自己心理狀態的控制，而收心正是整頓自我意識，讓真我能夠統御各種心理機能而順利進入氣功態。

收心的方法，一是要自我提醒，二是要自勸自勉。一個人的內心境界常常表現為自我矛盾、自我衝突，因此功前就需要提醒自己，以便強化思想性格中主導的一面，使自己迅速擺脫一切困擾，投到煉功中來。但這又不能急躁、勉強，而應該用自我勸慰的方式，來輕輕收回離散之心。《道言淺近說》：「心未清時眼勿亂閉，先自勸自勉，勸得回來，清涼恬淡，始行收入氣穴，乃曰凝神。」

(2) 要重溫功法內容，啟動大腦機制。

功前先簡要地想像一下所煉功法的操作程序，這既可促使自己的心理活動投入到煉功中來，又可啟動大腦皮質有關的煉功記憶，為下一步正式演煉做好心理準備。

太極拳在動作之前先要求思想領先，要集中在每個動作的動向上，做到「先在心，後在身」（《十三勢動作正解》）。如做兩臂前平舉時，先要意識到怎樣舉，然後隨意徐徐舉起；即使是重複的或已很熟練的動作，也必須這樣做，這對防止動作散亂，增強煉功效果很有好處。

煉任何功法都一樣。在演煉之前先熟悉一下整個功法過程，可喚起中樞神經已有的煉功模式，規範自己的煉功程序。

近代科學家們經過研究，指出訊息進入大腦後被送到大腦邊緣系統——膝狀體，在這裏對輸入的訊息加以判斷，當作出該訊息對自己有價值的判斷時，膝狀體就會向大腦皮質放出使其功能活化的物質，從而使其同大腦中既存的其他有關的知識結合起來，自己構築起一個網絡。反過來，如果感到訊息沒有價值，甚至感到厭煩，那麼即使主觀上想怎麼幹，膝狀體也不會釋放出活性物質。這樣，大腦的神經路線也就難以形成。

整頓自我意識，重溫功法內容，正可以促使膝狀體釋放出活性物質，有利於氣功態的形成。

(3) 要臨場自我激勵，強化意志心理。

意志是主體為了實現預定的目的而自覺努力的一種心理過程。意志有兩個明確的特徵，一是它的目的性，二是它的堅持性。意志使人在實現目的的整個過程中，能夠自覺排除自身情緒的干擾，克服種種阻力，從而堅持不懈地努力。意志不僅表現為決心，更表現為具體行動。每次煉功前，先進行一下自我激勵，以此強化意志心理，增強煉功毅力，是很有必要的。

屏幕上可以看到，乒乓名將在比賽最緊張的時刻，常常手握球拍猛力一揮，這就是臨場的自我激勵。功前進行自我激勵，有這麼幾個作用：

其一，可以強化原有的意志心理，進一步調動人體固有的潛力，提高煉功效果。孟子說：「志一則動氣。」朱熹註：「志之所向專一，則氣固從之。」（《孟子集注》）因為志向專一能提高「神」的控制能力，而「神即為收氣主宰，收得一分氣，便得一分寶」（《道言淺近說》）。

其二，可以同定向心理一起，構成功態的心理監護機制，推動功態的順利進展。《大智度論》說：「亂心輕飄，甚於鴻毛；馳散不停，駛過疾風；不可制止，劇於獼猴；暫現轉滅，甚於掣電。」顯然，只有強化意志心理，才能有效預防和制止散亂之心。

其三，可以使心理中隱含的畏難猶豫情緒及時受到遏制和清理，從而消除心理的負面影響。煉功前的自我激勵，語言要集中、簡練、明快、有力；內容可以是正面鼓勵自己，也可以從反面警策自己。

總之，功前做好比較充分的心理準備，是煉好氣功的一個重要步驟，應該引起重視。

（原載《氣功》1998 年第 6 期）

70. 建構自我煉功模式

　　所謂自我煉功模式，是指煉功主體在修練特定功法的過程中形成的定型化和帶有個人操作特點的做功方式。自我煉功模式的建立，意味著煉功主體對所煉功法已熟練掌握並運用自如；已能將身姿、呼吸和意念活動密切配合、相互照應；已能將意識自控、功法運演和煉功技能融為一體、高效運作；已在高級神經中樞形成動力定型，並使之進入心理的深層結構，修練時只要稍作召喚，即能迅速回到心理淺層，對煉功實踐發揮統轄作用。它是修練者的煉功知識和煉功經驗的結晶。建構了自我煉功模式，主體便可以更好地駕馭煉功心態，使之向更高層次進展。

　　那麼，自我煉功模式又是怎樣建構起來的呢？一般來說，必須經歷如下三個階段：

✿準備階段

　　功前最重要的準備就是要對所煉功法有較全面的瞭解。這是建構自我煉功模式的前提。只有對功法的運演程序和作用機理有較充分的瞭解，並在大腦中留下深刻印記，修練者才能按圖索驥、循序前進，煉出自己的功夫。這些從氣功書籍或氣功師那裏學到的有關特定功法的知

識，便構成了煉功主體修練時的「知識模式」或「理性模式」。它是建構自我煉功模式的依據和基礎。

主體基於生理或心理上的需要而表現出強烈的煉功要求，是煉功的內驅力。主體個性品質中的意志，能鞏固內驅力，並能同內驅力一起促使認知結構中的「知識模式」發揮更好的統轄作用。所以強化內驅力和樹立堅強的意志，有助於自我煉功模式的建立。這是功前的心理準備。上述知識準備和心理準備，便是功前兩項重要的準備。

✻初步建立氣功態條件反射關係階段

煉功伊始，雜念紛呈，思想難於集中，特別是對所煉功法，還十分生疏。這時首先要安下心來改變日常生活中的心理習慣，將注意力集中到機體內部的生理部位，再根據功法的具體操作要求，依次建立起各種條件反射關係。

比如修練「十六錠金」功（一吸便提，息息歸臍；一呼便咽，水火相見），就要先學煉「一吸便提」，即在深吸氣的時候，一方面要引導上氣下沉腹臍，另一方面又要提肛並將下氣上提腹臍，使上下二氣在腹臍歸會。經由不斷習煉，建立起吸氣、提肛、提氣、歸會丹田四者的條件反射關係。繼之，再學煉呼氣的運演方法，即隨呼氣將丹田之氣從腹臍引經會陰、命門、夾脊直上泥丸，這時呼氣盡。這也是一個條件反射關係。呼氣盡，閉氣，馬上將功中產生的口津，連同內氣從泥丸直送至丹田。這又是一個條件反射關係。

透過習煉，依次將這三個條件反射關係建立起來，這

便是初步建立了氣功態的條件反射關係。它是使有關功法的「知識模式」變為具體的、親證體知的實踐過程。這是自我煉功模式建構的雛形。因為它不再是書本上的功法，而是屬於修練者自己的功法了。

✳ 進行模式整合階段

這包括兩個方面：一是系統性的整合，二是「知識模式」與「經驗模式」的整合。在初步建立氣功態條件反射階段，由於是依次掌握功法的運演程序，故帶有局部性，而此一階段則要使功法流程一體化、系統化，從而形成具有聯貫性、整體性的功法運演模式。

如上述「十六錠金」功，在依次掌握吸、呼、咽的條件反射關係之後，就要將三者緊密地聯繫起來，形成一個自動連接的反射系統。這樣一來，功態進展便自然順當，而整體性的煉功模式也就建構起來了。

再說，經過一段時間的修練，主體已有了一定的煉功體驗，於是便在意識中形成一種「經驗模式」。這種「經驗模式」同原來的「知識模式」有契合之處，也可能有差異之處，還有一些新增的有關操作技術的東西，於是主體便要在冥冥之中進行比較和體證，不斷予以完善，以求能夠形成一個符合主體個性特點和要求的、具有許多獨特感受的自我煉功模式。比如上述的「十六錠金」功，其吸氣運演動作中上下二氣運行的時間、力度、氣行線路、丹田交會時的狀態，以及歸會後在丹田稍停時的心態等等，都要靠主體在煉功實踐中不斷摸索、體證而獲得，這是原來

的「知識模式」所沒有的。

這些運演細節和操作技術方面的內容，在具體掌握時，既要根據原來的知識模式的要求，又要根據功法運演的效應回饋（包括心理的和生理的）來不斷進行調節。如果發現修練中出現與知識模式相異或相悖之處，則要及時修正，不能聽之任之，以免形成錯誤的模式。總之，經過不斷的整合，主體的自我煉功模式便更完善了。

模式整合有幾個特點：

一是既自覺而又不自覺地進行的。開始時可能是自覺的，漸漸地便變為不自覺了。自覺進行時也要儘量做到鬆緩、自然，絕不能刻意追求。

二是進行一種模糊的、簡約的、閃電式的比較，不採取判斷、推理等邏輯思維的形式。

三是整合過程一般不經由第二信號系統，不藉助語言符號來進行，而是採取直覺的手段和具體型象的運作方法。

氣功態自我煉功模式的建立，標誌著主體意識自控水準的提高和煉功技能的形成，標誌著二者已渾融一起。建構了自我煉功模式，主體對氣功態的總體控制能力便會大大提高，比如原來自我意識的做功對象只限於某一竅點，而建立了自我修練模式，則在側重某一竅點的同時，還可兼及其他竅點乃至全身氣脈和內臟器官，這就可以協調全身的生理機能，並促使各生理系統產生協同效應，從而大大提高煉功的效果。

（原載《氣功》2000 年第 11 期）

⑦1 老年人清晨床上的氣功鍛鍊

清代著名養生家曹廷棟在《老老恆言・晨興》中，曾經提出老年人清晨床上的鍛鍊問題。他說：「老年人往往天未明而枕上已醒，凡臟腑有不安處，骨節有痠痛處，必於此生氣時覺之。先以臥功，次第行數遍，反側至再，俟日色到窗，方可徐徐而起。乍起勿即外出，即開窗牖。」應該說，這很有創見，並且符合科學道理。

根據研究資料，清晨 3 時至 8 時，是一天中最危險的時段，因為這幾個小時心臟病發作或中風的危險，比平時要高出 2～3 倍。這段時間還是心肌缺血、支氣管炎、肺氣腫和氣喘等主要致命疾病的發病高峰期。老年人由於生理的退行性改變，再加上人體內生理時鐘的影響，更易在這段時間出現問題。因此清晨醒來，先在床上進行適當鍛鍊，讓機體從夜晚的睡眠狀態順利地轉入白天的活動狀態，是很有必要的。這對老年保健十分重要。

人到中年，機體便開始出現退行性改變，特別是進入老年期後，這種改變更為明顯。如此時血液黏稠度增高，血小板凝聚力增強，紅血球變形能力降低，血脂增高，因之使機體處於高凝狀態，血液流速減慢，造成血液灌流量減少，這極易造成動脈閉塞。又如老年人的冠狀動脈和腦動脈的血管壁，常常出現不同程度的粥樣硬化，這也明顯影響了血液循環。特別是伴有高血壓者，更易引起小動脈透明性改變及硬化而產生血管閉塞。還有，老年人腦組織

的重量減輕，大腦神經細胞數逐漸減少，血管阻力增加，加之此時心臟泵血功能衰退，心臟充盈受限，心輸出量減少，導致大腦皮質供血、供氧量下降，因此老年人的神經系統功能與耐受力，均明顯降低。此外，老年人的腿部功能也明顯衰退，諸如膝部僵直、大腿萎縮、關節僵硬，以及肌肉痠痛等病象均易出現，這就不能發揮腿部肌肉第二個心臟的作用。由於老年人具有這些生理特點，清晨這個危險時段如不注意保健，極容易發生意外病變。

人體內沒有哪一種功能不帶有自己的節律。我們的身體內部按照激素、免疫細胞、電解質和氨基酸等升降漲落的複雜節奏不停地運行，這就是通常所說的生理時鐘。人在熟睡時，血壓下降，體溫比下午低 1 度多，血液鬱積於四肢。這時人體的功能處於最不活躍的狀態。清晨，人從睡眠「躍入」清醒狀態，這時伴隨著出現大量的興奮物兒茶酚胺，於是心律加快，血管收縮，血壓也隨之升高，而通向心臟的血流減少。清晨血液十分濃稠，易於結塊，而此時體內的各種防禦應激能力又低下，特別是老年人，各種組織功能又都出現退行性改變，這就更易誘發心肌缺血、心絞痛，乃至由心肌梗塞引起的猝死。

根據上述老年人生理變化的特點和人體自身的運行規律，為了避免清晨這個危險時段發生意外病變，為了更好地保養身體、增強體質，老年人清晨醒來後，應先在床上進行適量的運動，以使機體順利地過渡到白天的活動態，而氣功鍛鍊正是老年人清晨床上運動的一種最佳方式。

清晨床上氣功鍛鍊的指導思想是：改善和活躍四肢及心臟的血液循環，改善全身的供氧情況，為老年人進入白

天的活動態創造良好的生理條件。鍛鍊的原則是：心情安靜，全身放鬆，動作柔和、緩慢，呼吸自然、均勻。

曹廷棟在《老老恆言・晨興》中，倡導在床上做「臥功」。方法是：

(1) 仰臥，伸兩足，豎足趾，伸兩臂，伸十指，但著力向下，左右連身牽動數次。

(2) 仰臥，伸左足，以右足屈面前，兩手用力攀至左及脅。攀左足同，輪流行。

(3) 仰臥，豎兩膝，膝頭相併，兩足向外，以左右手各攀左右足，著力向外數遍。

(4) 仰臥，伸左右足，豎右膝，兩手兜住右足底，用力向上，膝頭至胸。兜左足同，輪流行。

(5) 仰臥，伸兩足，兩手握大拇指，首著枕，兩肘著席，微舉腰搖動數遍。

曹廷棟倡導的這個「臥功」，著重對腳部進行了鍛鍊，是很有道理的。腳特別是腳底，歷來被醫家認為是人的「第二心臟」。體內流動不息的血液，是從「第一心臟」輸出來的，它要達到腳底相當困難。因此腳底這個部位，血液常感不足，特別是經過一夜睡眠，腳部循環更為不暢。活動腳腿、腳趾，刺激腳底，可以促進血液循環，加強心臟的「泵」血作用。同時腳趾和手指活動，可以帶動腳、手的全部肌肉活動，而這些肌肉與腦細胞以及內臟器官均有緊密聯繫。腳部和手部血液暢通，可以增強大腦和內臟的功能，從而促進全身各個器官的血液循環。

根據中醫的經絡學說，腳趾是足三陰經的起點和足三陽經的止點，手指為手三陽經的始端和手三陰經的末端。

活動腳趾和手指，可以刺激十二經脈，激發全身的真氣循經運化，這對改善全身的血液循環，增強全身的機能，有重要意義。為了加強對腳底的鍛鍊，還可以做以下三個動作：(1) 用右腳跟擦左腳底，從跟部開始沿底面擦至腳趾。左腳跟同。各做若干次。(2) 用右腳掌擦左腳背，再用左腳掌擦右腳背。各做若干次。(3) 讓大腳趾放到二腳趾的上面，用力向下彈去。此動作可兩腳同時進行，如做不好也可先單腳做。次數不拘。這是瑜伽術中的一個小動作。

按摩胸腹部，也是清晨床上鍛鍊的一個重要內容。古人非常重視揉腹。「養生十六宜」曾提出「腹宜常摩」；「神仙起居法」也說「行居坐臥處，手摩脅與肚」；「延年九轉功」則由各個角度對胸腹進行反覆按摩。這是因為臍部為人的生命所繫，是真氣匯聚之處，十二經脈的根本。從腹臍至會陰一帶，是性腺神經和太陽神經叢的部位，此部位在生理上與腎、胰、肝、延髓，均有植物神經聯繫。按摩刺激小腹，可以活躍全身氣機，改善內臟功能。胸部為肺、心的部位，又是手足三陰經交接之處。按摩胸部，能寬胸解鬱，活血化瘀，提高心肺以及所有內臟的功能。

日本科學家研究認為，人的皮下存在著一種奇特的細胞組織，平時處於休眠狀態。按摩皮膚時，這些「沉睡的細胞」受到刺激就會活躍起來，並進入血液循環發展成具有吞噬異物能力的網狀細胞。這種細胞能監視癌細胞的出現，並予以圍殲，所以揉摩胸腹還有提高免疫力和防癌的作用。具體做法是：

(1) **揉腹**：取仰臥位，右手在下，左手在上，兩手外

內勞宮穴相對，以腹臍為中心點，緩慢繞臍自右向左按順時針方向按摩 81 次。再以左手在下，右手在上，緩慢繞臍自左向右按逆時針方向按摩 81 次。

(2) **揉胸**：仰臥，右手在下，左手在上，外內勞宮穴相對，以左乳為中心，按順時針方向緩慢按摩 36 次。再以右乳為中心，按逆時針方向緩慢按摩 36 次。按摩胸腹時要全身放鬆，並輕輕繫念於手掌的運轉動作。

清晨床上進行簡易的吐納功，透過吸清排濁，可以大大提高呼吸系統的功能，迅速改善全身的供氧情況。根據醫學理論，血液中含氧量增加，黏度便下降。病理學研究證明，各種疾病的發生，歸根結底都是由於缺氧所致。弗蘭克林曾說過，氧能產生驅動生命之能量，產生維持其結構的負熵。故老年人清晨醒來，迅速改善血液的供氧情況十分重要。吸清排濁還能促進全身微循環的開放。微循環改善後能使體內各種神經遞質、激素、生物活性物質的調節，處於平衡狀態。這就平秘了陰陽，提高了所有內臟的功能。簡易吐納功的操作方法為：

(1) 先吸氣，吸時意想大自然清氣源源不斷經任脈線路流入丹田；接著呼氣，呼時意想體內濁氣向雙下肢流動，並經腳底的湧泉穴排出體外。重複 6～12 次。

(2) 先吸氣，吸時意想大自然清氣透過全身毛細孔進入體內，並歸匯於丹田；繼呼氣，呼時意想體內濁氣透過全身毛細孔向體外排出。重複做 6～12 次。呼吸要做到自然、柔緩、細長。

（原載《運動與健身》1996 年第 5 期）

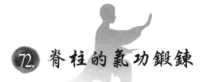

72. 脊柱的氣功鍛鍊

　　在人體所有骨骼結構中，脊柱是個獨特部位，它承受著各種各樣的壓力和不同類型的應力，極易受到磨損和撕傷，由此產生諸多病變。如常見的腰背痛，不但嚴重妨礙肌肉運動，而且給人帶來許多不便和痛苦。脊柱還和人體內臟密切相關。正因為此，古人很早就注意和重視脊柱鍛鍊。馬王堆出土的漢代彩絹導引圖，有很多動作就是著重鍛鍊脊柱特別是腰背的。晉代葛洪《抱朴子》一書所收的「蛇屈」、「龍虎導引」等動作，也是為了強壯腰脊。這些均屬動功範圍。靜功方面對脊柱的鍛鍊，也有許多有效的功法，有些甚至為動功所不及。

　　本文擬從靜功角度探討一下脊柱的鍛鍊問題。

❉傳統氣功重視脊柱鍛鍊的原因

　　傳統氣功重視脊柱鍛鍊，現在看來，除了因為脊柱是維持人體直立姿勢的支柱這一根本點外，還有如下幾個原因。

(1) 從神經生理學角度看：

　　脊神經同腦神經一起構成周圍神經系統，它們又各有傳入神經和傳出神經。脊髓又是中樞神經系統的最低部

分，是最簡單的反射弧中間部分的總匯。脊髓、腦幹、皮質下部位等部分，藉助於所包含的上行和下行神經纖維而起著運輸線作用，把中樞神經系統比較高級的部分同比較低級的部分聯繫起來，成為統一活動的整體。脊髓還對有機體內部器官的機能，起著重要的調節作用。

氣功鍛鍊強調意念的引導，強調真氣的激發。氣功由意念的作用，由真氣的鼓蕩，在強固脊柱的同時，還能提高脊神經和脊髓的功能，乃至提高整個中樞神經的活動能力，以及改善內臟的功能。

(2) 從中醫學角度看：

脊柱的中下部分和腎臟緊密聯繫。中國醫學認為，「腰為腎之府」，「腎為先天之本」，「腎藏精」，「腎藏志」，「腎氣通於耳」，「腎主骨主髓」。《諸病源候論》則說「腎主腰腳」。這說明鍛鍊脊柱，能發揮強腰壯腎、根本改變人體素質的重大作用。

(3) 從經絡學角度看：

脊柱是督脈運行之道。《針灸甲乙經》說：「督脈者，起於下極之俞，上至風府，入屬於腦。」又據《內經·靈樞·經脈》載，督脈的絡脈，從尾骨尖的長強穴分出，沿脊柱兩旁上循頸項，散佈頭上；下行的絡脈，延至肩胛骨，向左右分別走足太陽膀胱經，入內貫脊柱兩旁的肌肉。故督脈總運背部經氣。又，手足三陽經脈均與督脈交合於大椎，所以督脈還總督一身之陽，為「陽脈之海」。督脈又與足太陽經及手足少陽經、足厥陰經交於百會穴，稱為「三陽五會」，支配全身的一些臟腑器官、肌肉皮毛的功能。總之，對脊柱進行氣功鍛鍊，運用意念和體內真

氣來衝擊脊柱及督脈，對調動全身的陽氣，強化機體的生命力，具有非常重要的意義。

(4) 從老年病學角度看：

由於老化的影響，首先是由於鈣代謝紊亂，老人骨骼中的有機成分如骨膠原、骨黏蛋白質等的含量均減少，而無機鹽如碳酸鈣和硫酸鈣等卻增加，因此脊柱的彈性、韌性便越來越差。老人由於脊柱特別是脊柱骨的腰骶部分出現骨質疏鬆，故易引發腰背痛。

此外，脊椎部位的骨刺增生有時會壓迫脊椎間的動脈和神經，引起神經根痛和四肢血循環阻滯。對脊柱進行氣功鍛鍊，能有效地改善脊柱的營養狀況，提高脊柱的功能，消除病變部位的病理狀態，並有利全身精氣神的修練和保養，從而達到防老、抗衰的目的。

(5) 從康復醫學角度看：

脊柱是一個在形態和機能上富於可塑性的結構，椎間關節的左右前後擺動，可以預防和矯正脊柱畸形。脊柱還具有整體性和聯貫性的特點，構成多方位的結構、功能、能量和應力方面的傳遞環節。此外，脊柱椎管內外，有豐富的靜脈叢，與腦、胸腔、腹腔、盆腔臟器的靜脈叢直接間接相互接通；脊柱內外還有豐富的淋巴管和動脈，是脊柱的營養循環結構。因之脊柱與全身關係密切。脊柱一動，全身皆動。

據不完全統計，與脊柱有關的疾病，以及調節脊柱運動可以治療的疾病，就有一百多種。對脊柱進行氣功鍛鍊，既能防治脊柱本身的病變，又可改善全身的循環，促進機體的新陳代謝。總之，它對機體的康復，至關重要。

✳氣功鍛鍊脊柱的特點

一般壯腰的保健操，注重形體的鍛鍊；而靜功對脊柱的鍛鍊則與此不同，它具有如下幾個明顯特點：

(1) 強調發揮意念的能量

靜功要由存想、假借、以意領氣等各種形式的意念活動，來使意念發揮通透力和衝擊力，以此對脊柱的椎體、骨髓、神經、血管和經絡等進行全面的通透、衝擊和疏理，這種良性刺激活動從表層到深層，從椎體中心到它的周圍，從脊柱的下端至上端，反覆進行。

它可以激發人體的場能，促進微循環開放，改善脊柱的營養狀況，乃至提高內臟的功能。

(2) 強調對腎腰部的意念刺激和內氣激盪

在脊椎第 14 椎下凹陷處，有一命門穴，根據中醫理論，它是先天之氣蘊藏所在，是人體生化的來源，生命的根本。《難經》說，「命門為腎間動氣」，乃「原氣之所繫」。著名太極拳家陳鑫曾說：「訣竅以兩腰之中，兩腎之間命門，為上下體之關鍵樞紐。」(《太極拳論》)

西方一些科學家經過多年研究，發現在人體脊柱的下端至骨盆中間，有一個巨大的能量儲備庫。從現代醫學看，命門一帶正是性腺部位。

西方有位生理學家曾說：「性腺就是能使所有生理、心理、精神等各種作用強化的強腺。」氣功鍛鍊脊柱，由對尾閭至命門一帶的組織，進行從輕至重的意念衝擊和內氣激盪，促使內分泌腺體特別是性腺增強活力，這樣就能激發和強化人體的生命動力。

(3) 強調靜中動

老子提出的「致虛極，守靜篤」，是氣功修練的一個重要準則。因為虛靜能掃除壅遏，為真氣的運行開闢道路，並對人體的經絡系統產生良好的調節效應。

從現代醫學觀點看，虛靜態時交感神經興奮減弱，同時透過神經體液影響，使微循環毛細血管開放數增多，從而改善了微循環的功能。如果在鬆靜態的基礎上對脊柱進行適當的功法鍛鍊，可以對椎體進行良性刺激，從而提高椎體的適應能力。

(4) 強調氣運脊柱，氣貫脊中。

脊柱是人體生物場的中心，特別是腰腎部分，更是人體生命動力的本源所在。對脊柱進行氣功鍛鍊，經過一定時日，即能產生氣感。此時應引導氣感沖貫脊柱，讓真氣從每個椎體之中穿透而過，所謂「若問此中真消息，須尋脊背骨節中」（《太極拳論》）。

這是因為運氣貫注脊中，可直接刺激骨中紅骨髓生長，抑制黃骨髓形成，從根本上增強造血功能。同時，氣貫脊中能直接刺激脊神經和植物性神經的中樞部分，促進神經元之有序化，提高其機能，從而改善其對內臟及腺體的調節作用。但要逐節依次前進，不可領氣一晃而上，這樣才能氣機盎然，氣勢蓬勃，取得良好的功效。

✤介紹幾套鍛鍊脊柱的功法

下面幾套功法，對鍛鍊脊柱有獨到之處：

⑴ 「洗髓法」

這套「洗髓法」源出於佛家密宗，和達摩《洗髓經》不是一回事。它有兩種煉法，其一為：仰面平躺在床上，兩手張開斜放體側，手心朝上，兩腿自然分開，全身放鬆，寧神息慮。首先將思想集中於上丹田（百會附近一片），使產生雲霧狀的感覺即氣感，然後用意念自後腦根開始，沿著脊柱一個脊椎骨一個脊椎骨地細細往下想，一節一節地慢慢往下想，直至尾閭。再從頭開始，如此週而復始，每次要煉半小時以上。其二為：姿勢同第一節。一開始意守百會，產生氣感後，用意念想像，從頭頂開始，前面沿前額、鼻梁、下巴、喉部、胸骨、肚臍直至會陰；後面沿後腦、胸椎、腰椎直至尾閭，從上到下，一點一點往兩邊裂開。如此週而復始，反覆地想，每次也要煉半小時以上。（見馬春著《強身氣功》）

⑵ 「禪密四動功」

這原是禪密功吐納氣法中的一個組成部分，但由於它以靜中動的方式對脊柱進行多方面卓有成效的鍛鍊，故可以單獨進行運演。其操作方法為：在全身鬆靜的基礎上，先讓脊柱進行自下而上和自上而下的波浪式蛹動（使脊柱前後彎曲），接著進行搖晃式擺動（使脊柱橫向彎曲），再進行旋轉式扭動（使脊柱左前右後旋轉），最後再把蛹、擺、扭三者混合起來成為蠕動。次數不拘。各種動作均要慢節律。動時應結合「內視」和「內聽」脊柱的有關部位，以加強功效。到出現氣感之後，動時還應實現氣貫脊中，這樣更易取得良好效應。每次以半小時為宜。（見劉漢文著《中國禪密功》）

⑶ 「青龍護骨補髓功」

其法共有四勢：

第一，氣聚丹田，慢慢移向會陰，把氣運向尾骶骨，沿著脊柱節節上升，直至大椎。然後分兩肩順著胛骨向肱骨、尺骨、橈骨、腕骨、掌骨、指骨逐漸運氣。

第二，氣運尾骶骨，然後節節上升，在氣運第 12 肋骨時，向兩肋擴氣，順著一對對肋骨向上推進，到大椎時再運氣鎖骨。

第三，氣運尾骶骨，然後節節上升，氣運頸椎，向上及枕骨、顱頂，再向整個顱骨推進，最後意念氣沉丹田，頭部活動的內氣自然化解，然後意守丹田三分鐘。

第四，氣運尾骶骨，分兩路走髖骨，再順髖關節、腓骨、脛骨、踝骨、跟骨逐漸運氣（見《中華氣功大全》）。

此法以鍛鍊脊柱為重點，同時鍛鍊手骨、腳骨和顱骨，這不但有利於全身骨骼的健壯，且能增強脊柱的功能和大腦的功能。但此法操作較複雜，需防偏差。

鍛鍊脊柱的功法還很多，這裏不再贅述。最後還要說明一點，即靜功對脊柱的鍛鍊並不能代替動功，優秀的動功如大雁功、太極拳以及壯腰八段錦等，它們對腰脊的鍛鍊自有其獨到之處，有些特點亦為靜功所不及。故鍛鍊脊柱若能靜動兼煉，則會取得更大的功效。

（原載《長壽》1991 年第 4 期）

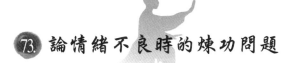

73. 論情緒不良時的煉功問題

　　所謂不良情緒是指較為強烈的持久性的消極情緒。一般氣功書籍在談到煉功注意事項時，常告誡習煉者，當情緒不良時，不要煉功。這是有道理的。因為不良的情緒不但會成為入靜的極大干擾，而且還可能導致習煉者走火入魔，產生副作用。但是，如果煉功已經入門，或者說已經稍具功底，當出現不良情緒時，正可以透過煉功來平抑不良情緒，恢復心理平衡。我們認為，只要功種選擇得當，方法掌握適宜，煉功可以成為調控和優化情緒的一種有效手段。下面試作分析。

✾不良情緒引起的生理和心理變化

　　自然和社會環境的刺激，引起了人體神經機能、內臟和肌體的變化，從而使人的主觀進入了情緒體驗，最終表現為明顯的反應模式和顯著的行為。這是一般的情緒發生過程。根據研究資料，情緒的發生同皮質以及各種皮質下結構，諸如丘腦、下丘腦及腦幹網狀結構、邊緣系統、額葉等有關；特別是下丘腦，是情緒發生的關鍵部位。因為交感神經系統與後部下丘腦聯繫，副交感神經系統與前部下丘腦聯繫，故下丘腦能控制體內的情緒平衡。

當一個人出現不良情緒時，便會從生理的各個方面反映出來。較常見的如發怒和痛苦時的情緒，可使人的交感神經極度興奮，心跳加快，心肌的耗氧量大大增加。由於外周動脈血管的阻力加大，甚至導致心臟收縮壓升高。又如憂鬱太過使大腦過度抑制，會造成電介質和免疫功能失調，而電介質（鈉和鉀的氯化物）對神經系統潛力的維持和興奮性的控制，是特別重要的。

　　還應指出，各種不良情緒均可引起內分泌系統的反應，從而影響所有重要的生理功能。例如發怒或痛苦時可促使腎上腺分泌，可使體內血液的膽固醇含量在半小時內激增一倍，等等。總之，不良情緒會引起一系列生理功能的失調，而這種失調的生理反應又會促使情緒進一步惡化。於是便容易引起惡性循環。

　　不良情緒引起心理上的變化，也是十分明顯的。大腦的兩半球有一定的分工，左半球負責理性思維，右半球負責情緒反應。當不良情緒發生時，左右兩半球便處於不協調狀態，右半球的生理效應便會干擾左半球的生理效應，從而影響思維的正常進行。這時如推理、辨別等將受到抑制，使認識範圍縮小，不能正確評價自己行動的意義及後果，自制力降低。按巴甫洛夫的說法，這是大腦皮質動力定型的破壞。這種不平衡的心態，又會對生理產生一定的不良影響。

　　中醫心理學認為，喜、怒、憂、思、悲、恐、驚七種情緒活動，如過於強烈、持久或失調，就會引起臟腑功能失調而致病。宋代陳無擇在其所著《三因極一病症方論》一書中，將情志過激列為致病的三因之一，明確提出：

「七情人之常性，動之則先自臟腑鬱發，外形於肢體，為內所因。」傳統醫學認為人的情志活動與肝的疏洩功能有直接聯繫，肝喜條達，惡抑鬱。長時間的抑鬱，將損害肝的疏洩功能，從而影響心理平衡。

❋情緒不良時煉功應遵循的幾個原則

情緒不良時的煉功，要針對情緒波動在人的生理和心理上所產生的一系列變化，採取適當的運演方式和方法。忽視了這一點，不但徒勞無益，而且可能造成危害。這是需要特別注意的。

情緒不良時的煉功，應遵循這麼幾個原則。

(1) 能量釋放原則

情緒的物質基礎是能量，按照弗洛伊德的說法，情緒是能量的釋放過程。當一個人情緒波動時，其機體內部便產生和釋放較高強度的能量。為使機體的生理和心理恢復平衡，就必須有意識地及時地將這種和不良情緒結合在一起成為不良情緒物質動力的能量，向機體外部釋放出去。憤怒時的叫罵和比手劃腳，悲哀時的號啕大哭，恐懼時的驚呼，均是這種能量向體外釋放的過程，只不過是不自覺的表現罷了。而煉功，則要透過合理而有效的方式方法，自覺地將它釋放出去。

(2) 深度鬆弛原則

情緒狀態是以交感神經系統的普遍喚醒為其特徵的，由於交感神經亢奮，出現了血管收縮、血壓升高、呼吸急促、大腦神經活動失同步等一系列現象。

為使身心恢復平衡，就要有針對性地進行從內到外（神經、血管、內臟、肌肉）、從上到下（頭、胸、腹、四肢）的全面放鬆。特別是要對腦部反覆進行放鬆。放鬆活動可以使副交感神經活動占優勢，從而有效地對抗和抑制交感神經的活動。

(3) 舒展臉部原則

情緒的重要外顯行為是面部表情，可能是下丘腦的程序引起了面部的表情模式，而面部的表情模式又會反作用於下丘腦的功能。所以面部表情不但能夠激發、增強情緒，而且也可以抑制或縮短情緒。

根據國外情緒心理學的研究，面部表情負載著某種訊息，這種訊息能為大腦所感受，並獲得相應的情緒體驗。如一個人有意做出特定的面部表情時，他會體驗到與這種表情相應的情緒，這時一些客觀的生理表徵如心率、皮溫等，也會引起相應的變化。

比方說，當一個人有意識地臉含微笑時，那他也就會相應地體驗到愉悅的情緒。因此舒展臉部，讓面部出現恬適、愉悅的表情模式，有利於平抑不良情緒。當情緒不良時，最常見的臉部表情，是眉頭緊鎖或額頭暴出青筋，總之是臉部橫紋肌收縮。

有意識地舒展臉部，特別是眉頭部，正可以解除臉部肌肉的緊張，有助於抑制正在發作的情緒。同時，下丘腦正在兩眉中間的深處（大體上相當於祖竅的位置），它是情緒發生的關鍵部位，舒展眉頭部，並有意將此種舒展的動覺導致下丘腦部位，讓下丘腦部位也一起舒展，這將可改變下丘腦的功能，促使情緒安定下來。

(4) 認知控制原則

情緒是受大腦皮質調控的，因此當情緒波動時，應充分進行認知方面的控制。調動意志的力量來控制情緒，這當然十分重要，但在情緒波動時，由於自製力降低，單純的意志力往往難於控制情緒，這時就得用另一種情緒來控制和轉移特定的情緒。因為情緒也是控制情緒本身的重要手段。比較常見的是透過良性的能引起恬適、舒坦感覺的想像，藉助表象記憶來喚起主體相應的情緒體驗，以此擺脫消極的心境，轉移和平抑不良的情緒。

(5) 向下向外疏導的原則

情緒不良時交感神經興奮，血管收縮，腦部血流量增加，由於冠狀動脈緊縮，心肌供血量不足，這時容易出現頭痛、頭暈、胸悶、氣塞等自我感覺。為了恢復身心平衡，這時就得有意識地進行從上而下、自內而外的疏導。這種疏導，可消除腦部積血，可改善心肌供血情況，可鬆弛內臟、肌肉，還可透過經絡系統的特定竅點——勞宮穴和湧泉穴，向體外排除濁氣、鬱氣，這樣就能幫助主體恢復身心平衡。從中醫學角度說，肝喜疏洩條達，而透過疏洩，正可以消除心肝的鬱結。

以上就是情緒不良時煉功應該遵循的幾項重要原則。

✽情緒不良時煉功的方式方法問題

目前尚未見到專門為平抑不良情緒而設計的成套功法。但我們可以根據上述幾個原則，選用現在流行的某些功法，或某些功法中的一種或幾種運演手段。只要掌握得

宜，完全可以迅速達到調控和優化情緒的目的。

(1) 應首選以長呼氣為核心內容、以鼻吸口呼為基本
方式的功法。

長呼氣可以興奮副交感神經的功能，可以消除由交感
神經亢奮引起的種種生理反應，從而加強中樞神經的抑制
過程，促使情緒安定。透過長呼氣，還可以將體內的濁
氣、鬱氣和不平之氣一起排出體外。這將促使機體內因情
緒波動而產生的能量向體外釋放，它對情緒的安定也具有
重要的意義。

這方面的首選功法為傳統的六字氣功，可全煉，也可
選煉一二項。其中尤以噓字功更為適宜。因為長噓能疏洩
肝經積鬱，排除體內污濁之氣。噓音「需」，讀「希迂」。
做功時可兩手疊於小腹上，左手在下，右手在上（女子則
右手在下，左手在上）。

以魚際穴壓在肚臍上，勞宮穴對下丹田。全身放鬆，
開始呼氣讀噓字（取噓字口型，不出聲），隨呼氣覺得體
內濁氣、鬱氣正跟著一起排出體外。呼氣盡，再吸氣，吸
氣不加意念，吸短呼長，緩慢進行。

考慮到情緒波動時邪氣內阻的情況，行功過程中不結
合內氣的循經運行，也不結合具體的導引動作。次數不
拘，以情緒明顯好轉為度。

(2) 其次應選用以深鬆弛為核心內容的一些功法

情緒不良時神經、肌肉、內臟均呈緊張狀態，有意識
地引導機體進行全面的深鬆弛，可有效地改變情緒波動引
起的生理效應，從而促使內平衡的恢復。這方面首選功法
是流行的各種放鬆功。

此功要點是配合呼氣從頭到腳逐步放鬆。即呼氣時默念鬆字並有意放鬆一定部位，吸氣時默念靜字，停止活動，如此依次下行。

可取單線整體做功（如頭部、胸部、腹部等），也可取三線（前面、兩側、後面）、四線（前面、兩側、後面、中間）做功。總的說，情緒不良時做放鬆功，應注重頭部的放鬆，特別是放鬆前額（大腦額葉部位）和祖竅穴一帶（下丘腦部位）最為重要。

這部分可取弧線形的方式，一個線位一個線位地依次下移，逐線放鬆，儘量做到緩慢、柔和、均勻。因為額葉是高級思維中樞，下丘腦為情緒產生的關鍵部位，故此二處深鬆弛，可迅速改變情緒狀態。

⑶ 可選煉以舒展臉部為核心內容的功法

情緒不良時臉部橫紋肌緊縮，舒展臉部可反射性地引起下丘腦功能改變，從而有利於情緒的安定。這方面可以採取兩種運演方式。

其一為劉漢文「慧功」中的「展慧中」。慧中在兩眉頭上凹陷中。「展慧中」是「慧功」築基功中一個重要的運演動作。「慧功」認為展開慧中之後，才能體會到、運用好「笑從內心起」的「笑不休」，才能為舒五志（憂、怒、恐、喜、思），為改善生理功能和精神狀態打開通路。這實際上是指它具有安定和優化情緒的功能。其機理可能是透過慧中部的舒展，能對下丘腦產生良性刺激。

舒展臉部的另一方式，是有意識地面露微笑。微笑可使臉部肌肉放鬆，並會反射性地引起內心的愉悅感。這也是許多功法中常見的一種調身要求。

⑷ 可再選練以認知控製為核心內容的功法

我們知道，情緒體驗和情緒行為是由自動喚醒和認知解釋的互相作用而產生的。自動喚醒引起內分泌功能和內臟功能的變化，如出現呼吸變快或減慢，以及循環系統速度和強度的變化，而認知解釋不僅強化情緒的性質，而且還能加強情緒的程度。為了控制情緒，就要通過認知結構的改變來達到情緒的改變。進行有關能量釋放、深鬆弛以及舒展臉部等運演動作，表明主體的認知結構已開始改變（即認為必須調控、安定情緒），只不過它是由生理性的操作來實現這種改變。

這裏所說的認知控制，是指透過情緒本身來改變不良情緒。這方面有兩種方法，一是借景移情，二是借景化情。前者常用意守外景法。比如在深鬆弛的同時，想像自己正置身於鮮花叢中，下面是潺潺的流水，天空是悠悠的白雲，景色恬靜柔美。緩慢地反覆地想著這些景物，透過想像喚起良性的表象記憶和情緒體驗，從而轉移正籠罩著身心的不良情緒。後者常用外象入身法，如流行的各種沐浴功之類。

運演時可設想天際五彩祥雲帶著清淨之氣，緩慢地柔和地飄入腦際，逐漸下移，體內濁氣、鬱氣也隨之下移，最終散發體外或排入地下。也可設想清澈的泉水逐漸淋及全身，或設想柔和的月光從上到下照徹全身，等等。這是藉助想像直接融化、消除不良情緒。上述兩種方法均能起到安定情緒的作用。

⑸ 關於從上到下、從內到外的疏導問題。

情緒不良時氣血上逆，濁氣內阻，有意識地進行自上

而下、由內而外的疏導，可協助恢復心理平衡。這種疏導一方面應貫穿在上述各項運演方式之中，即在長呼氣、深鬆弛、舒展臉部乃至進行各種想像之中，均應體現向下向外疏洩的原則；另一方面也可以配合一些簡單的導引動作，來進行疏導。

如兩手並舉至額前，手心向下，兩指尖相對，然後兩手同時緩慢地、輕柔地下按，隨下按動作，有意引導濁氣、鬱氣下降，直至排入地下。也可兩手背相向，兩指尖向下，在小腹前靠近，然後緩慢地、輕柔地向左右方向外展，隨外展動作，有意引導濁氣、鬱氣排出體外。這兩種導引動作，均可反覆為之。一般說，用導引動作進行疏洩，應在長呼氣、深鬆弛的基礎上進行。在不良情緒處於高峰危險期時，進行導引動作似不適宜。

不良情緒的表現，既有情緒類型的差別，更有程度的不同，加之情緒的發作還帶有明顯的個人特異性，因此採取何種功法來平抑不良情緒，應根據具體情況而定。在上述幾項鍊功原則的指導下，可以按照本文所說的五個方面依次演鍊，也可選鍊其中的一項或幾項。選鍊時，以能立即見效為準。

總之，情緒不良時固然不可隨意鍊功，但也並非一律不可鍊功，關鍵問題在於掌握好它的規律，並選擇適宜的功法。如能做到這點，正可透過鍊功來平抑不良情緒，使機體儘快恢復心理和生理上的平衡。

（原載《東方氣功》1992 年第 2 期）

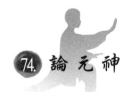

74. 論元神

元神是道家氣功中一個重要的概念。道家內丹修練尤重元神，《金丹四百字序》說：「煉神者煉元神，非心意念慮之神。」

那麼，應該怎樣理解元神的內涵呢？本文擬從現代科學的角度對它進行一些探討。

元神的內涵

元字在古漢語裏有「萬木之本」的意思。故元神是指精神的本元狀態。心理學把人的自覺心理活動稱之為精神。所謂自覺的心理活動，即是思想意識活動，而元神卻是指自覺但又沒有顯在活動的心理狀態。哲學和心理學常把精神和意識當作同一意義的概念來使用，認為它是物質的最高產物。

我國古代養生家在煉功實踐中體證到，一個人處於虛靜絕念之時，心中既保留著最低閾限的自我感知功能，又充滿高度的空靈、恬適、和諧之感。這種心態是日常生活中所沒有的，與思慮問題時的亢奮、緊張之態，更有霄壤之別。因此他們把這種心理狀態稱之為元神，而將思想意識活動稱為識神。

從現代科學觀點看，道家提出的元神這個概念，是由兩個方面構成的：

一是人類大腦皮質的高級神經功能；二是人類的自我感知、自我主宰的本能，和隱藏在遺傳基因裏的各種遺傳訊息，以及後天習得性潛意識。

後天習得性潛意識是指生活經驗和思想活動儲存在記憶倉庫裏的隨時可以提取的隱藏意識，而各種遺傳訊息即是原生潛意識。

人的心理活動的物質基礎，是大腦皮質的高級神經功能，心理活動首先是大腦物質的物理、化學、生物分子水平上的生理生化運動。但心理活動與生理運動並不是同一的，因為心理活動對腦的神經生理過程及其物質器官，具有能動的反作用。

顯然，在精神世界裏不但存在著有別於動物的自我感知、自我主宰的本能，還儲藏著各種遺傳訊息和後天習得性潛意識。人的精神本元狀態，正是高級神經過程、自我本能和潛意識的統一體現。

也就是說，元神是在高級神經活動的物質基礎上，在心理深層自我本能的主宰下，受到潛意識制約表現出自覺但又沒有顯在活動的一種心理狀態。

古人曾說，「生之來謂之精，兩精相摶謂之神」（《內經‧靈樞‧本神》），「腦為上田，元神所居之宮」（《脈望》），這實際上已接觸到元神是大腦神經運動的產物。古人又說，「元神者，即吾真心中之主宰也」（《樂育堂語錄》），「何為元神，內念不萌，外想不入，獨我自主，謂之元神」（《脈望》），這實際上已接觸到人的自我主宰本

能。古人還說，「元神者，乃先天以來一點靈光也」（《青華秘文》），「元神者，無思無慮，自然虛靈也」（《醫學衷中參西錄》），「元神者，心中之意，不動不靜之中活活潑潑時是也」（《黃庭外景經》石和陽注），這實際上已接觸到心理深層的各種潛意識。

因為煉功過程提高了潛意識的有序度，調動了潛意識的活力，所以它能對氣功態發揮潛在的制約作用。

說元神是人的精神的本元狀態，還有一層意思是相對於後天識神活動而說的。道家把元神看成為「體」，把識神看成為「用」，識神是在元神的基礎上進行活動的，它受到元神的主宰。《養生秘錄》說：「元神凝則思慮之神泰定。」《壇經》云：「真如是念之體，念是真如之用。」《禪源諸詮集都序》云：「心真如是體，心生滅是相用。」佛家之真如即道家之元神。

從現代科學觀點看，思想意識活動不但是高級神經運動的產物，受到高級神經功能的制約，而且還受到深層心理的自我本能和潛意識的制約。因此，元神與識神的體用說，也是符合現代科學觀點的。

✳元神顯露的條件

嬰兒時期，由於意識還未形成，這時的精神世界還是元神的自然顯露狀態。隨著嬰兒的逐步成長，嬰兒對客觀事物逐漸有所知有所識，於是元神便被淹沒於識神之中，所謂「氣質之性勝本原之性」，「元性微而質性彰」（《青華秘文》），就是指這個情況。老子提出：「載營魄抱一能

無離乎？專氣致柔能嬰兒乎？」意思是如能做到形神統一，專氣致柔，像嬰兒那樣纖塵不染，自然顯現先天本性，那便可以益壽延年了。

但是，怎樣才能恢復先天的本元之性，讓元神充分地顯露呢？

道家認為，元神只有在虛靜的心態下才能顯露。老子提出的「致虛極，守靜篤」，正是元神顯露的必備條件。所謂「虛」，是指心態恬淡，內無所營，外無所遂，對功名利祿，榮華富貴，淡然待之，不為所動。

《性命圭旨》說，「心中無物為虛」；《淮南子・原道訓》說，「嗜欲不載，虛之至也」，都是這個意思。所謂「靜」，是指內心處於一種無思無慮、安詳寧靜的狀態。《雲笈七籤・元氣論》所說的「內心不起，外境不入，內外安靜則神定氣和」，正是這種狀態。

因為「虛中恬淡自致神」（《黃庭內景經》），「求道之法靜為根」（《太平經》）；因為「念止神即來，念動神則去」（《養真集》），「一念動時皆是火，萬緣寂處即生春」（《性命圭旨》），所以「當靜虛至極時，亦未涉一念覺知，此正先天之真境界也」（《天仙正理》）。這個「真境界」就是元神顯露的境界。

從現代科學觀點看，一個人如果能保持虛靜的心態，其心理深層的秩序便會和自然的秩序、社會的秩序達到同構。這種統一和諧的心態不但會使自己的精神世界不斷昇華，還為修練時的意識自控提供了良好的心理基礎。再則，當一個人出現虛無寧靜的心態，便表示大腦皮質已處於廣泛的保護性的抑制態，這時大腦活動的有序度提高，

相關性上升，這不但調整了中樞神經的功能，強化了生命體的本能，還能解除顯意識對潛意識的壓制，乃至可以使原來無序的潛意識有序化，從而充分發揮潛意識的功能。這不但使元神的顯露成為可能，而且隨著虛靜度的加深，元神的品質也會隨之提高。

另外，當一個人的內心高度虛靜，像老子說的做到「歸根」、「復命」，回歸生命的本元狀態，這時全身的各個系統和組織器官，便會出現高度的平衡和協調，這就給元神的顯露提供了最好的生理基礎。

✦元神的煉養

一個人自離開嬰幼年以後，元神便湮沒於識神之中，不能充分行使其主宰調控的作用，特別是不良的心理活動，會嚴重困擾、壓制元神的主宰功能，並導致各種疾病的發生。行為科學認為，某些內臟功能的異常，以及相當多的疾病的臨床表現，可能是錯誤的習得性行為。例如當心理緊張時，人會出現心跳加速、血管收縮等內臟活動的改變。這種心血管變化在某些條件下可能被錯誤強化，而成為頑固的軀體症狀。

中國醫學也認為，外感「六淫」與內傷「七情」，均可致病。為了讓元神充分行使其對生命體的主宰功能，徹底摒除後天識神對元神的困擾和壓制，從而實現健身強體、益壽延年的目的，就必須對元神不斷進行涵養和修練。

如果一個人能具有良好的德性與品性，並在日常生活

中經常保持超脫、恬靜的心態，這便是對元神的很好涵養。但人處紛繁複雜的社會，萬事勞其形，萬物擾其心，要想經常保持和諧統一的心態，談何容易。為此，古代養生家便以元神顯露的條件為指導思想，設計特定的時空模式，對元神進行特殊的高效的修練，從而實現健身益壽的目的。這便是內丹功的由來。

幾千年來的煉功實踐和近年來的大量科學實驗證明，人們經過一段時間的煉功，不但可以調整、提高各生理系統的功能，而且能夠提高大腦高級神經中樞的主宰和整合功能，乃至能夠激發生命體的本能和潛能。由此可見，氣功修練正是元神煉養的最佳模式和最好方案。

這是因為，氣功修練能在特定的時限內，實現元神顯露的必要條件。具體說：

一是，它進行了封閉性的修練。煉功時要封閉一切感覺器官，做到六門緊閉，六根清淨，這就斬斷了同外界的一切聯繫，避免了各種不良因素的刺激，使大腦能夠處於一個自我封閉、與世無爭、恬靜安適的境界。這種境界大大有利於元神恢復其本元之態。

二是，它進行了自我鬆靜誘導。一切功法修練伊始，都要先進行鬆靜誘導。這種鬆靜心態要貫穿煉功的全過程。全身放鬆，心態恬靜，無思無慮，坦然釋然，這就徹底排除了雜念和不良情緒的干擾，使大腦皮質能夠形成保護性的抑制態。這種抑制態大大有利於元神發揮其主事的功能。

三是，它進行了特意設計的各種訓練，諸如存想法、凝神入氣穴、吐納導引法等等。透過持續的訓練，能夠激

發內氣，疏通經絡，活躍氣機，從而使元神不斷得到高能量物質的涵養。古人說，「煉精化氣，煉氣化神」，「積氣以成精，積精以全神」，其中就包含以高能物質涵養元神的意思。

這種持續的功法訓練，還能調整、改善全身的生理功能，為元神主事提供良好的生理基礎，正像《內經》說的：「陰平陽秘，精神乃治。」（《內經·素問·生氣通天論》）

氣功修持向來有修性和修命之說。道家以性為先天，主神；以命為後天，主形。所謂性功，是指偏於心神、心智的修練；所謂命功，是指形體修練。修性，當然是對元神進行直接煉養；而修命呢，實際上也同元神有密切關係。不但命功修練過程產生的高能物質能涵養大腦神經細胞，增強其組織活力，而且命功修練所形成的高度有序化，高度平衡、和諧、統一的機能狀態，正是元神實現其最佳功能態所必須具備的條件。

古人說，無為修性，有為修命，性命必須雙修，這已是氣功家的共識。就性命二者的關係說，應該先修命，後修性，先取有為之法，再用無為之道。

《金華宗旨》云：「故成道者，須無為而生有為，復有為而歸無為也。」在虛靜的心態下進行種種有為的運作，透過這種運作，增強了形體，調和了陰陽，深化了虛靜的心態，然後又逐步弱化、淡化這種運作，引導主體進入虛極靜篤的無為境界，在無為境界裏又進一步淨化心態，涵養本性，提高元神的品質，這便是氣功對元神不斷煉養的過程。

✴元神與潛意識

元神同潛意識是兩個內涵不同的概念。不少人把元神理解為潛意識，這是不妥的。

潛意識是和顯意識相對的一個概念。它是指一種隱伏在自覺精神活動下面不為人覺知的、潛在的心理活動。這種潛態心理能對顯意識乃至行為產生種種影響。從萊布尼茨提出「微知覺」和「知覺中的意識不到的部分」，直至弗洛伊德完整地提出潛意識理論，都認為意識閾限下的觀念是無意識的，並說心理活動就像冰山一樣，大部分藏在水面以下不為人所察覺。

而道家氣功理論提出的元神這個概念，則是指一種對生命體的內在活動起主宰作用的精神，這種精神雖沒有表現為顯在的意識活動，但能為自我所感知，是一種自覺的、能顯示為自我意識（但沒有顯示）的精神。在這種精神的下面，既有高級神經活動，又有人類的本能和各種潛意識。

元神的活動是一種高度有序化的活動，它能使我們機體的生理運動，同自然界的有機規律，同宇宙的物質規律保持一致性，它能使我們的經驗具有統一性和連續性，它能使生命體的各個生理系統達到高度的平衡和協調。但潛意識總的說，其活動是無序的，是不能自覺控制的。

按照弗洛伊德的說法，潛意識的核心內容，是一種被壓抑的本能衝動和本能慾望。它們各自獨立，互不干涉，呈現混亂、無序的狀態。

另外，被主體遺忘進入潛意識領域的大量知識經驗，

也是混亂無序的，只有當它們受到顯意識的激惹或誘導，而將迸發直覺或靈感時，才自行整合而呈高度有序化。這也是元神不同於潛意識的重要表現。

從神經心理學的角度看，大腦額葉運動區前方廣闊的額前區，具有意識控制功能，是人類自覺能動性的生理基礎。神經心理學的主要創始人魯利亞把額葉歸入更高級的第三機能聯合區，說它負責規劃、調節和監督複雜的活動形式，而且在很大程度上參與一個複雜的行為過程。

由此看來，元神的主要生理基礎在額葉。這是一種腦生理上的功能定位。但潛意識卻與功能定位無關。它是高級神經活動誘導規律的產物。按照巴甫洛夫學說，高級神經有興奮和抑制兩個基本過程，在優勢興奮中心之外，在大腦抑制區發生的心理活動，有很多就成為潛意識。這是元神不同於潛意識的又一個表現。

但是，當煉功進入高層次，也即元神充分顯露的時候，也會發生同導致靈感發生的潛意識活動近似的心理現象：其一，都有高度快適自得的情緒體驗；其二，特殊的感受往往具有突發性；其三，往往取得意外的有較高價值的成果。

也許有些人就是據此將元神理解為潛意識或靈感的。

實際上，二者的性質是全然不同的。

首先，導致發生直覺和靈感的潛意識活動，它引起的高度愉悅情緒，是基於積極進取、活躍開放的心態，是科研、創作取得重大突破，精神感到極大滿足的表現；而入定態元神顯露時的高度愉悅情緒，則是基於自我封閉、超脫恬靜的心態，它是元神在擺脫識神干擾後，心理上清淨

無為、生理上平衡協調的表現。

其次，潛意識活動導致直覺、靈感的突然發生，是由於互不相干的神經通路的突然溝通。在突發之後，主體要自覺地引導它，要用邏輯思維或形象思維去幫助它，以保證創造性的精神活動持續地進行；而元神顯露突然出現的特殊感受，則與機體內部生理機能出現協同效應，內分泌腺特別是性腺受到內氣激惹有關。主體對這種感受採取的是聽其自然的態度，既不追求，也不迴避，依然默默靜守，融入虛無。

再次，潛意識活動引發直覺、靈感所取得的成果，或是科研課題的突破，或是優秀作品的產生，它是社會性的；而入定態元神顯露所取得的成果，則是激發了人體的生理機能，或引發了生理的潛能和異能，它是生理性的。

潛意識和元神是兩個不同的概念，其活動機制也全然不同。但是，兩者也存在著一定的聯繫。在元神主事的情況下，由於中樞神經有序度提高，相關性上升，這樣就可能激惹、誘發潛意識進行自動的整合和高效的運作，從而提高了主體的智能，並促使重大疑難問題的解決。所謂「定能生慧」，就是氣功態由激惹潛意識活動而取得的。

（原載《武當》2010 年第 7 期）

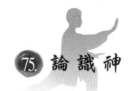

75. 論識神

識神同元神是傳統氣功中常見的兩個名詞。什麼叫元神？《脈望》說：「內念不萌，外思不入，獨我自主，謂之元神。」什麼叫識神？《醫學衷中參西錄》說：「識神者，發於心，有思有慮，靈而不虛也。」《養真集》稱之為「後天思慮之神」。元神和識神被視為一對互相排斥、互不相容的概念。元神必須排除識神才能顯現和存在；識神一來，元神便去。所謂「學道之人不識真，只為從前認識神」（《醫學衷中參西錄》引釋家景禪師語），就是說用識神指導煉功，終不能入正道，只有「元神主事，識神退位」，才能臻入真境。但縱觀氣功史，千百年來儒釋道醫諸家功法，都一再運用了各種意念來煉功，這種意念存想活動究竟屬於元神活動，還是識神活動？又，識神和元神究竟是一對什麼關係？應該怎樣看待識神在煉功中的作用？這些都是值得探討的。

本文擬從諸多方面來考察氣功修練中的識神問題。

識神和意識

識神是後天思慮之神，用現代科學語言來說，即為意識。意識，它是外界訊息轉化為主體活動過程中的仲介性

心理功能。意識對其他心理活動過程起著統御的作用。從心理學的角度說，它統御並包含注意、信念、意志、情感等內容。

注意是意識對周圍事物的警覺性和選擇性的表現。信念是意識的核心部分，是人對於自己生活所遵循的原則和理想的信仰，這種信仰是深刻而穩固的。意志是人的意識能動作用的表現，它是主體為了實現預定的目的而自動努力的一種心理過程。情感則是意識的一種外部表現，它是人們對於周圍事物、對於自身以及對自己活動的態度的體驗。情感還是人們意識活動的重要動力之一。

氣功修練強調調心、調息和調身，這個三調過程正是意識發揮統御定向作用的過程。氣功強調「抱元守一」，要求凝神聚念，這正是注意的特殊運用。氣功強調「信則靈」，認為「信、願、行」三者缺一不可，而信奉第一，這正是信念的體現。氣功強調「精進」，反對「懈怠」，所謂「積功成煉非自然，是由精誠亦由專」(《黃庭內景經》)，這正是意志發揮能動作用的表現。氣功強調「心寬性慢」，要求培養一種恬靜、和悅的心境，不少功法還具體要求作功時要「臉含微笑」，這正是情感的體現。

所有這些活動，實質上均是意識活動，用傳統氣功語言說，便是識神活動。由此看來，煉功不但不能排除識神的作用，相反，還應恰當地發揮識神的作用。

氣功中經常提到意念，意念實際上就是意識。古人認為意念是調節神形使之穩定的關鍵，故說「意為媒」(《聽心齋客問》)。就對氣功的作用和影響而言，意念可分為正念、雜念和邪念。

上述能誘導主體進入氣功態的意念，稱之為正念；雜念是指干擾主體進入氣功態的各種散亂的念頭；邪念則是指那種不正當的想法。後二者均為煉功之大忌。邪念更會嚴重阻礙和破壞氣功態的形成。古人說：「凡所有像，皆是虛妄，乃自己識神所化。」（《聽心齋客問》）古人又說：「念止神即來，念動神即去。」（《醫學衷中參西錄》）這裏說的「識神」和「念」，實際上指的就是意識活動中的雜念和邪念，並不包括正念。

由此可見，古人強調排斥識神，是專對雜念和邪念而說的。如果從正念這個角度看，煉功不但不能排除識神的作用，相反，還應很好發揮識神的作用。

存想是傳統氣功中的重要運演手段，在儒釋道諸家功法中屢見不鮮。佛家氣功有「十六妙觀」；道家氣功如《黃庭經》有存想五臟六腑諸神之法等等。存想即是心理學上的想像，它是意識活動的一種特殊形式，是人腦在意識統御下對已有表象進行加工改造而創造新形象的過程，帶有生動形象和間接概括認識的特點。

想像的生理機制是大腦皮質上已經形成的暫時神經聯繫進行新的組合，亦即舊的暫時神經聯繫經過重新配合構成新的聯繫過程。

這個過程是透過詞來實現的。比如「內想大火，久之覺熱」（《文始真經》），煉功時就要具體構想有一火球正在丹田不停地滾動，其火焰和熱力正持續地向腹腔乃至整個人體輻射，此外還要想像性地體驗激盪腹腔和全身的一股熱感。十分明顯，氣功中的存想活動，是識神在發揮積極作用的心理過程。如果煉功中主體意識失卻控制，出現

異象、狂想、幻境，那便是入了「魔境」，易引發瘋癲或痴呆，這是識神中的雜念或邪唸作怪的結果。為了擺脫「魔境」，就要驅除雜念和邪念。

由此看來，氣功要排斥的乃是會導致出現「魔境」的識神。如果從存想這個角度看，氣功不但不排斥識神，還要發揮識神的積極作用。

❈識神與自我意識

上面我們從意識的一般內涵，討論了識神問題，現在我們再進一步從自我意識的角度，來探討識神在氣功中的作用。

自我意識是人類意識的本質特徵。自我意識的產生和發展，是人和動物在心理上的最後分野。人類的意識是以觀念反映現實的社會性形式，自我意識是人類意識之一，不過它作用的對象不是自然界與社會，而是個體自我。這包括主體對自己心理、機體狀態、外部行為以及我與客觀世界關係的意識。這是一個由自我覺知、自我認識、自我概念、自我評價和自我監控組成的多層次系統。它是一種高級心理機能系統。

氣功是人體自我進行身心鍛鍊的方法，這種鍛鍊首先是心理鍛鍊，而心理鍛鍊的實質，正是個體自我意識對個體整個意識進行改造、調控和訓練的過程。

煉功一開始，主體便把自我統一體分化為意識主客體，自我意識作為主體，不但調控著自我的機體狀態和行為，而且還調控著自我的心理狀態，即意識狀態。自我意

識對自身意識的調控，貫穿煉功的全過程。如初始時的收心斂神，常取自勸自勉的方式，這便是自我意識對自身心理活動的良性誘導。

之後的意守以及存想內視之類，亦是自我意識在指揮各種心理機能進行活動，並使之配合協調。其間可能出現的雜念干擾，亦需憑藉自我意識的嚴密監控來及時排除。即便進入深度入靜階段，也還要靠自我意識來進行「忘我」的心理運演。

傳統丹功強調「元神主事，識神退位」，那麼識神怎樣才能「退位」？最根本的一點，就是要靠自我意識的調控和誘導。也就是說，「識神退位」最終還要藉助識神（自我意識）的積極作用。這是就具體過程來談的。

自我意識在功中的作用，從大的方面說，可以歸結為下列三點：

第一，以特定功法的規範要求為參照依據，時刻衡量、校正作為客體的我的心理運演。

第二，不斷接受來自煉功實踐的回饋，並與上述參照系進行比較，以進一步校正作為客體的我的心理運演。

第三，在上述基礎上，引導作為客體的我形成自我煉功模式（心理運演純熟和自動化），並不斷自我弱化，使主體的我（自我意識）同客體的我，在逐漸淡忘、消失的過程中實現隱態的和諧同一。這時主體便進入深度的入靜態。顯然，自我意識是否運行良好，自我意識的作用能否充分發揮，直接關係到煉功的成敗和效果。自我意識當然是識神的一種體現。從自我意識這個角度看，氣功是不能排除識神作用的。

❖識神與潛意識

這一節我們再從潛意識這個角度，來繼續探討識神在煉功中的作用問題。

最早提出潛意識概念的是精神分析家弗洛伊德，但弗氏所說的潛意識指的是人類某種被壓抑的生理本能。現在人們對潛意識這個概念的理解，早已超出弗氏所定的界限。一般認為潛意識是指不知不覺沒有意識到的心理活動，它沒有同第二信號系統相聯繫，不能用言語表達。就個體潛意識而論，可以分為若干層次，個人受壓抑的生理本能居於下層，它需以偽裝投射的方式進入顯意識；由一些直觀感受產生而又被壓抑的低級情感（如嫉妒、報復）居於中層，它以直接浸潤的方式影響顯意識；而為主體所掌握但又被遺忘的知識經驗則居於上層，它透過自我意識的召喚或其他因素的激發，可以直接在大腦出現成為顯意識。同煉功實踐關係密切的，便是居於個體潛意識上層被主動遺忘的這部分知識經驗。

我們知道，煉功時主體的顯意識中，除主體所掌握的煉功要求以及特定功法的運演程序等知識外，還有自我心理運演所積累的煉功經驗，以及透過反覆實踐逐漸形成的自我煉功模式。隨著入靜度的加深，上述顯意識逐漸弱化、淡化乃至模糊化，到了深度入靜時，這些顯意識除部分轉化為作功的技能之外，便都被「遺忘」而融入潛意識領域。此時的心態除尚有極微弱的自我意識在調控外，是潛意識在具體支配著煉功活動。一旦功境受到內外因素的干擾和破壞，主體馬上出現顯意識進行疏導和調整，直至

恢復穩態平衡之後，顯意識才又主動消失。這種顯意識隨機出現的情況，正說明當顯意識消失時，存在著閾限下的潛意識在發揮著主導作用。

總之，深度入靜態的心理，是煉功潛意識支配的心理，而此種潛意識又源於煉功過程中的顯意識活動，是顯意識不斷訓練之後主動遺忘的產物。顯意識活動的質量和成敗直接影響潛意識作用的發揮。潛意識既是意識的閾下表現形態，當然亦是識神的一種潛在體現。從潛意識這個角度看，煉功也是不能排除識神的作用的。

❋識神與元神

傳統氣功把識神和元神看成為互不相容、互相排斥的關係，其實，它們之間應該是對立統一的關係。

識神和元神當然有互相對立的一面，但更有互相聯繫、互相統一的一面，看不到後者，便容易對識神做出片面的乃至錯誤的理解。

識神用現代語言可解釋為意識，那麼元神便可以理解為排除了意識的那種清淨無為的精神狀態。古人稱此狀態為「無念之正覺」。

古人還說，這種「元性」「真性」，其表現猶如嬰兒不識不知，但又具備靈覺靈動的狀態。它同西方心理學家提出的自我意識精神的部分內涵近似。也就是說，元神它是人類能意識到自身存在的一種本能（這種本能能顯示為自我意識，並調控自己的心理活動和神經活動，但還沒有顯示為自我意識），它是大腦皮質高級整合機能和人類心

理深層自控功能的一種綜合體現。在元神主事的狀態下，一方面人體的生理機能可以得到自動調整，另方面人類的深層心理功能可以對各種訊息進行整合，並將它組織到統一的自我意識中去。

古人所以說「元神者，心中之意，不動不靜之中活活潑潑時是也」（《黃庭外景經・石和陽注》），正是強調它的高級整合機能和深層自控功能。

元神既然是人類能意識到自身存在但又未表現為意識活動的那種本能，那種清淨無為的精神狀態，它當然要排斥識神的干擾和破壞。這是二者互相對立的一面。但它們之間又緊相聯繫、互相統一。這表現在：

第一，識神是在元神的基礎上運行的，它顯然受到元神的潛在制約。這種制約可以是抑制、排除識神的活動，也可以是提高識神的有序度，控制識神的活動態來協同運作。氣功態各種意念存想活動，便是元神帶動識神共同運作的表現。《醫學衷中參西錄》說：「蓋靜坐之時用腦中元神，所謂火文也；採陽生時用心中識神，所謂武火也。」此處所說的識神，便是指在元神潛在制約之下的意念活動。古人說，「元神凝則思慮之神泰定」（《養生秘錄》），「元神凝則呼吸之神泰定」（《性命圭旨》），指的就是識神受到元神制約的情況。

第二，識神對元神亦能產生積極影響。從大的方面說，人的心理發展由於意識的形成而使心理活動出現了質的變化。人的意識活動不僅增強深層心理的自控能力，而且也提高了中樞神經的整合功能。

世界各地發現的一些狼孩，就是有力的證明。印度發

現的一個狼孩，發現時已有 8 歲，經過人的悉心教養，活到 17 歲時才具有 3 歲幼兒的心理水準。這從反面說明，參加社會活動，形成意識，對個體的心理能力和高級神經功能，有著多麼大的影響。從小的方面說，煉功中的良性意念活動，不但可以改善人的生理功能，增強神經中樞的調節能力，還可提高深層心理的自控能力。

由此看來，識神的良性活動可以提高元神的能力、素質和品位，可以增強元神對生命系統的主宰作用。

從元神同識神在功中的關係看，元神主事可有下列三種情況：

第一，虛極靜篤，無思無念，恍兮惚兮，冥然入定。這可說是元神主事的正態，即強態。如佛家的禪定，道家的坐忘，它開始時雖然也要藉助意念的誘導，但最終要徹底排除識神的活動，以實現萬念俱滅的忘我境界。

第二，全身鬆靜，精神內守，意念運演，存想內視。這可說是元神主事的亞態，即次強態，各種運用意念存想的功法均屬此類。這類功法的特點是有明顯的識神活動，但這裏的識神不但是在元神主事的總心態下進行的，而且其表現形態和活動方式均已受到了元神的潛在制約，已同元神交融一起，協同運作。《壇經》說：「真如是念之體，念是真如之用。自性起念，雖即見聞覺知，不染萬境，而常自在。」在元神主事的心態下，適當運用識神，正是「不染萬境而常自在。」

第三，鬆靜自然，意念專一，動作運演，呼吸相隨。這可說是元神主事的准態，即弱態，如導引結合吐納的動功，便屬此種情況。由於有肢體運動，意念明顯，神經興

奮度較強，故識神的作用更明顯，而元神態相對較弱。但由於它做到鬆靜，意念專一，動作柔緩且能配合呼吸，故總體上仍是元神主事的心態。這也是導引和一般體操的根本區別所在。

從上述識神與元神具有互相聯繫、互相統一的一面看來，氣功是不能排除識神作用的。

❋古人強調排斥識神的積極意義

傳統氣功一向強調排斥識神，主張「元神主事，識神退位」，應該說，它具有積極的意義。

讓元神主事，充分發揮人體生理本能和心理功能的自我調控、自我平衡的作用，這是氣功態的最高境界。但是由於人類意識心理的發展，人們無時無刻不在進行著各種思想活動，正如《雜阿含經》所說：「心意識日夜時刻須臾轉變，異生異滅，猶如獼猴。」這種瞬息萬變的識神活動，極大地阻礙和干擾元神的顯現，甚至在元神態建立後，它仍隨時可能進行破壞。為此煉功過程中如何戰勝識神的干擾，便成為功夫進展的關鍵問題。

古人一再強調煉功時要「六門緊閉」，「六根清淨」，要排除外來的一切刺激，以便順利進入氣功態。所謂「大道教人先止念，念頭不住亦徒然」（《規中指南》），正是這個道理。由此看來，修練氣功強調排斥識神，是有積極意義的。

傳統氣功強調排斥識神，還有更深層的積極意義。

古人認為元神是先天之性，它是「先天以來一點靈

光」,「炳然不昧」。《老子》所言「載營魄抱一能無離乎，專氣致柔能嬰兒乎」，正是描述元神主事的最佳生命狀態。但是，由於慾念的紛擾，先天元神常為後天識神所蔽，這就造成人體機能的失常，出現了陰陽顛倒，乾坤錯位。修練氣功便需取坎填離，使乾坤復位，以使後天返先天。為了實現這一目標，必須以先天制後天，從有為返無為，在氣功修練過程中逐步消除識神對人體長期造成的影響和損害。因為只有消除了識神的影響和損害，恢復元神主事，機體才能重現勃勃生機。

古人說：「氣質盡而本元始見，本元見而後可以用事。」又說：「元神見而元氣生，元氣生則元精產矣。」（均見《青華秘文》）正是說的這一道理。

傳統丹功理論還認為，人在出生之前，先天精氣神互相團聚，是一種三元合一狀態，它孕育著強大的生命力；而出生之後，由於識神活動的影響，這個團聚狀態便一分為三，它意味著耗散。內丹的鍛鍊要則，便是要排除識神造成的影響和損害，使精氣神由後天的耗散狀態回歸為三元合一的先天團聚狀態。

由此可見，氣功修練臻於至境的過程，正是不斷消除識神給人體造成的影響和損害、恢復元神主事的過程。

再從功中運用良性意念和內視存想活動看來，強調排斥識神也具有積極的意義。

我們知道，意念存想活動只有在元神主事的總心態下進行，並受到元神的潛在制約，同元神交融在一起，才能發揮積極的作用；否則識神同元神對立的一面便會暴露出來。強調排斥識神，正有利於煉功主體時刻警覺識神對元

神的干擾和破壞，嚴格控制識神的活動強度和活動量，使識神能在元神的制約下發揮積極作用。

再則，由於識神本身的慣性作用，它極易產生離心傾向，極易擺脫元神的制約，海闊天空地胡思亂想起來，這會嚴重干擾氣功態的形成和穩固。強調排斥識神對防止和消除識神的離心傾向，也有重要作用。

還有，守靜一類功法，運用意念進行自我誘導，其最終目標是要實現忘我境界。強調排斥識神，將有利於主體及時淡化弱化識神活動，以促進意念的自動消失。

✿識神的現代科學研究

識神即是意識。現代科學對意識的形成和作用機制，已經進行了大量的研究。

根據腦科學的研究，證明大腦額葉具有行動定向的功能，而腦幹的網狀結構，則起著醒覺和促進神經興奮組合的作用。從這個生理基礎出發，心理學家認為，意識是幾種中樞神經過程建立起穩定聯繫的反應。非特異興奮啟動了位於不同皮質區域中的「記憶系統」，特異興奮導致相應皮質區興奮的擴散與集中，從而同有關經驗建立了聯繫，並在大腦額葉定向的選擇作用參與下，形成了意識心理。大腦額葉特別是前額葉，是意念產生的主要部位。

腦電圖的實驗表明，用良性意念做功，可使 α 節律的同步性增強，而緊張思考或胡思亂想則可出現皮質節律的失同步現象。

這說明，識神中的正念如運用恰當，可以提高大腦的

有序度；而雜念和邪念則會加劇大腦的無規則波動。

現代科學研究證實，人體本身就是帶電體，人體各部的動作都要依靠生物電流的作用，一旦神經纖維受到刺激，就立即出現電位的變化，引起生物電流。視、聽、觸、嗅等感覺神經，肢體和內臟的感覺神經，它們在受到刺激的時候，都會引起大腦皮質和網狀結構不同部位的電波活動發生變化。許多科學實驗還證明，人的意念活動過程也產生腦電信號，它能刺激動作神經將指令電流傳給肢體肌肉纖維，使肌肉產生相應肌電。

例如讓一個人設想他正在提起一件很重的東西，這時他手臂的肌肉就會微呈緊張，並出現電啟動，能記錄到肌肉的生物電。如果把這件東西想像得越重，肌肉緊張和電啟動也會越明顯。意念不僅能指揮人體隨意肌的運動，還能指揮不隨意肌的運動。

實驗報導，氣功師意念胃動時，胃電頻率和振幅顯著增高。還有人報導，當煉功者意念內容為「升壓」時，血壓便明顯升高；而意念內容為「降壓」時，血壓即接近對照組的基礎水準。凡此種種足以說明，煉功中的意念存想活動，可以透過腦電信號刺激動作神經而引起相應部位的微妙生理變化。

生理學告訴我們，內分泌活動直接或間接地受到中樞神經控制，大腦皮質由丘腦下部的植物神經中樞，經傳出神經纖維調節內分泌活動。內外刺激可以由腦而影響內分泌。

實驗發現，當一個人受到外界刺激而出現痛苦和憤怒情緒之時，體內的去甲腎上腺增加較多，於是外周血管阻

力增加，使舒張壓明顯上升；而在恐懼情緒之下，腎上腺素分泌相對增加，於是心輸出量增多，而使收縮壓明顯上升。我們知道，意識活動的一個顯著特點，就是同第二信號系統聯繫，語詞成為人的第二刺激物，客觀事物的刺激和語詞的刺激，都能引起大腦皮質中樞神經的活動。

實驗證明，當進行鬆靜的意念誘導之後，體內的腎上腺素和去甲腎上腺素的代謝水準下降，血液中的血管緊張素的濃度也降低。這說明煉功中的意念存想活動，能對內分泌系統產生良好作用。

意念活動還可直接提高人體的免疫功能。美國哈佛大學的一位生理學家曾經做了這麼一個實驗：他選擇了 30 名具有較強集中意識能力的健康學生，將他們分成兩個放鬆訓練組和一個對照組。放鬆組中的一組訓練用意念的方法，使受試者想像他們身內有強大的免疫抵抗系統，在向侵入的感冒或流感病毒發起進攻。

測試的結果是，意念組增強免疫系統的作用明顯，有兩種重要的免疫細胞增加，一種是唾液免疫球蛋白 A 細胞，它主要負責抵抗感冒和其他上呼吸道感染；另一種是輔助淋巴 T 細胞，它在血液中能刺激產生抗體，防止全身或局部的感染。簡單放鬆組僅 A 細胞增加，對照組免疫細胞均無改變。

美國得克薩斯大學的科學家同樣證實了人的大腦活動同免疫功能之間的密切關係，並還解釋了為什麼一個人在緊張抑鬱和心理不平衡的情況下容易得病的道理。這是因為人體防禦系統的主力軍——血液的白細胞，具有一種能夠接受激素 ACTH 的受體，這種激素在人體緊張時可以

大量釋放，從而與白細胞相結合，削弱了人體的免疫功能，使各種病原體在向人體進攻時，得不到主力軍的有力反擊，於是疫病就蔓延開來了。

以上事實說明，煉功中的意念存想活動，可以直接對免疫系統產生積極作用。

現代醫學科學認為，全身血液速度與肌肉的緊張度成反比，在肌肉緊張時，由於血管受到擠壓，會使血流量減少，而造成局部缺血缺氧。當肌肉緊張度較平時增加10%以上時，其血液流動可全部中斷。肌肉緊張時需消耗一定的氧和能量，而分解出來的乳酸和水分，若不及時排出，在肌肉內堆積起來的部位會出現肌肉疼痛。在肌肉放鬆時，血液流動量可提高 15～16 倍。

又，當機體出現鬆弛反應時，其末梢效應器對交感神經系統刺激的敏感性降低，這可使血壓下降，心率和呼吸率減慢，從而促使機體內部機能活動恢復和維持動態平衡。我們知道，意念活動既可以由中樞神經引起機體的鬆弛反應，也能使機體處於緊張狀態。

由此可見，煉功中用良性意念誘導機體出現鬆弛反應，可以改善血液循環，可以使過亢的交感神經系統活動降低；而不良的意念活動則可以使機體出現緊張狀態，進而出現一系列有害的心理—生理反應。

美國著名心理學家馬爾茲提出，大腦和神經系統構成一種奇特而又複雜的「目的追求機制」，它是一種內在的自動導向系統，或者作為一種「成功機制」為你效勞，或者作為一種「失敗機制」對你不利，這取決於你如何操縱它，如何為它制定目標。

馬爾茲認為，在放鬆的心態下進行良性的意念存想活動，便能啟動意識水平下的自動機制，讓你實現自己的目標。他還說，當你在內心「看到」一個事物時，你的內在「創造性機制」就會把任務承擔過來，並完成這項工作。所以馬爾茲認為：「心理實踐可以幫助我們的行為臻於完美。」（見《你的潛能》）據此可知，煉功中運用良性意念，可以開啟意識水平下的「自動機制」，幫助實現煉功目的；而功中出現的不良意念，則同樣能啟動「自動機制」，給你帶來不良後果。

從上述種種看來，現代科學研究已經證實，識神中的正念如運用恰當，可產生良好效應；而識神中的雜念和邪念，則會帶來種種危害。

❋煉功中應如何恰當運用識神

如上所述，氣功要排斥的只是識神中的雜念和邪念；對於正念，氣功不僅不予排斥，還要發揮它的積極作用。那麼功中應如何恰當地運用識神呢？

⑴ 要培養元神主事的心態

我們知道識神與元神有其對立的一面，如果沒有建立元神主事的心態，如果識神沒有受到元神的內在制約，並與元神交融一起，那麼識神不但不能發揮積極作用，反而可能帶來不良後果。因此說，讓識神在元神主事的心態下做功，是十分重要的一著。

要實現元神主事的心態，需具備三個條件，深度放鬆；深度入靜；精神高度集中。如果能在深度鬆靜的心態

下凝神聚念，便是實現了元神主事的心態。這是因為，在日常生活中，思想意識活動總是同緊張、興奮的心態聯繫一起的，要是能將識神從緊張、興奮的心態下解脫出來，讓它同寬鬆、恬靜的心態相聯繫，並且進行的又是一種單純的、低強度的和有節律的意念活動，這便體現了識神與元神的統一。

正如慧能禪師所說的，如能做到「於諸境心不染」，「於念中無念」，我對它沒有執著，沒有眷戀，便體現了真如佛性。當然，運用識神做功不可能要求實現元神主事的強態，而只能要求實現元神主事的次強態或弱態。

(2) 要淨化自我意識

上文已談到，煉功開始後，主體便把自我統一體分化為意識主客體，自我意識作為主體，便一直主宰著自我的意識狀態，所以淨化自我意識，提高自我意識在功中的調控能力，對發揮識神的積極作用具有重要意義。所謂淨化自我意識，即是將自我意識集中化、單純化和弱化。如能讓大腦在朦朧模糊之中隱隱感到自我的存在，便是自我意識淨化的高境界。

古人強調行功伊始要收心斂神，所謂「煉丹而不煉心，猶鞭馬彼奔而羈其足也」，清人李涵虛甚至提出「九層煉心」，最重要的一點便是為了淨化自我意識。自我意識一經淨化，就能和元神主事的心態合拍，就能有效地駕馭意念活動。道家修心養性常常提到的真宰、真我，即是淨化了的自我意識。《道言淺近說》：「丹家云，一念從規中來，即真神，即真念也。」真念之來常清不迷，雜念之來神即外馳。此真念即淨化了的自我意識。

(3) 要隨機掌握好識神運用的火候

識神的運用要視功法的需要，功法進展層次的需要，以及自身的功夫修養和功態情況而隨機掌握好，過之與不及均會影響識神作用的發揮，甚至產生不好效果。

各種功法開始進行三調時，均需藉助良性意念來自我誘導，這時識神活動相對說是稍強的，否則就不易建立氣功態的條件反射關係。以後隨著功法的進展，有的要逐漸減弱識神活動的動量和強度，乃至最終將它消除，如禪定、坐忘之類便是；有的則一直要運用一定強度的識神來做功，如存想類功法便是。

傳統內丹功在煉精化氣階段，運用識神的動量較大，強度也較強；而在煉氣化神階段，即要大大減弱識神運用的火候，所謂「未得丹時需借武火以凝之，既得丹時，須借文火以養之」（《性命圭旨》），正是功法進展的不同層次對識神運用的不同要求。功中運用識神，既不能過之，也不可不及。如過之，易走火入魔；如不及，又難於發揮其作用。古人云：「若用意緊則火躁，若用意緩則火寒。」（《真詮》）這時最要緊的是要和鬆靜的心態，和精神集中的程度，保持同步關係。要是鬆靜態好，集中度高，那麼識神活動的動量可稍加加大，強度也可稍予加強；否則，便要減少減弱。

（原載《東方氣功》1995 年第 5、6 期，1996 年第 1 期）

76. 論煉功中的心理強度問題

心理強度是心理活動的一個重要特徵，它表現在人們的各式各樣心態中。不論是有意注意，還是無意注意，乃至情緒體驗，甚至胡思亂想，都存在著心理強度問題。從煉功的角度說，能否根據功法和煉功層次的要求來調控好心理強度，是關係到煉功成敗的一個重要問題。研究一下心理強度在煉功中的作用機制，是很有必要的。

❋煉功為什麼需要調控好心理強度

所謂心理強度，包括心理的興奮度、緊張度和著力度。興奮度表現心理的興奮和安靜的程度；緊張度表示心理的緊張和寬鬆的程度；著力度則表示心理用力（著意）大小的程度。三者綜合成為心理強度，表現在一切心理活動的過程之中。組成心理強度的興奮度、緊張度和著力度，它們之間既緊相聯繫，又有所區別。三者的聯繫表現在心理的興奮度強，相應地緊張度和著力度也會增強；同理，緊張度與著力度也是如此。三者的區別在於，它們並非任何時候都是一致的。

在日常生活和工作中，心理強度的表現，有時側重興奮度，有時側重緊張度，有時則側重著力度。

由於神經系統是心理活動的主要物質基礎，故各種能直接刺激神經活動的因素，均可由神經系統而影響心理活動的強度。這是一個方面。另方面，因為意識是外界訊息轉換為主體活動過程中的中介性的主導心理功能，意識對其他心理活動起著統御的作用，所以當煉功主體的自我意識主動增強或減弱心理活動的強度時，中樞神經活動也會相應地增強或減弱。

我們說煉功中要調控好心理強度，主要是指自我意識對各種心理活動（如存想、內視、意守等），以及影響心理活動的生理性動作（如吐納、導引等），進行有效的統御，由自我意識對心理強度的調控，掌握好中樞神經系統活動的範圍（廣泛抑制和局部興奮）、性態（有序化、敏感化）和強度，進而對內臟和經絡系統的真氣進行有效的激發。

具體說，煉功中調控好心理強度有如下三點作用：

⑴ 由一定的心理強度，以建立起氣功態的反射弧，使功夫沿著功法的要求，不斷深入，最後實現高層次的氣功態。

如靜功開始，要求意守機體某一竅點（常為丹田即腹臍部位），為了建立特定的反射弧，就必須運用一定的心理強度守住丹田，運用一定的心理強度排除雜念，運用一定的心理強度維持意守態的心理定勢。

沒有適當的心理強度，意守態條件反射的建立和維持是不可能的。但這種心理強度又必須適可而止，不是越強越好，否則就會「走火入魔」了。古人一再告誡說，守靜時要「勿忘勿助」，「勿忘」，即意味著要運用適當的心理

強度守住它;「勿助」,即表示不能用硬力幫助它,不能用超過守靜要求的心理強度去守住它。此中功夫,需在煉功實踐中反覆親證體知,才能掌握好。

(2) 由一定的心理強度以激發、鼓蕩真氣,促使真氣集聚、強化並循經運行。

各類功法均需藉助一定的心理強度來激發、鼓蕩真氣,特別是存想和運氣類功法,更要憑藉相對來說比較強的心理強度,來實現功法的要求。因為只有由一定的心理強度,意念活動才能很好地轉換成物質能量,從而對內臟和經絡系統產生激惹作用。

比如慧功中的「衝上貫下」(意念貫通脊柱由百會和雙肩井穴衝上,經會陰和雙湧泉穴貫下,一上一下直達天地根)和馬家氣功「洗髓法」中的意念身體前面同後面一點一點往兩邊裂開(前面沿著額、鼻梁、下巴、喉部、胸骨、肚臍直至會陰,後面沿後腦、胸椎、腰椎直至尾閭),作念時如果不伴有一定的心理著力度和心理興奮度,就很難實現功法的要求。

(3) 由調控心理強度以保持正常的氣功態,並防止煉功出偏。

各種功法對心理強度有不同的要求,同一功法的不同階段、不同層次,對心理強度的要求也有所不同,煉功中只有穩妥地、適時地調控好心理強度,才能保證功法運演的順利進展,保持正常的氣功態。如果調控不好或者明顯失控,便極易出偏,甚至造成不良後果。

比如傳統周天功通督時運用「撮、抵、閉、吸」所謂「四字訣」的方法,其心理強度已經很強,這時就要努力

保持鬆靜的心態和進行柔緩的做功，以控制心理強度。如果這時還一味加強意念，加強做功行為，必然造成心理強度過強而使心態失去平衡。這樣一來，不但達不到煉功要求，反而會走火入魔，出現偏頗。古人一再強調煉功中要掌握好「火候」，其中一個重要問題，就是要根據功法的特點和功法進展的要求，努力調整好心理強度。

✺制約心理強度的幾個主要因素

心理強度受到下列幾個方面的制約：

(1) 意識的鮮明度和集中度

意識對特定對象越是鮮明和集中，則心理強度越強；反之則越弱。比如煉靜功，開始一段時間為了建立意守態的條件反射，意識的鮮明度和集中度相對來說要強一些，故這時的心理強度也就偏強。隨著功夫漸深，意守點逐漸模糊乃至消失，顯意識活動已經停止，這時的心理強度也就明顯弱化。

(2) 意識活動的具體內容

這包括意識活動內容的性態、動量和活動頻率等。如果意識活動內容的性態是陽性的（動態鮮明強烈），動量是大的，頻率是快的，則心理強度就強；反之則弱。

比如想像胸內有一團火球正在熊熊燃燒，而且迅速滾動，火勢正向全身蔓延，這時的心理強度就偏強；如果僅僅是想像一個普通的球（圓形的立體）在胸中慢慢轉動，則心理強度就不強；要是設想一輪明月掛在小腹，其柔和的清輝輕輕地向周身輻射，則這時的心理強度就變弱了。

⑶ 情緒的品質和強度

不同的情緒和同一情緒的不同強度，能直接影響心理強度。如人處於安適之時心理強度就弱，處於悲傷時心理強度就強。微笑能使人心理強度變弱，而狂歡則使心理強度轉強。

運氣進攻病灶，帶著克敵制勝之情，這時的心理強度就偏強，而存想花香鳥語的幽美外景，內心洋溢歡悅恬適之情，則這時的心理強度就偏弱。

⑷ 言語活動的強度和速度

言語活動是由大腦活動支配的，其過程則受到言語活動分析器和腦終末調節。氣功修練中常伴有言語活動，包括發出聲音和有發音動作但不發出聲音以及默念等方式。默念雖然不發出聲音，也沒有明顯的發音動作，但實際上仍有言語器官肌肉組織活動，並不斷向大腦皮質發送動覺刺激。這是一種隱蔽性發音。

總之，不論何種發音方式，如果言語活動強度強，速度快，則心理強度就強，反之則弱。

一般說，氣功修練中的發音以輕弱、舒緩為宜。如靜功修練運用數息法，默念 1～10，意念發音（內部言語）就要放弱，放慢，以促進大腦形成保護性抑制。放鬆功配合呼氣默念「鬆」字亦是如此。

峨嵋十二椿中的天地椿，在配合動作架式進行呼吸時，曾要求在呼氣將盡時用「嘶」字音短促地猛吸一口氣，以使中丹田的氣充足起來。由於發音短促，速度快，且配合猛吸氣，故心理強度就明顯增強，演煉時要很好掌握。馬禮堂整理的六字訣，演煉時只有發音動作，但不發

聲音。由於此訣重在排濁祛邪，念噓、呵、呼、泗、吹、嘻各音時，言語活動要適當增強，以加大排濁之力，這時心理強度相對說也就強一些。但因為它是在配合呼氣時念字音，用的是舒緩柔長的拖音，且又不出聲，故演煉時心理強度還是容易掌握的。

(5) **感覺器官的活動情況和啟動水準**

如果某個或多個感覺器官調動起來去感覺特定對象，而且處於較高水準的啟動狀態，那麼心理強度就強，反之則弱。像存想類功法，常常運用內視法和內聽法，調動視覺和聽覺的功能來提高意念活動的功效，由於視覺和聽覺器官被啟動，這時的心理強度相對來說就得到增強。

有些功法不但組織了視覺、聽覺器官的功能，還調動了膚覺、機體覺等感覺器官的功能。由於多個感覺器官建立了暫時神經聯繫，增強了感受性，這時的心理強度也就進一步增強了。

(6) **呼吸運動的強弱、快慢以及呼與吸之間的時間比例。**

人在緊張激奮之時呼吸增快，寬鬆平靜之時呼吸減慢。因之加快呼吸能增加心理強度，減慢呼吸能減弱心理強度。要是呼吸比較強烈，像噴氣以及加大力度的逆呼吸等，心理強度就強；如果呼吸微弱，像柔緩的腹式呼吸乃至胎息，心理強度就弱。由於吸氣時交感神經興奮，呼氣時副交感神經興奮，因此有意識地增強吸氣，能增加心理強度，有意識地延長呼氣，能減弱心理強度。

有些功法要求吸長呼短，其心理強度就偏強；有些功法要求吸短呼長，其心理強度就偏弱。

(7) 動作的快慢和用力程度

動作是受心理支配的。動作快，用力大，則心理強度也強；反之則弱。各種動功、導引，由於動作設計的不同，其心理強度也就不同。同一功法的不同動作，其心理強度也有差異。

比如身體後仰、兩手向上向後劃弧並配合吸氣，同俯首彎腰、兩手下伸並配合呼氣相比，前者的心理強度就比後者強。赤砂掌的兩手運氣前推，心理強度就強；趙光內丹功的兩手在腹前揉球，心理強度就比前者弱。

統觀以上七個方面，歸根結蒂，制約心理強度的關鍵，還是中樞神經的興奮和抑制的關係問題。上述七個方面所以能增強心理強度，都是因為它們能引起和加強中樞神經興奮的關係；反之，所以能減弱心理強度，則是由於它們能降低中樞神經的興奮度，或者引起中樞神經抑制的結果。

❉煉功中應如何調控好心理強度

(1) 排除心理緊張度

煉功中要想調控好心理強度，首先而且最重要的，就是要努力將緊張度從心理強度中排除出去，讓心理強度同心理的寬鬆態結合起來，使心理的興奮和著力，能在高度寬鬆的心態上進行。從中樞神經活動的機制看，排除心理緊張度，就是要讓大腦皮質廣泛區域處於深度的抑制。這種深度抑制能有效制約煉功中的心理強度。

在日常生活和工作中，心理的緊張度不但和心理的興

奮度、著力度扭結在一起，而且它們之間呈正相關關係，即如果興奮度、著力度越強，緊張度也越強。這符合日常生活和工作中處理問題的需要。但煉功時情形就不一樣。由於緊張的心態會帶來神經、血管、內臟乃至骨骼肌肉的緊張，這就必然要遏制和阻塞真氣的萌發和循經運行，所以克服和排除心理的緊張，讓機體出現全面的、深度的寬鬆態，是煉功的一個最基本和最重要的要求。

基於此，功中運用心理強度時，應做到既興奮，又安靜；既著力，又鬆緩。這是安靜中的興奮，鬆緩中的著力。又，煉功時如果已經排除了心理緊張，則做功時的心理強度便可以相應增強；要是心理還保持著一定的緊張度，則做功時心理強度就要儘量減弱。只有這樣掌握好它們間的負相關關係，才能避免出偏，並收到預期的功效。

要想熟練地、自然地把心理的緊張度排除在心理強度之外，需要經過一段時間的心理訓練，以便逐步在中樞神經系統建立起條件反射關係。首先在煉功伊始，要重視鬆靜的訓練（如做放鬆功之類），要求既能較快做到深鬆弛，又能較易保持寬鬆態。繼之，應進行低強度的心理運演，讓低態的心理興奮度與著力度同心理的寬鬆態結合起來，使之逐漸形成條件反射關係。在它們之間的條件反射已經建立，心理的寬鬆態有了較牢固的基礎之後，可視功法的需要逐漸增加心理的興奮度和著力度。

⑵ 根據功法的進展及時掌握好心理強度的變化

煉功中心理強度出現強弱變化，有兩種情況：

一種是定向性變化，即心理強度逐漸地從強變弱，不斷弱化，直至降到覺醒態的最低閾限。

再一種是重複性變化，即心理強度既從弱變強，又從強變弱，不斷往復，直至煉功結束。

像以意守為主要手段的靜功和傳統的內丹功，就屬於前一種情況。傳統內丹功在煉精化氣階段，需要武火烹煉，此時心理強度偏強；在丹田出現丹珠之後，即需文火溫養，這時心理強度就明顯轉弱。

心理強度從強變弱要注意適時，自然，不要勉強為之，不可著意，著相。心理強度出現重複性變化的功法很多，像存想類功法、吐納功、動功以及運氣攻病灶等功法中，都常出現此種情況。遇到此種情況，就要注意掌握好心理強度的平衡問題。具體說：

一是，要按照功法流程的要求，讓心理強度自然地進行變強變弱，不要隨意改變功法的運演程序和次數，以保持心態平衡。如慧功中的「衝上貫下」，全用意念做功，衝上時經脊柱由百會和雙肩井穴直衝至天的最高處；貫下時經會陰和雙湧泉貫入地之最深處。顯然衝上時心理強度變強，而貫下時則變弱，慧功特意交代「貫和衝的次數不限，但要相等」，正是為了使機體保持心理和生理上的平衡。

二是，在功法流程要求心理強度變強變弱的時候，主觀上仍應注意控制心理強度的「火候」，防止出現心理強度過強過弱的情況，以利心理平衡的保持。

仍以慧功的「衝上貫下」來說，由於衝上時心理強度已偏強，這時不但不能拚命用勁硬衝，反而要適當控制「火候」，不使心態過強，慧功設計衝上配合呼氣，這正有利於控制「火候」。貫下時心理強度已轉弱，但又不是

越弱越好，此時還是要保持必要的心理強度，以促使經氣順暢運行。慧功設計貫下時配合吸氣，這正有利於保持必要的心理強度。此中規律，需反覆親證體察，才能掌握好。

(3) 根據功法運演手段的特點和功中的具體情況，隨機調控好心理強度。

比如常見的開合吐納功，吸氣時意念四方清氣向丹田聚合，因為這時交感神經興奮，心理強度偏強，就不宜再加重意念；呼氣時意念體內濁氣向四方擴散，由於此時副交感神經興奮，心理強度已偏弱，故可在呼氣時適當加強意念，以增強排濁之力。

一般說，凡引氣機上升並配合吸氣時，均不宜再加重意念；凡引氣機下降並配合呼氣時，則可酌情加重意念。又如一般的導引動作，在動作向上向外之時，常配合吸氣，此時力度偏大，心理強度也偏強；在動作向下向內之時，常配合呼氣，這時力度偏小，心理強度也偏弱。因此在動作向上向外之時，要適當控制心理強度，如緩慢吸氣，動作柔緩等；在動作向下向內之時，則可聽其自然或適當增強心理強度，如加大呼氣時的力度或增強呼氣時的意念活動等。

總之，煉功中掌握好心理強度，是關係到煉功成敗和煉功能否取得更好功效的一個重要問題，其機制相當複雜而微妙，值得深入研究。

（原載《東方氣功》1994 年第 4 期）

77. 論氣功態潛意識的形成過程及其特點

　　所謂潛意識，一般是指不知不覺沒有意識到的心理活動，它沒有同第二信號系統相聯繫，不能用言語表達。就個體潛意識說，又可分為若干層次，一個人受壓抑的生理本能居於下層，它需以偽裝投射的方式進入顯意識，而為主體所掌握但又被遺忘的知識經驗，則居於上層，它由自我意識的召喚或其他因素的激發，可以直接在大腦出現成為顯意識。

　　和煉功關係密切的，便是居於個體潛意識上層被主動遺忘的這部分知識經驗，這可叫作氣功態潛意識。

　　氣功是人體自我進行身心鍛鍊的方法，這種鍛鍊首先是心理鍛鍊，而心理鍛鍊的實質，便是個體自我意識對個體整個意識進行調控和訓練的過程。自我意識是顯意識的一部分，是居於主宰地位的意識。在建立氣功態條件聯繫和完成自我煉功模式的修練過程中，顯意識活動較多，自我意識的主導作用比較明顯。到了初步入定態乃至深度入定態階段，一般的顯意識活動已經停止，自我意識已降到覺醒態的最低水準，這時的氣功態心理，是在自我意識的微弱監控下由潛意識來支配的。

　　所以入定態的心理，並不是所有意識的消亡，並不是心理活動的寂然停止，而是在潛意識具體制約下，煉功主體雖然不能自覺但尚能自控的一種特殊心態。

下面擬就煉功過程潛意識的形成過程及其特點，進行一些探討。

✳氣功態潛意識的形成過程

煉功伊始，心猿意馬，這時腦子出現的是混雜意識。隨著調身、調息、調心「三調」的進行和意守態的初步形成，煉功主體能夠以一念代萬念，於是出現了良性的單一意識。當煉功主體初步建構了自我煉功模式之後，這種單一的意念活動便漸趨淡化、弱化，從心理活動的機制來看，這時已開始形成氣功態的心理定勢。用巴甫洛夫的說法，是在建構心理活動的動力定型。

實際上這是個體的自我意識由「主動遺忘」的途徑，開始把自我煉功模式引導並降至意識閾限之下，讓它融入心理深層，成為特定的氣功態下的潛意識。

這是氣功態潛意識開始形成的階段。這個階段的特點是，煉功仍以顯意識指導為主，但已開始形成潛意識，且顯意識正不斷向潛意識作逆向發展。

當意念活動進一步弱化之後，自我意識便自然地、有意無意地將大腦裏有關指導煉功的認知結構以及已經穩固建立的自我煉功模式，進行整合、凝縮，從而出現了混同的、不分化的，但已經做了內部訊息編碼的模糊意識。這一階段主體就是以這種模糊意識來指導煉功。

比如靜功修持初始階段，常用意守法來排除雜念和激發丹田氣機。意守開始時，意念、意念投射線和意守目標

（丹田），都是清晰的，其聯繫途徑和活動軌跡也是明確的。當功夫有了明顯增進，便要轉入模糊做功階段。

這時，意守過程便趨模糊，其聯繫途徑和活動軌跡也漸呈不清，最後甚至消失不見了，只是隱約之間感到意唸好像就停在丹田處。此即古人所謂「似守非守」「若即若離」之態。

這種模糊意識的形成，表明主體透過「主動遺忘」的途徑，已進一步把屬於顯意識領域的有關煉功的認知結構和自我煉功模式，引導並融入心理深層的潛意識領域。這可以說是氣功態潛意識形成的第二階段，也即潛意識得到擴大和強化的階段。

這個階段的特點是：意識活動已降至接近最低閾限的水平，這時融入心理深層的潛意識已開始形成內在的統一機制，在主體煉功過程中，它同模糊意識一起發揮了制導的作用。

氣功態心理從顯意識向潛意識作逆向發展，同一般意識的形成過程剛好相反。一般意識的形成過程是先從心理深層，再到心理淺層；先從深層的意蘊引出未分化的模糊意識，再同語言這個第二信號系統結合，然後分化成為顯意識。可是氣功態的意識流向卻是先從心理淺層，再到心理深層；先出現顯意識，再整合、凝縮成不分化的同第二信號系統脫鉤的模糊意識，進而把這種模糊意識引導、融入心理深層的潛意識領域。

這種從顯意識到潛意識的逆向流動，是氣功態心理活動的重要特點，它是為了適應煉功的獨特要求。因為氣功態心理既要求鬆靜恬適，又需要受到規範化要求的潛在控

制，這就必須把規範化要求自然地不知不覺地引入心理深層的潛意識領域。

當煉功主體用以指導煉功的模糊意識進一步模糊乃至自然消失之後，煉功主體便從混沌境界進入太極虛無的忘我境界。這時顯意識活動已告停止，主體有關煉功的認知結構和自我煉功模式，除已轉化為煉功能力之外，便全都融入潛意識之中。

這時的心態，除尚有一絲極微弱的自我意識在繼續維持覺醒態之外，便都是潛意識在具體支配做功活動了。入定態的心理之所以說是潛意識支配的心理，是因為：

第一，這時大腦雖然只剩下一絲極微弱的模糊態的自我意識，但身心卻出現高度的有序化和全面的協同效應，這顯然有一種內在的機制在支配著此時的心態，這內部機制就是潛意識。

第二，入定態的心理定勢源於顯意識的運演，是在顯意識指導下不斷建構的產物。雖然這時顯意識由於功中的不斷「主動遺忘」而告消失，但入定態心理定勢的出現和持續，不可能沒有意識的制導，這意識就是潛意識。

第三，當入定態受到內外干擾，或機體出現局部平衡失調之時，煉功主體馬上出現顯意識對之進行疏導和調控，直至恢復穩態平衡之後，顯意識才又主動消失。這種顯意識隨機隱現的情況，說明當顯意識消失時存在著閾限下的潛意識。

從神經心理學的角度看，主體透過反覆修練、反覆調控而形成的自我煉功模式，在神經網絡中建立了各種臨時通路，並留下記憶痕跡。主體每次煉功開始時，先是有意

啟發這些記憶痕跡，重現模式化的氣功態心理，然後透過一些時間的「主動遺忘」過程，而使顯意識活動逐漸消失。但是，這種消失並非真正的「消褪」，實際上是一種「假性遺忘」，隨時可能重現。

可能是入定態時一線猶存的自我意識，透過前額葉中樞神經的微弱活動，仍在維繫著這些記憶痕跡，保持低度的啟動，只是處於閾限之下未被覺知。一旦自我意識感到必要，稍予召喚，模式化的顯態心理活動便立即重現。這種由微弱自我意識聯繫但不為覺知的神經網絡中的各種臨時通路，可能就是氣功態潛意識的生理基礎。

❋氣功態潛意識的特點

氣功態潛意識同一般潛意識有著明顯的區別。在日常生活中潛意識的形成是不自覺的，是漫長的過程。其中有的是遺傳的本能，有的是成長過程中受到特殊壓抑所造成，有的則是在學習之後不自覺地遺忘了的。這種潛意識有的要由偽裝等方式投射到主體的意識中，有的會直接影響主體的情感，有的則可直接轉化為顯意識。

這種潛意識對個人心理行為的作用程度，取決於特定時間主體意識同潛意識的關係，可以有這麼三種情況：

一是潛意識促進了顯意識的活動能力；

二是潛意識減弱了顯意識的活動能力；

三是潛意識衝破顯意識的控製，成為支配行為的主導力量。

可是煉功過程中出現的潛意識，卻是主體自我意識有

意造成的。自我意識對已被主體掌握的煉功知識和經驗，不斷進行主動遺忘，讓它融入潛意識的領域中。當功夫日深，主體初步入定的時候，潛意識便具體支配了氣功態的心理，並不斷讓功境向高層次進展。這是氣功態潛意識的一個明顯特點。

在日常生活中，潛意識的活動是渾然無序的，不具有系統和完整的結構，不具有動力特徵；而氣功態潛意識卻是有序的，具有系統性和完整性，具有動力特徵。這也是氣功態潛意識的一個明顯特點。

這是因為，氣功態潛意識是顯意識中自我煉功模式簡縮凝聚而成，是顯意識主動遺忘的結果；同時，它又和微弱的自我意識保持著特殊的聯繫，受到它的制約。

我們知道，入定態時，主體的自我意識已降至維持覺醒態的最低閾限，即這時只剩下一個維持氣功態的模糊、混沌乃至虛無的感覺。

這是一種特殊形式的感覺，它係煉功意識活動經過訓練、整合、凝縮而成，具有意識性的內核，但已同語言系統脫鉤，並且已降至感覺的最低水準。也就是說，它已不是入定前的模糊意識，而只是一種模糊的意蘊。就是這個特殊的意蘊，能直通潛意識，和處於淺層的已被主體主動遺忘的煉功知識經驗緊緊聯繫。

當突然出現干擾或異常反應，煉功主體由這個意蘊的聯繫，便能馬上召喚氣功態潛意識迅速進入顯意識，發揮抗干擾和處理異常反應的作用。正因為如此，所以說氣功態潛意識不僅是有序的，而且表現了動力特徵。

氣功態潛意識還有一個明顯的特點是它的高效性。這

表現在：

第一，它能使功態符合特定功法的規範化要求，從而形成一種封閉的、和諧的、高度有序化的內環境。

第二，它能發揮特定功法的做功功能，不斷引導功態向高層次進展。

第三，當煉功進入高層次，機體的生理機能和心理功能出現高度的平衡協調，這時氣功態潛意識還可能激惹隱蔽在心理深層的那些無序的、不具有動力特徵的潛意識（非氣功態潛意識），使之進行自動的整合和高效的活動，從而提高主體的智能，乃至促使疑難問題的解決。

所謂「定能生慧」，所謂「頓悟」，就是這個道理。氣功態潛意識所以具有高效性，是因為它本身就是由顯意識簡縮、凝聚而成，它同顯意識總是保持著心理同構、效應互補的關係。

而日常生活中的潛意識，由於雜亂無序，有的還和顯意識相忤，受到它的壓抑，而且又是自發的，故它在主體心理行為中所起的作用與效果，就較複雜，要由主體顯意識同潛意識所處的關係來確定。

✽如何確保潛意識在功中發揮作用

如上所述，靜功修練的高層次階段，正是潛意識在支配功境，在發揮潛在的制導作用，所以確保潛意識在功中發揮作用，便顯得十分重要的了。

要確保潛意識在功中發揮作用，首先就要在煉功過程中建立起準確的、規範化的煉功動型。這是因為氣功態潛

意識是修練過程中逐漸建立起來的自我煉功模式和煉功經驗，經過主動遺忘而形成的，如果在修練過程中建立了不準確的乃至錯誤的動型，那麼這種動型勢必融入潛意識領域，從而在隱態中起誤導作用。這就告誡我們，平常煉功要努力規範自己的心理動作，及時糾正不準確的操作方法和運演程序。

要讓潛意識作用得到充分的發揮，還要努力實現並保持既深度鬆靜又高度集中的心態。深度鬆靜，沒有內外刺激，沒有顯意識活動，但又不是渙散昏瞶，而是精神高度集中，集中於一點，一點微弱的自我意蘊，這就能調動潛意識的功能，並給潛意識發揮制導作用提供了必要條件。

我國古代煉功家把人的精神分為元神和識神，對指導煉功實踐是很有意義的。所謂識神用事，是指人們日常的精神狀態，它時刻表現為各種各樣的意識活動，所以唯物主義者把精神當作意識活動的同一概念來使用。但煉功時則要求排除任何顯意識活動，它強調實現虛無的境界，煉功家稱此為元神主事。它仍是一種精神狀態，雖沒有顯意識活動，但這時氣功態潛意識卻正在隱態中進行卓有成效的活動。

由此可見，如果能夠實現鬆靜而又集中的心態，如果能夠實現元神主事的心態，那麼潛意識在功中的制導作用便能得到充分的發揮。

要確保潛意識在功中發揮作用，還應正確對待煉功中出現的異常效應。練功到了一定階段、會出現痛、癢、涼、暖、輕、重、澀、滑等所謂「八觸」現象，至高層次階段，還會出現失重、失形感。這時一定要淡然處之，始

終保持虛空恬靜的心態。只有這樣，才能保證潛意識作用的正常發揮；否則的話，如刻意追求，沉迷於某種特殊感受，則會嚴重影響潛意識的做功功能。

總之，潛意識在氣功態心理中具有重要的地位和明顯的作用。長期來人們總認為煉功入定態，是一種寂然無為的無意識境界。實際上這是一種誤解。應該說，入定態僅是一般顯意識的消失，這時不但自我意識還保留著覺醒態的最低閾限，而且潛意識正代替顯意識在執行著支配氣功態心理的特殊任務。因此我們說，氣功入定態是在潛意識具體支配下，主體雖不能自覺但尚能自控的一種特殊心態。

（原載《東方氣功》1998 年第 1 期）

78. 論氣功態大腦皮質兩個過程的特點及其相互關係

　　氣功態大腦皮質的一個顯著特點，就是出現廣泛性的抑制。這種抑制過程可以使那些由於過度興奮而致機能紊亂的大腦皮質細胞得到復原，使頑固的病理性興奮灶轉入抑制態，還可使中樞神經因大部分獲得積極休息而提高了興奮和抑制的協調能力。但是，在出現廣泛性抑制的同時，中樞神經還存在著局部的興奮。

　　氣功態大腦皮質的這種興奮具有什麼特點，發揮了什麼作用，這是值得研究的。

　　另外，氣功態大腦皮質兩個過程之間，又有著什麼樣的內在聯繫，也是值得探討的。掌握好氣功態大腦皮質兩個過程的活動規律，對提高煉功效果，具有重要的意義。

✿氣功態大腦皮質兩個過程的特點

　　氣功態大腦皮質的抑制過程不同於睡眠時的抑制態，這在腦電圖的變化中可以明顯看出。睡眠腦電圖呈階段性位相變化，通常淺睡時，α 節律明顯減少，並伴以 θ 波或 θ 活動，整體波幅趨於降低。當處於深睡時，主要表現為以低幅、低頻的 δ 節律為主。

而氣功態腦電圖則表現為：

第一，全腦特別是前額葉 α 節律同步性持續增強，同時波幅增高，週期延長，頻率減低；

第二，在兩半球前部出現 θ 波，隨著入靜態的加深，θ 波增高而且向後半球擴散。在 θ 波出現的同時，仍有 α 波的存在。

顯然，睡眠時的抑制是全腦抑制，而氣功態時的抑制則是一種與局部的、弱態的良性興奮相關連的廣泛性抑制。

睡眠和覺醒是人類的一種本能。睡眠時大腦皮質的抑制過程，是一種自然的、被動的過程；而氣功態時的抑制過程，則是一種人為的、主動的過程。

煉功時透過意念誘導和意守丹田，從而形成皮質廣泛區域的抑制態。這種負誘導實際上切斷了內外因素對大腦皮質的刺激，使大腦皮質的一級功能區（對傳入訊息的簡單反應），和二級功能區（對某種感覺的整體認知和經驗的復現），均處於抑制狀態。但此時大腦皮質的三級功能區（完成大腦皮質最複雜的高層次整合功能），則仍保持局部弱態的良性興奮。

也就是說，這時廣泛的、深度的抑制，是在大腦高級功能區制約之下出現的，是和皮質的局部良性興奮點緊密聯繫、互相制約的。因此可以說，氣功態時的抑制，是一種主動的、功能性的抑制。

由於氣功強調鬆靜，特別是靜功要求萬念歸一，一念歸無，最後進入物我兩忘的所謂混沌杳冥的虛無境界，所以容易使人產生誤解，以為氣功態就是全腦的抑制態，以

為氣功態的種種生理效應，完全是在中樞神經處於廣泛抑制的情況下產生的。

至於氣功態大腦皮質興奮過程的性質、特點及作用機制，則往往被忽視。實際上，氣功態大腦皮質始終保持著少量興奮點，保持著微弱的興奮態。

所謂「萬念俱寂，一靈獨覺」，此「一靈」即為中樞神經保留的興奮灶。

《金剛經》提出的「應無所住而生其心」，傳統丹功強調「識神退位，元神用事」，佛家氣功經常提到的「寂而常照」，道家氣功一再強調的「寂寂惺惺」，都在說明，在氣功態大腦皮質處於廣泛抑制的同時，仍要保持少量的興奮點和微弱的興奮態，它發揮著十分重要的作用。如果沒有這個興奮過程，便會落入昏昧、頑空、痴寂，而失去煉功的意義。

根據科學工作者大量的實驗觀察，當人體進入氣功態後，在前額葉出現高度同步化和高功率的 $α_1$（即 8～10HZ）節律。這提示大腦皮質既有廣泛寧靜的一面，又有積極活動的一面。這是一種在安定、寬鬆、恬靜基礎上出現的弱態興奮活動。與此同時，大腦皮質感覺區的一級功能區與二級功能區，則處於抑制態。

前額葉聯合區是人類最高層次的感覺與運動功能的整合中樞，同時也是人類特有的意念產生的主要部位。

氣功強調意念的作用，甚至到了「一靈獨覺」和「元神主事」的境界，仍保留著微弱的覺醒態時最基本的意念——模模糊糊中感覺到自我存在的自我意念。因此可以說，氣功態的興奮，是一種局部的、弱態的和高層次（三

級功能區）的興奮，是一種在廣泛抑制基礎上出現並受到它制約的良性興奮。

✺氣功態大腦皮質兩個過程的相互關係

氣功態大腦皮質就其作用範圍看，顯然是抑制過程占優勢，即此時大腦皮質的絕大部分區域均處於抑制態，乃至深度抑制態；但是從作用發生的機制看，卻是興奮過程發揮了主導作用。

這是因為，皮質的額前區是具有控制功能的高級功能區，它負責規劃、調節和監督複雜的活動形式，並參與每一複雜行為的過程；它也是產生自我意識（即意識到自我存在的最基本的精神活動）的生理基礎。煉功中，即使是進入深度的入定態，而這部分的神經始終保持著若干弱態的興奮點，它朦朧而又嚴密地監控著大腦皮質的活動包括抑制過程。

傳統丹功強調「元神用事」，強調「神乃至虛之明」，強調「真意」對功境的統攝，實際上是在強調氣功態大腦皮質高級功能區的弱態興奮點，對大腦皮質活動起著主宰的作用。

大腦皮質高級功能區弱態興奮點，所以成為氣功態大腦皮質活動的主宰者，根本原因就在於自我意識對大腦活動的主動作用。自我意識是一個由自我感知、自我認識、自我概念、自我評價和自我監控組成的多層次系統，這是一種高級心理機能系統。氣功正是人類運用自身這種高級心理機能，對自我的機體狀態和意識活動進行控制，從而

達到強身袪病的良好方法。

煉功開始後，主體便把自我統一體分化為意識主客體，自我意識作為主體，首先而且最主要的就是調控自我的心理活動即意識狀態。這種調控貫穿整個煉功過程。自我意識受到人腦神經細胞活動機制的制約，但不能還原為神經過程。它是一種超越物質實體的具有整體性功能的精神活動。因為自我意識的生理基礎是在額前區，所以從神經心理學的角度看，額前區的弱態興奮點，便成為氣功態大腦皮質活動的主宰者。

在興奮過程發揮主導作用的前提下，兩個過程之間表現了互相依存和互相制約的緊密關係。

首先，廣泛性抑制過程的出現和存在，是以局部性興奮過程的存在為條件的，氣功態的廣泛抑制是依靠高級功能區的弱態興奮點，由負誘導作用而形成並得以維持的。當主體中樞受到內外因素的干擾而使抑制態遭到破壞時，便會出現自我意識對雜念的干預和制約，這時高級功能區興奮的範圍就會有所擴大，程度也會有所增強。當抑制態復常後，興奮過程便自行調整至原來水準。同樣，局部性興奮過程的存在和維持，也是以廣泛性的抑制為條件的，因為後者阻斷和遏制了各種可能引發神經興奮的刺激，使興奮過程持續處於覺醒態的最低水準。

氣功態大腦皮質高級功能區的局部弱態興奮，對抑制過程的制約，主要表現為下列兩個方面：

第一，不使抑制過程陷入昏昧、頑空、痴寂的境界。這樣就能保持既朦朧而又清醒的最佳氣功態。

第二，對抑制過程的品質產生積極的影響。因為氣功

態大腦皮質的興奮，是一種弱態的良性興奮，它帶著安寧、恬適、和諧等良性訊息，並不斷將這些訊息滲透到大腦皮質的廣泛區域，這就提高了抑制過程的品質，使之產生不同於睡眠抑制態的良好生理效應。

我們知道，睡眠時的抑制是全腦抑制，它固然使人體獲得了充分休息，是維持生命所必不可少的環節，但亦應看到，它同時也抑制了生理過程，這種抑制如超出時限，即會帶來副作用。

據國外精神病專家對 100 萬人的睡眠時間所作的研究，得出「睡太多和太少，都足以縮短壽命」的結論。他們發現，每晚睡眠超過 10 小時的人，他們的死亡率比每晚睡 7～9 小時的人，要高 1.8 倍，而堅持每天長時間煉功的人卻能延年益壽，這就是因為氣功態的抑制過程的品質，高於睡眠態的抑制過程。

氣功態大腦皮質的廣泛性抑制，對大腦皮質興奮過程的制約，也表現為下列兩個方面：

第一，約束興奮過程的範圍和強度，使興奮過程持續處於覺醒態的最低水準。這是保證「識神退位，元神用事」的必要條件，如果興奮過程失控，氣功態也就受到破壞。因此要經由努力修練，來提高入靜的功夫。

第二，對興奮過程產生積極影響。因為廣泛性的抑制，能使交感神經的興奮度降低，副交感神經的興奮度提高，這可使主體感到寬鬆、平靜，從而有利於大腦皮質良性興奮的維持。

特別值得注意的是，氣功態大腦皮質的廣泛抑制，為高級功能區弱態興奮的直接發揮作用，提供了必要的和良

好的條件。

　　我們知道，人體處於正常的生理狀態下，一切內臟器官的活動，都是以反射的形式自動調節，受植物神經支配，不受意念的調控；而氣功特別是意念存想類功法，又十分重視意念的作用，它常憑藉良性意念來直接激發和調整臟腑的功能。

　　那麼這種良性意念究竟如何直接對人體內臟發揮作用呢？它主要就是依靠抑制過程所提供的有利條件。因為大腦皮質廣泛區域的抑制，能有效地消除和遏制外界傳入訊息在皮質形成的干擾，使神經衝動原來不能或難以通過的區域可以順利通過，久而久之，便可使大腦前額葉聯合區、邊緣葉皮質聯合區同腦幹之間的結構機能化，從而便可實現對內臟的直接調控。

　　根據科學實驗觀察，氣功態下腦幹處於易化狀態（即神經細胞處於容易發生興奮的狀態，亦即興奮性提高），而腦幹是調節內臟活動的中樞的主要部位。由於大腦皮質出現廣泛性抑制，意念活動形成的神經衝動，不斷由邊緣葉皮質聯合區而對腦幹部位產生影響，使其神經細胞的興奮性和敏感性提高，進而便可直接對內臟產生積極作用。所謂「大腦靜，內臟動」，就是這個道理。

✳煉功中如何掌握大腦皮質兩個過程協同運作的規律

　　氣功修練能對人體的機能產生一系列重大影響，這已是經過現代科學實驗反覆證實了的。但其機制則相當微妙而複雜。從神經心理學的角度看，氣功態的一切效應，均

是大腦皮質兩個過程在一種特殊機制下協同運作的結果。為此，如何掌握好氣功態大腦皮質兩個過程協同運作的規律，便顯得十分重要了。

所謂氣功態大腦皮質兩個過程協同運作的特殊機制，就是指由某種獨特的心理運演，能夠形成溝通兩個過程並使之互相促進、互相制約的「特殊活動態」，經過這種「特殊活動態」的持續作用，既能使大腦皮質保持高層次的弱態興奮，又能使大腦皮質形成廣泛性的抑制；既能使高層次的弱態興奮由負誘導作用，不斷促進和維繫大腦皮質的廣泛抑制態，又能讓大腦皮質的廣泛抑制態，不斷保護和維繫高層次的弱態興奮。

這樣，大腦皮質兩個過程便能很好地統一起來協同運作，形成一種高度有序的活動態。

那麼，中樞神經怎樣才能形成這樣的「特殊活動態」呢？這可從下述三個方面進行：

(1) 儘快形成並保持鬆緩性的集中

所謂鬆緩性的集中，是指機體在全面鬆緩基礎上形成的意念和注意力的高度集中。這時的心態是，漫不經心地、專一地而且是持續地守著一個簡單的良性意念，既讓這個意念來吸引機體的全部注意力，又讓它誘導機體趨於鬆緩恬靜的狀態。如同古人說的，能「虛身空心，凝思於杳冥之內。」(《玄珠心境注》)

這種鬆緩性的集中，同日常生活中出現的集中注意，顯然有著本質的區別。通常的集中注意是跟緊張心態相聯繫的。這樣便會引起全腦性的興奮，並遏制抑制過程的活動。而氣功態的鬆緩性集中，既能使大腦皮質的低位中樞

處於廣泛性的抑制態，又能讓高位中樞處於微弱的興奮態。

我國古代煉功家非常重視「抱元守一」，《莊子》說：「慎女內，閉女外，多知為敗，我守其一，以處其和。」所謂「守一」，最本質的特點就是要求實現並保持這種鬆緩性的集中。為什麼形成鬆緩性的集中能產生如此效應呢？這是因為：

第一，它是一種沒有思維內涵的簡單心理操作，同思維活動完全脫鉤。

第二，它排除外感覺，阻斷客體對主體的任何刺激，同認識活動完全脫鉤。

第三，它的活動過程是一種簡單的、單調的持續過程，這種過程易使心理感受性趨於鈍化，從而有利於進入鬆靜態。

第四，它常取自我誘導和良性暗示等方法，來自然地集中注意力，即古人經常說的用「自勸自勉」方式來收心斂神，這就避免了可能出現的思想情緒的緊張。

鬆緩性的集中可有不同的層次，初始時採取的是較低層次的集中，即以某種良性意念如默念鬆靜或數息、隨息之類，來驅除雜念，實現「萬念歸一」。繼之，可以是意守丹田之類的意守活動。最高層次的集中，應該是保持覺醒態最低閾限的自我感知意念（失去此一意念即進入睡眠態）。總之，形成並保持鬆緩性的集中，是實現氣功態大腦皮質兩個過程協同運作的關鍵所在。

⑵ 巧妙運用內感覺

巧妙地運用內感覺，是形成大腦皮質兩個過程「特殊

活動態」的又一個重要手段。所謂內感覺，是指內聽、內視等內向性的感覺活動。這是對感覺活動的一種獨特改造和巧妙運用。它有如下一些特點：

第一，將感覺逆引到機體內部，這樣便自然地排除和遏制了接受外來刺激的通常感官活動。

第二，這種內感覺由於排斥外來刺激，沒有神經衝動的傳入過程，故不是獨立的活動過程，而只是意念活動的一種輔助手段。它接受意念的指令，參與意念的活動，與意念同步運作。如意守丹田和內視或內聽丹田，是同時進行的。

第三，對機體內部的感覺對象，只是模糊地感覺到它的存在，並無認識上的感知要求。其實它僅是一種想像性的感知，並沒有具體感知到什麼，只是根據意念的指令，想像性地感覺到什麼。

我們知道，通常的感覺活動是會引起全腦興奮的。因為每一感受器的皮質部分除有一個核心外，還有一個外圍部，其成分進入鄰近其他分析器的核心區域，這就形成了大腦皮質的大部分參與個別感覺活動。但內感覺由於具有上述諸特點，其情況恰與此相反，它不但不會引起全腦興奮，還可使同感覺活動緊密聯繫的皮質一二級功能區，處於廣泛的抑制態。此外，因為內感覺調動了感覺神經和內外感受器的功能，在保持心態平衡的前提下，還能加強意念做功的動量。這樣它就很好地發揮了溝通皮質兩個過程並使之互相促進、互相制約的作用。

正是基於這樣的原因，古代煉功家一直十分看重內感覺的運用。莊子早就提出了「聽息法」。《雲笈七籤》《至

遊子》《真誥》等均十分重視內視的功用。《元始升天得道經》云:「心目內觀,真氣所有,清靜光明,虛白朗耀。」可見古人在煉功實踐中已深深體驗到,運用內感覺,可以形成良好的氣功功能態。

總之,運用內聽、內觀之類的內感覺,是形成大腦皮質兩個過程「特殊活動態」的有效方法,它能讓主體自然地進入一種朦朧恍惚的境界。

⑶ 善於進行模糊化的心理運演

所謂模糊化的心理運演,是指這樣一種運演心態:即既非警醒,亦非昏濁;而是一種帶有一絲清醒的朦朧。在這裏,清醒和朦朧,既互相渾融,又互相牽制,是一種非此非彼、似此似彼的模糊游移態勢。由於心態模糊,興奮性大為降低,故有利於大腦皮質形成廣泛的抑制態;但又因保留了一絲清醒,故又能使高位神經中樞始終保持某種弱態的興奮。這樣便可以使大腦皮質兩個過程很好地統一起來,協同運作。老子說:「道之為物,惟恍惟惚。」《道鄉集》說,「修丹者正是修此恍惚,學道者正是要學此恍惚」。可見古人對模糊化心理運演的重視。進行模糊化的心理運演,應注意如下幾點:

第一,煉功前對功法的運演程序,要理解得一清二楚,不能含糊,以便給大腦輸入準確的功法訊息;但煉功中則無需要求嚴格意義上的準確,而只要求大體上的準確。如意守丹田,只要基本上把意念按任脈經絡投射到腹臍部位即可,至於具體的投射線路和投射點,可以是邊界不清,模糊定位,意念同意守對象之間的關係,可以是若即若離的關係。

第二，煉功伊始，做功的意念強度常偏強，但隨著功夫的進展，即應注意讓其強度逐漸地乃至最大限度地減弱，力求做到勿忘勿助。勿忘，意味著要始終保留大腦皮質高位中樞的一絲清醒；勿助，意味著要讓機體自然而然地進入朦朧態。古人說：「稍放空，則入於荒渺；稍著跡，則敗於凝滯。」（《道鄉集》）確為中肯之談。

　　第三，煉功中的各種心理運演，均應採取似是而非、似非而是的模糊做功手段。如內視，要似看非看，視而不見；內聽，要似聽非聽，聽而不聞；默念字句要不念而念，念而不念，做到「觀音自在」；默數數字，要從一到十，反覆為之，心雖在數，又不在數；存想要繫念輕微，似想非想，模糊感受等等。

　　如果能夠做到上述幾個方面，就會有助於形成溝通皮質兩個過程的「特殊活動態」，就會促進兩個過程的協同運作。

　　總之，深入研究並掌握氣功態大腦皮質兩個過程的特點和活動規律，對提高煉功效果具有十分重要的意義，值得重視。

　　　　（原載《氣功與體育》1996 年第 8 期、第 11 期）

79. 論氣功修練中的技能問題

❋煉功中存在著技能問題

心理學上把主體在意識實踐活動中透過練習而鞏固下來的、轉變為「自動化」、完善化了的動作系統，稱作技能。技能有如下幾個特點：

第一，它是需要經過練習才能掌握的後天習得行為。練習是由本能向技能轉變的唯一途徑。

第二，動作的進程是從「有意識」的，轉變為「自動化」的，即在意識的參與和控制減少到最低限度的情況下，能夠順利地、一個接著一個地實現出來。技能動作中「自動化」的成分愈大，動作就愈完善，動作的效率就愈高。

第三，技能動作的「自動化」，是由於大腦皮質建立了鞏固的動力定型。在反覆練習中，大腦皮質經常接受到按一定順序出現的刺激物的作用，因而形成某種與之相適應的暫時聯繫系統。正是由於這種動力定型的建立，才能使一系列動作能夠按照一定的順序，自動化地、一個接著一個地實現出來。

那麼，煉功中存在不存在技能的問題呢？回答應該是肯定的。因為：

第一，各種功法均是需要經過練習才能掌握的後天習

得行為。

第二，煉功伊始總是「有意識」的，經過不斷修練，功法系列動作或運演程序，在意識的啟動下，會逐漸變成為自動化的反應模式，這時意識的參與和監控已降至最低限度。

第三，煉功修練至一定程度，大腦皮質會根據特定功法形成特殊的條件反射系統，即建立了功法的動力定型。這時只要主體意識一啟動，功法的系列動作或運演程序，便能按一定順序自動化地、一個一個地實現出來。

❀煉功技能的特點

但是，煉功中的技能和日常生活、工作中的技能，畢竟還存在著明顯的區別：

(1) 煉功中表現了突出的意識自控，意識自控和動作運演是同步進行、互相制約的。

意識自控既獨立於技能之外，又融進技能之中。因此氣功修練不單純是技能掌握的問題，同時還有意識自控的問題。以常用的隨息法為例，這裏有呼吸運動，有跟隨呼吸的心理操作，更有自我意識對意識活動的控制（引導意識隨息進出，防止意識離散）。一方面意識自控促使主體對隨息法熟練掌握；而另方面，隨息法的熟練掌握，又進一步促進主體的意識自控。它們之間始終是互相維繫、互相制約的。因此，當大腦皮質建立了有關隨息法的條件反射系統之後，主體既掌握了運用隨息法的技能，同時又提高了意識自控的水準。所以說，氣功修練中的技能是和意

識自控扭在一起的。

⑵ 在掌握技能的過程中，就氣功修練說，意識和動
作之間總是保持著寬鬆的弱化關係，而不是像日
常生活和工作中那樣，表現為緊張的強化關係。

日常生活和工作中，為了熟練掌握某種技能，主體意
識必須專注動作，並對之悉心進行研究分析，故一直表現
出緊張的心態和高度集中的注意。隨著動作難度的加大，
這種緊張的心情還會進一步強化。而氣功修練，一開始就
是在寬鬆、恬靜的心態中進行；隨著煉功的進展，心態會
越來越鬆靜。

在修練過程中，主體的意識只是按預定的煉功模式，
漫不經心地進行系列動作或心理運演。因此煉功技能是一
種和鬆靜心態密切結合併融進了鬆靜心態的特殊技能。

⑶ 通常說的技能，包括動作技能和智力技能兩種，
智力技能是指藉助於語言在頭腦中進行的智力活
動的方式，如閱讀、心算等方面的技能。

氣功修練中存在著動作技能，但不存在智力技能，不
過它有內隱的心理運演技能，以及動作（包括站椿的各式
姿態）與心理運演同步進行的技能。特別是心理運演技
能，在氣功修練中具有特殊的意義。

就拿唐孫思邈「禪觀法」來說吧，其法要求閉目存想
空中太和元氣，如紫雲成蓋，五色分明，下入毛際，漸漸
入頂，如雨初晴，如雲入山，透皮入內，至骨至腦，漸漸
下入腹中，四肢五臟皆受其潤。這是一個以心理運演為特
色具有明顯強身功效的優秀功法，歷來受到推崇。「禪觀
法」不但具有意識自控的特點，而且還包含了心理運演技

能的掌握。它是意識自控和心理運演技能密切結合的體現。其過程包括下述幾個內容：

第一，想像物建構後的體驗（具體想像天空五彩雲氣，並結合運用內視，看到其色澤形態，且感受到愉適之情）；

第二，想像物移行速度、廣度的掌握和體驗（慢速度、慢節律、體內全方位瀰漫充盈）；

第三，想像物移行方式的掌握和體驗（從外到內、從上到下，向全身各個部位浸潤、瀰漫、充盈）；

第四，意識活動（建構想像物和想像物移動）、情緒（愉悅、恬適）和多種感覺（視覺、觸覺和機體覺）的密切配合與協同作用。

十分明顯，在掌握想像物的移行速度、廣度和方式上，就存在著技能問題；在意識活動、情緒和多種感覺的配合方面，也存在著技能的成分。這些技能在意識自控的制導下，必須反覆練習，才能熟練掌握。

⑷ 最後，煉功中的主體意識既是技能動作的始動因素，又是技能動作的作用對象。

而日常生活和工作中，只有作用對象（刺激物）才是技能動作的始動因素和中心環節，主體意識僅僅是仲介的因素。因此，氣功修練中技能的掌握，更多地受到各種心理因素諸如感覺、情緒、信念、意志等等的影響。

我們知道，在日常生活和工作中，由於具體對象的刺激而內化為主體的動機，並進一步發展成謀略，再外化為動作而作用於對象，最後還根據作用對象返回的訊息來調整動作，這就是通常說的活動的環形心理結構。

煉功中，主體意識是根據功法的特定要求來發出動作指令的，而它的作用對象又恰恰是主體的意識本身，以及主體的生理器官。這樣，意識（*自我意識*）發出動作指令，對主體的意識進行有效的控制和調整，並對體內的生理組織施加作為，從而改善機體的心理狀態和生理功能，再根據煉功返回的訊息繼續調整意識自控和心理操作，便成為煉功中心理活動的特點。顯然，良性的意念、愉悅的情緒和堅強的意志等各種積極的心理因素，對煉功技能的掌握會產生重大的影響。實際上，煉功技能正是在上述各種心理因素的配合和制約下逐漸形成的。煉功技能的發揮，也必須依靠和藉助這些心理因素。

✤煉功技能的形成過程

煉功技能的形成，如同日常生活工作中技能的形成一樣，也可以分為三個階段：掌握局部動作階段，動作系列轉化階段和動作系列的協調與完善階段。

(1) 掌握局部動作階段

這個階段有以下幾個特點：第一，注意範圍小，不能控制系列動作，只能集中於個別動作上，而對動作的細節又還不能掌握。第二，在進行個別動作時，常因忽略了其他方面的要求，而使動作發生偏差或錯誤。第三，掌握新動作的過程不斷受到習慣性動作的干擾。第四，動作不協調，不聯貫，多餘動作增加。第五，精神上顯得十分緊張，不易察覺動作的全部情況，難於發現動作上的差錯。

現以傳統優秀功法「十六錠金」為例。其法要求：第

一，凝神息慮，先漱津三五次，然後把津液吞嚥下去。第二，吸氣，以意念送至丹田，同時提縮肛門，以意念與目力從會陰處把內氣提至丹田，使上下氣在丹田歸會，並略在丹田存一存。第三，呼氣，結合鬆肛，同時以意念與目力將丹田之氣運經會陰提入督脈，直達泥丸。此時呼氣盡。第四，吞津，用意念與目力將內氣連同口津一起送入丹田，並稍在丹田留存一下。重複做 7 次或 14 次。

此法看似簡單，但要熟練掌握，亦非易事。它既要訓練意識自控，以駕馭意念，又要訓練心理動作和吐納動作，以掌握功法運演的技能。在修練開始階段，不能控制整個功法的系列動作，只能先集中注意去熟悉和掌握個別動作，而且是依次一個接一個地去掌握。即便如此，也常常會出偏差和錯誤。如氣沉丹田和提內氣歸會丹田這個動作，由於丹田定位一時不易定準，常會把氣引至遠離丹田部位。又由於平時胸式呼吸習慣性動作的影響，很容易將氣引至胸部。特別是上降下提，一心兩用，很難配合協調，再加上結合提縮肛門，更是顯得彆扭、不隨心，精神上也因此很緊張，甚至功後反而覺得不舒服。

實際上這種情況是學習任何技能動作都會遇到的，只要堅持修練，認真對待，不斷改進和完善動作，經過一段時間就可越過此一階段而進入動作系列轉化階段。

(2) 動作系列轉化階段

這個階段的特點是：第一，修練者開始將一系列局部動作聯繫起來，但各個動作間還結合得不緊密，特別是在轉換動作的時候，常會出現短暫的停頓。第二，修練者的協同動作是逐步進行的，如果功法有多個環節，要先集中

注意做好第一個環節同第二個環節的緊密聯繫，再做好第二個環節同第三個環節的聯繫，依次做下去，直至形成初步的整體協同動作。第三，動作的相互矛盾和干擾減少，多餘動作趨向消除。第四，精神緊張有所減輕，但未完全消除。這時修練者發現功中錯誤的能力提高了。仍以「十六錠金」為例，進入動作系列轉化階段以後，修練者已開始將吸氣時的運演、呼氣時的運演以及停閉時的納氣咽津動作聯繫起來，但各個動作之間還結合得不緊，像吸氣完準備配合呼氣將內氣提入督脈時，就因還未建立起聯繫，而容易出現短暫的停頓；或者在呼氣時忘記將內氣提入督脈。此階段動作的協調是交替進行的。

　　一般說要先做好吸氣時的運演同呼氣時的運演密切聯繫，然後再做好呼氣時的運演同閉氣納津的運演密切聯繫。如此重複多次以後，便會形成初步的整體協同動作。由於已能把局部動作聯繫為系列動作，故此階段多餘動作基本不會出現，精神緊張也已有所減輕。只要堅持下去，即會順利地進入動作系列的協調與完善階段。

(3) 動作系列的協調與完善階段

　　這一階段的特點是：第一，一系列動作已形成為有機的系統，動作的進展能按照準確的順序，以連鎖反應的方式表現出來。第二，自動化的成分不斷擴大，意識的參與逐漸減少到最低的限度。第三，修練者的緊張狀態和多餘動作均已消除。

　　仍以修練「十六錠金」來說，這時吸氣、呼氣、吞津等運演動作已緊密聯繫，前後動作過渡自然，各個動作能一個接一個地反應出來，毫無生硬彆扭之感。這時不但緊

張心態和多餘動作已消除，而且意識的注意力開始淡化，心理強度轉弱，表現為一種不大在意的寬鬆舒適的心態。

❖煉功技能形成的幾個特徵

(1) 從活動結構的改變來看：

煉功技能的形成，表現為一系列個別操作聯合成為完整的動作系統，並出現動力定型。動作間的相互干擾現象和多餘動作已經消失。

(2) 從活動的速度和品質來看：

煉功技能的形成表現為動作速度的減慢和動作協調性、柔緩性、穩定性的提高，以及動作模糊性的出現。和日常生活中技能的形成表現為動作速度的提高不同，煉功技能掌握得越好，則動作速度越顯得柔緩、均勻。這是因為慢節律、慢速度是煉功的一個重要準則，它可以持續給中樞神經以良性的刺激，從而增強中樞神經的抑制態。

日常生活中技能的形成還表現為動作準確性的提高，而煉功技能的形成，則是在原來準確性的基礎上，逐漸出現動作的模糊性。就是說，它的核心和實質是準確性的提高，但在主觀感覺上，卻表現為活動形態和活動軌跡的模糊化。這也是符合煉功心態的特定要求的。

(3) 從活動的控制來看：

煉功技能的形成表現為，在意識參與減少到最低限度的同時，意識的清醒度明顯降低，出現了模糊控制，乃至由潛意識進行控制。同時還出現呼吸動覺參與控制的情況。而日常生活中技能的形成，則仍保持著高度的清醒

態，只不過此時視覺控制已經減弱，運動覺控制已經加強。這種不同也是由氣功修練的特殊情況所決定的。

氣功修練到一定階段，其一系列的心理操作，已經形成為一個自動化的反應系統，即構成了動力定型，此時隨著入靜度的加深，意識的控制便自然趨於模糊化。在靜功的高層次階段，這種動力定型便隱入潛意識領域，於是便由潛意識來控制氣功態了。在結合吐納的功法中，因為平時修練中心理運演和呼吸運動形成了條件聯繫，所以技能形成之後，呼吸動覺能夠參與心理動作的控制。比如上述「十六錠金功」，在熟練掌握其功法之後，主體只要柔緩地進行深吸氣，即可出現上下氣交會丹田的情況；只要柔順地進行深呼氣，即可出現內氣升督直透泥丸的情況。

掌握煉功技能應注意的幾個方面

煉功技能的熟練掌握並不是一朝一夕之事，它需要經歷一個不斷訓練、不斷修正提高的過程。由於它是一種心理操作，又同意識自控扭結一起，較之日常生活中的技能掌握，有其更艱難的一面。因此，煉功伊始即應樹立堅強的信心，正視並努力克服不斷出現的困惑。

(1) 技能的掌握和意識自控的修練，要同步進行，同步進展。

意識自控是技能掌握的基礎。比如「十六錠金功」，只有在控制了雜念、心身全面放鬆、正念自然地跟隨呼吸這樣的情況下，吸、呼、吞津等各種運演，才能準確而順利地進行，才能發揮其強身祛疾的作用。離開了意識自

控，即使動作系列運演十分嫻熟、順暢，也毫無意義。因此修練時要時刻留意意識自控進行的情況，在動作運演中要及時克服突然產生的雜念，努力保持鬆靜的心態，並要讓柔緩的節律性的心理操作，發揮維繫鬆靜心態的作用。如果兩者能夠同步進行，同步進展，那功夫將會很快提高。

(2) 要善於對功法的系列動作進行分解，努力掌握每個環節的動作要領，深刻理解局部動作對整個動作的意義。

這有利於煉功技能的掌握，因為技能的形成，往往要以有關的知識為基礎。理解與不理解分節動作的意義，其動作效果是大不一樣的。人們在不理解分節動作意義的情況下，往往認為一些要領是可有可無的，於是便不能認真去實行。比如「十六錠金」，習練時不僅要掌握吸氣、呼氣、吞津三個環節的動作要領，同時對各個環節的動作細節，也要掌握其要領，理解其在功中的作用。如吸氣時的動作，就可以再分解為上氣下沉、下氣上提、上下二氣在丹田歸會以及配合提肛等幾個細節。如果對提肛的意義不理解，不認真去實行，那就會影響下氣上提的力度，及其對腹腔的激惹作用。如果對上下二氣在丹田歸會後「存一存」的意義不理解，不認真去實行，那便會影響心腎相交的深度，影響二氣歸會後在丹田的潛在運化作用。

再說，對動作的分解，也有利於建立起準確的功法動型，並及時糾正不準確的操作。初次的印象總是比較深刻的，所以煉功一開始就要使動作準確無誤。如果錯誤動作不及時糾正，一旦形成錯誤的動型，糾正起來就困難多

了。因為對鞏固了的錯誤的糾正，需要經歷舊動型的破壞和新動型的建立這樣雙重的過程。

(3) 要正確對待煉功中的「高原」現象。

在日常生活中，技能形成的中期往往出現暫時停頓現象，這在心理學上叫做練習曲線上的「高原期」。即這時練習曲線基本呈水平狀態，只有當「高原期」過後，練習曲線才又繼續上升。氣功修練到一定階段，也會出現進步暫時停頓，近似「高原期」的現象。

由於氣功修練既有掌握技能的一面，又有訓練意識自控的一面，故其進步暫時停頓的原因比較複雜，大體上有下列三種原因：

一是，技能進步同意識自控的提高沒有同步進展，特別是意識自控的提高，落後於技能的進步，於是功夫上不去，停在原有水準。二是，氣功修練到一定階段，意識的控制會發生明顯的變化，即形成模糊控制和出現呼吸動覺參與控制的情況。出現這樣的機制，必須有一定的功夫積累過程，在這個過程中修練者便不易發現技能和功夫上的進步。三是，氣功修練到一定階段，會激發出內氣，引發出潛能，會引起機體明顯的生理變化，但在此之前，要經由功法操作的反覆激惹，經由持續修練，使機體內部氣機不斷地發生量變。待積累到一定階段，便會引起質變——全身氣脈打通，體質發生根本變化，甚至出現異能。在質變前的相當長時間，修練者常會覺得技能和功夫長期處於停頓狀態。其實，只要堅持修練下去，是能夠越過這種「高原期」，而達到更高境界的。

（原載《氣功與體育》1999 年第 11 期）

80. 論氣功與暗示

暗示是一種獨特的心理現象，也是被廣泛運用的一種心理方法。因為氣功中的意念存想活動同暗示法有些近似，或者說具有暗示的性質，因此有人便認為氣功無非是暗示法的運用罷了。這種說法是不能成立的。

本文擬對氣功與暗示的關係作一些考察。

✳暗示的特點

什麼叫暗示？暗示是指在無對抗態度條件下，透過含蓄、間接的方法發出某種訊息，對人的心理狀態和行為產生明顯影響的過程。這種影響或是讓人接受一定的意見和信念，或是讓人按一定的方式行動。人在感覺、知覺、記憶、想像、思維、情感、意志等方面都能受到暗示的影響。成語「望梅止渴」和「杯弓蛇影」的故事，便是暗示的典型例子。

產生暗示這種心理現象的最根本原因，在於個體是在無對抗態度條件下接受某種訊息的。也就是說，在特定的情況下，個體會不自覺地、不加批判地、無條件地接受某種訊息。含蓄、間接的方法可能是促使個體出現無對抗心態的一個重要原因。由於出現無對抗的心態，使特定的訊

息躍過了主體認識活動中認知體系的審察、監控和制約，並迅速喚起了記憶中相關的表象和體驗。在通常情況下，主體對客觀事物的認識，要經過「刺激—認知體系審察—反應」這樣的過程。

中樞的認知審察，有時是顯在的，有時則是隱約、潛在的，但肯定都要經由個體獨特的認知體系的審察。而在發生暗示時，主體的認知體系卻失去作用，或者說，被壓入心理的底層。這時主體會根據接受的特定訊息，迅速喚起記憶中相關的表象和體驗，從而產生種種心理、生理乃至行為的反應。

暗示訊息既可以由感知活動轉化為某種心理狀態、生理活動和行為，也可以由語言這個第二信號的刺激，在引起心理活動的同時，直接影響生理機能和行為。這是因為人的第二信號能成為大腦皮質的刺激物，複製非條件反射的刺激作用而影響於機體的各個方面。我們知道，詞不但可以同具體事物建立聯繫，還可以同事物的表象建立聯繫。這樣，語言就能喚起和組織人的表象活動，而人們也就可以透過語言進行自我暗示和對他人發出暗示。

❊氣功與暗示的共同點

暗示本是生活中自然出現的一種特殊心理現象，但人們可以根據它的發生特點，採取具體操作程序以複製這種心理現象。這便是暗示法的運用。暗示法可以分為自我暗示和他暗示兩種。他暗示是指心理諮詢師對來訪者施加的暗示，他暗示必須由自我暗示才能產生作用。

氣功中的意念存想活動，具有明顯的自我暗示性質，能產生與自我暗示近似的作用。兩者具有如下幾個共同點：

　　(1) 運演過程均要求全身高度放鬆，心態恬靜。

　　(2) 運演之前和整個運演過程均要求絕對保持無對抗的心態。要堅信大腦發出的指令性意念，不能有任何懷疑，不允許進行理性思考，就是認準這個意念存想活動一定會產生明顯效應。氣功修持強調「信則靈」，認為「信、願、行」三者缺一不可，而信奉第一，就是嚴格要求煉功過程中一定要保持無對抗的心態。

　　(3) 二者均反對意志直接干預意念存想活動。意志是人的意識能動性表現，是主體為了實現預定的目的而自動努力的一種心理過程。氣功和自我暗示均強調要順其自然，要相信良好效應會自然而然地出現，不得強求，不可施加意志力來強化意念運作過程。否則效果則適得其反。

　　(4) 均由語言提示的訊息對機體的生理機能產生明顯影響。暗示法還能對個體的心理和行為產生明顯影響。

　　比如說，《道樞‧修真拾玄篇》記有這樣一個功法：「默存丹田如火輪，甚轉不倦。」修練時首先要全身放鬆，安靜，然後存想丹田處有一火輪正在輕輕地、有規律地、不停地旋轉，其熱量正不斷向周身輻射。此時修練者不但要無條件地接受這個訊息，而且還要讓這個訊息在體內不斷發揮作用。隨著持續的運演，主體便會逐漸產生溫熱感、通暢感和舒適感。在這個運作過程中，不允許用意志力隨意加強加快火輪的旋轉，否則將嚴重破壞功境。

　　據此看來，氣功的意念存想活動產生效應，同自我暗

示法是十分相近的。

✳氣功與暗示的區別

　　氣功的意念存想活動與自我暗示確有不少共同點，但兩者之間仍然存在著許多重要區別。

　　(1) 從運用語言產生作用的途徑和效應看：

　　自我暗示運用的指令性語言，直接進入潛意識領域，它不要求產生即時效應，而是期待產生累積效應。比如被稱為「自我暗示之父」的法國埃彌兒・柯爾，曾有一句經典性暗示語言，他說：「每一天，我生活的各個方面都變得越來越好。」他要求操練者每天早晨把這句話輕輕誦唸20遍，操練時其他什麼也不想，只是自然地讓這個訊息直接進入潛意識的領域，讓它在潛態裏慢慢發生微妙的作用。因之，它沒有要求產生即時效應，而是期待經由一定時日的累積而產生良好效應。

　　氣功的意念存想則不同。如以唐孫思邈「禪觀法」為例，該法要求修練時，設想天空五彩祥雲慢慢進入腦海，然後逐漸下移漫及胸腹乃至雙下肢。

　　存想運演過程始終是在主體顯意識（自我意識）的制導下進行，在這個心理體驗的過程中，能即時產生疏通經絡、活躍氣血的良好效應，而經由長期修練，更能產生強身健腦的累積效應。

　　(2) 從運用語言的具體操作過程來看：

　　自我暗示法的操作過程比較簡單，一般說，它僅要求單一的語句重複吟誦，埃彌兒・柯爾就曾說過：「你必須

注意，必須簡單，必須不激起你的興奮感和意志力。」氣功的意念存想活動則不同，相對來說，其操作過程要複雜一些。因為氣功的意念存想，特別重視想像性的心理體驗，整個操作過程也就是不斷進行想像性心理體驗的過程。在這個過程中，它要調動多種感覺器官去進行想像性的感受。

如上述「禪觀法」，運演中就要讓自己「內視」到「五彩祥雲」（視覺感受），感受到「五彩祥雲」在臟腑經脈中瀰漫、滲透、浸潤的滋味（觸覺感受）等等。自我暗示法則沒有這樣的想像性心理體驗過程。

⑶ 從運用語言的內容和形式看：

暗示法運用語言包含的內容覆蓋面廣，包括個體的生理機能和心理、行為變化，其語言形式則是採用高度概括的和全局性的語言。比如前述的經典暗示語言：「每一天，我生活的各個方面都變得越來越好。」便充分體現了這個特點。

而氣功的意念存想活動，其內容只是指向個體自身的臟腑機能和經脈活動，其語言形式則採用具想像性和有明確指向性的語言，比如上文提到的火輪在丹田部位旋轉和五彩祥雲在體內移動、瀰漫，都體現了這個特點。

⑷ 從運用語言同其他運演手段的關係看：

自我暗示總是採用單一的語言引導這一手段，而氣功則不同。它除了單一的語言引導之外，還常將意念存想活動和吐納運動結合起來，以此強化做功的效應。比如傳統優秀功法「京黑先生行氣法」，便要求呼氣和吸氣時都結合意念存想：「覺氣如雲行體中，經營周身，濡潤形體，

灌溉皮膚，五臟六腑悉皆充滿。」這樣的協同運作，能大大激發臟腑機能和經脈氣血活動。

總之，氣功的意念存想活動與自我暗示雖然具有若干共同點，但更有自身的獨特運用規律。看不到這一點，便容易得出錯誤的結論。

氣功不只是暗示

氣功有暗示，氣功中的意念存想活動具有同暗示近似的作用，這是事實。但暗示並不是氣功的唯一做功手段。氣功修持是一個包括調身、調息、調心在內的綜合訓練過程。氣功效應也是多種運演手段協同產生的綜合效應。有些人過分強調暗示在氣功中的作用，甚至將暗示法涵蓋氣功修持的全部，這實在是對氣功的莫大誤解。

古人在長期的煉功實踐中摸索出許多有效的煉功方法，意念存想導引只是其中的一個重要方法。此外，像意守法和吐納法也是重要的修練方法，但跟暗示沒有關係。意守法是自我意識將注意力指向個體沒有思想內涵的特定生理部位（如腹臍），然後默默地守著，不斷地引導主體進入深層次的虛靜境界。

這個過程沒有暗示的作用。吐納法利用呼吸運動產生的震動波、諧震法和內壓力，對機體的臟腑經脈進行激惹，也跟暗示法沒有關係。像「六字訣」它通過長呼氣並輕念六個不同的字音，從而產生激惹臟腑和排濁的作用，其運作過程就不具有暗示性質。只是吐納運動與意念存想相結合，如前述「京黑先生行氣法」，才具有暗示的性

質，產生類似暗示的作用。

除了意守法和吐納法，像內視法、內聽法、數息法、隨息法等等，也都跟暗示沒有關係。逆運視覺功能內視體內特定的部位或線路；逆用聽覺功能內聽沒有聲音的呼吸氣息；默數沒有思想意義的數字，把注意力吸引到數字上來；自我意識把注意力引導到呼吸出入的氣息，並跟隨氣息到達腹臍部位（實際是跟隨呼吸動覺組成的呼吸動覺移動線），這些方法都不具暗示性質，它們產生的作用並不是由暗示引起的。

氣功是古人在長期生活實踐和養生實踐中不斷摸索出的強身袪疾方法。古人並不知道什麼叫暗示，暗示作為一種心理方法是西方科學家提出的。古人透過自己的煉功活動發現結合意念存想能增強煉功效應，於是便不斷摸索、總結出許許多多運用意念存想的功法。

從現代科學觀點來看，這些功法同西方科學家提出的暗示法，其作用原理十分近似。這正是我們中華民族智慧和悠久文明的體現。有些人看到氣功具有暗示作用，便認為氣功同西方的暗示法差不多，或者說氣功只不過是一種借用暗示法編成的健身方法。這種將古人的獨特創造貶低為簡單的模仿或套用，是十分錯誤的。

（原載《武當》2014 年第 2 期）

歡迎至本公司購買書籍

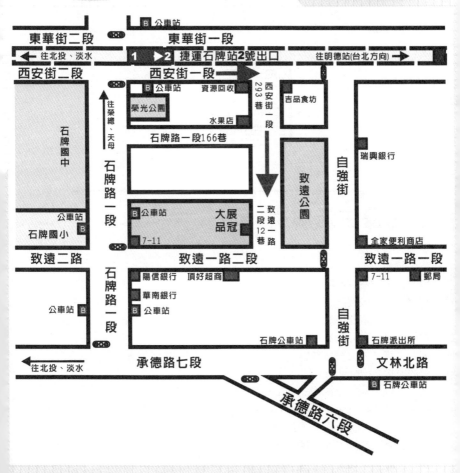

建議路線

1. 搭乘捷運‧公車

　　淡水線石牌站下車，由石牌捷運站2號出口出站(出站後靠右邊)，沿著捷運高架往台北方向走(往明德站方向)，其街名為西安街，約走100公尺(勿超過紅綠燈)，由西安街一段293巷進來(巷口有一公車站牌，站名為自強街口)，本公司位於致遠公園對面。搭公車者請於石牌站(石牌派出所)下車，走進自強街，遇致遠路口左轉，右手邊第一條巷子即為本社位置。

2. 自行開車或騎車

　　由承德路接石牌路，看到陽信銀行右轉，此條即為致遠一路二段，在遇到自強街(紅綠燈)前的巷子(致遠公園)左轉，即可看到本公司招牌。

國家圖書館出版品預行編目資料

氣功養生法解析 / 林書立著
——初版，——臺北市：大展，2016 [民 105.07]
面；21公分—（養生保健；57）
ISBN 978-986-346-121-0（平裝）
1. 氣功 2. 養生
413.94 105007698

【版權所有・翻印必究】

氣功養生法解析

著　　者／林書立
責任編輯／王新月
發 行 人／蔡森明
出 版 者／大展出版社有限公司
社　　址／臺北市北投區（石牌）致遠一路 2 段 12 巷 1 號
電　　話／（02）28236031，28236033，28233123
傳　　真／（02）28272069
郵政劃撥／01669551
網　　址／www.dah-jaan.com.tw
E - m a i l／service@dah-jann.com.tw
登 記 證／局版臺業字第 2171 號
承 印 者／傳興印刷有限公司
裝　　訂／眾友企業公司
排 版 者／菩薩蠻數位文化有限公司
授 權 者／北京人民體育出版社
初版 1 刷／2016 年（民 105 年）7 月

定價／550 元

●本書若有破損、缺頁請寄回本社更換●

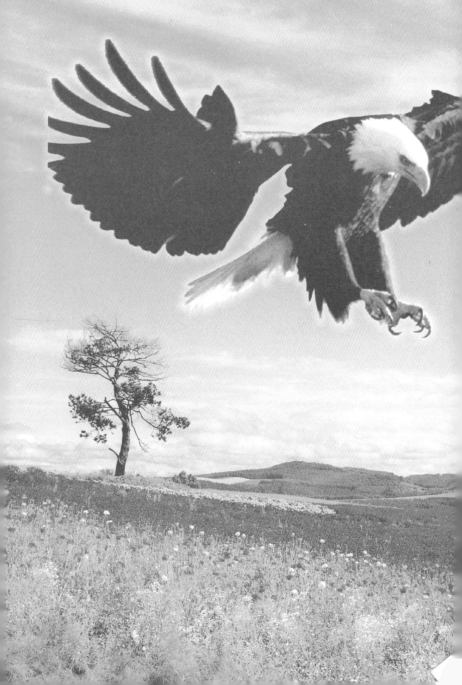
大展好書　好書大展
品嘗好書　冠群可期

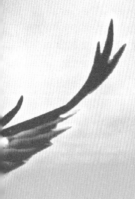

大展好書　好書大展

品嘗好書・冠群可期